Mumenthaler, Neurologie

4. Auflage

Marco Mumenthaler

Neurologie

Ein kurzgefaßtes Lehrbuch für

Ärzte und Studenten

4., neu bearbeitete Auflage

69 Abbildungen in 90 Einzeldarstellungen

32 Tabellen

Georg Thieme Verlag Stuttgart 1973

Prof. Dr. med. MARCO MUMENTHALER, Direktor der Neurologischen Universitätsklinik, Inselspital, CH-3010 Bern

1. Aufl. 1967
2. Aufl. 1969
3. Aufl. 1970

Satz und Druck: Druckhaus Dörr, Ludwigsburg.

ISBN 3 13 380004 3

Meiner Frau Lia
in Dankbarkeit und Liebe

Vorwort zur vierten Auflage

Diese vierte Auflage folgt knappe 2 Jahre nach der dritten. Dennoch waren eine gründliche Überarbeitung des Textes und zahlreiche Ergänzungen möglich. Während eine Abbildung entfiel, wurden 9 Abbildungen ersetzt bzw. ergänzt und 2 Abbildungen neu eingefügt. Das Literaturverzeichnis wurde durch 116 neue Arbeiten ergänzt, das Sachverzeichnis durch zahlreiche Hinweise erweitert. Trotzdem hat das Büchlein an Umfang nur unwesentlich zugenommen und will nach wie vor lediglich eine Einführung in die klinische Neurologie sein.

Der ursprüngliche Plan, den lehrbuchmäßigen Text durch gezielte Prüfungsfragen zu ergänzen, wurde zugunsten eines als Komplement zum Taschenbuch gedachten „Lernbuches" der Neurologischen Klinik mit programmiertem Unterricht fallengelassen. Dieses erscheint zugleich mit der vorliegenden vierten Auflage im Thieme-Verlag.

Auch diese neue Auflage berücksichtigt zahlreiche kritische Hinweise und Anregungen aus dem Kreise der Leser und meiner Mitarbeiter. Ihnen sei für diese Mithilfe herzlich gedankt, ebenso dem Thieme-Verlag, der wieder in großzügiger Weise die zahlreichen Wünsche des Autors berücksichtigt hat und dennoch dem Büchlein seine Übersichtlichkeit, sein handliches Format und seinen erschwinglichen Preis bewahrt hat.

Grindelwald, im August 1972 MARCO MUMENTHALER

Vorwort zur ersten Auflage

Dieses Buch ist aus dem Bestreben heraus entstanden, Studenten und jungen Ärzten eine Einführung in die Neurologie und einen ersten Überblick über die wichtigsten neurologischen Erkrankungen zu geben. Es besteht aus diesem Grunde aus einem propädeutischen ersten Teil, der den Studierenden in die Untersuchungstechnik, die differentialdiagnostische Bedeutung pathologischer Befunde und in die Hilfsmethoden einführen soll. Der zweite, klinische Teil kann eingehendere Darstellungen der einzelnen Krankheitsbilder nicht ersetzen. Es ist deshalb eine kleine Auswahl von neuerer Literatur angefügt worden. Die Werke wurden nach verschiedenen Kriterien ausgesucht: Einerseits nach didaktischen Qualitäten, nach Gründlichkeit der Information, nach der Ausführlichkeit ihres Literaturverzeichnisses, nach Originalität und nach Verfügbarkeit in den mittleren Bibliotheken. Die Anzahl mußte stark beschränkt werden. Ich bin mir bewußt, daß auch eine andere Auswahl möglich gewesen wäre. Die Literaturhinweise wurden absichtlich nicht auf deutschsprachige Artikel beschränkt, da die moderne medizinische Forschung keine sprachlichen Grenzen kennt und der heutige Student von Anfang an auch den Zugang zur ausländischen Literatur suchen soll. Das Buch kann und soll die großen klassischen neurologischen Lehrbücher nicht ersetzen.

Verschiedene Kollegen und Freunde haben Kritik und Ansporn gegeben. Aus manchem Lehrbuch der Neurologie und anderen Publikationen habe ich didaktische Anregungen empfangen. Herr RUDOLF BRAMMER hat mit viel Einfühlungsvermögen und Geschick die Zeichnungen angefertigt. Fräulein ELISABETH STUTZ hat mit großer Sorgfalt die Sekretariatsarbeiten besorgt. Fräulein BÉATRICE PLATO und Frau ANGELIKA BRÜHLMANN waren beim Zusammenstellen des Literaturverzeichnisses behilflich. Ihnen allen gilt mein herzlicher Dank. Herr Dr. med. h. c. GÜNTHER HAUFF und seine Mitarbeiter im Georg Thieme Verlag sind den Wünschen des Autors großzügig entgegengekommen und haben für die sorgfältige Ausstattung des Buches gesorgt.

Bern, im September 1967 MARCO MUMENTHALER

Inhaltsverzeichnis

Allgemeine neurologische Propädeutik

Der erste Hauptabschnitt dieses Buches soll den Anfänger in die Technik der Befragung und der Untersuchung der Patienten mit einem neurologischen Leiden einführen. Er soll die Abweichungen von der Norm im Neurostatus beschreiben und in ihrer grundsätzlichen Bedeutung würdigen. Auch die neurologischen Hilfsuntersuchungen sollen in ihren grundsätzlichen technischen Aspekten und in ihrer Indikation dargelegt werden. Es werden einzig die Grundbegriffe der Neuroanatomie und der Neurophysiologie vorausgesetzt. Die eigentliche Nosologie, die Darlegung klinischer Syndrome, soll erst anschließend im zweiten Teil des Buches folgen.

Grundsätzliches zur neurologischen Untersuchung

Der Weg von der Begegnung des Arztes mit dem Nervenkranken bis zum therapeutischen Eingreifen in das Krankheitsgeschehen ist durch eine Reihe von Elementen bestimmt. Diese sind zum Teil dem Krankheitsprozeß inhärent, hängen mit den funktionellen Besonderheiten des befallenen Organsystemes zusammen und sind eine Funktion der Eigenart von Patient und Untersucher. In mancher medizinischen Disziplin liegt der Akzent auf der Anamnese, in anderen wieder nur auf dem lokalen Untersuchungsbefund, zum Beispiel bei einer typischen Fraktur. Demgegenüber muß der Neurologe praktisch immer in oft langwieriger und minuziöser Weise die Anamnese aufnehmen und selbst bei scheinbar lokalisierten Ausfällen jeweils den ganzen Neurostatus erheben. Pathogene Prozesse am nervösen Zentralorgan machen multiple Symptome und man hüte sich deshalb vor einer „lokalen" neurologischen Untersuchung oder der Auswertung eines Einzelbefundes. Die Bewertung kleiner Abweichungen von der Norm im Neurostatus setzt viel Erfahrung voraus und der Neurologe muß trotz der zahlreichen zur Verfügung stehenden wichtigen Hilfsmethoden oft ausschließlich seine Diagnose auf der bloßen Anamnese und dem Ergebnis der manuellen neurologischen Untersuchung aufbauen.

Im weiteren erfordert der neurologische Untersuchungsgang ein diszipliniertes, zunächst topisch orientiertes Denken. Der Sprung vom erhobenen Befund zur ätiologischen Diagnose sollte grundsätzlich vermieden werden und zunächst immer die Frage nach dem anatomischen Ort einer Läsion im Nervensystem gestellt werden. Vereinfacht kann dieses „Prinzip der sechs W" in der Neurologie so dargestellt werden:

- *W*ie kam es zur Erkrankung (Anamnese)
- *W*as stellt man fest (Befund)
- *WO* sitzt die Läsion, die solche Symptome bewirken kann (topische Diagnose)
- *W*arum erkrankt der Patient (ätiologische Diagnose)
- *W*ohin führt der Krankheitsprozeß (Prognose)
- *W*omit behandelt man (Therapie)

Das Besondere in der Neurologie ist also das WO. Die erwähnte schematisierte Reihenfolge im Vorgehen wird selbstverständlich von Fall zu Fall immer wieder gelockert. So werden zum Beispiel in jeder Phase der Befunderhebung diagnostische Assoziationen auftauchen, die rückwirkend wieder die Anamnese präzisieren oder die Untersuchung ergänzen lassen.

Anamnese

Die sorgfältig aufgenommene Anamnese ist bei einer großen Zahl neurologischer Leiden aufschlußreicher als die Untersuchung. Ein blinder Neurologe ist besser als ein tauber. Die Befragung erfolgt nach dem Prinzip der internistischen Anamnese, wobei der Patient mit Recht erwartet, daß man sich zunächst einmal nach seinen *jetzigen Beschwerden* erkundigt. Art der heutigen Störung, Dauer derselben, besondere Umstände des Auftretens, Nebenbeschwerden usw. werden erfragt. Der Erfahrene wird auf Grund der ätiologischen Assoziationen, die sich ihm im Verlaufe der Befragung und der späteren Untersuchung anbieten, nach und nach die Anamnese in dieser Hinsicht durch zusätzliche Fragen ergänzen und dadurch wieder die differentialdiagnostischen Möglichkeiten einengen. Die einzelnen, für jede Affektion charakteristischen anamnestischen Daten sollen bei der Besprechung dieser Krankheitsbilder hervorgehoben werden. Man vermeide suggestive Fragen und man hüte sich, dem Patienten Zusammenhangsdeutungen anzubieten. Man versuche aber andererseits, unbestimmte Ausdrücke, wie „Schwindel" oder „plötzlich" durch hartnäckiges Befragen präzisieren zu lassen. Nebst den Angaben über die gegenwärtigen Beschwerden muß eine eingehende *persönliche Anamnese* erhoben werden, die über frühere Erkrankungen, insbesondere neurologische Ausfälle (Kopfweh, Bewußtseinsstörungen, Lähmungserscheinungen, Sensibilitätsstörungen, Sehstörungen, Gehörstörungen usw.) informieren soll. Im weiteren wird nach Unfällen, Operationen, exogenen Noxen, Venerea, allgemeinen Symptomen (Gewichtsabnahme, Verdauungsstörungen, Miktionsstörungen, Schlafstörungen usw.) gefragt. Aus der *Familienanamnese* interessiert besonders das Auftreten erblicher Krankheiten und von Nervenleiden sowie eine Blutsverwandtschaft der Vorfahren. Auch hier muß oft ausdrücklich nach ganz bestimmten Störungen gefragt werden.

Untersuchungsgang, Untersuchungstechnik, Normalbefunde und die generelle Bedeutung gewisser pathologischer Befunde (80, 489, 567)

Im Prinzip soll jeder Patient mit neurologischen Symptomen *ganz* untersucht werden. Die Beschränkung auf einen Lokalstatus muß auch beim Erfahrenen die große Ausnahme bleiben, da scheinbar auf eine kleine Zone beschränkte Symptome Ausdruck eines zentralen Prozesses und nur Teilerscheinung einer weiterreichenden Symptomatik sein können. Die Reihenfolge der Untersuchung und der Aufführung der erhobenen Befunde kann *nach funktionellen Gesichtspunkten* oder Systemen gewählt werden (z. B. die Trophik am ganzen Körper, alle Sehnenreflexe usw.) oder aber *nach Körperregionen.* Wir bevorzugen letzteres (s. Tab. 1).

Man gewöhne sich einen *festen Untersuchungsgang* an. Nur so wird man nichts vergessen oder übersehen. Grundsätzlich sollten zuerst jene Dinge beachtet werden, die man bei bloßer Betrachtung sieht (Trophik, Haltung), dann was der Patient ohne Zutun des Unter-

Tabelle 1. Neurostatus

Name:		Status vom:
		Untersucher:
Kopf:		
frei beweglich		kein Meningismus
Schädel nicht klopfempfindlich		auskultatorisch o. B.
Supra- und Infraorbitalpunkte indolent		Subokzipitalpunkte indolent
Karotiden bds. gut pulsierend		Periorale Reflexe
	auskultatorisch o. B.	
I	Kaffee spontan / auf Vorschlag / bds.	erkannt
II	Fernvisus unkorrigiert re li Gesichtsfeld bei Fingerprüfung intakt Papillen bds. unauffällig	
III, IV, VI	Augenmotilität frei und koordiniert kein Nystagmus Pupillen rund, isocor, mittelweit reagieren prompt auf L und C	
V	Sensibilität im Gesicht intakt Kornealreflex bds. lebhaft Masseter bds. kräftig	
VII	Mimisch und willkürlich o. B.	Chvostek bds. positiv
VIII	Gehör subjektiv o. B. Flüsterzahlen re aus m, li aus m gehört Weber nicht lateralisiert	
IX, X	Gaumensegel symmetrisch, bds. gleich innerviert Würgreflex auslösbar Schluckakt subj. unbehindert Sternokleido. symm., kräftig	
XII	Zunge symm., gerade herausgestreckt, Bewegungen frei	

Tabelle 1. (Fortsetzung)

Sprache unauffällig

Obere Extremitäten: Rechtshänder Linkshänder
Trophik o. B.
Tonus bds. unauffällig
Motilität allseitig frei
Rohe Kraft bds. gut
Pos. V. bds. ohne Absinken
kein Fingertremor
Diadochokinese bds. flüssig
Reboundphänomen bds. negativ
FNV bds. zielsicher, kein Intentionstremor
Reflexe: BicR symm., mittellebhaft
TricR symm., mittellebhaft
Palmo-Mental-Reflex bds.
RadR symm., mittellebhaft
Mayer bds. auslösbar
Knips / Trömner bds.
Sensibilität für Berührung bds. o. B.
Schmerzempfindung bds. o. B.
Temperatursinn bds. o. B.
2 Pt.-Diskrimination bds.
Lagesinn der Finger bds. o. B.
Vibrationssinn bds. o. B.
Stereognose bds. prompt
Münzenerkennen bds. sicher

Rumpf:
Wirbelsäule unauffällig, nirgends klopfdolent
Sensibilität intakt
BDR symm., lebhaft
FBA
CrR symm.
Schober

Untere Extremitäten:
Trophik bds. o. B.
Fußpulse bds. kräftig
Tonus bds. unauffällig
Motilität allseitig frei
Rohe Kraft für Dorsalextension des Fußes bds. gut
Lasègue bds. negativ
Nervenstämme nicht druckdolent
Pos. V. in Rückenlage bds. ohne Absinken
KHV bds. zielsicher
Reflexe: PSR symm., mittellebhaft
ASR symm., mittellebhaft
Babinski bds. negativ
Gordon bds. negativ
Oppenheim bds. negativ
Sensibilität für Berührung bds. o. B.
Schmerzempfindung bds. o. B.
Temperatursinn bds. o. B.
Vibrationssinn bds. o. B.
Lagesinn der Zehen bds. o. B.
Zahlenerkennen am Unterschenkel bds. sicher

Stehen und Gehen:
Romberg, auch bei verschiedenen Kopfstellungen negativ
Gang unauffällig, mit guten Mitbewegungen
Fersengang bds. gut möglich
Fußspitzengang bds. gut möglich
Strichgang sicher

Psyche: ohne nähere Prüfung unauffällig
RR

(Nur Unterstrichenes oder mit + Versehenes gilt als untersucht)

Abb. 1. A 1

1 N. trigeminus
2 N. auricul. magn.
3 N. cutaneus colli
4 Nn. supraclaviculares
5 Rami ventrales nervor. intercost.
6 N. cutaneus brachii rad. (e n. axillare)
7 N. cutaneus brachii uln.
8 Rami laterales nervorum intercost.
9 N. cutaneus antebrachii dors. (e n. radiale)
10 Rami ventr. nervor. intercostalium
11 N. cutaneus antebrachii uln.
12 N. cut. antebrachii rad. (e n. musculocut.)
13 R. superfic. ni. rad.
14 R. palm. ni. med.
15 N. med. (Nn. digit. vol.)
16 R. vol. manus ni. uln. (Nn. digit. vol.)
17 R. palm. ni. uln.
18 N. iliohypogastricus (R. cut. lat.)
19 N. ilioinguinalis (Ri. scrotales)
20 N. iliohypogastricus (R. ventr.)
21 N. genitofemoralis (R. femoralis)
22 N. cutaneus femor. later.
23 N. femoralis (Ri. cut. ventr.)
24 N. obturatorius (R. cut.)
25 N. cutaneus surae later.
26 N. saphenus
27 N. peronaeus superfic.
28 N. suralis
29 N. peronaeus prof.
30 N. tibialis (Rr. calcaneares)

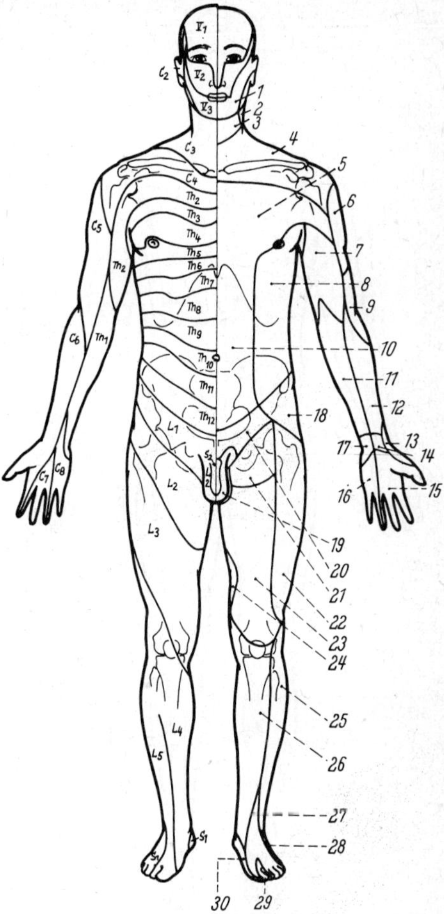

Abb. 1. Die Hautsensibilität. Radikuläre und periphere sensible Innervation. A 1 Ventralansicht. A 2 Dorsalansicht. B Linke Seitenansicht, radikuläre Innervation. C Linke Seitenansicht, periphere Innervation. D Innenseite des rechten Beines, radikulär und peripher. E Dammregion. (Aus MUMENTHALER, M., H. SCHLIACK: Läsionen peripherer Nerven. Thieme, Stuttgart 2. Aufl. 1972.)

suchers machen kann (aktive Beweglichkeit, Koordination der Bewegungen, Gang usw.) und schließlich, was mit Zutun des Untersuchers festzustellen ist (Tonus, passive Beweglichkeit, rohe Kraft, Reflexe, Sensibilität usw.). Die während des Untersuchungsganges

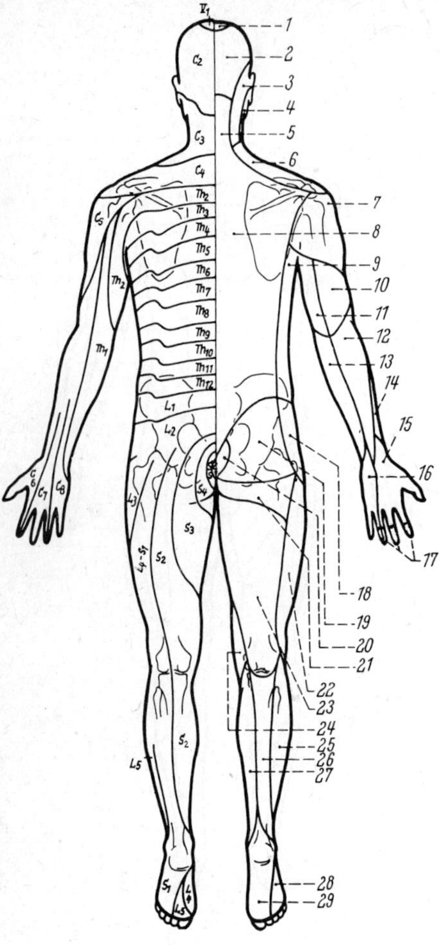

Abb. 1. A 2

1 N. frontalis (V_1)
2 N. occipitalis major
3 N. occipitalis minor
4 N. auricularis magnus
5 Rami dorsales nervor. spinal. cervic.
6 Nn. supraclaviculares
7 N. cutaneus brachii rad. (e n. axillare)
8 Rami dors. nervor. spin. cervic., thorac., lumb.
9 Rami lat. nervor. intercost.
10 N. cut. brachii dors. (e n. rad.)
11 N. cut. brachii uln.
12 N. cut. antebrachii dors. (e n. radiale)
13 N. cut. antebrachii uln.
14 N. cut. antebrachii rad. (e n. musculocut.)
15 R. superfic. ni. rad. (Nn. digit. dors.)
16 R. dors. manus ni. uln. (Nn. digit. dors.)
17 N. medianus (Nn. digit., vol.)
18 N. iliohypogastricus (R. cut. lat.)
19 Nn. clunium sup.
20 Nn. clunium med.
21 Nn. clunium inf.
22 N. cutaneus femoris lat.
23 N. cutaneus femoris dors.
24 N. obturatorius (R. cut.)
25 N. cutaneus surae lat.
26 N. suralis
27 N. saphenus
28 N. plantaris lateralis
29 N. plantaris medialis

auftauchenden diagnostischen Assoziationen werden das Suchen zusätzlicher Symptome veranlassen und sinngemäß den routinemäßigen Untersuchungsgang erweitern. Manchmal muß man zwischen eigentlich objektiven Befunden (z. B. Trophik, Reflexanomalien) und solchen unterscheiden, die von der gutwilligen Mitarbeit und den verbalen Angaben des Patienten abhängig sind (z. B. Sensibilität, Kraft usw.). Nur die ersteren sind nicht psychogen beeinflußbar, was bei gewissen gutachtlichen Untersuchungen wichtig sein kann.

Als Gedächtnisstütze für den Anfänger und zum raschen Festhalten der erhobenen *Befunde* hat sich uns das Untersuchungsschema der

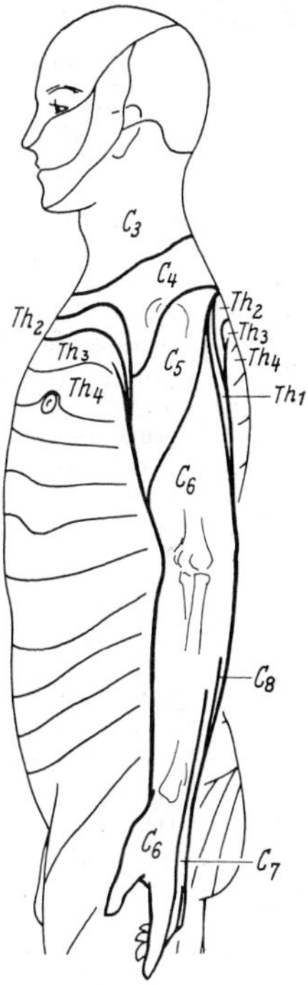

Abb. 1. B

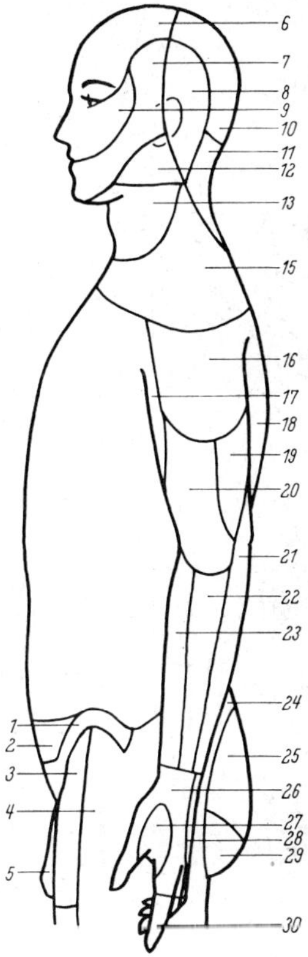

Abb. 1. C

zu 1. C

1 N. ilioinguinalis
2 N. iliohypogastricus
3 N. genitofemoralis (ramus femoralis)
4 N. cutaneus femoris lateralis
5 N. dorsalis penis (n. pudendus)
6 N. trigeminus /1
7 N. trigeminus /3
8 N. occipitalis minor
9 N. trigeminus /2
10 N. occipitalis major
11 Rr. dorsales ni. spinalium cervicalium
12 N. auricularis magnus
13 N. transversus colli
15 Nn. supraclaviculares
16 N. cutaneus brachii radialis (n. axillaris)
17 Rr. ventrales nervorum intercostalium
18 Rr. dorsales nn. spinalium thoracalium
19. N. cutaneus brachii dorsalis (n. radialis)
20 N. cutaneus brachii lateralis
21 N. cutaneus antebrachii posterior (n. radialis)
22 N. cutaneus antebrachii lateralis
23 N. cutaneus antebrachii medialis
24 R. cutaneus lateralis ni. hypogastrici
25 Nn. clunium superiores
26 R. superficialis ni. radialis
27 Autonomes Gebiet des R. superficialis ni. radialis
28 R. dorsalis manus ni. ulnaris
29 Nn. clunium inferiores
30 N. digitalis volaris ni. mediani

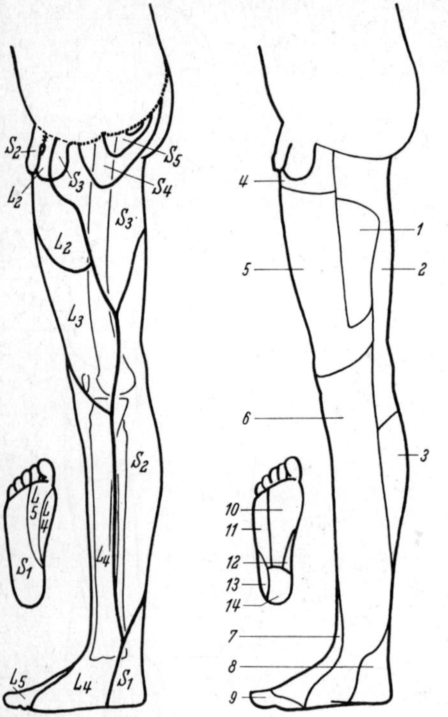

Abb. 1. D

1 R. cutaneus ni. obturatorii
2 N. cutaneus femoris posterior
3 N. cutaneus surae lateralis
4 N. ilioinguinalis und R. genitalis ni. genitofe moralis
5 Rr. cutanei ventrales ni. femoralis
6 Rr. cutanei cruris mediales ni. sapheni
7 N. cutaneus dorsalis medialis (n. peronaeus superficialis)
8 Rr. calcanei mediales
9 N. plantaris medialis
10 N. plantaris medialis
11 N. plantaris lateralis
12 Rr. cutanei cruris mediales n. sapheni
13 N. suralis
14 Rr. calcanei mediales

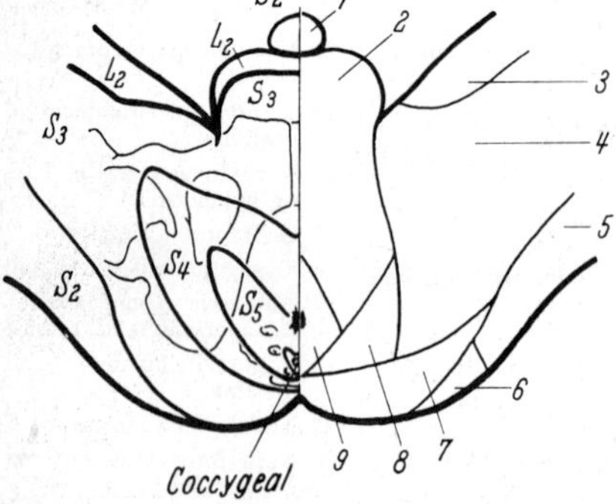

Abb. 1. E

1 N. dorsalis penis (clitoridis) (n. pudendus)
2 Nn. scrotales (labiales) posteriores (R. perinealis des N. pudendus)
3 Rr. cutanei anteriores ni. femoralis
4 N. obturatorius
5 N. cutaneus femoris posterior
6 Nn. clunium superiores
7 Nn. clunium inferiores
8 Nn. clunium medii
9 Nn. anococcygici

Tabelle 2. Ergebnisse der Muskeltestung

(Aus Mumenthaler, M., H. Schliack: Läsionen peripherer Nerven. Thieme, Stuttgart 2. Aufl 1972)

Name: *Jg.:* *Untersucher:*

R Datum	Muskel		L Datum
	Temporalis	V	
	Masseter	V	
	Pterygoidei	V	
	Stirn	VII	
	Orbicularis oculi	VII	
	Mund	VII	
	Platysma	VII	
	Weicher Gaumen	IX, X	
	Pharynx	IX, X	
	Sternocleidomastoideus	XI	
	Trapezius	XI	
	Zunge	XII	
	Zwerchfell	C 3 4 (5)	
	Levator scapulae	C 3 4 5	
	Rhomboidei	4 5	
	Serratus anterior	5 6 7	
	Supraspinatus	4 5 6	
	Infraspinatus	4 5 6	
	Pectoralis maior	5 6 7	
	Subscapularis	5 6 7	
	Latissimus dorsi	6 7 8	
	Teres maior	5 6 7	
	Deltoideus	5 6	
	Bizeps und Brachialis	5 6	
	N. radialis		
	Trizeps	C 6 7 8	
	Brachioradialis	5 6	
	Ext. carpi rad. longus	6 7 (8)	
	Ext. carpi rad. brevis	6 7 (8)	
	Supinator	5 6 7	
	Ext. digitorum communis	6 7 8	
	Ext. digiti quinti	7 8	
	Ext. carpi ulnaris	7 8	
	Abd. pollicis longus	7 8	
	Ext. pollicis longus	7 8	
	Ext. pollicis brevis	7 8	
	Ext. indicis proprius	7 8	
	N. medianus		
	Pronator teres	C 6 7	
	Flexor carpi radialis	6 7	
	Palmaris longus	7 8 Th 1	

Tabelle 2 (Fortsetzung)

R Datum	Muskel		L Datum
	Flexor dig. sublimis	C 7 8	
	Flex. dig. prof. II, III	7 8	
	Flex. pollicis longus	7 8	
	Pronator quadratus	7 8	
	Abductor pollicis brevis	7 8	
	Opponens pollicis	7 8	
	Flex. poll. brevis (superfic.)	8 (Th 1)	
	N. ulnaris		
	Flexor carpi ulnaris	C 7 8 Th 1	
	Flex. dig. prof. IV, V	7 8 1	
	Hypothenar	8 1	
	Palmaris brevis	8 1	
	Interossei	8 1	
	Adductor pollicis	8 1	
	Flex. poll. brevis (prof.)	8 1	
	Rücken Abdomen	Th 6–12	
	Iliopsoas	L 1 2 3 4	
	Adduktoren	2 3 4	
	Abduktoren (Glut. med.)	4 5 S 1	
	Innenrotation Oberschenkel	4 5 1	
	Außenrotation Oberschenkel	4 5 1 2	
	Glutaeus maximus	5 1 2	
	Quadriceps femoris	2 3 4	
	Kniebeuger, innere	4 5 1 2	
	Biceps femoris (äußere Kniebeuger)	5 1 2	
	N. peronaeus		
	Tibialis anterior	L 4 5	
	Ext. digitorum longus	(4) 5 S 1	
	Ext. hallucis longus	(4) 5 (1)	
	Peronaei	(4) 5 1	
	Ext. digitorum brevis	(4) 5 1	
	N. tibialis		
	Gastrocnemius, Soleus	5 1 2	
	Tibialis posterior	5 1	
	Zehenflexoren	5 1 2	

0 = keine Aktivität, 1 = sichtbare Kontraktion ohne motorischen Effekt, 2 = Bewegungen unter Ausschaltung der Schwerkraft, 3 = Bewegungen gegen die Schwerkraft, 4 = Bewegungen gegen Widerstand, 5 = normal.

Tab. 1 bewährt. *Die Sensibilitätsstörungen* können zum Beispiel auf einem Schema wie Abb. 1 festgehalten werden. Nützlich ist vielfach bei der Prüfung *motorischer Störungen* die Registrierung der Befunde für jeden einzelnen Muskel oder bestimmte Muskelgruppen gemäß der vom British Medical Research Council empfohlenen Einteilung (Tab. 2). Als Hilfsmittel bei der Beurteilung der radikulären Störungen dient die *Innervationskarte* der einzelnen Muskeln (s. Tab. 26).

Neurologische Untersuchung

Allgemeine Untersuchungsbefunde. Man beurteile zunächst das *Bewußtsein* des Patienten. Bei klarem Bewußtsein ist die ungestörte Aufnahme und Verarbeitung von Wahrnehmungen und äußeren Reizen möglich. Dies wiederum ist die Voraussetzung für adäquate Reaktionen. Qualitative Veränderungen des Bewußtseins führen zu Verwirrtheit und Dämmerzuständen. Bewußtseinsverminderungen können je nach Intensitätsgrad wie folgt abgestuft werden:

– *Benommenheit* (mit verlangsamten, lückenhaften, unpräzisen Reaktionen); *Somnolenz* (aus welcher der Patient durch äußere Reize immer wieder geweckt werden muß); *Sopor* (wobei nur starke Weckreize den Patienten kurzdauernd aus dem schlafähnlichen Zustand wecken können) und schließlich das *Koma* (aus welchem der Patient durch äußere Reize nicht weckbar ist).

Im *Koma* ist der Patient auch durch stärkste Reize nicht zu einer willkürlichen, d. h. bewußt gewollten Handlung zu bringen. Unbewußte, reflektorische Vorgänge sind allerdings provozierbar und die vegetativen Funktionen können intakt sein. Auch innerhalb der komatösen Zustände ist eine graduelle Unterteilung der Schwere des Komas wichtig. Sie erlaubt Rückschlüsse auf die Prognose bzw. auf die Progredienz oder die Rückbildungstendenz der Bewußtseinsstörung. Man soll deshalb nicht bloß von Koma sprechen, sondern die Tiefe desselben spezifizieren. Dies kann wie folgt geschehen:

– Auf (Schmerz) Reize gezielte Abwehrbewegungen.
– Auf (Schmerz) Reize reagierend, aber ohne gezielte Abwehrbewegungen.
– Keinerlei Reaktionen, auch nicht auf starke Schmerzreize, jedoch erhaltene Reflexe (Lichtreaktion der Pupillen, Korneal-, Würg- und Muskeleigenreflexe).
– Keinerlei Reaktionen auf starke Schmerzreize und Erlöschen (aller oder einzelner) der genannten Reflexe bei erhaltener spontaner Atemtätigkeit, Kreislaufregulation und Herzaktion.
– Keinerlei Reaktion, keine Reflexe und Sistieren der spontanen Atemtätigkeit (der Kreislaufregulation) bei erhaltener Herzaktion. Der Patient muß beatmet werden (der Kreislauf gestützt). Der Patient befindet sich an der Schwelle des zerebralen Todes.

Über die Untersuchung und das EEG des Bewußtlosen s. S. 37.

Die *Beurteilung der Psyche* wird besonders bei organischen Gehirnschädigungen mit der Frage nach einem hirnlokalen oder allgemeinen psychoorganischen Syndrom (POS) notwendig sein (vgl. S. 75).
Der *allgemeine Körperstatus*, insbesondere die Beurteilung der Haut, der Drüsen, die Untersuchung von Herz, Lunge und Abdominalorganen sowie die Messung des Blutdruckes und die Beurteilung der peripheren Pulse gehören selbstverständlich zu einer neurologischen Untersuchung. Allgemein auffallende Besonderheiten, wie anämische Blässe, abnormer Habitus (Magerkeit, Adipositas, Ödeme) oder generalisierte unwillkürliche Bewegungen (s. S. 137) müssen festgehalten werden. Eventuell ergänzt eine Schriftprobe den allgemeinen Eindruck.
Kopf. Aspekt (Glatze, Hautbeschaffenheit, Naevi), Mimik (z. B. steif bei Parkinsonismus), *Beweglichkeit* des Nackens (vermindert bei zervikaler Spondylose, bei akuter zervikaler Diskushernie, bei KLIPPEL-FEIL-Syndrom der Halswirbelsäule). Der jüngere Gesunde kann den Kopf soweit drehen, daß der vor ihm stehende Untersucher das abgewendete Auge hinter der Nasenwurzel nicht mehr sieht. *Meningismus* (bei entzündlichen Hirnhautreizungen, bei Subarachnoidalblutung, reflektorisch bei raumfordernden Prozessen der hinteren Schädelgrube, Pseudomeningismus bei Spondylose der Halswirbelsäule). Bei echtem Meningismus ist meist auch das LASÈGUE-Zeichen positiv. Normalerweise kann der Kopf des Patienten bis zum Berühren des Brustbeines mit dem Kinn passiv gebeugt werden. Die *Eigenreflexe* der Gesichtsmuskulatur (Beklopfen des auf den äußeren Augenwinkel gelegten Fingers und Kontraktion des M. orbicularis oculi, Beklopfen der Glabella mit beidseitiger M. orbicularis oculi-Kontraktion [Nasopalpebralreflex], Beklopfen des Mundwinkels oder Schlag auf einen über die Lippen gelegten Spatel erzeugt Vorstülpung der Lippen [Schnauzreflex], Beklopfen des Kinnes erzeugt Kontraktion der Mundschließer [Masseterenreflex]). Normalerweise fehlen diese Reflexe oder sind nur schwach vorhanden. Eine Steigerung kann bis zum Auftreten generalisierter Kontraktionen der Gesichtsmuskeln weit vom Auslösungsort führen. Dies weist auf eine Schädigung der kortikobulbären Bahnen hin, zum Beispiel bei Pseudobulbärparalyse (s. S. 127) und Bulbärparalyse (s. S. 208) oder beim PARKINSON-Syndrom (s. S. 137). Als Korneomandibularreflex (Réflexe corneo ptérygoidien; Winking-jaw phenomenon) (260 a) wird ein Abweichen des leicht geöffneten Unterkiefers auf die Gegenseite beim Berühren der Kornea bezeichnet. Er kommt zwar auch beim Normalen vor, sein einseitiges Vorkommen aber oder ein starkes einseitiges Überwiegen ist Ausdruck einer Unterbrechung der aszendierenden und deszendierenden Bahnen, welche in die Formatio reticularis von Brücke und Mittelhirn einstrahlen. Die *Auskultation* des Schädels kann auf Grund eines pulssynchronen Geräusches ein intrakranielles arteriovenöses Aneurysma vermuten lassen. Die Palpation der A. carotis externa am vorderen Rand des M. sternocleidomastoideus ist auch beim Verschluß der A. carotis interna normal. Pulsationen fehlen lediglich bei einem

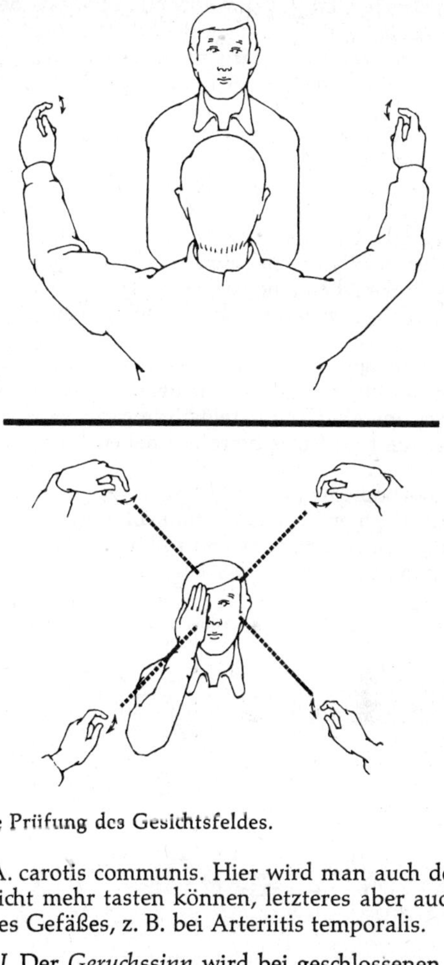

Abb. 2. Manuelle Prüfung des Gesichtsfeldes.

Verschluß der A. carotis communis. Hier wird man auch den Puls der A. temporalis nicht mehr tasten können, letzteres aber auch bei lokalen Prozessen des Gefäßes, z. B. bei Arteriitis temporalis.

Gehirnnerven. I Der *Geruchssinn* wird bei geschlossenen Augen auf jeder Nasenseite isoliert geprüft. Kaffee wird von ca. 70 % der Patienten erkannt. Auffallend häufig wird er als „Tabak" bezeichnet. Wenn ein Patient „nichts" zu riechen angibt, prüfe man zum Vergleich mit einer Leerprobe. Wird hierbei die Geruchsprobe grundsätzlich richtig als Geruchsstoff bezeichnet aber nicht spezifiziert, so kann das Resultat als normal aufgefaßt werden. Wird jedoch kein Unterschied zwischen Leerprobe und einem noch so intensiv riechenden Stoff (z. B. Asa foetida) wahrgenommen, so liegt eine Anosmie vor (s. S. 230). Wird Salmiak – kein Geruchsstoff, sondern ein Trigeminusreizstoff – wahrgenommen, so handelt es sich um eine echte Störung des N. olfactorius. Wird auch auf Salmiak jedoch nicht oder nur nach tiefer Inspiration reagiert (Bronchialreiz), so liegt eine Affektion der Nasenschleimhaut oder – bei völligem Fehlen einer Reaktion – eine psychogene Störung vor.

II Im Rahmen des Neurostatus prüft man den *Visus* und manchmal das *Gesichtsfeld*. Letzteres wird in der Regel an beiden Augen zugleich (homonyme Ausfälle) und gelegentlich an jedem Auge gesondert untersucht. Der Patient fixiert die Nase des vor ihm in etwa 1 Meter Abstand sitzenden Untersuchers, wobei dieser seitlich in den Gesichtsfeldquadranten des Patienten einen Finger isoliert und später simultan (Unaufmerksamkeitshemianopsie) bewegt. Im eigenen Gesichtsfeld kann er jeweils verifizieren, ob die Fingerbewegungen überhaupt sichtbar sind.

Gelegentlich kann man mit einem roten Nadelkopf, der von der Peripherie her in der gleichen Weise wie bei der Fingerprüfung vorgeschoben wird, beginnende Gesichtsfeldstörungen nachweisen, die erst die Isopteren für die rote Farbe betroffen haben. Zur Bedeutung der Gesichtsfeldstörungen s. S. 237.

Die ophthalmoskopische Untersuchung des *Augenhintergrundes* (Stauungspapillen, Papillenatrophie, Fundusblutungen) gehört selbstverständlich zu jedem Neurostatus und soll im Besonderen auch vor jeder Liquorpunktion durchgeführt werden.

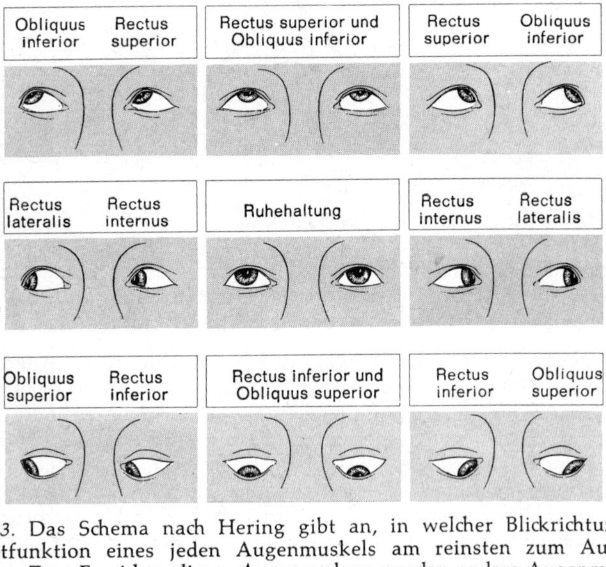

Abb. 3. Das Schema nach Hering gibt an, in welcher Blickrichtung die Hauptfunktion eines jeden Augenmuskels am reinsten zum Ausdruck kommt. Zum Erreichen dieser Ausgangslage werden andere Augenmuskeln eingesetzt.

Tabelle 3. Hirnnerven.

Hirnnerven		Funktion
I	N. olfactorius	Geruchssinn
II	N. opticus	Leitung der optischen Reize aus der Retina
III	N. oculomotorius	Innervation von Levator palpebrae, Mm. rectus internus, superior, inferior und obliquus inferior sowie sphincter pupillae und Ciliarmuskel
IV	N. trochlearis	M. obliquus superior, Bulbus nach innen unten gewendet
V	N. trigeminus	Innervation der Kaumuskeln, Sensibilität Gesicht und Schleimhäute von Auge, Zunge sowie Teilen des Nasen-Rachenraumes
VI	N. abducens	M. rectus externus. Bulbus nach temporal abduzieren.
VII	N. facialis	Innerviert mimische Muskulatur, versorgt Tränen- und Speicheldrüsen, führt Geschmacksfasern aus vorderen zwei Dritteln der Zunge
VIII	N. statoacusticus	Gehör; Gleichgewichtssinn
IX—X	Nn. glossopharyngicus und vagus	Innervieren Muskeln des weichen Gaumens, des Pharynx sowie (N. recurrens vagi) des Kehlkopfes. Sensibel weicher Gaumen, Rachen, Tonsillarnische, Innenohr
XI	N. accessorius	M. sternocleidomastoideus und obere Trapeziusportion
XII	N. hypoglossus	Innerviert Zungenmuskulatur

III, IV, VI Die Prüfung der *Augenmotilität* kann zunächst so geschehen, daß der Patient bei fixiertem Kopfe dem Finger des Untersuchers nachblickt. Treten sichtbare Motilitätsstörungen (s. S. 237) auf oder gibt der Patient Doppelbilder an, so können dieselben durch nähere Prüfungen analysiert werden.

Die Hauptfunktion der einzelnen Augenmuskeln ist schematisch in Abb. 3 dargestellt. Eine Beurteilung des gelähmten Muskels kann nach folgenden Grundsätzen vorgenommen werden:

Funktion und Untersuchungstechnik

Untersuchungstechnik	Bemerkungen
Geruchsstoff (Kaffee, Gewürznelken, Oleum menthae)	Trigeminusreizstoffe (Salmiak) bei Simulationsprüfung und lokalen Schleimhautveränderungen
Prüfung der Sehschärfe; Beurteilung der Sehnervenpapille mit dem Ophthalmoskop; Gesichtsfeld digital (Abb. 2) oder instrumentell	Gesichtsfeldstörung auch bei Läsion des Tractus und der Radiatio optica
Einstellung der Sehachse, Verfolgen eines Gegenstandes mit den Augen, Pupillarreflexe (Licht und Konvergenz)	Differentialdiagnostisch nukleäre und supranukleäre Augenmotilitätsstörungen und Pupillenstörungen bei Opticusläsionen
Verfolgen eines Gegenstandes mit den Augen	Eventuell Schiefhaltung des Kopfes bei Ausfall beachten
Mundöffnen (Abweichen auf gelähmte Seite hin), Zubeißen (Palpation der Mm. masseter und temporalis). Sensibilität durch Berühren. Kornealreflex.	Kornealreflex vermindert auch bei Fazialisparese und zentralen Sensibilitätsstörungen
Verfolgen eines Gegenstandes nach lateral	Differentialdiagnostisch nukleäre und supranukleäre Lähmungen
Stirnrunzeln, Augenzukneifen, Nasenrümpfen, Zähnezeigen, Pfeifen. Tränensekretionstest nach Schirmer (S. 22), Geschmacksprüfung (S. 21)	Differentialdiagnostisch zentrale Fazialisparese (S. 21)
Flüsterzahlen, Stimmgabelprüfungen (Weber und Rinné, S. 23). Bei Augenbewegungen Nystagmus beachten, Gleichgewichtsproben (Romberg, S. 36); Einbeinstand, Unterbergerversuch, (S. 37); Sterngang (S. 37)	Differentialdiagnostisch zentrale Störungen des Gleichgewichtes
Beurteilung des Schluckaktes, Würgreflex (Symmetrie des Gaumensegels, Kulissenphänomen der Rachenhinterwand von der gelähmten Seite weg), Heiserkeit, Sensibilität im Rachen (Seitenvergleich)	
Drehen des Kopfes gegen Widerstand. Beeinträchtigt auf Gegenseite der Sternocleidomastoideusparese (S. 25). Trapeziusparese bewirkt Schultertiefstand und Schaukelstellung der Scapula. Heben der Schulter gegen Widerstand	
Atrophie der Zunge (gerunzelte Schleimhaut, wellig eingezogener Rand) Abweichen der Zunge beim Herausstrecken auf gelähmte Seite hin	Frische zentrale Parese mit Zungenabweichen auf die gelähmte Seite hin, wird bald kompensiert

– Die Doppelbilder weichen stärker auseinander, wenn der Blick in die Funktionsrichtung des gelähmten Muskels hin bewegt wird. Ist beispielsweise beim Blick nach links der Abstand der Doppelbilder am größten, so liegt entweder eine Lähmung des linken M. rectus externus oder des rechten M. rectus internus vor. Das Bild des normalen Auges wird als echtes, dasjenige des paretischen Auges als falsches Bild bezeichnet. Letzteres ist gegenüber dem echten das weiter peripher gelegene.

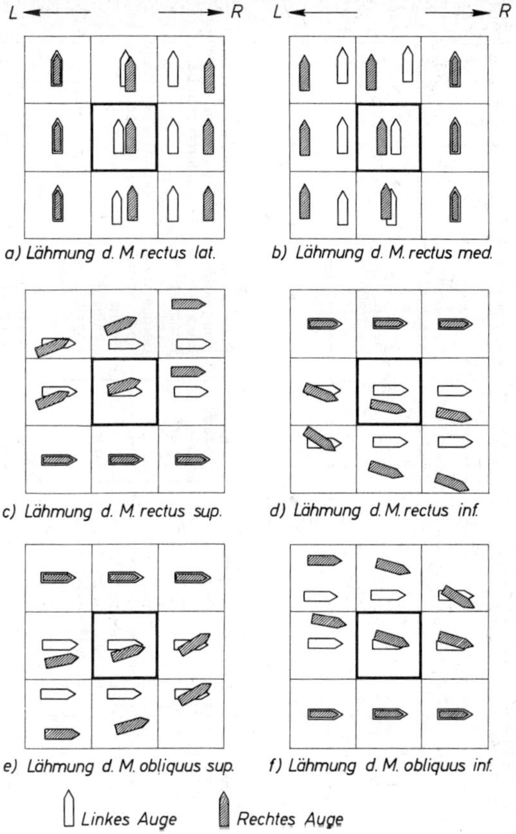

Abb. 4. Stellung der Doppelbilder bei verschiedenen Augenmuskellähmungen der rechten Seite (Nach SCHEID).

- Deckt man bei jener Blickstellung, in welcher die Doppelbilder am weitesten auseinandergewichen sind, ein Auge zu, so verschwindet das entsprechende Bild und der Patient kann angeben, ob es das peripherere (falsche, dem paretischen Auge entsprechende) oder das zentralere (echte, dem gesunden Auge entsprechende) ist.
- Durch Vorschalten eines farbigen Glases vor einem Auge und Verwenden einer stabförmigen Lichtquelle kann die Differenzierung erleichtert werden (Abb. 4).
- Bei vertikal auseinanderweichenden Doppelbildern kann die Distanz zwischen denselben bei zunächst temporaler Blickrichtung des befallenen Auges am größten sein. Dies weist dann auf einen

Tabelle 4. Charakteristika einiger Pupillenstörungen (rechte Pupille pathologisch)

Syndrom	Besonderheiten	Ausgangslage	Bei direkter Belichtung	Bei Belichtung des Gegenauges	Bei Konvergenz	Pharmaka
Amaurotische Starre	Blind, Papille ev. weiß	Rechts gleich weit wie links	Beidseits lichtstarr	Beidseits Kontraktion	Beidseits Kontraktion	Normale Reaktion auf Atropin und Physostigmin
Okulomotoriusparese	Sieht. Augenmotilität in der Regel gestört	Rechts sehr viel weiter als links	Rechts lichtstarr, links reagiert	Rechts lichtstarr, links reagiert	Rechts keine Kontraktion links Kontraktion	Kontraktion auf Miotika
Ganglionitis ciliaris acuta	Augenmotilität frei, sonst wie Okulomotoriusparese (s. S. 246)					
Synechien	Augenmotilität frei, Pupille eventuell entrundet	Rechts eventuell enger als links	Rechts lichtstarr, links reagiert	Rechts lichtstarr, links reagiert	Rechts keine Kontraktion, links Kontraktion	Erweiterung auf Mydriatika, Synechien dadurch sichtbar
Pupillotonie „*Adie*-Pupille“	Meist einseitig (80%). Langsame Steigerung der „Sehschärfe“ bei Nahvisusprüfung wegen zunehmender Akkommodation	Rechts weiter als links	Rechts zunächst lichtstarr, bei langer und intensiver Belichtung Kontraktion, dann langsame (tonische) Erweiterung. Links reagiert	Rechts lichtstarr, links reagiert	Beidseits Kontraktion. Rechts (tonische) Erweiterung	Normale Reaktion auf Mydriatika
Reflektorische Pupillenstarre *(Argyll Robertson)*	Meist beide Pupillen eng, oft entrundet	Rechts mehr oder weniger gleich links	Beide mehr oder weniger lichtstarr	Beide mehr oder weniger lichtstarr	Deutliche Kontraktion	Kein Effekt schwacher Mydriatika. Verstärkte Kontraktion mit Physostigmin, geringe Erweiterung mit Atropin
Atropineffekt	Akkommodation aufgehoben. Dauer 10—14 Tage	Rechts viel größer als links	Rechts lichtstarr, links reagiert (vgl. Abb. 53 a)	Rechts lichtstarr, links reagiert	Rechts keine Kontraktion, links Kontraktion	Keine Verengerung durch Physostigmin

Befall eines M. rectus hin (vgl. Abb. 3). Ist der Abstand der Doppelbilder bei zunächst nasaler Wendung des erkrankten Auges am größten, dann liegt eine Parese eines Obliquus vor.

Nebst diesem *paralytischen Strabismus* kennen wir bei einer Störung des Augenmuskelgleichgewichtes einen sogenannten *konkomitierenden Strabismus*. Bei der gleichzeitigen Blickbewegung beider Augen tritt ein Schielen auf, während jedes Auge einzeln geprüft eine normale Beweglichkeit aufweist. Dies kann auch durch den Cover-Test nachgewiesen werden: Ein Auge wird verdeckt (aber offen behalten) und der Blick des anderen Auges auf einen Gegenstand fixiert. Wenn man nun auch das verdeckte Auge freigibt und zugleich das andere verdeckt, sieht man eine mehr oder weniger ausgiebige Einstellbewegung des nunmehr freigegebenen Auges. Diese Form des Strabismus ist nicht durch eine kürzlich erworbene Augenmuskellähmung, sondern in der Regel durch eine angeborene Störung des Augenmuskelgleichgewichtes – oft verbunden mit einer Amblyopie – bedingt. Eine gleichsinnige Einschränkung der Augenmotilität an beiden Augen, ohne Doppelbilder, bei zentraler supranukleärer Störung, wird als *konjugierte Blickparese* bezeichnet (s. S. 238).

Bei der Untersuchung der *Pupillen* beschreibt man deren Form (rund oder entrundet), Weite (Helligkeit des Raumes beachten!), ob sie gleich weit (isocor) sind und wie sie reagieren. Man prüft am besten die Lichtreaktion durch plötzliches intensives Belichten einer Pupille (Schreckreaktion vermeiden) unter Abschirmung des gegenseitigen Auges. Nur so ist eine korrekte Feststellung der konsensuellen Reaktion der anderen Pupille möglich. Die Konvergenzreaktion wird nur beim Fehlen einer Lichtreaktion geprüft. In zweifelhaften Fällen tut man dies am besten am liegenden Patienten. Man stellt sich hinter den Patienten und läßt diesen zunächst an die Decke, dann auf den 20 cm vor seiner Nasenwurzel gehaltenen Finger des Untersuchers blicken.

Die möglichen Störungen des Pupillenspiels sind in Tab. 4 wiedergegeben. Horner-Syndrom und seine Differenzierung gegenüber einer Ptose bei Okulomotoriusparese s. S. 329.

V Der *sensible Anteil des N. trigeminus* versorgt die Gesichtshälfte von der Scheitelhöhe bis zum Mandibularrand unter Aussparung des Kieferwinkels (N. auricularis magnus aus dem Plexus cervicalis). Der Ramus auriculo-temporalis des N. mandibularis (3. Trigeminusast) gelangt auch zum Tragus und in den ventralen Teil des äußeren Gehörganges. Im weiteren werden die Schleimhäute des Mundes, des Auges und der Nase versorgt. Man prüft die Sensibilität durch Applikation von feinen Berührungsreizen und immer beide Seiten vergleichend, aber auch durch Prüfung des Temperatursinnes im Hinblick auf eine dissoziierte zentrale Störung. Diese werden bei Läsionen des Tractus und des Nucleus spinalis beobachtet, der bis zum Segment C 2 hinunterreicht. Die Fasern aus dem Gebiete des N. ophthalmicus gelangen

am weitesten nach kaudal. Es kann deshalb unter Umständen zu einer lokalisierten zentralen dissoziierten Sensibilitätsstörung kommen.
Der objektiven Untersuchung dienen eine Reihe von trigemino-fazialen *Reflexen*. Der Kornealreflex ist der empfindlichste und zuverlässigste, auch weil die Korneasensibilität bei Trigeminusstörungen als erste faßbar vermindert ist. Man berühre die Kornea von der Seite her kommend (und vermeide optisch vermittelte Blinzel- und Schreckreaktionen sowie das Berühren der Wimpern) entweder mit einem feinen Wattebausch oder mit dem großen Kopf einer Nadel. Eine Verminderung oder Aufhebung des Kornealreflexes kann grundsätzlich sowohl Ausdruck einer Trigeminusstörung, als auch Folge einer Fazialisparese sein. In letzterem Falle wird der Patient subjektiv die Berührung seitengleich empfinden und es wird ein BELL-Phänomen (s. S. 21) vorhanden sein. Bei gewissen Patienten ist der Kornealreflex normalerweise

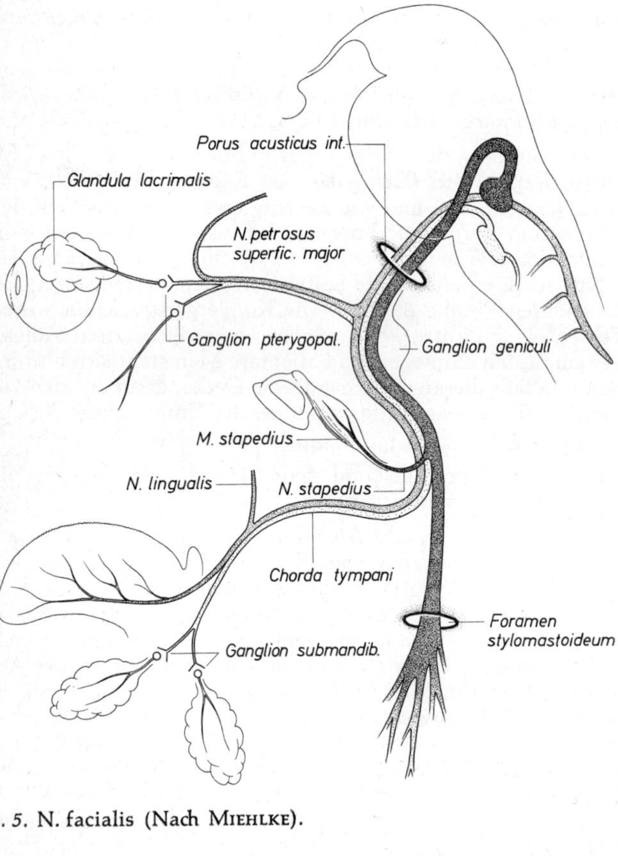

Abb. 5. N. facialis (Nach MIEHLKE).

sehr schwach. Der Nasopalpebralreflex sowie die anderen Reflexe der Gesichtsregion sind schon genannt worden.

Der *motorische Anteil des Trigeminus* verläßt den Schädel zusammen mit dem dritten Ast durch das Foramen ovale und versorgt vor allem die Kaumuskulatur (Mm. temporalis, masseter, pterygoidei, dazu tensor tympani, tensor veli palatini, mylohyoideus und vorderer M. digastricus-Bauch). Man prüft die Funktion des M. masseter am besten, indem man die Finger beidseits leicht auf den Muskel legt und den Patienten auffordert, die Zähne fest zusammenzubeißen. Ein Ausfall der Mm. pterygoidei bewirkt beim Mundöffnen ein Abweichen des Unterkiefers nach der paretischen Seite hin. Bei halbgeöffnetem Mund läßt sich der Unterkiefer leicht nach der paretischen Seite hin verschieben. Der Masseterreflex wird nur bei beidseitiger Parese fehlen, ist im übrigen aber auch sonst manchmal nicht auslösbar.

VII Eine *Fazialisparese* kann zentral oder peripher sein. Bei zentralen Lähmungen ist immer der Stirnanteil weniger betroffen als der orale, weil die kranialen Partien des Fazialiskerngebietes sowohl homo- wie kontralateral zentral innerviert werden bzw. diese Muskeln üblicherweise synergistisch mit denjenigen der (gesunden) Gegenseite zusammenarbeiten (Abb. 6). Nie ist bei einer zentralen Parese der Augenschluß unvollständig, wohl aber unter Umständen schwächer.

Die *Symptome einer peripheren Fazialisparese* lassen sich aus der Abb. 5 ableiten: Motorische Parese, Hyperakusis, verminderte Tränen- und Speichelsekretion und gestörte Geschmacksempfindung der vorderen zwei Drittel der Zunge. Die drei letztgenannten Funktionen werden in dem auch als *Nervus intermedius* bezeichneten Anteil des Fazialis geleitet. Man prüfe die *motorischen Funktionen* in jedem Ast (Stirnrunzeln, Augenschluß, Nasenrümpfen, Pfeifen, Zähnezeigen, Lachen). Beim Versuch, das paretische Augenlid zu schließen, wendet sich der sichtbare Bulbus nach oben (Bell-Phänomen). Ein feines Zeichen einer leichten Fazialisparese ist das Sichtbarbleiben der Wimpern bei maximalem Zukneifen der Augen („signe des cils") und die verminderte oder fehlende Kontraktion des Platysmas beim Vorstrecken des Kinnes mit gleichzeitigem Zeigen der Zähne.

Beim Prüfen des *Geschmackssinnes* an den vorderen zwei Dritteln der Zunge wird mit einem Wattestäbchen ein Geschmacksstoff aufgepinselt (20%ige Zuckerlösung, 10%ige Kochsalzlösung, 5%ige Zitronensäurelösung, 1%ige Chininlösung). Der Patient muß die Zunge so lange herausgestreckt halten, bis er den Geschmacksstoff erkennt oder bis feststeht, daß er keinen wahrnimmt. Er muß auf einer Tafel, auf welche die vier Geschmacksqualitäten süß, sauer, bitter und salzig notiert sind, den wahrgenommenen Geschmack zeigen. Man vergleiche immer mit der gesunden Gegenseite, da große individuelle Unterschiede in der Differenziertheit der Geschmackswahrnehmungen bestehen.

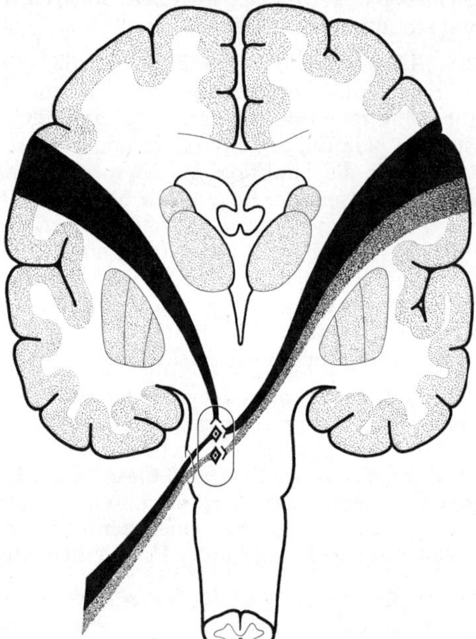

Abb. 6. Bilaterale kortikobulbäre Innervation des rostralen Fazialiskerngebietes. Bei zentralen Lähmungen bleibt dank der auch homolateralen Innervation die Funktion des oberen Fazialisastes weitgehend intakt.

Der Nachweis einer *Störung der Speichelsekretion* ist umständlich, hingegen läßt sich mit dem Schirmer-Test die *Verminderung der Tränensekretion* zeigen: Nach vorheriger Anästhesierung der Konjunktiva mit 2 Tropfen einer 0,4 %igen Novesinlösung werden in jeden Konjunktivalsack je ein 5 cm langer und 0,5 cm breiter Filterpapierstreifen durch Umfalten seines Endes über den unteren Lidrand gehängt. Normalerweise sind nach 5 Minuten mindestens 3 cm des Papierstreifens durch die Tränenflüssigkeit befeuchtet.

VIII Bei der *Prüfung des Gehörs* wird der Neurologe sich auf die Erfassung einer Schwerhörigkeit oder Taubheit und auf die Differenzierung einer Schalleitungs- von einer Perzeptionsschwerhörigkeit beschränken. Das Gehör wird für Flüsterzahlen bzw. für Umgangssprache geprüft, wobei der Untersucher das gegenseitige Ohr durch kräftiges Hin- und Herbewegen eines Fingers im Porus acusticus externus durch eine Hilfsperson oder den Patienten ausschalten lassen muß. Eine völlige Taubheit ist immer eine Perzeptionstaubheit und nie durch eine Erkrankung des schalleitenden Apparates (z. B. eine Otitis media) bedingt. Eine zentralnervöse, kortikale oder subkortikale Läsion hat wegen der beidseitigen Projektion der kochleokortikalen Bahnen nie eine Gehörstörung zur Folge. Im WEBER-Versuch (Aufsetzen der schwingenden Stimmgabel auf die Stirne) wird bei Schallleitungsschwerhörigkeit in das kranke, bei Perzeptionsschwerhörigkeit in das gesunde Ohr lateralisiert. Der RINNE-Versuch basiert auf der Tatsache, daß beim Normalen die Luftleitung besser ist als die Knochenleitung. Die Stimmgabel wird zunächst auf das Mastoid aufgesetzt und, sobald sie hier nicht mehr gehört wird, vor das Ohr gehalten. Sie sollte etwa doppelt so lange vor dem Ohr als auf dem Mastoid gehört werden (RINNE-Versuch positiv, d. h. normal). Bei Schalleitungsschwerhörigkeit ist der Test pathologisch und die Luftleitung ist verkürzt bis aufgehoben (RINNE-Versuch negativ). Bei Perzeptionsschwerhörigkeit ist der RINNE-Versuch normal.

Die Paradigmata der zwei Typen von Schwerhörigkeit können wie folgt zusammengefaßt werden:

Bei *Schalleitungsschwerhörigkeit:*

- Gehör vermindert
- Nie vollständige Ertaubung
- WEBER-Versuch in das schwerhörige Ohr lateralisiert
- RINNE-Versuch pathologisch (Luftleitung verkürzt oder aufgehoben)

Bei *Perzeptionsschwerhörigkeit:*

- Gehör vermindert, u. U. vollständige Ertaubung
- WEBER-Versuch in das normale Ohr lateralisiert
- RINNE-Versuch positiv, d. h. normal

Eine Störung des *Vestibularapparates* äußert sich subjektiv in Schwindel, Gleichgewichtsstörungen, Gehabweichungen und Falltendenz. Man findet u. a. vielfach einen Nystagmus, der meist erst sichtbar wird, wenn der Patient dem Finger des Untersuchers nachblickt. Gelegentlich läßt er sich erst durch mehrfaches kräftiges Schütteln des Kopfes provozieren oder tritt in Kopfhängelage nach hinten auf.

Zur Unterscheidung von peripheren und zentralen Vestibularisstörungen können folgende Kriterien benutzt werden:

Eine *periphere Vestibularisstörung,* d. h. mit Läsion des Labyrinthes oder der Pars vestibularis erzeugt:

- Nystagmus mit der raschen Komponente nach der Gegenseite
- Falltendenz beim ROMBERG-Versuch und bei Strichgang (s. S. 37) nach der Läsionsseite
- Drehtendenz beim Treten an Ort mit geschlossenen Augen nach der lädierten Seite hin (normal nach 50 Schritten höchstens 45 Grad Drehung) (UNTERBERGER-Tretversuch)
- Abweichen der Arme im Positionsversuch nach der kranken Seite

- Vorbeizeigen im Baranyschen Zeigeversuch nach der kranken Seite (der hochgehobene Arm wird nach Zielen und Augenschluß langsam von oben her senkrecht auf ein Ziel hin gesenkt)
- Verminderte oder aufgehobene kalorische Erregbarkeit des Vestibularis (s. unten).

Eine *zentrale Vestibularisstörung* erzeugt:

- Unter Umständen einen vertikalen Nystagmus
- Unter Umständen einen Nystagmus mit rotatorischer Komponente
- Unter Umständen einen dissoziierten Nystagmus (nur an einem der beiden Augen in gewissen Stellungen nachweisbar)
- Eine „dysharmonie croisée" (Widersprüche in der Richtung der oben genannten peripheren Labyrinthsymptome)
- Eventuell finden sich weitere Symptome einer Hirnstammlokalisation, wie zum Beispiel Blickparesen

Die eigentliche *Vestibularisprüfung* durch thermische und Drehreize wird in der Regel vom Otologen durchgeführt werden. Gelegentlich allerdings wird sich der Neurologe rasch darüber orientieren wollen, ob ein Vestibularapparat überhaupt noch vom Labyrinth aus erregbar ist. In einfachster Weise kann dies wie folgt getestet werden: Der Patient liegt so, daß der Rumpf (und der Kopf) um 30 Grad aufgerichtet sind oder sitzt aufrecht mit um 60 Grad rückwärts geneigtem Kopf. Bei Irrigation des linken Gehörganges mit 100–200 ml Wasser von Zimmertemperatur oder 5–10 ml Eiswasser tritt normalerweise ein Horizontalnystagmus mit der langsamen Komponente nach links und der raschen Komponente nach rechts auf, der Patient zeigt nach links vorbei und hat eine Falltendenz nach links. Zugleich treten Schwindel und Nausea auf. Fehlen all diese Reaktionen, so ist der Vestibularapparat nicht erregbar, bzw. sind die Verbindungen des Labyrinthes zum Hirnstamm unterbrochen.

Eine beidseitige Ausschaltung des Vestibularapparates äußert sich in der Unfähigkeit, selbst mit offenen Augen auf einer weichen Matratze an Ort zu treten ohne zu stürzen. Zur Aufrechterhaltung des Gleichgewichtes werden mindestens 2 der drei Hauptafferenzen (vestibuläres System, Tiefensensibilität, optische Orientierung) aus der Umgebung benötigt. Bei beidseits ausgeschaltetem Vestibularapparat genügt das Fehlen einer zuverlässigen Standfläche mit entsprechender Desorganisation der Afferenzen aus Sohlenhaut und Gelenken, um das Gleichgewicht schwer zu stören.

IX–X Aus dem Nucleus ambiguus erreichen in unterschiedlicher Verteilung Nervenfasern durch den *N. glossopharyngeus* und *N. vagus* vor allem die Muskeln des weichen Gaumens und des Pharynx; durch den N. recurrens vagi werden die Kehlkopfmuskeln innerviert. Sensibel versorgt der N. glossopharyngeus den weichen Gaumen, den Rachen, die Tonsillennischen und das Innenohr. Er führt die Geschmacksfasern aus dem hinteren Zungendrittel. Der N. vagus führt sensible Fasern aus dem äußeren Gehörgang und einem Teil der Ohrmuschel sowie aus der hinteren Schädelgrube und die parasympathischen vegetativen Fasern zu den Eingeweiden des Brust- und Bauchraumes.

Eine Parese des N. vagus (und glossopharyngeus) wird sich in der Nichtauslösbarkeit des Würgreflexes und des Gaumenreflexes von der betroffenen Seite aus äußern. Die Berührung wird vom Patienten seitendifferent empfunden. Das Gaumensegel hängt auf der paretischen Seite tiefer herunter und wird beim Würgen oder Phonieren („a") auf die gesunde Seite hin verzogen. Die Rachenhinterwand wird horizontal gegen die gesunde Seite hin gezogen (Kulissenphänomen) (Abb. 7). Die Rekurrensparese äußert sich, wenigstens zu Beginn, in einer Heiserkeit, die allerdings innerhalb von Wochen kompensiert wird. Man kann die Phonationsstörung gelegentlich auch später noch beim Singen demonstrieren. Sprachstörungen s. S. 175.

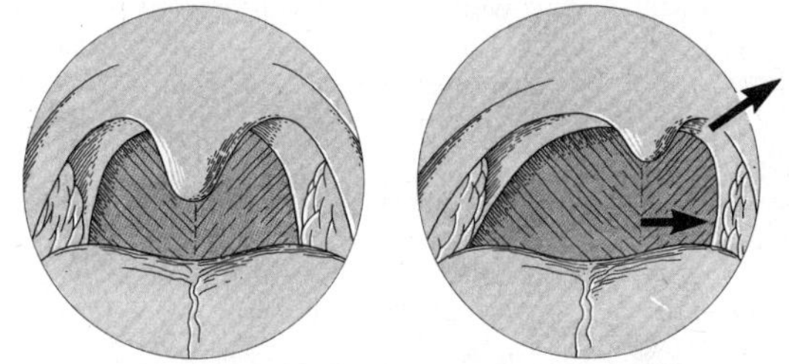

Abb. 7. Verziehen des Gaumensegels und Kulissenphänomen nach der gesunden linken Seite bei einer rechtsseitigen Vaguslähmung.

XI Zum *N. accessorius* rechnet man in seinem intrakraniellen Verlauf bis zum Austritt durch das Foramen venae jugularis den Ramus internus, dessen Fasern aber eigentlich dem kaudalen Teil des N. vagus gehören und die Innervation des Kehlkopfes besorgen. Der Ramus externus (oder spinalis) stellt den eigentlichen N. accessorius dar und ist im extrakraniellen Verlauf isoliert. Er versorgt motorisch den M. sternocleidomastoideus und die obere Trapeziusportion. Zentral ist der Akzessoriuskern bilateral innerviert, so daß es bei zentralen Paresen nicht zu einem klinisch signifikanten Ausfall der beiden erwähnten Muskeln kommt. Der M. sternocleidomastoideus dreht den Kopf auf die Gegenseite. Den rechten testet man somit indem man die Hand gegen die linke Gesichtsseite des Patienten legt und diesen auffordert, den Kopf kräftig gegen die Hand zu wenden. Die Parese des oberen Trapeziusanteiles äußert sich in einem Schultertiefstand, in einer Schaukelstellung der Skapula sowie in einer verminderten Kraft beim Schulterheben.

XII Die *Hypoglossuslähmung* erzeugt eine Atrophie der Zunge. Dieselbe weicht beim Herausstrecken auf die gelähmte Seite hin ab. Eine Schwäche für die Lateralbewegung auf die Gegenseite hin kann dadurch nachgewiesen werden, daß der Patient mit der Zunge die Wange von innen herausdrückt und der Untersucher diese Bewegung mit dem Finger tastet. Man achte auf Atrophien der Zunge sowie auf Faszikulationen (s. S. 208). Man untersuche u. U. auch auf eine myotone Reaktion (s. S. 371) beim Beklopfen der Zunge mit der Kante eines Spatels, wobei ein zweiter Spatel als Unterlage dient.

Die *Stimme* und die *Sprache* sollen immer mitbeurteilt werden. Man achtet auf Heiserkeit, auf Dysarthrien bei Funktionsstörungen der sprachformenden Organe (Bulbär- und Pseudobulbärparalyse, s. S. 208 u. 127), auf Störungen des Sprechablaufes bei zerebellären (s. S. 157) (explosive, skandierende Sprache) und extrapyramidalen (s. S. 141) (monotone, leise Sprache, eventuell Logoklonien) Störungen. Schließlich sind die Aphasien zu vermerken (s. S. 177).

Obere Extremitäten. Man weise auf die *Händigkeit* des Patienten hin. Angaben über angebliche Linkshändigkeit sind kritisch zu prüfen. Wer die Schere, das Messer oder die Nähnadel links führt, oder wer gar links schreibt, ist als echter Linkshänder zu betrachten. Nicht bei jedem dieser Linkshänder ist aber die rechte Hemisphäre die dominante. Wo eine Entscheidung wesentlich ist (vor neurochirurgischen Eingriffen), kann der WADA-Test (rasche Injektion von 125 mg Na-Amytal am liegenden Patienten in die Arteria carotis unter gleichzeitiger Sprach- und Bewegungskontrolle) von Nutzen sein.

Man beurteilt die *Trophik* der Muskeln (Thenar nicht vergessen), *Deformitäten* oder Fehlhaltungen der Finger (Krallenhand bei Ulnarisparese, dystone Haltung bei gewissen extrapyramidalen Störungen) und die *Stellung* der Arme (z. B. leicht flektiert bei zentraler Parese, innenrotiert bei oberen Plexuslähmungen). Man achte auch auf das Vorhandensein von *unwillkürlichen Bewegungen* (Tremor, choreatische oder athetotische Bewegungen, dystone Bewegungen) oder *Faszikulationen.* Die *Motilität* der Gelenke zeigt sich bei den aktiven Bewegungen des Patienten. Hier werden auch gewisse motorische Ausfälle sichtbar. Die *Diadochokinese* besteht in möglichst rasch alternierenden Pro- und Supinationsbewegungen des Vorderarmes. Den gleichen Zweck erfüllen andere rasch alternierende Bewegungen von Agonisten und Antagonisten. Sie sind bei motorischen Paresen, aber auch bei extrapyramidalen Prozessen (der gegenseitigen Großhirnhemisphäre) und Kleinhirnstörungen (der gleichen Seite) pathologisch verlangsamt und schlecht koordiniert. Der *Positionsversuch* wird ausgeführt, indem beide Arme in Supinationsstellung bei geschlossenen Augen horizontal nach vorne ausgestreckt werden. Man beobachtet hierbei beispielsweise Abweichen nach der Gegenseite bei einer Labyrinthläsion, Absinken bei einer Parese, aber auch bei gleichseitigen zerebellären Läsionen, Pronation sowie Flexion im

Ellenbogen und in den Fingern mit Absinken bei zentralen Paresen. Beim *Finger-Nase-Versuch* muß der Patient bei geschlossenen Augen den Zeigefinger langsam zu seiner Nasenspitze führen. Dies kann statt gradlinig und mit regelmäßiger Geschwindigkeit in einer Zickzacklinie und sakkadiert erfolgen, wobei das Ziel verfehlt werden kann. Eine Zunahme der ausfahrenden Bewegungen in Zielnähe wird als Intentionstremor bezeichnet (Abb. 8). Letzteres ist meist ein Zeichen

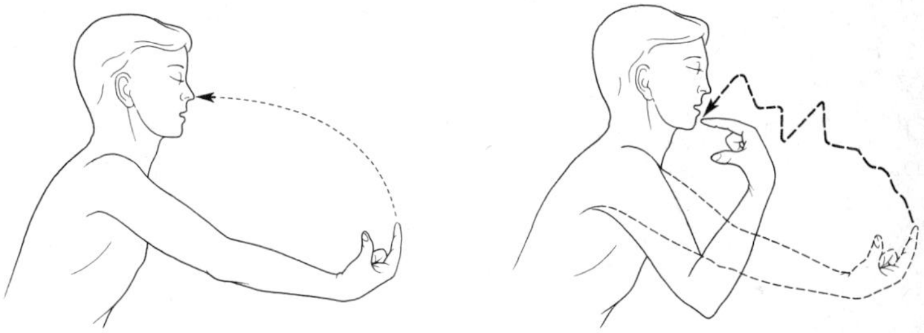

Abb. 8. Intentionstremor im Finger-Nase-Versuch.

einer Dentatumläsion. Im übrigen weist eine Ataxie und Koordinationsstörung im Finger-Nase-Versuch auf eine Kleinhirnläsion oder auf eine Störung des Lagesinnes und der Tiefensensibilität hin. Eine Variante ist der Finger-Finger-Versuch, wobei die beiden Zeigefinger bei geschlossenen Augen zur Berührung gebracht werden müssen.

Die *Radialispulse* müssen auch in verschiedenen Kopfstellungen geprüft werden, um ein Kompressionssyndrom im Bereiche der oberen Thoraxapertur zu erfassen (s. S. 330). Die Supraklavikulargruben müssen betastet (Dolenz) und auskultiert werden (Stenosegeräusche).

Der *Muskeltonus* wird so geprüft, daß man am entspannten Patienten passiv die Hand- und Ellenbogengelenke rasch und für den Patienten unerwartet (also nicht etwa rhythmisch) ausgiebig durchbewegt. Normalerweise spürt man keinen oder einen unwesentlichen Widerstand. Eine Verminderung des Tonus ist meistens als Symptom einer (gleichseitigen) Kleinhirnschädigung, eventuell einer extrapyramidalen Erkrankung aus dem hyperkinetisch-hypotonen Kreise (s. S. 137), aber auch als Ausdruck einer neurogenen oder myogenen Parese zu interpretieren. Eine Tonuserhöhung kann als Spastizität oder als Rigor imponieren (Abb. 9). Bei der ersteren begegnet man zu Beginn der passiven Bewegung dem größten Widerstand, der im Bewegungsverlauf dann nachläßt. Der Widerstand ist um so deutlicher, je rascher die passive Bewegung ausgeführt wird. Dieses „Taschenmesserphänomen" ist Ausdruck einer Pyramidenbahnläsion. Beim Rigor muß während des ganzen Bewegungsablaufes ein mehr oder weniger konstanter Widerstand überwunden werden, so daß der Bewegungsablauf gleichmäßig zähflüssig erscheint. Wenn hierbei sakkadiert der Widerstand

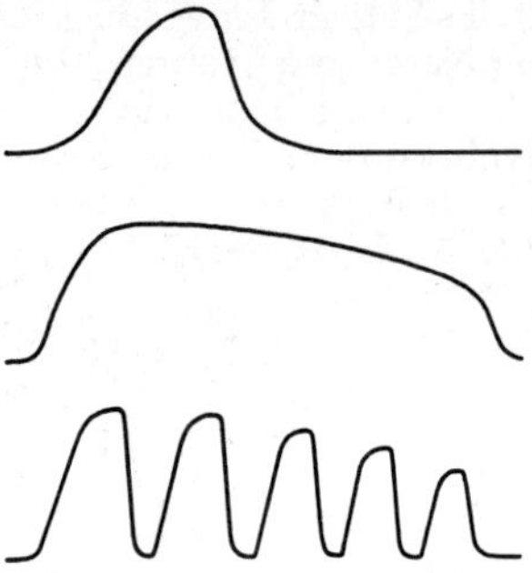

Abb. 9. Schematische Darstellung verschiedener Arten der Tonuserhöhung.

immer wieder ruckweise nachläßt, hat man den Eindruck, als ob die Gelenke nicht glatt wären, sondern aus Zahnrädern bestehen, die immer wieder ineinander einrasten. Dieses *Zahnradphänomen* ist meist mit einem Tremor verbunden (s. S. 141) und ist ebenso wie der Rigor Ausdruck einer extrapyramidalen Erkrankung, im besonderen eines Parkinson-Syndromes (s. S. 137).

Das *Rebound-Phänomen* besteht in der ungenügenden Abbremsung einer Bewegung, wenn einem aktiv isometrisch angespannten Muskel plötzlich der Widerstand entzogen wird. Man fordert beispielsweise den Patienten auf, den Ellenbogen gegen den Widerstand des Untersuchers kräftig zu beugen. Wird der am Handgelenk festgehaltene gespannte Vorderarm plötzlich losgelassen, dann wird beim Normalen die plötzliche Beugebewegung des Ellenbogens sehr rasch abgebremst. Der (homolateral) Kleinhirnkranke (s. S. 155) jedoch kann dies nicht rasch genug tun, so daß er sich zum Beispiel mit der Faust auf Rumpf oder Gesicht schlägt (Abb. 10).

Bei der Prüfung der *rohen Kraft* muß zunächst die grundsätzliche Verteilung einer allfälligen Parese erfaßt werden. Eine (zentrale) Halbseitenlähmung äußert sich vielleicht schon im Absinken im Positionsversuch oder wurde vom Patienten anamnestisch schon erwähnt. Im weiteren wird man eine proximale (z. B. bei den meisten Myopathien) oder distale (zum Beispiel bei zentralen Prädilektionsparesen, bei Polyneuropathien, bei der Dystrophia myotonica) Betonung der Muskelschwäche suchen. Schließlich kann eine Verteilung derselben entsprechend dem Ausbreitungsgebiete eines peripheren Nerven oder einer Nervenwurzel vorliegen. Für die Verlaufskontrollen ist eine Lähmungsbeschreibung nutzlos, wenn sie nicht präzis und quantitativ ist. Gut brauchbar sind die Lähmungsgrade gemäß der Einteilung des British Medical Research Council (s. Tab. 2).

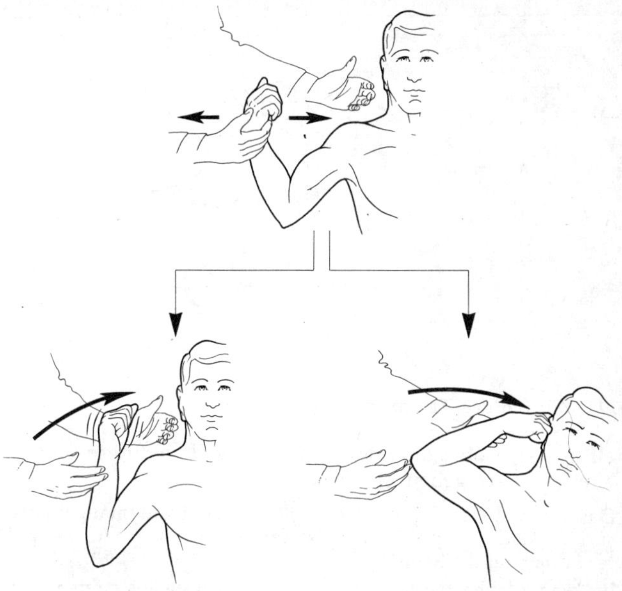

Abb. 10. Prüfen des Rebound-Phänomenes bei Kleinhirnaffektionen. Oben: Untersuchungstechnik. Links: Normales Verhalten mit promptem Abbremsen. Rechts: Positives Rebound-Phänomen mit ungenügendem Abbremsen bei homolateraler Kleinhirnaffektion.

Die Prüfung der *Eigenreflexe der einzelnen Muskeln* geschieht grundsätzlich so, daß ein Muskel durch kurzes Beklopfen seiner Sehne (seltener des Knochens, an dem dieselbe ansetzt) rasch gedehnt wird (Reizung der Rezeptoren in den Muskelspindeln), worauf er sich reflektorisch kontrahiert. Die Erfahrung lehrt, wie lebhaft Reflexe sein dürfen. Strenggenommen sollten die Reflexe nach dem Erfolgsmuskel benannt werden. Alteingebürgerte Benennungen (zum Beispiel Achillessehnenreflex) lassen sich allerdings schwer verdrängen. Man prüft in der Regel den Trizepsreflex (TR) (Beklopfen der Trizepssehne oberhalb des Olekranons), den Bizepsreflex (Beklopfen des eigenen Daumens des Untersuchers, der auf der Bizepssehne in der Ellenbeuge ruht, so daß man die Muskelkontraktion spürt) und den Radiusreflex (Beklopfen des Processus styloideus radii). Hierbei kontrahieren sich nebst dem M. brachioradialis auch der M. biceps und der M. brachialis). Der TRÖMNER-Reflex und der Knipsreflex (das HOFFMANN-Zeichen) sind Verkürzungsreflexe der langen Fingerbeuger. Sie werden ausgelöst durch rasches Beklopfen der Fingerbeere (Abb. 11) oder kurzes Knipsen des Nagels am Endglied eines Langfingers (meist des

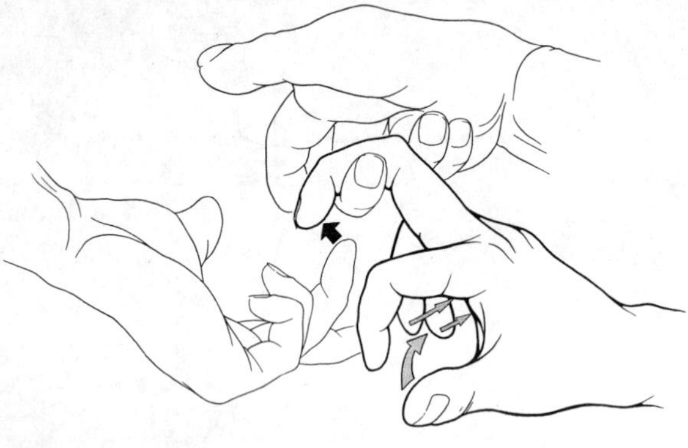

Abb. 11. Prüfen des TRÖMNER-Reflexes.

Mittelfingers), wobei die Endphalangen der Langfinger und des Daumens reflektorisch gebeugt werden.

- Das (scheinbare) *Fehlen von Reflexen* kann auf mangelhafte Untersuchungstechnik zurückgehen (zu leichter Hammer, zu wenig dezidierter Schlag auf die Sehne).
- Bei wenig lebhaften und bei scheinbar nicht auslösbaren Reflexen muß eine *Aktivierung* dadurch versucht werden, daß eine allgemeine Steigerung der Gammafaserinnervation und damit eine Steigerung der Dehnungsempfindlichkeit der Muskelspindeln angestrebt wird. Dies geschieht zum Beispiel durch kräftiges Anspannen von synergistisch wirkenden Muskeln oder aber entfernterer Muskeln. Hierzu dient an den unteren Extremitäten zum Beispiel der JENDRASSIK-Handgriff (Verschränken oder Ineinanderhaken der Hände und kräftiger Zug an denselben), oder die aktive Plantarflexion des Fußes beim Auslösen des Patellarsehnenreflexes. An den Armen kann dasselbe zum Beispiel durch kräftigen Faustschluß bewirkt werden.
- Reflexe können aber auch wirklich fehlen. *Generalisiertes Fehlen* bedeutet zum Beispiel eine Polyneuropathie oder Polyradikulitis, eine (fortgeschrittene) Myopathie, eine Hinterstrangaffektion, wie zum Beispiel eine Tabes, eine Vorderhornerkrankung oder aber eine Anomalie im Sinne einer angeborenen (familiären) Areflexie oder eines ADIE-Syndromes (s. S. 246). *Fehlen nur einzelne Reflexe,* dann muß in der Regel nach einer entsprechenden Schädigung einer Nervenwurzel oder eines peripheren Nerven gesucht werden (s. Tab. 27).
- Wenn der Ablauf der Reflexe abnorm verlangsamt ist, so wird man nach einer Hypothyreose suchen.
- Die normalerweise vorhandenen Eigenreflexe (s. oben) können *gesteigert* sein und die reflexogene Zone, von welchen aus sie auslösbar sind, kann verbreitet sein. Man beachte, daß bei jugendlichen vegetativ labilen Individuen ungewöhnlich lebhafte Sehnenreflexe nicht unbedingt eine pathologische Bedeutung zu haben brauchen. Erst eine deutliche Seitendifferenz oder eine massive Zunahme, eventuell zusammen

mit „Pyramidenzeichen“ (s. unten) dürfen verwertet werden. Auch der Knips- und der TRÖMNER-Reflex sind bei fast allen Menschen normalerweise auslösbar und müssen wie die anderen Sehnenreflexe beurteilt werden.

- Die Ein- und Beidseitigkeit der pathologischen Reflexsteigerung wird eine Differenzierung zwischen einem Hemisyndrom und einem tetraspastischen Syndrom erlauben.

An den oberen Extremitäten haben nebst einer pathologischen Steigerung der Eigenreflexe einzelne andere Reflexe den Wert von *Pyramidenzeichen*. Der beim Normalen vorhandene MAYERsche Fingergrundgelenksreflex besteht in der Adduktion des ersten Metakarpale, wenn ein Langfinger – zum Beispiel der Mittelfinger – im Grundgelenk passiv maximal flektiert wird (Abb. 12). Meist erfolgt die (normale) reflektorische Adduktion erst, wenn die Flexion ein leicht schmerzhaftes Knacken verursacht hat. Bei Pyramidenbahnläsionen *fehlt* diese Adduktion. WARTENBERG (567) wies darauf hin, daß ein kräftiges Ziehen an den leicht gekrümmten Langfingern eines Patienten mit einer Pyramidenbahnläsion ein ausgeprägtes Beugen und Einschlagen des Daumens in die Handfläche bewirkt. Beim Normalen wird höchstens das Endglied angedeutet flektiert.

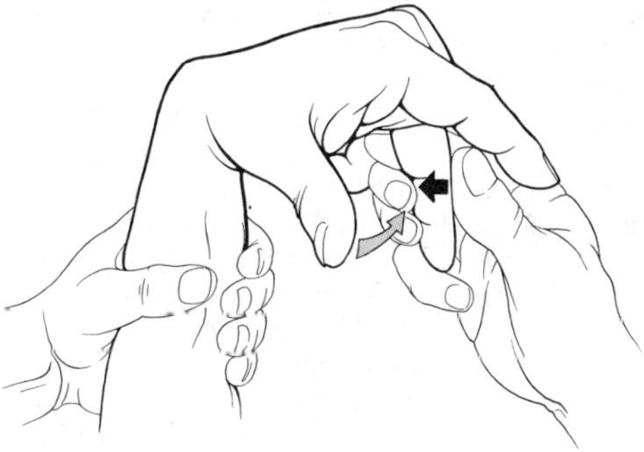

Abb. 12. Prüfen des MAYERschen Fingergrundgelenkreflexes.

Die Prüfung der *Sensibilität* erfordert oft viel Erfahrung und Geduld. Sie ist außerdem in gewissem Maße von der Intelligenz, der Zuverlässigkeit und dem guten Willen des Patienten abhängig. Eine minuziöse Prüfung aller Körperregionen für alle Qualitäten ist praktisch undurchführbar. Man wird sich deshalb in der Regel auf einige Punkte beschränken und von Fall zu Fall – bestimmt durch die Beschwerdeschilderung – noch einige gezieltere Untersuchungen durchführen. Immer soll man die Berührungsempfindung rechts und links an einigen Stellen der oberen Extremitäten vergleichen. Vorteilhaft ist die leichte Berührung mit dem Finger, wobei man selber ein Maß für die

Berührungsintensität hat, oder die Berührung mit einem Wattebausch. Immer soll man die epikritische Berührungsempfindung distal – also an den Fingerkuppen – zum Beispiel dadurch prüfen, daß man dem Patienten eine Münze in die Hand gibt, die er betasten und erkennen soll. Hierdurch wird auch die *Stereognose* geprüft. Immer prüfe man den *Vibrationssinn* (Stimmgabel auf eine Stelle legen, worunter der Knochen liegt). Bei der Prüfung des *Lagesinnes* der Finger soll der Untersucher das Endglied des Fingers des Patienten mit zwei eigenen Fingern von der Seite her, und nicht von unten und oben her, anfassen und bewegen. Als *Auslöschphänomen* wird die fehlende Wahrnehmung einer Empfindung bei gleichzeitiger Berührung spiegelbildlicher Punkte an beiden Seiten bezeichnet. Dies findet sich bei kontralateraler Parietallappenläsion trotz an sich intakter Berührungsempfindung.

Von Fall zu Fall werden weitere ergänzende Untersuchungen der Sensibilität durchgeführt. Der *Temperatursinn* wird bei Verdacht auf eine Läsion der spino-thalamischen Bahnen (Syringomyelie, Arteria-spinalis-anterior-Syndrom, thalamusnahe Erweichungen im Großhirn) geprüft. In je einem Reagenzglas oder in besonders hierfür bestimmten Metallgefäßen wird kaltes bzw. warmes Wasser eingefüllt. Man beschränke sich also nicht auf die „Prüfung" mit einem kalten Gegenstand, zum Beispiel einem Metallstück, da dies sehr wohl richtig als kalt empfunden werden kann, während warm unter Umständen nicht erkannt wird. Durch Applikation einer kleinen Reizfläche (Boden des Reagenzglases) oder kurze Reizdauer können auch diskrete Störungen festgestellt werden. Die Signifikanz einer angegebenen Temperatursinnstörung muß durch kritischen Vergleich mit normalen Regionen bestimmt werden. Die Prüfung des *Schmerzsinnes* gibt oft weniger zuverlässige Resultate. Sie sollte nicht durch Nadelstiche, sondern zum Beispiel durch Kneifen einer Hautfalte durchgeführt werden (der Nadelstich kann zwischen zwei Schmerzpunkten sitzen, die Dosierung ist schwierig, es kann bluten, usw.). Findet sich eine sichere Störung des Temperatur-(und Schmerz-)sinnes, so muß sorgfältig die gleiche Hautregion nach dem Vorhandensein einer Störung der anderen Empfindungsqualitäten abgesucht werden. Sind diese intakt, so spricht man von einer *„dissoziierten Sensibilitätsstörung"*. Diese ist Ausdruck einer isolierten Läsion der spino-thalamischen Bahnen oder der in der Commissura anterior des Rückenmarkes auf die Gegenseite hinüberziehenden Fasern (s. Abb. 43). Vermutet man eine Polyneuropathie, wird man besonders *distal nach Sensibilitätsstörungen* suchen. Feine Hinweise sind die Unfähigkeit, Stoffsorten zu unterscheiden (Gestricktes, Samt, Seide usw.) oder auf die Fingerkuppen geschriebene Zahlen zu erkennen. Mit einem Tastzirkel kann die *Zweipunktdiskrimination* geprüft werden, d. h. derjenige Abstand zweier Berührungspunkte auf der Haut, bei welchem die zwei Punkte noch getrennt empfunden werden. Auf den Fingerkuppen sollte dies nicht mehr als 5–7 mm sein. Bei der Suche nach *radikulären Ausfällen* muß jedes Segment (s. Abb. 1) einzeln geprüft werden. Da die Schmerzsegmente sich nicht überlappen, während die Berührungssegmente dies ausgiebig tun, ist die Prüfung des Schmerzsinnes (Kneifen) zur Erfassung einer monoradikulären Störung weitaus geeigneter als diejenige des Berührungssinnes. Wenn ein einzelner *peripherer Nerv* lädiert ist, muß gemäß dem sensiblen Ausbreitungsgebiete dieses Nerven gezielt nach einem Ausfall gesucht werden. Zur Technik der Grenzbestimmung vergleiche die Angaben über das sensible Niveau im Rumpfbereich (S. 34). Als *Alloästhesie* oder *Allochirie* bezeichnet man die Empfindung eines taktilen Reizes an einer anderen als der Reizstelle, z. B. an einer anderen als der berührten Extremität oder sogar an der entgegengesetzten Körperseite. Die Bedeutung dieses Phänomens ist nicht geklärt.

Rumpf. Die *Wirbelsäule* kann Anomalien in bezug auf Form und Haltung (Skoliose, Rundrücken, Aufhebung der Lendenlordose, lumbosakrale Stufe bei Spondylolisthesis, abnorme Kürze des Halses bei KLIPPEL-FEIL-Syndrom usw.) aufweisen. Die Beweglichkeit kann gestört sein, wobei Beugen und Reklination, Seitwärtsneigen, sowie die Rotation zu beurteilen sind. Als Maß werden angegeben: Lot von C 7 fällt... Querfinger lateral der Rima ani. Finger-Boden-Abstand in Zentimetern (bei gestreckten Knien); kleiner SCHOBER-Index (d. h. Vergrößerung des Abstandes zwischen dem Dornfortsatz L 5 bis zu einem 10 cm darüberliegenden Punkte, wenn der Patient sich maximal nach vorne beugt (normal 10/15, vermindert bei lumbosakralen Prozessen, wie z. B. Diskushernie). Großer SCHOBER-Index, d. h. Vergrößerung des Abstandes von C 7 und einem 30 cm darunterliegenden Punkte, wenn der Patient sich maximal nach vorne beugt (normal 30/32 cm, vermindert bei BWS-Prozessen, z. B. Spondylose, Morbus SCHEUERMANN usw.). Der FLÈCHE ist der Abstand zwischen Hinterkopf und Wand, wenn der Patient mit Schulter und Fersen an einer Wand steht und den Kopf maximal nach hinten neigt. Normalerweise sollte dieser die Wand berühren. Dies ist nicht der Fall zum Beispiel bei Morbus BECHTEREW. Die Trophik der Rumpfmuskulatur wird beurteilt, insbesondere die Schultergürtelmuskeln, der M. erector trunci und die Glutäalmuskulatur. Die Kraft der Rückenmuskeln kann zum Beispiel beim Aufrichten aus vornübergebeugter Haltung gegen den Widerstand des Untersuchenden oder beim Machen des hohlen Kreuzes in Bauchlage mit Abheben von Schultern und Beinen von der Unterlage geprüft werden. Die Kraft der Bauchmuskulatur (und der Hüftbeuger) sollte normalerweise ein Aufsitzen aus Rückenlage ohne Zuhilfenahme der Arme gestatten. Der Tonus der Gesäßmuskeln, die Stellung der Glutäalfalte, die Konsistenz des M. glutaeus maximus bei der „Achtungstellung" werden beurteilt (Schwäche zum Beispiel bei einer Wurzelläsion S 1). Die *Bauchhautreflexe* werden durch rasches, entschlossenes Bestreichen des Abdomens mit einem Holzstäbchen (zur Not mit einer Nadel) auf die Mittellinie zu ausgelöst. Gelegentlich lassen sie sich leichter auslösen, wenn durch Abheben des Kopfes vom Kissen die Bauchmuskeln etwas angespannt werden. Manchmal gelingt es bei schwachen Reflexen dieselben erst mit dem Nadelrad auszulösen. Eine einseitige Abschwächung der Bauchhautreflexe ist ein Hinweis auf eine homolaterale Pyramidenbahnläsion. Ein beidseitiges Fehlen muß mit Vorsicht beurteilt werden: Manchmal liegt es an der Untersuchungstechnik, nicht selten sind schlaffe Bauchdecken oder eine störende Adipositas vorhanden, die eine zuverlässige Beurteilung erschweren. Wenn die Bauchhautreflexe wirklich fehlen, kann dies Ausdruck einer beidseitigen Schädigung der Pyramidenbahnen im Rahmen eines paraspastischen Syndromes sein. Dann müssen aber andere Hinweise hierfür gefordert werden, zum Beispiel in den unteren Extremitäten (s. S. 35), oder eine Steigerung der *Eigenreflexe der Bauchmuskulatur*. Diese werden durch Beklopfen der Ansatzstellen, z. B. des Rippenbogens, der Symphyse oder einer auf die Bauchdecken gelegten Hand ausgelöst. Der *M. cremaster-Reflex* wird durch Bestreichen der Innenseite des Oberschenkels ausgelöst, eventuell durch kräftigen Druck mit den Fingern nahe dem Adduktorenursprung. Eine Prüfung dürfte nur bei Verdacht auf eine Konus- oder Kaudaläsion sinnvoll sein. Die *Sensibilität* wird u. a. im Hinblick auf ein Querschnittssyndrom untersucht. Findet man einen Unterschied zwischen kranial und kaudal, so sucht man nach einem sensiblen Niveau. Man prüfe einen Sensibilitätsausfall, indem man zunächst senkrecht zur Begrenzungslinie fortlaufend Reize setzt, anschließend wird dann jeweils eine sicher normale mit einer sicher gestörten Zone diesseits und jenseits der Begrenzung verglichen, wobei man so die Grenze gewissermaßen immer mehr einengt. Man kann den Lagesinn der Bauchhaut prüfen. Man nimmt hierfür eine Hautfalte zwischen die Finger, preßt sie leicht zusammen und bewegt sie als ganzes nach oben, unten oder nach einer Seite. Bei einer Hinterstrangläsion wird der Patient die Bewegung nicht richtig spüren, während bei einer Polyneuropathie in der Regel diesbezüglich keine Störung vorhanden ist.

Untere Extremitäten. Die Untersuchungstechnik und der Untersuchungsgang entsprechen im Prinzip denjenigen der oberen Extremitäten. Es soll hier nur auf einige spezielle Punkte hingewiesen werden. Man vergesse nicht, die Fußpulse zu tasten. Wenn nötig, sollen auch die Femoralispulse getastet und es soll hier sowie über dem Abdomen nach Geräuschen auskultiert werden. Der Positionsversuch kann in Rückenlage durch Flexion von Hüfte und Knie je in rechtem Winkel ausgeführt werden. Die Koordination wird im Knie-Hacken-Versuch geprüft, indem die Ferse im Bogen auf das Knie der Gegenseite gebracht wird. Bei der Prüfung der rohen Kraft äußert sich zum Beispiel eine Quadrizepsparese in der Unfähigkeit, auf einen Stuhl oder auf den Untersuchungstisch zu steigen. Routinemäßig prüfen wir die Dorsalextension des Fußes und der Zehen (Häufigkeit distal betonter Paresen bei Polyneuropathien und bei einer zentralen [Prädilektions-] Parese).

Der Tonus kann u. a. dadurch geprüft werden, daß der Untersucher die Hand unter die Kniekehle des auf dem Rücken liegenden Patienten legt und dann das Bein des Patienten plötzlich hochhebt. Beim Spastiker wird hierdurch ein Streckreflex ausgelöst, so daß das ganze Bein mit gestrecktem Knie gehoben wird. Ein Dehnungsschmerz des N. ischiadicus (positives LASEGUE-Zeichen) wird durch Beugen des im Knie gestreckten Beines im Hüftgelenk geprüft. Der Quadrizepsreflex (Patellarsehnenreflex) wird durch Beklopfen der Patellarsehne bei leicht gebeugtem Knie ausgelöst. Sehr lebhafte Reflexe sowie eine Verbreiterung der „reflexogenen" Zone bis zur Mitte der Tibiakante können noch normal sein. Erleichterung der Reflexauslösung s. S. 30. Der Triceps-surae-Reflex (Achillessehnenreflex) wird am leichtesten ausgelöst, wenn der Untersucher den Vorfuß den Patienten faßt, das Bein von der Unterlage abhebt und es leicht im Knie flektiert. Für einen Seitenvergleich ist die Untersuchung am knienden Patienten vorteilhaft. Ein einseitiges Fehlen eines Triceps-surae-Reflexes wird so gut wie immer Ausdruck eines radikulären Syndromes sein (Ischias in der Anamnese!). Ein beidseitiges Fehlen läßt zunächst den Verdacht auf eine Polyneuropathie aufkommen (Diabetes suchen). Das wichtigste *Pyramidenzeichen* bei der neurologischen Untersuchung überhaupt ist das BABINSKI-Phänomen. Beim Bestreichen des lateralen Fußsohlenrandes (am besten mit einem Holzstäbchen), manchmal auch anderer Zonen des Fußes, findet sich bei Pyramidenbahnläsionen eine langsame tonische Dorsalextension der Großzehe. Oft werden die übrigen Zehen plantarflektiert und gespreizt (Fächerphänomen). Die Auslösung des gleichen Phänomenes durch kräftiges (schmerzhaftes) Bestreichen der Tibiakante (OPPENHEIM-Zeichen) oder durch Druck auf die Wadenmuskulatur oder Bestreichen entlang der Achillessehne (GORDON-Zeichen) sind überflüssig, wenn der BABINSKI-Reflex positiv ist. Ist er jedoch negativ, so sollen die anderen Zeichen nur dann gesucht werden, wenn klinisch und anamnestisch Pyramidenzeichen erwartet werden. Als Vorstufe eines BABINSKI-Phänomens findet sich manchmal eine „stumme Sohle", also das Ausbleiben jeglicher Reaktion, während auf der gesunden Seite eine deutliche Plantarflexion erfolgt. Bei Hohlfüßen tritt manchmal ein klinisch bedeutungsloses Pseudo-BABINSKI-Phänomen auf.

Bei der *Sensibilitätsprüfung* beachte man wie bei den oberen Extremitäten je nach Fragestellung das Vorhandensein einer distal betonten Sensibilitätsstörung. Der Vibrationssinn sollte normalerweise bis zu den Zehenendgliedern erhalten sein. Zur Verteilung der Sensibilitätsausfälle bei radikulären und peripheren Störungen vgl. Abb. 1. Auf den Unterschenkel geschriebene Zahlen werden von (intelligenten) Normalpersonen erkannt, ebenso meistens auch auf die Zehenpulpa geschriebene Zahlen.

Stehen und Gehen. Schon die *Ruhehaltung* kann abnorm sein. Beim Parkinsonkranken zum Beispiel ist sie vornübergeneigt, mit leicht flektierten Knien und Ellenbogen. Der Muskeldystrophiker hat oft eine abnorm ausgeprägte Lendenlordose. Im ROMBERG-*Versuch* muß der Patient mit geschlossenen Augen die Füße nahe beisammen und parallel mit ausgestreckt nach vorne erhobenen und supinierten Armen stehen. Eine Unsicherheit kann Ausdruck einer Vestibularisstörung oder einer gestörten Tiefensensibilität sein. Ein Absinken der erhobenen Arme ist als pathologischer Positionsversuch zu werten (s. S. 26). Wenn Zweifel an der Echtheit oder an der Signifikanz einer Unsicherheit im ROMBERG-Versuch bestehen, kann der Patient abgelenkt werden: Kopfdrehen auf Befehl, Senken und Heben der Arme, Zählen rückwärts usw. Bei schwerer psychogener Standunsicherheit kann der Patient auf einem Stuhl stehend den ROMBERG-Test ausführen, wobei er trotz schwerstem Schwanken nicht fällt. Die hysterische Gangstörung ist durch groteske, unregelmäßige Verrenkungen gekennzeichnet, wobei trotz bedenklicher Situation der Patient nicht stürzt *(Kamptokormie)*. Der *Einbeinstand* ist auch beim Normalen mit sehr unterschiedlicher Sicherheit möglich. Beim *Gehen* achte man auf die Größe der Schritte, die Haltung und die Mitbewegung der Arme. In einem engen Zimmer oder nahe einer Wand ist die Beurteilung kaum möglich. Bei zentralen Hemiparesen sind die Mitbewegungen des Armes schon frühzeitig vermindert, beim PARKINSON-Syndrom eventuell beidseitig aufgehoben. Bei Patienten mit PARKINSON-Syndrom fällt oft ein kleinschrittiger Gang sowie die vornübergeneigte Haltung auf (vgl. Abb. 38), ebenso bei diffusvaskulären Schädigungen im Rahmen der zerebralen Arteriosklerose und im Alter („marche à petit pas"). Der Hemiplegiker zirkumduziert das hypertone paretische Bein, schwingt es also im Halbkreis nach vorne (vgl. Abb. 34). Der Paraspastiker schiebt beide Füße hörbar schleifend nach vorne. Der Ataktiker setzt die Füße stampfend, zu kräftig, unpräzis und unharmonisch auf. Die Kombination von spastischem und ataktischem Gang ist vor allem für die multiple Sklerose sehr charakteristisch und erlaubt oft schon die Diagnose. Bei der Peronäuslähmung wird der schlaff herabhängende Fuß mit der Spitze zuerst und nach abnorm starkem Hochheben des Beines mit einem klappenden Geräusch aufgesetzt (Steppergang). Bei einer Lähmung des M. glutaeus medius (zum Beispiel bei Muskeldystrophie) und bei kongenitaler Hüftgelenkluxation kommt es zum Absinken des Beckens auf der Seite des Schwungbeines (TRENDELENBURG-Zeichen), bei beidseitiger Störung zu einem Watschelgang. Wenn dies durch übertriebenes Hinüberneigen des Oberkörpers auf die Seite des Standbeines verhindert wird, spricht man vom DUCHENNE-Hinken (Abb. 13). Bei der hysterischen Gangstörung werden akrobatisch anmutende Verrenkungen ausgeführt, wobei der Patient aber nicht oder nicht ernstlich zu Fall kommt. Man könnte sagen, daß die hysterischen Gang- und Standstörungen eine fantasievolle Variation des Fastfallens darstellen.

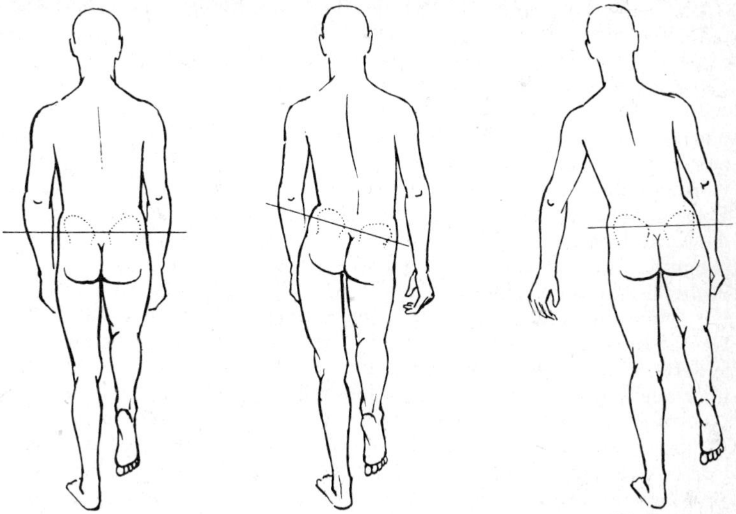

Abb. 13. Gangstörung bei Schwäche der linksseitigen Hüftabduktoren. Links: Normales Verhalten. Mitte: Bei starker Parese sinkt das Becken auf die Seite des Schwungbeines hin ab (positives TRENDELENBURG-*Zeichen)*. Rechts: Bei leichter Parese wird durch Hinüberneigen des Oberkörpers auf die Seite des Standbeines ein Absinken des Beckens verhindert (DUCHENNE-Hinken). (Aus MUMENTHALER, M., H. SCHLIACK: Läsionen peripherer Nerven. Thieme, Stuttgart 2. Aufl. 1972.)

Der *Fußspitzen-* und der *Hackengang* geben über eine allfällige distale Parese Auskunft. Namentlich der Hackengang ist bei einer Schwäche der Dorsalextensoren (distale Prädilektionsparese bei zentralen Lähmungen, Peronäuslähmung, Polyneuropathien) schon frühzeitig nicht mehr ausführbar. Beim *Strichgang* wird ein Fuß genau vor den anderen gesetzt. Er sollte auch mit Blick an die Decke und mit geschlossenen Augen ausgeführt werden können. Allerdings muß man in der Beurteilung eine gewisse Toleranz walten lassen, da verkrampfte Patienten und alte Leute oft unsicher sind. Beim Verdacht auf eine Vestibularisstörung soll der Patient mit geschlossenen Augen am Ort treten (UNTERBERGER-*Tretversuch*). Nach 50 Schritten ist normalerweise höchstens eine Drehung von ca. 45 Grad meist nach links zu erwarten. Der *Sterngang* (BABINSKI-WEIL) wird so ausgeführt, daß der Patient mit geschlossenen Augen je zwei Schritte vorwärts und zwei Schritte zurück machen sollte. Bei Störung eines Labyrinthes dreht der Patient allmählich auf die Seite des Ausfalles hin.

Untersuchung des Bewußtlosen

Die Beurteilung einer Bewußtseinsstörung wurde auf S. 11 dargelegt. Selbst beim Bewußtlosen ist es gelegentlich möglich, Hinweise für neurologische Ausfälle zu gewinnen und zum Beispiel die Frage nach einem einseitigen zerebralen Prozeß (Apoplexie) zu beantworten. Ein fehlender Meningismus bei einem tief Bewußtlosen schließt eine meningeale Reizung keineswegs aus. Eine Fazialisparese kann bei erhaltener Schmerzreaktion durch die Erzeugung einer Schmerzgrimasse nachgewiesen werden. Das passive Hochheben des Oberlides gelingt auf der paretischen Seite leichter. Wenn noch erhalten, weist der Kornealreflex einen Seitenunterschied auf. Die passiv hochgehobenen Extremitäten fallen auf der paretischen Seite rascher und schlaffer auf die Unterlage zurück. Ein Schmerzreiz wird auf der gesunden Seite prompter durch eine eventuell gezielte Abwehrbewegung beantwortet. Schließlich können Reflexdifferenzen oder Pyramidenzeichen nachweisbar sein. Augenmotilitätsprüfung beim Bewußtlosen siehe Seite 241. Das Elektroenzephalogramm ist im (organischen) Koma immer verändert. Es finden sich diffuse Störungen der elektrischen Hirnaktivität über allen Ableitungen, meist als langsame Wellen des Delta-Bandes (1–3 pro Sekunde). Darüber hinaus können sich Hinweise für eine spezifische Ätiologie des Komas finden, z. B. eine epileptogene Aktivität, Anzeichen einer Barbiturat-Intoxikation mit Betawellen oder einer hepatogenen Stoffwechselstörung bzw. eine herdförmige Läsion.

Untersuchung bei psychogenen Pseudoparesen

Für die Diagnose psychogener (hysterischer) Störungen der Sensibilität und der Motorik (Pseudoparesen) sind Widersprüche zwischen angegebenem Funktionsausfall und den Untersuchungsbefunden entscheidend. Bei *sensiblen Ausfällen* entspricht die Abgrenzung nicht einer zentralen Störung oder einer radikulären bzw. peripheren Nervenläsion. Oft ist die Begrenzung an einer Extremität zirkulär. Die angebliche völlige Gefühllosigkeit für Berührung und Schmerz kontrastiert mit dem ergebnislosen, aber durchaus adäquaten Betasten eines Gegenstandes. Prüft man mit geschlossenen Augen die Spitzstumpf-Unterscheidung, so wird der Patient nicht selten im angeblich analgetischen und anästhetischen Bezirk spitz mit stumpf quittieren oder gar sagen, er spüre „nichts". Analog werden bei Prüfung der Warm-kalt-Unterscheidung falsche Angaben gemacht oder die Unfähigkeit behauptet, die Temperatur zu erkennen. Damit ist aber die erhaltene Berührungsempfindung erwiesen. Bei psychogenen *motorischen Ausfällen* – oft Monoplegien einer Extremität – ist die Pseudoparese nicht von objektivierbaren Symptomen begleitet. Der Muskeltonus ist nicht erhöht (kann aber erniedrigt sein), die Reflexe sind normal und es fehlen Pyramidenzeichen. Dreht man den Untersuchten rasch um seine Körperachse, dann wird ein angeblich schlaffparetischer Arm an den Körper gepreßt gehalten und (aktiv) am Emporschwingen gehindert. Läßt man den passiv hochgehobenen Arm des liegenden Patienten los, so fällt dieser entsprechend der Schwerkraft neben dem Körper auf die Unterlage. Bringt man den so gehobenen Arm nach hinten, also hinter die Achse des Schultergelenkes, dann sollte eine wirklich paretische Extremität neben den Kopf des Patienten fallen. Bei psychogenen Pseudoparesen jedoch fällt der Arm meist weiterhin neben den Rumpf. Damit ist eine zentrale Monoplegie ausgeschlossen, im besonderen bei Berücksichtigung der Verteilung der motorischen Ausfälle. Daß allerdings eine zentrale organische Hemiplegie anfänglich mit normalen Sehnenreflexen einhergehen kann, wird auf S. 117 erwähnt. Es liegt keine Atrophie vor (in späteren Stadien aber unter Umständen eine meist diskrete Inaktivitätsatrophie), die Reflexe sind auslösbar und die elektrische Erregbarkeit der Muskeln ist normal. Dies erlaubt eine Vorderhornaffektion oder eine periphere Nervenläsion auszuschließen, letzteres im besonderen auch, wenn Sensibilitätsstörungen fehlen. Sehnenabrisse — besonders der langen Streckersehnen — werden gelegentlich mit psychogenen Pseudoparesen verwechselt.

Neurologische Untersuchung im Säuglings- und Kleinkindesalter

(180, 379, 429 a)

Die Untersuchungstechnik beim Erwachsenen kann nur sehr beschränkt auf Säuglinge und Kleinkinder angewendet werden. Hier geben vielmehr das spontane Verhalten und die komplexen reflektorischen motorischen Reaktionen auf Reize Auskunft über den Funktionszustand. Man vergesse nicht die Beurteilung der Fontanellen, die Diaphanoskopie des Schädels mit einer starken, lichtdicht an die Kalotte aufgelegten Lichtquelle und die Messung des Schädelumfanges (s. Abb. 28). Die Stationen der *normalen motorischen Entwicklung* sind in Abb. 14 dargelegt. Die primitive kindliche Motorik wird zunächst von einer Reihe von Reflexmechanismen gesteuert. Die *Haltungsreflexe* sichern die Stellung des Körpers zur Unterlage und der einzelnen Körperteile zueinander und dienen vorwiegend tonischstatischen Aufgaben. Der Bewegungsapparat ist Reizort und Erfolgsorgan zugleich. Die *Stellreflexe* sorgen dafür, daß der Körper aus verschiedenen Lagen wieder in Normalstellung gebracht wird. Neben dem Bewegungsapparat selbst ist nunmehr auch der Vestibularapparat mit als Reizort im Spiele. Die *statokinetischen und Gleichgewichtsreaktionen* dienen dazu, daß der bewegte Körper durch adäquate Abwehr- und Ausgleichsbewegungen geschützt und gestützt wird. *Tabelle 5* gibt einen Überblick über die wichtigsten Reflexe und Reaktionen beim Säugling und Kleinkind mit Hinweisen auf das Verhalten bei der zerebralen Bewegungsstörung. Folgende Hinweise sind für eine rasche Orientierung wichtig (wobei kleine zeitliche Abweichungen nicht allzuviel zu bedeuten haben):

In den ersten Lebensmonaten sind auf eine zerebrale Bewegungsstörung verdächtig: Fütterungsschwierigkeiten, abnorme Schlaffheit, Bewegungsarmut, Streckspastizität der Beine beim Hochheben des Kindes, starker Adduktorenspasmus zum Beispiel beim Wechseln der Windeln, kein Kopfheben in Bauchlage im dritten Monat, abnorm starker Handgreifreflex, gesteigerte tonische Labyrinthreflexe, gesteigerte Halsreflexe, Drehen „en bloc" bei den Stellreflexen auf den Körper. *Am Ende des vierten*

Monats sollte die Kopfkontrolle im Sitzen sicher sein, der Kopf in Bauchlage angehoben werden und beide Hände zusammen beim Spiele gebraucht werden. Moro am Abklingen, Sprungbereitschaft und Landau-Reflex stellen sich ein. Pathologische Phänomene wie oben. *Am Ende des sechsten Monats* sind sehr verdächtig bzw. sicher pathologisch (wenn dominant) ein noch vorhandener tonischer Halsreflex und ein Moro-Reflex, fehlender Landau, Labyrinthstellreflex und Sprungbereitschaft. Das Kind sollte den Kopf in Rückenlage heben, sich auf den Bauch drehen können, sich einer Lärmquelle zuwenden und die Hand als ganzes unter Einbezug des Daumens brauchen. Sitzt mit Unterstützung. *Am Ende des neunten Monats* sind auf eine zerebrale Bewegungsstörung verdächtig, nebst den schon früher als pathologisch bezeichneten Reflexen, das Fehlen der Stemm- oder Hinkreaktion, ein Fehlen des Körperstellreflexes auf den Körper. Das Kind sollte frei sitzen, wobei die Lendenkyphose flacher wird.

Die wichtigsten *Entwicklungsstufen* des Kindes sind in *Abbildung 14*

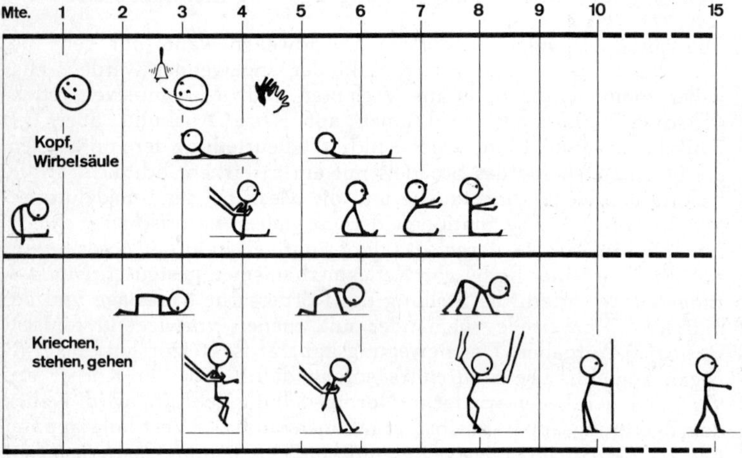

Abb. 14. Motorische Entwicklung von Säugling und Kleinkind.

Tabelle 5. Reflexverhalten im

	Bezeichnung	Prüfungsmodus und Effekt
Lagereaktionen Haltungsreflexe	Puppenaugenphänomen	Am liegenden wachen Säugling passives Drehen des Kopfes zur Seite. Augen verbleiben in der ursprünglichen Richtung
	Schreitreflex	Kind passiv unter Achseln gehalten, Fußsohlen berühren leicht die Unterlage. Schreitbewegungen, Körper vom Untersucher mitgeführt
	Gekreuzter Streckreflex	Passives maximales Beugen von Hüfte und Knie in Rückenlage: Strecken des Gegenbeines und Spitzfuß
	Gekreuzter Beugereflex	Passives maximales Beugen von Hüfte und Knie in Rückenlage: Gegenbein auch gebeugt

dargestellt. Die wichtigsten *Teste,* deren Technik und der Zeitpunkt, in welchem die typischen Reflexe des Kindesalters auftreten bzw. verschwinden, sind in *Tabelle 5* dargelegt und sollen im Folgenden kurz wiedergegeben werden:

Puppenaugenphänomen: Am liegenden wachen Säugling wird der Kopf passiv zur Seite gedreht. Die Augen bleiben in der ursprünglichen Richtung fixiert und gehen nicht mit. Bei der Geburt schon nachweisbar und nach dem 10. Tag verschwindend. Ein Persistieren deutet auf eine zerebrale Schädigung hin.

Fußstellreflex: Das Kind wird unter beiden Achseln senkrecht gehalten. Der Kopf wird unterstützt. Der Fußrücken des Kindes soll die Kante einer Tischplatte leicht berühren. Beim gesunden Neugeborenen wird das Bein hierauf gehoben und der Fuß wird auf die Tischplatte gesetzt. Dieser Reflex verschwindet in den ersten Lebenswochen.

Schreitreflex: Auslösungsmodus wie für den Stellreflex, wobei die Fußsohle leicht die Unterlage berührt. Bei jeder Schreitbewegung wird vom Untersucher der Körper des Kindes mitgeführt, so daß ein fortlaufendes Schreiten zustandekommt. Dieser Reflex ist normalerweise nur in den ersten Lebenswochen schwach vorhanden. Er wird während des zweiten und dritten Monats von der physiologischen Astasie und Abasie abgelöst.

Tonischer Handgreifreflex (Greifreflex): Kräftiges Umgreifen des Zeigefingers des Untersuchers oder eines Gegenstandes, wenn derselbe die Hohlhand des Säuglings berührt. Der Griff ist so kräftig, daß der Säugling sogar hochgehoben werden kann. Normalerweise in den ersten zwei Lebensmonaten vorhanden, dann allmähliches Verschwinden. Eine Zunahme der Intensität nach dem dritten Monat ist pathologisch, ebenso ein Persistieren nach dem vierten Monat.

MORO*scher Umklammerungsreflex:* Das Kind wird aus der Senkrechten plötzlich nach hinten umgelegt. Der Körper krümmt sich wie im Schreck zusammen und die Arme werden nach der Seite gestreckt und dann wie zu einer Umklammerung nach vorne bewegt. Anderer Auslösungsmodus: Das Kind liegt auf dem Rücken auf den beiden Händen des Untersuchers, dessen eine Hand den Kopf, die andere den Rumpf unterstützt. Der Kopf oder das ganze Kind wird dann plötzlich gesenkt. Der MORO-Reflex ist bei der Geburt vorhanden, verschwindet nach dem dritten oder vierten Monat. Das Fehlen in den ersten Lebensmonaten ist Ausdruck einer schweren zerebralen Schädigung, das Persistieren nach dem sechsten Monat ist ebenfalls Symptom einer Gehirnläsion.

Säuglings- und Kleinkindesalter

Zeit	Zerebrale Bewegungsstörung	Bemerkungen
Geburt bis 10. Tag	Persistiert	
Erste Lebenswochen		
Immer pathologisch	Fußtonus beachten	Spinaler Reflex
Geburt bis 7.–12. Monat	Pathologisch nach erstem Jahr	Differentialdiagnostisch: Mitbewegungen bei Hüftgelenkskontrakturen anderer Genese

Tabelle 5.

		Bezeichnung	Prüfungsmodus und Effekt
Lageraktionen	Haltungsreflexe	Stützreaktion	Beine: Stellen auf Beine oder Druck von unten mit der Hand erzeugt Beinstrecken. Arme: Auf Druck Strecken
		Fußstellreflex	Kind unter Achseln gehalten. Fußrücken berührt Kante einer Tischplatte leicht. Bein aktiv gehoben und auf Tischplatte gesetzt
		Tonischer Handgreifreflex	Berühren der Hohlhand mit dem Finger: Faustschluß
		Tonischer Fußgreifreflex	Berühren der Fußsohle erzeugt Einkrallen der Zehen
		Tonischer Rückgratreflex	Bestreichen der Rückenhaut in Bauchlage: Neigen auf die gleiche Seite, homolaterales Bein gestreckt, gegenseitiges gebeugt
		Tonischer Halsreflex (Nackenreflex), asymmetrischer	Rückenlage (oder Bauchlage), Kopf langsam passiv drehen: Haltungs- oder Tonusänderung. Gesichtsseitiger Arm gestreckt, gesichtsseitiges Bein in Knie und Fuß gestreckt. Hinterkopfseitiger Arm gebeugt, Bein in allen Gelenken gebeugt
		Tonischer Halsreflex (Nackenreflex), symmetrischer	Rückenlage, Kopf gebeugt: Beugen beider Arme, Strecken der Beine in den Hüften, gelegentlich auch andere Gelenke
		Tonischer Labyrinthreflex	Rückenlage, passives Beugen des Kopfes: Kopf und Schultern aktiv retrahiert, Anspannen von Rumpf- und Hüftextensoren, Mundöffnen
			Bauchlage, Rückwärtsneigen des Kopfes: Kopf beugen, Beugen und Adduktion der Arme und Beine
	Stellreflexe	Labyrinthstellreflex auf den Kopf	Kopfheben in Bauchlage Kopfhängelage nach unten: Kopfretraktion
			Körper im Sitzen nach der Seite geneigt: Kopf in die Senkrechte
		Landau-Reflex	Ventralsuspension: Kopf dorsalextendiert, Rumpf und Beine gestreckt. Passives Kopfbeugen: alle Gelenke gebeugt
		Kopfstellreflex auf den Körper	Rückenlage, Kopf passiv schnell auf Seite: nach einem Drittel Drehung folgt Rumpf mit Torsion
		Körperstellreflex auf den Körper	Rückenlage. Am Schultergürtel (oder Beckengürtel) Drehen: In der ersten Stufe folgt Körper en bloc
			In der zweiten Stufe folgt Körper mit Torsion Rückenlage: Hüfte rechtwinklig gebeugt, Seitwärtsdrehen des Rumpfes an den Oberschenkeln
		Moro-Reflex	Rückenlage. Schlag auf Unterlage oder Halten von Rumpf und Kopf in der Schwebe und plötzliches Fallenlassen des Kopfes: Arme auf die Seite und dann wie zu einer Umklammerung nach vorne bewegt, Hände geöffnet
	Gleichgewichtsreaktionen	Stemmreaktion	Aus jeder Körperstellung heraus Anstoßen: Anspannen der gleichseitigen Muskeln
		„Hinkereaktion"	Aus jeder Körperstellung heraus anstoßen: Abstützen, eventuell übers Kreuz
		Sprungbereitschaft („parachute reflex")	Aus Ventralsuspension oder Kniestand plötzlich nach vorne: Arme strecken, Hohlhand aufsetzen

Fortsetzung

Zeit	Zerebrale Bewegungsstörung	Bemerkungen
Geburt zunehmend bis 4.—6. Monat	Überschießend, persistierend	Physiologische Astasie im 2. und 3. Monat
Nur in ersten Lebenswochen		
Geburt bis 3. Monat	Nach dem 3. Monat verstärkt	Verdächtig nach 3 Monaten, pathologisch nach 6 Monaten
Geburt bis 12. Monat	Fehlen beim Neugeborenen, später zunehmend	Wenn ausgeprägt, behindert die Krallenstellung der Zehen das Gehen
In den ersten Lebensmonaten	Verstärkt	Meist nur angedeutet
Geburt bis 5.–6. Monat Nicht im Schlaf	Verstärkt, nach dem 6. Monat auch im Schlaf	Gelegentlich spontan
Geburt bis 5.–6. Monat Nicht im Schlaf	Verstärkt, nach dem 6. Monat auch im Schlaf	
Nie rein	Gesteigert	Spastiker liegen ungern auf dem Bauch!
Selten rein	Gesteigert	
Beginnt im 2. Monat Ab 3.–4. Monat bis 6. Monat	Fehlt	
Ab 3.—4. Monat andauernd (aber überlagert)	Verspätet	Unter Umständen asymmetrisch (bei Halbseitensyndrom)
4.–18. Monat	Fehlend, verspätet, eventuell verlängert	
Geburt, abklingend bis 12. Monat	Verspätet, längerdauernd, Drehung en bloc	Drehung en bloc behandlungsbedürftig
Geburt bis 4.—6. Monat	Verstärkt, eventuell verlängert	Negativ, wenn Becken erst bei 80 Grad mitgeht
4.—6. bis 14. Monat Geburt bis 6. Monat		
Geburt bis 4.–7. Monat	Länger positiv	Fehlen in den ersten Monaten bei schwerer zerebraler Schädigung
Im Sitzen vom 7. Monat an	Verspätet oder fehlend, bzw. ungenügend	
Im Sitzen vom 7. Monat an	Verspätet oder fehlend, bzw. ungenügend	Im Stehen auf kranke Seite hin besser. Im Sitzen auf kranke Seite hin unter Umständen Kreuzungsversuch
vom 6.–9. Monat an	Gar nicht, verspätet oder unvollständig	Pathologisch, auch wenn asymmetrisch oder Hand geschlossen aufgesetzt. Eine statokinetische Reaktion

Bei der *Stützreaktion* erzeugt das Aufsetzen und Belasten des Fußes bzw. der Hände auf einer Unterlage eine Streckung der Extremität, wodurch das Gewicht des Körpers gehalten werden kann. Die Stützreaktion ist an den Beinen normalerweise schon beim Neugeborenen vorhanden und entwickelt sich an den Armen im Verlauf der vier bis fünf ersten Lebensmonate. Ein Überschießen der Stützreaktion bei zerebraler Lähmung kann zu einer Versteifung des ganzen Beines und der Rückenmuskulatur führen.

Die *Stellreflexe* dienen dazu, aus verschiedenen Lagen die Normalstellung wieder zurückzugewinnen. Sie integrieren vor allem Afferenzen aus Labyrinth, Haut-, Gelenk- und Muskelrezeptoren. Der *Labyrinthstellreflex auf den Kopf* strebt eine Normalhaltung des Kopfes bezogen auf die Unterlage an. Wird das Kind an den Beinen hochgehalten, so wird etwa vom dritten bis vierten Monat an der Kopf stark dorsalextendiert. Hält man einen 4–12 Monate alten gesunden Säugling in Bauchlage suspendiert, so wird der Kopf dorsalextendiert und die Beine in Hüfte und Knie gestreckt. Beugt man ihm passiv den Kopf, so werden auch die Beine flektiert (LANDAU-*Reflex*). Dieser Labyrinthstellreflex tritt bei zerebraler Lähmung verspätet oder nicht in Erscheinung. Der *Kopfstellreflex auf den Körper* wird so ausgelöst, daß der Kopf des auf dem Rücken liegenden Säuglings passiv rasch zur Seite gedreht wird. Nach ca. 30 Grad folgen dann schon beim gesunden Neugeborenen der Schulter- und Beckengürtel. Bei zerebraler Lähmung kann der Reflex verspätet auftreten oder aber bei starker Spastizität eine mehr oder weniger sofortige Drehung des ganzen Körpers „en bloc" bewirken.

Der asymmetrische tonische Halsreflex (Nackenreflex): Am Säugling in Rückenlage wird der Kopf langsam, aber kräftig auf eine Seite gedreht. Das Mitgehen der Schulter wird passiv verhindert. Auf der dem Gesicht entsprechenden Seite werden Arm und Bein gestreckt, auf der Seite des Hinterhauptes hingegen gebeugt. Bei gesunden Neugeborenen ist der Reflex nachweisbar und verschwindet nach etwa vier Monaten. Ein Persistieren nach dem sechsten Monat ist in der Regel pathologisch. Beim *symmetrischen tonischen Halsreflex* führt die Flexion des Kopfes in Bauchlage zu einer Streckung der Arme und zu einer Beugung der Beine im Hüft- und Kniegelenk. Die Altersverteilung entspricht dem asymmetrischen tonischen Nackenreflex. Er ist bei spastischen zerebralen Lähmungen oft positiv.

Als *Sprungbereitschaft* bezeichnet man das Aufstützen mit den Armen, wenn ein Säugling in der Luft mit Gesicht nach unten gehalten und dann rasch der Unterlage genähert wird. Dieser Reflex entwickelt sich mit etwa 4–6 Monaten und bleibt später bestehen. ·

Das BABINSKI*sche Fußsohlenphänomen* (s. S. 35) ist beim Neugeborenen vorhanden und verschwindet beim Gehenlernen. Mit einem Jahr ist es bei 50 %, mit 2 Jahren bei allen normalen Kindern negativ.

In Tab. 5 sind die zeitlichen Verhältnisse der angeführten Reflexe sowie einige weitere Stationen in der normalen motorischen Entwicklung des Säuglings dargestellt.

Hilfsuntersuchungen in der Neurologie

Aus den differentialdiagnostischen Überlegungen, die der Arzt aus Anamnese und neurologischem Untersuchungsbefund ableitet, ergeben sich die

noch notwendigen Hilfsuntersuchungen. Diese sollten also gezielt und lediglich als Ergänzung und Bestätigung angewendet werden und sollen nie das Denken des Arztes ersetzen. Für jede Hilfsuntersuchung muß eine Indikation bestehen und jede hat ihre Gefahren.
Im Folgenden sollen nur die spezifisch-neurologischen Untersuchungen angeführt werden. Im Einzelfall werden auch die verschiedenen internistischen Untersuchungstechniken anzuwenden sein.

Liquoruntersuchung (32)

Die *Indikation* zur Liquoruntersuchung ist bei neurologischen Affektionen großzügig zu stellen. Die meisten am nervösen Zentralorgan und an den Nervenwurzeln sich abspielenden Erkrankungen gehen mit Liquorveränderungen einher. Ein normaler Liquor schließt allerdings gewisse organische neurologische Affektionen keineswegs aus. Als *Gegenindikation* gelten Verdacht auf Tumor in der hinteren Schädelgrube und Hirndruckzeichen, so daß vor jeder Punktion eine Kontrolle des Augenhintergrundes gefordert werden muß. Unter gewissen Umständen ist aber eine Punktion dennoch notwendig und erlaubt, zum Beispiel bei Meningitisverdacht und bei Verdacht auf Subarachnoidalblutung.

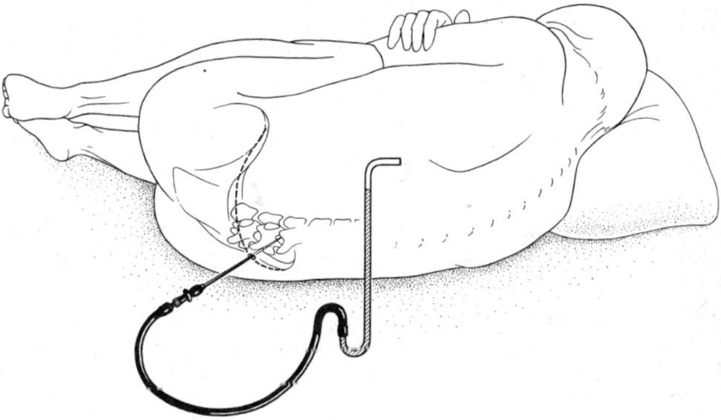

Abb. 15. Lumbalpunktion.

Technik der Lumbalpunktion (Abb. 15). Der Patient soll immer über die einzelnen Schritte der Punktion laufend orientiert werden. Er liegt auf der Seite, nahe dem Bettrand mit stark gekrümmtem Rücken, angezogenen Knien und gebeugtem Nacken. Der Kopf soll auf gleicher Höhe mit der Punktionsstelle sein. Bei unruhigen und schlecht kooperierenden Patienten kann eine Hilfsperson von vorne Nacken und Knie umklammert halten. Eventuell kann ein Tuch unter der Kniekehle und um den Nacken geführt und so der Patient fixiert werden. Als Orientierungslinie dient die Verbindung zwischen den beiden Darmbeinkämmen. Diese schneidet in der Regel den Dornfortsatz von L 4. Die Punktion erfolgt meistens zwischen den Dornfortsätzen L 3 und L 4, kann aber auch ein Segment weiter kranial oder ein bis zwei

Segmente weiter kaudal erfolgen. Durch Druck mit dem Fingernagel markiert man die gewünschte Punktionsstelle, desinfiziert sorgfältig die Haut und setzt eine Lokalanästhesie. Diese soll mit einer sehr dünnen Nadel ausgeführt werden und neben dem Lig. interspinale beidseits 2–3 Zentimeter in die Tiefe gehen. Man wartet anschließend mindestens eine Minute vor der Punktion. Diese wird dann mit einer nicht allzu dicken (zum Beispiel Nr. 10), 8–10 cm langen Nadel mit Mandrin ausgeführt. Man vergewissere sich vorher, daß der Mandrin leicht herausgezogen werden kann. Der Einstich erfolgt leicht nach kranial zu. Stößt man auf knöchernen Widerstand, so soll die Nadel zunächst 1 cm zurückgezogen und mit leicht geänderter Richtung erneut vorgestoßen werden. Man spürt den Durchstich durch das Lig. flavum und durch Nachlassen des Widerstandes das Eindringen in den Liquorraum. Nach Herausziehen des Mandrins soll der Liquor in der Regel spontan abtropfen. Durch eine halbe Drehung kann eine allfälle Verlegung der Nadel durch eine Wurzel korrigiert werden. Tropft kein Liquor ab, so wird man meist nach Wiedereinführen des Mandrins die Nadel noch etwas vorstoßen müssen. Wird bei der Punktion vom Patienten ein blitzartiger, in ein Bein ausstrahlender Schmerz angegeben (Wurzelreizung!), so soll nach ausgiebigem Zurückziehen der Nadel die Einstichrichtung entsprechend der Seite des Schmerzes korrigiert werden. Tropft bei korrektem Nadelsitz kein Liquor ab, so soll mit einer trockenen Spritze aspiriert werden (Liquorunterdruck). Erreicht man den Liquorraum nicht, so soll nach fast vollständigem Herausziehen nochmals punktiert werden, allenfalls in einem anderen Zwischenwirbelraum. Tropft der Liquor ab, so wird mit einem Steigrohr der Druck gemessen (in Zentimeter Wasser). Durch anschließende Kompression der Jugularvenen wird getestet, ob der hierdurch erzeugte intrakranielle Druckanstieg (Rückstauung des venösen Abflusses aus dem Schädelinneren) sich ungehindert als Druckanstieg am Ort des Nadelsitzes auswirkt. Dieser QUECKENSTEDT-Versuch soll unmißverständlich beschrieben werden, z. B.: „QUECKENSTEDT-Versuch prompt ansteigend" (nicht: „positiv"). Erfolgt kein oder ein stark verzögertes Ansteigen, dann deutet dies auf eine Liquorpassagebehinderung (zum Beispiel auf einen Tumor im Wirbelkanal) hin. Ein Druck auf das Abdomen, bzw. die aktive Bauchpresse mit Rückstauung des Blutes in die lumbalen Venen, hat dennoch einen normalen Druckanstieg im Steigrohr zur Folge, es sei denn, daß zum Beispiel die Nadelspitze verlegt ist oder schlecht sitzt. Durch Senken des Steigrohres wird nun Liquor für die Untersuchungen entnommen. 0,5 ml genügen für die Zellzählung, dann läßt man einen Tropfen in eine wässerige, gesättigte Phenollösung fallen (PANDY-Reaktion) und läßt schließlich die benötigte übrige Liquormenge (s. u.) abtropfen.

Eine normale Lumbalpunktion kann etwa wie folgt *protokolliert* werden: Glatte Punktion in Lokalanästhesie zwischen L 3 und L 4. Anfangsdruck 13 cm. QUECKENSTEDT-Versuch prompt auf 20 cm ansteigend und rasch wieder absinkend. Liquor wasserklar. Es werden 15 ml

Liquor zur Untersuchung entnommen. Liquordruck am Ende der Punktion 11 cm.

Nach der Punktion wird der Einstich mit einem Pflaster bedeckt und der Patient soll anschließend bei leicht erhöhtem Fußende des Bettes eine Stunde flach auf dem Bauch liegen und dann noch während 24 Stunden das Bett hüten.

Die *Subokzipitalpunktion* soll nur bei klarer *Indikation* durchgeführt werden, da sie ein gewisses Risiko (Verletzung der Medulla oblongata) birgt: Notwendigkeit einer Liquorgewinnung bei Unmöglichkeit eine Lumbalpunktion durchzuführen; Notwendigkeit eines Vergleiches von lumbalem und okzipitalem Liquor (Rückenmarksprozeß); Okzipitalpunktion zum Einbringen eines Kontrastmittels zur Myelographie; absolute Notwendigkeit einer ambulanten Liquorgewinnung. Nebst den allgemeinen *Gegenindikationen* der Liquorpunktion überhaupt, soll die Subokzipitalpunktion bei Anomalien am kraniozervikalen Übergang nicht durchgeführt werden. *Technik der Subokzipitalpunktion:* Die Nadel mit einer kurzgeschliffenen Spitze soll einen Reiter tragen, der zunächst je nach Dicke des Patienten zwischen 3 und 4,5 cm hinter der Nadelspitze fixiert wird und bei Bedarf nachgestellt werden kann. Die Punktion kann am liegenden oder am sitzenden Patienten ausgeführt werden. Der Kopf wird gebeugt, das Kinn etwas angezogen gehalten. Die Punktionsstelle wird rasiert. Man tastet in der Mittellinie die Protuberantia occipitalis externa und darunter als nächsten palpablen Knochenpunkt den Dornfortsatz des Epistropheus. Die Einstichstelle liegt in der Mitte zwischen diesen beiden Punkten, die Stichrichtung leicht aufwärts gegen die Nasenwurzel zu. Nicht selten gelangt die Nadelspitze zunächst an die Okzipitalschuppe, der man sich nach kaudal zu entlangtastet. Man spürt beim Einstechen den Durchtritt durch die harte Membrana atlantooccipitalis. Nach Herausnahme des Mandrins tropft normalerweise am liegenden Patienten der Liquor ab, am sitzenden Patienten muß meist mit der Spritze aspiriert werden. Da nach Liquorentnahme ein Unterdruck entsteht und dadurch die Tendenz zur Luftaspiration vorhanden ist, wird am besten die Nadel vor der Abnahme der Spritze herausgezogen.

Die für die wichtigsten Untersuchungen *benötigten Liquormengen* sind in Tab. 6 und die Normalwerte im (lumbalen) Liquor in Tab. 7 wiedergegeben.

Im folgenden sollen die wichtigsten *Abweichungen von den Normalwerten* und deren Bedeutung dargestellt werden. Ein *Liquordruck* unter 5 cm Wasser kann als Hypoliquorrhoe oder „Aliquorrhoe" (s. S. 285) idiopathisch (294, 535) oder nach Schädeltrauma beobachtet werden (Aspirieren bei der Lumbalpunktion!). Nicht selten gehen chronische Subduralhämatome mit einem erniedrigten Liquordruck einher (43). Ein Liquordruck über 20 cm Wasser bei entspanntem Patienten ist pathologisch und kann Ausdruck eines raumfordernden intrakraniellen Prozesses oder eines entzündlichen Reizzustandes der

Tabelle 6. Für die wichtigsten Untersuchungen benötigte Liquormengen

Pandy-Reaktion	1 Tropfen
Nonne-Reaktion	1,0 ml
Zellen (quantitativ)	0,5 ml
Zellen (zytologisch)	2,0 ml
Eiweiß nach *Kafka*	1,5 ml
Kolloidkurven	je 0,5 ml
WaR	2,0 ml
Zucker und Chloride	3,0 ml
Tbc.-Kulturen	5,0 ml
Andere Bakteriologie	2,0 ml
(Tierversuch für Tbc.	5,0 ml)

Tabelle 7. Normalwerte im Liquor

Druck	7—12 cm (5—20) H_2O (okzipital 0 cm sitzend)
Farbe	wasserklar
Zellzahl	bis $^{12}/_{3}$*, Kinder im 1. Monat bis $^{80}/_{3}$
Gesamteiweiß (nach *Kafka*) bei Erw.	25—40 mg% (okzipital weniger als 25 mg%)
Eiweißquotient (Globuline : Albumin)	0,1—0,45
Pandy-Reaktion	leichte Trübung
Nonne-Reaktion	negativ
Kolloidkurven	keine Trübung oder Ausfällung
Zucker	40—90 mg% (50—80% des Blutzuckers)
Chloride	680—760 mg%
Luesreaktionen	negativ

* Die Angabe als Drittel beruht darauf, daß in den üblichen Zählkammermodellen unter Berücksichtigung der Verdünnung die in 3 mm^3 Liquor enthaltenen Zellen ausgezählt werden.

Meningen sein. Die *Farbe* ist normalerweise wasserklar. Trüber, undurchsichtiger Liquor findet sich bei einer Zellzahlerhöhung von mehr als 1000/3. Eine *Blutbeimengung* zum Liquor ist erst sichtbar, wenn mehr als 500 Erythrozyten pro mm^3 vorhanden sind. Dies wirft die Frage nach einer artifiziellen (punktionsbedingten) oder einer intravitalen Blutung auf. Bei intravitaler Blutung erscheinen die verschiedenen während der Punktion aufgefangenen Liquorportionen gleichförmig blutig. Der Liquor imponiert frühestens nach 6 Tagen nicht mehr als blutig, manchmal aber erst nach Ablauf von 10–20 und selten mehr Tagen. Der Liquor wird nach Abzentrifugieren frühestens 6 Stunden nach dem subarachnoidalen Blutaustritt leicht xanthochrom. Die Xanthochromie ist nach 24 Stunden immer sehr deutlich und verschwindet im Laufe von 2–3 Wochen. Hierbei spielt die in den Liquor ausgetretene Gesamtblutmenge eine Rolle, womit wohl unterschiedliche Angaben in der Literatur zu erklären sind. Schon 2–3 Stunden nach einer intravitalen Blutung finden sich aber Erythrophagen bei der zytologischen Differenzierung des Liquorsedimentes, die bis zu 14 Tagen nachweisbar sind (56). Bei artifiziell blutigem Liquor sind nacheinander aufgefangene Portionen unterschiedlich bluthaltig und der zentrifugierte Liquor ist immer wasserklar. Bei einer sehr starken Blutbeimengung von einem Teil Blut auf 20 Teile Liquor ist allerdings auch nach Zentrifugieren eine leichte Gelbfärbung (Serumfarbe) möglich. Bei sehr hohem Eiweißgehalt (zum Beispiel bei einem Sperrliquor) ist eine Xanthochromie und nicht selten eine Gerinnselbildung die Regel (FROIN-Syndrom). Eine *Zellzahl* von mehr als $^{12}/_{3}$ Zellen ist pathologisch. Zahlen bis zu einigen Hundert Dritteln sind unspezifisch und können nicht nur bei entzündlichen Prozessen, sondern als Begleitphänomene zum Beispiel auch bei Erweichungen, Tumoren, nach Trauma, Subarachnoidalblutungen usw. auftreten. Bei eitrigen Entzündungen (Meningitiden, Abszesse usw.) sind viele Tausend Drittel Zellen, vorwiegend Leukozyten, vorhanden. Virusinfekte, Pilzinfektionen und vor allem auch die tuberkulöse Meningitis weisen hingegen ein vorwiegend lymphozytäres Zellbild mit oft nur geringer Zellzahl auf. Der im Verlauf eines Pneumoenzephalogrammes gewonnene, anfänglich normale Liquor kann in der letzten Portion eine erhöhte Zellzahl aufweisen. In den Tagen nach einem Pneumoenzephalogramm ist eine ausgeprägte Zellzahlerhöhung bis zu mehreren Hundert Dritteln vorhanden. Eine Subarachnoidalblutung bewirkt eine Reizpleozytose, die eine hämorrhagische Meningitis vortäuschen kann, um so mehr als unter Umständen die Polynukleären überwiegen. Einen wichtigen Platz nimmt die *Zytodiagnostik des Liquors* ein (54, 483), vor allem auch im Hinblick auf den Nachweis von Tumorzellen (576). Das *Gesamteiweiß* kann grob schon am Krankenbett durch die Proben nach PANDY (1 Tropfen Liquor in eine gesättigte Phenollösung) und nach NONNE (1 ml gesättigte wässerige Ammonsulfatlösung wird mit 1 ml Liquor aus einer Pipette überschichtet) abgeschätzt werden. Die erstere Probe wird bei einem Liquoreiweißgehalt von mehr als 25 mg⁰/₀ positiv, letztere erst bei einem solchen von mehr als 50 mg⁰/₀. Eine Eiweißerhöhung (mehr als 40 mg⁰/₀ lumbal nach der Methode von KAFKA beim Erwachsenen; bei Kindern in den ersten zwei Lebensmonaten darf man Eiweißwerten bis 100 mg⁰/₀ keine spezifische pathologische Bedeutung beimessen) ist ein unspezifisch pathologisches Zeichen. Außerordentlich hohe Eiweißwerte von mehreren Hundert mg⁰/₀ kommen zum Beispiel bei einem Sperrliquor (Punktionsstelle unterhalb eines die Liquorzirkulation im Rückenmarkskanal behindernden Prozesses) vor, was in der Regel eine Gelbfärbung des Liquors mit Gerinnung im Entnahmeröhrchen zur Folge hat (FROIN-Syndrom). Eine Eiweißerhöhung im Liquor bei normaler Zellzahl wird als „dissociation albumino-cytologique" bezeichnet und kommt u. a. beim erwähnten Sperrliquor und bei der Polyradiculitis GUILLAIN-BARRÉ (S. 298) vor. Eine *Verschiebung des Globulin-Albumin-Quotienten* zugunsten der Globuline kann am besten mit Hilfe der *Liquorelektrophorese* erfaßt werden. Dies kann sowohl Ausdruck einer Globulinvermehrung im Serum sein (z. B. chronische Leberaffektionen, Paraproteinämien), als auch Folge eines chronischen Prozesses des nervösen Zentralorganes mit Myelinabbau (z. B. chronische Enzephalitiden, multiple Sklerose, Lues des Nervensystems usw.). Dies äußert sich auch in *pathologischen Kolloidkurven* („Parenchymkurven").

Die Kolloidreaktionen beruhen auf dem Prinzip, daß durch die Schutzkolloidwirkung von normalem Liquor die Ausfällung von Mastixharz und Goldsollösung durch Elektrolytzusatz (NaCl) verhindert wird. Ist im Liquor jedoch das Globulin-Albumin-Verhältnis pathologisch, dann kommt es zu einer Trübung bzw. Ausfällung der erwähnten Lösungen. Der Trübungsgrad, bezogen auf den Verdünnungsgrad des zugesetzten Liquors wird als Kolloidkurve aufgezeichnet. Eine Trübung bzw. Flockung in den Anfangsröhrchen ist zum Beispiel u. a. typisch für eine Lues des Zentralnervensystems, aber auch für eine multiple Sklerose. Der *Liquorzucker* beträgt 50–80 % des Blutzuckers. Erhöhter Liquorzucker ist deshalb immer auf einen Diabetes mellitus verdächtig. Abnorm niedriger Liquorzucker kann entweder Ausdruck einer Hypoglykämie sein oder er ist im Rahmen einer Erkrankung des Nervensystems zu verstehen (Meningitis, insbesondere tuberkulöse Meningitis, Hirnabszesse, Karzinose der Meningen usw.).

Röntgenuntersuchung des Schädels

Die *Schädel-Leeraufnahmen* sind vor jeder neuroradiologischen Untersuchung des Gehirnes zu machen. In der Regel wird man den Schädel im d-v. oder bei Bettlägerigen im v-d. Strahlengang sowie im seitlichen Strahlengang röntgen. Bei der Betrachtung der Bilder wird man systematisch folgende Punkte beachten:

- Beschaffenheit der Knochenstruktur an der Kalotte, am Gesichtsschädel und an der Schädelbasis (Verdichtungen, Verdickungen, Aufhellungen, Defekte und insbesondere osteolytische Herde)
- Frakturlinien
- Form und Beschaffenheit des Schädels, insbesondere Anomalien des kraniozervikalen Überganges, Mikrozephalie, Kraniosynostosen usw.
- Hirndruckzeichen (abnorm vertiefte Impressiones digitatae, Nahtsprengungen, weite Sella mit porotischem Dorsum sellae)
- Abnorme Gefäßfurchen, zum Beispiel bei Meningeom
- Lage, eventuell Verlagerung des Epiphysenkalkes, insbesondere im v-d. Bild
- Andere intrakranielle Verkalkungen (Plexusverkalkungen, Falxknochen) und insbesondere abnorme Verkalkungen
- Verschattungen der Nebenhöhlen

Für besondere Fragestellungen wird man *Spezialaufnahmen* anfertigen lassen. Die *halbaxiale Aufnahme* mit okzipitofazialem Strahlengang dient zur Darstellung der Maxilla, der Jochbeine und der Jochbogen sowie des Sinus maxillaris. Die frontookzipitale halbaxiale Aufnahme nach Towne stellt vor allem das Okziput und das Foramen magnum sowie die obere Begrenzung der Pyramiden dar. Im *submentovertikalen Strahlengang*, der Aufnahme nach Rundström IV, gelangen vor allem die Schädelbasis und ihre Foramina sowie die Pyramiden gut zur Darstellung, in der *vertikosubmentalen Aufnahme* die hintere Schädelgrube und das Foramen occipitale magnum sowie dessen Umgebung. Die Aufnahme nach Rhese stellt die Orbita und vor allem den Canalis opticus dar (immer beidseits anfertigen zum Vergleich). Die Aufnahme nach SCHÜLLER (oder RUNDSTRÖM I) stellt vor allem das Kiefergelenk, das Os temporale und das Mastoid dar. Die Aufnahme nach STENVERS (modifizierter RUNDSTRÖM III) stellt die ganze Pyramide dar, wobei die Pyramidenspitze, der Meatus acusticus internus, der Labyrinthkomplex und das Zellsystem des Mastoids sichtbar sind.

Röntgenuntersuchung der Wirbelsäule

Die üblichen Leeraufnahmen im sagittalen (meist v-d.) und seitlichen Strahlengang sind vor jeder neuroradiologischen Untersuchung durchzuführen. Man wird auf folgende Hauptpunkte achten:

- Haltung der Wirbelsäule (Abflachung lordotischer Krümmungen, Gestreckthaltungen, Kyphosierungen, Knickungen, Skoliosierung, Torsionsskoliosen, Wirbelgleiten)
- Form der Wirbelkörper (Keilwirbel, Fischwirbel)
- Struktur der Wirbel (Frakturlinien, Aufhellungen, Defekte, Sklerosierungen, Osteoporose, strähnige Struktur bei Hämangiomen, Deckplatteneinbrüche usw.)
- Beschaffenheit der Wirbelkörper (abnormer Abstand der Bogenwurzeln bei erweitertem Wirbelkanal, fehlende Bogenwurzeln, fehlender Bogenschluß bei Spina bifida usw.)
- Beschaffenheit der Dornfortsätze, zum Beispiel Frakturen, abnorme Struktur der benachbarten Flächen zweier Dornfortsätze bei Morbus BAASTRUP (s. S. 361).
- Weite der Bandscheibenräume und spondylotische Veränderungen der Wirbel mit Randzackenbildung im seitlichen Bild und Deformation der Unkovertebralgelenke im sagittalen Strahlengang
- Beurteilung der kleinen Wirbelgelenke (Spondylarthrosen)
- Beurteilung der paravertebralen Strukturen (Halsrippen, Rippenanomalien, Beckenknochen, Iliosakralgelenke, Weichteilschatten usw.)

In den *halbschrägen Aufnahmen* gelangen an der Halswirbelsäule die Wirbellöcher zur Darstellung (Einengung durch Deformation der Unkovertebralgelenke, Ausweitung durch Wurzelneurinome usw.). An den Lendenwirbelkörpern wird auf diesen Bildern eine Elongation oder Kontinuitätsunterbrechung der Interartikularportion bei Spondylolyse sichtbar. *Funktionelle Aufnahmen* können besonders an der Halswirbelsäule auf eine Blockierung eines Bewegungssegmentes hinweisen.

Neuroradiologische Untersuchung (266, 319, 538)

Eine differenzierte neurologische und neurochirurgische Diagnostik ist heute ohne die neuroradiologischen Methoden nicht denkbar. Dennoch soll jede neuroradiologische Untersuchung streng indiziert sein und die klinische Diagnostik soll vorgängig so weit als möglich getrieben worden sein. Nicht jeder chronische Kopfschmerz und nicht jeder epileptische Anfall stellen eine Indikation zu einer neuroradiologischen Untersuchung dar. Ob im

Einzelfall ein Pneumoenzephalogramm (PEG) oder eine Arteriographie notwendig sind, hängt vom Fehlen oder vom Vorhandensein einer Seitenlokalisation bei der neurologischen oder bei der elektroenzephalographischen Untersuchung und von anderen klinischen Elementen ab.

Pneumoenzephalogramm. Durch Lumbalpunktion oder durch Subokzipitalpunktion kann ein Teil des Liquors durch Luft ersetzt werden. Hierdurch gelangen das Ventrikelsystem sowie die subarachnoidalen Räume und Zisternen zur Darstellung. Ein Pneumoenzephalogramm ist unter den folgenden Umständen *indiziert*:

- Verdacht auf raumfordernden intrakraniellen Prozeß ohne sichere Seitenlokalisation (mit Ausnahme der unten stehenden Kontraindikationen). Je näher der Tumor der Mittellinie ist, desto mehr ist das Pneumoenzephalogramm der Arteriographie überlegen
- Verdacht auf intraventrikulären raumfordernden Prozeß
- Zur Ergänzung eines Arteriogrammes, wenn eine präzisere Lokalisation eines pathologischen Prozesses notwendig ist
- Verdacht auf Hydrozephalus, z. B. bei hirnatrophischem Prozeß
- Verdacht auf lokalisierte Hirnatrophie
- Verdacht auf Hirnmißbildung

Als *Kontraindikation* gilt ein erhöhter intrakranieller Druck, ganz besonders, wenn ein raumfordernder Prozeß in der hinteren Schädelgrube vorliegt. Unter besonderen Vorsichtsmaßnahmen (Beatmungsbereitschaft, vorheriges Anlegen zweier okzipitaler Bohrlöcher, falls eine Ventrikelpunktion zur Druckentlastung notwendig werden sollte, Luftinsufflation ohne Ablassen von Liquor, Durchführung der Untersuchung durch einen Erfahrenen) kann aber auch unter diesen Umständen ein Pneumoenzephalogramm erlaubt sein, ohne zur *Ventrikulographie* (Einfüllen der Luft direkt in das Ventrikelsystem durch zwei okzipitale Bohrlöcher nach Punktion der Seitenventrikel) greifen zu müssen. Letztere ist allerdings beim Verschlußhydrozephalus wegen der großen Gefahr einer Einklemmung des Hirnstammes in das Foramen occipitale magnum bei der lumbalen Luftinsufflation und als einziger Weg zur weiteren diagnostischen Klärung indiziert. Die Luft im Ventrikelsystem und in den subarachnoidalen Räumen und Zisternen wird durch Umlagerung des Patienten so bewegt, daß alle Abschnitte des Ventrikelsystemes zur Darstellung gelangen. Manchmal vermag die Schichtaufnahme mehr als das konventionelle Bild zu zeigen. Abb. 16 stellt das Ventrikelsystem sowie die bei verschiedener Lagerung im Pneumoenzephalogramm sichtbaren Anteile desselben dar.

Die *Isotopen-Enzephalographie* (Zisternographie) wird durch Injektion von markiertem Humanalbumin in die Cisterna cerebellomedullaris, in den Lumbalsack oder allenfalls in die Ventrikel durchgeführt. Es lassen sich dadurch Störungen des Liquorabflusses, Versagen eines Shunts und zum Beispiel eine extrazerebrale Liquorabflußbehinderung

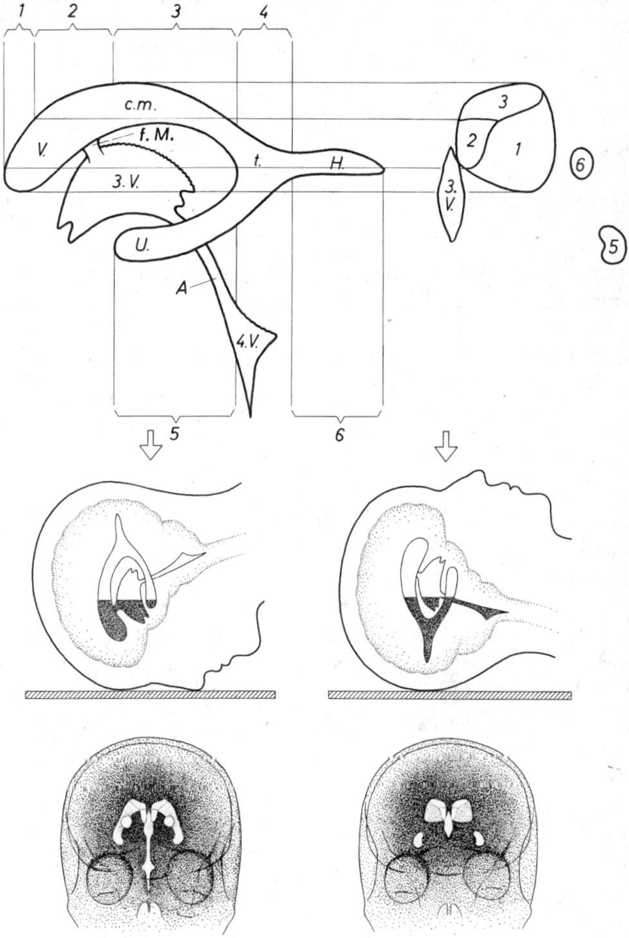

Abb. 16. Das Pneumoenzephalogramm.

1 Rostraler und lateraler Anteil des Vorderhornes
2 Übergang zur Cella media
3 Cella media (c. m.) foramen Monroi (f. m.)
4 Trigonum (t)
5 Unterhorn (U)
6 Hinterhorn (H)

3. V. = 3. Ventrikel. 4. V. = 4. Ventrikel (Nach Chusid).

bei einem aresorptiven Hydrozephalus (s. S. 86) nachweisen. Bei letzterem diffundiert das Isotop gegen den verlangsamten Liquorfluß und gelangt, im Gegensatz zum normalen, in die Ventrikel.

Zerebrale Arteriographie. EGAS MONIZ führte 1927 die Karotisarteriographie in die klinische Diagnostik ein. Seither ist die Kontrastmitteldiagnostik eine der wichtigsten Hilfsuntersuchungen in der Neurologie und der Neurochirurgie geworden. Die *zerebrale Arteriographie* ist in folgenden Fällen *indiziert*:

- Bei Verdacht auf eine Stenose oder einen Verschluß zerebraler Arterien
- Bei Verdacht auf zerebrale Venenthrombosen
- Bei arteriovenösen Angiomen und arteriovenösen Aneurysmen (z. B. im Sinus cavernosus)
- Bei Verdacht auf ein sackförmiges Aneurysma, meist eines basalen Hirngefäßes
- Zur genauen Lokalisation eines raumfordernden intrakraniellen Prozesses (Tumor, Abszeß, intra- oder extrazerebrale Blutung)
- Zur Präzisierung der Ausdehnung und zur Artbestimmung (Vaskularisation) eines raumfordernden intrakraniellen Prozesses

Eine *Kontraindikation* stellen frische vaskuläre Insulte dar, wenn aus den arteriographischen Befunden keine unmittelbaren therapeutischen Konsequenzen gezogen werden können.

Die erwartete Lokalisation des pathologischen Prozesses bestimmt, ob eine *Karotisarteriographie* (die meisten Großhirnprozesse, basale Aneurysmen usw.), eine *Vertebralisarteriographie* (subtentorielle Prozesse, eventuell Okzipitallappenprozesse) oder eine *globale Arteriographie der großen zervikobrachialen Arterien*, zum Beispiel durch Aortogramm (multiple Verschlüsse oder Stenosen der großen Arterien am Hals) vorzunehmen ist.

Die Arteriographie ist *nicht risikolos* und um so gefährlicher, je ungeübter der Untersucher ist. In größeren Statistiken wird bis zu $^1/_4\,\%$ Mortalität angegeben. Es muß deshalb eine klare Indikationsstellung gefordert werden. Die Untersuchung kann bei guter Mitarbeit des Patienten nach Applikation einer geeigneten Prämedikation in Lokalanästhesie, bei unruhigen Patienten und Kindern in Intubationsnarkose ausgeführt werden. Die Punktion der A. carotis und der A. vertebralis geschieht perkutan. Die Aortographie wird in der Regel mittels Katheter, der aus der A. femoralis oder der A. brachialis vorgeschoben wird, durchgeführt.

Karotisarteriogramm. Die Interpretation der Karotisarteriogramme soll durch die Abb. 17 a–c erleichtert werden. Man gewöhne sich daran, bei Verdacht auf vaskuläre zerebrale Prozesse auch eine Aufnahme der Halsgefäße zu fordern, auf welcher die Bifurkation der A. carotis (der häufigste Sitz stenosierender sklerotischer Prozesse) sichtbar ist.

Ein Karotisarteriogramm soll systematisch nach folgendem Schema – dem Blutstrom folgend – betrachtet werden:

- Konfiguration und Kaliber der Halsgefäße (bis an den Bildrand!) bis hinauf zum Siphon. Man achte auf Wandunregelmäßigkeiten (Arteriosklerose)
- Im a-p. Bild Verlauf der A. cerebri anterior in der Mittellinie oder allenfalls Verlagerung derselben
- Im a-p. Bild Beurteilung der Karotisgabelung
- Im a-p. Bild Beurteilung der A. cerebri media mit ihren Ästen, inkl. die Aa. lenticulostriatae. Allgemeiner Verlauf der Gefäße (z. B. Hochdrängung bei temporalen raumfordernden Prozessen). Beurteilung der Inselschlingen. Man beachte, ob die Kapillaren bis an die Schädelkalotte reichen oder ob ein gefäßloser Bezirk vorliegt (subdurales Hämatom, andere Subduralprozesse)
- Im a-p. Bild eventuell Darstellung der gegenseitigen Großhirngefäße
- Im a-p. Bild Darstellung der Venen. Man beachte besonders die V. cerebri interna (Verlagerung?)
- Im Seitenbild Form des Siphons
- Im Seitenbild Verlauf der A. cerebri anterior (in 25 % von der Gegenseite dargestellt). Ausgespannter bogiger Verlauf bei Hydrozephalus
- Im Seitenbild allgemeiner Verlauf der A. cerebri media, bezogen auf die Siphon-Inzisivum-Linie und Lage des Sylviischen Dreieckes (Masse s. Abb. 17 a)

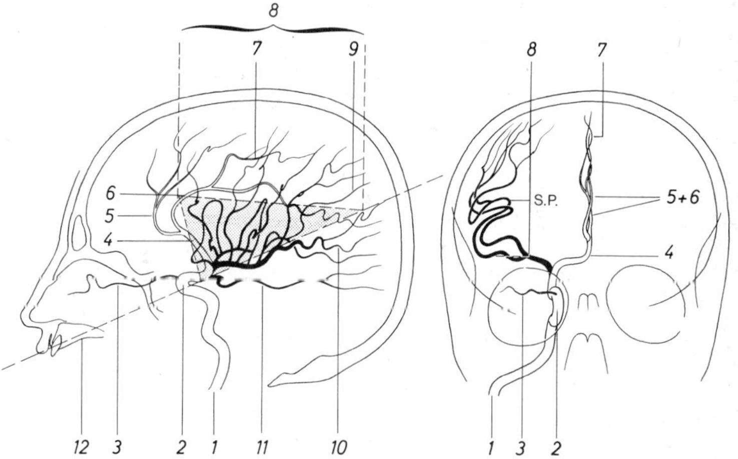

Abb 17 a–b. Verlauf der zerebralen Arterien im normalen Karotisarteriogramm. Im seitlichen und a-p. Bild (Nach Krayenbühl und Yasargil).

1	A. carotis interna	7	A. calloso-marginalis
2	Karotis-Siphon	8	Sylviisches Dreieck
3	A. ophthalmica	9	A. gyri angularis
4	A. cerebri anterior	10	A. temporalis posterior
5	A. frontopolaris	11	A. cerebri posterior
6	A. pericallosa	12	Harter Gaumen

Man beachte die Inzisivum-Siphon-Linie, auf welcher die A. cerebri media verläuft. s. p. = Sylviischer Punkt.

- Beurteilung des Verlaufes jedes der Hauptäste der A. cerebri media (Aa. operculares, A. gyri angularis, A. temporalis posterior mit ihren Schlingenbildungen) und eventuelle Füllungsdefekte
- Beurteilung der A. cerebri posterior, falls dargestellt (in etwa 1/4 der Fälle)
- Beurteilung der Venenphase, Verlagerung des Angulus venosus (s. Abb. 17 c), fehlende Darstellung der großen Sinus bei Thrombosen, Verlagerung der Vena cerebri interna im a-p.-Bild.

Vertebralisarteriogramm. Die Vertebralisarteriographie wird entweder durch perkutane Punktion der Arterie oder mittels Katheter in die A. brachialis oder A. femoralis durchgeführt. Sie erlaubt die Darstellung der A. vertebralis, der A. basilaris sowie ihrer Äste (Abb. 18 a–b). Sie ist technisch schwieriger und kann leichter zu Komplikationen füh-

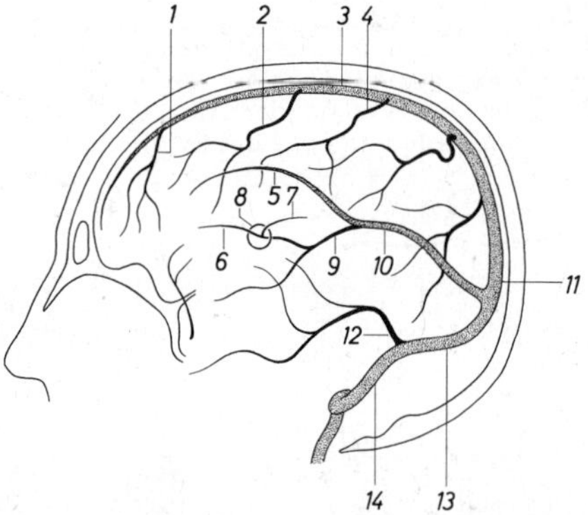

Abb. 17 c. Verlauf der zerebralen Venen und Sinus im Karotisarteriogramm, Seitenansicht (Nach Krayenbühl und Yasargil).

1 Vv. ascendentes frontales
2 V. frontoparietalis (Trolard)
3 Sinus sagittalis superior
4 V. centralis (Rolandi)
5 Sinus sagittalis inferior
6 V. septi pellucidi
7 V. thalamostriata
8 Angulus venosus (dem Foramen interventriculare Monroi entsprechend)
9 V. cerebri magna (Galeni)
10 Sinus rectus
11 Confluens sinuum (Torcular Herophili)
12 V. temporalis (Labbé)
13 Sinus transversus
14 Sinus sigmoideus

ren (Kontrastmittelinjektionen in eine Wurzeltasche, periarterielle Injektion des Kontrastmittels bei relativ dünnem Gefäß). Es muß deshalb besonders streng eine *klare Indikation* gefordert werden:

- Verdacht auf raumfordernden Prozeß in der hinteren Schädelgrube, insbesondere wenn Hirndruck ein Pneumoenzephalogramm nicht zuläßt

- Verdacht auf ein Angiom im Ausbreitungsgebiete der Vertebralis, der Basilaris oder ihrer Äste
- Verdacht auf basales Aneurysma im Ausbreitungsgebiete der A. vertebralis
- Unter Umständen bei Verdacht auf Mißbildung in der hinteren Schädelgrube sowie u. U. bei Verdacht auf Tiefstand der Kleinhirntonsillen

Globale Arteriographie der Zervikobrachialgefäße. Wenn es bei einem vaskulären zerebralen Insult darauf ankommt, den Zustand der großen zuführenden Gefäße und des Kollateralkreislaufes im Hinblick auf einen gefäßchirurgischen Eingriff genau zu erfassen, so ist eine technisch gute globale Arteriographie dann anzuschließen. Diese erlaubt durch Darstellung des Aortenbogens und seiner Äste auch die proximalen Partien der großen Gefäße und der Subklavia zu beurteilen, was im Hinblick auf die so häufige Multiplizität der Stenosen und Verschlüsse wichtig ist. Es kann entweder eine Kontrastmittelinjektion in die Vv. ulnares (cubitales) nach der Herz-Lunge-Herz-Passage zu einer Aortographie führen oder aber die direkte Kontrastmittelinjektion in den Aortenbogen mittels Katheter aus der Femoralis.

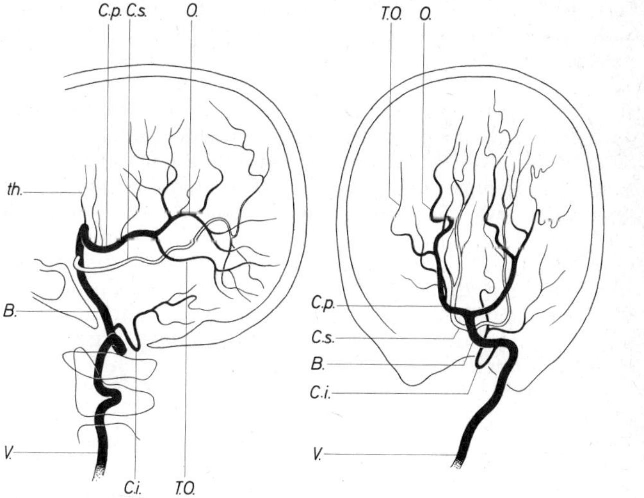

Abb. 18. Vertebralisarteriographie in der seitlichen und a-p. Ansicht (Nach Krayenbühl und Yasargil.)

B	=	A. basilaris	O	=	A. occipitalis medialis
C. i.	=	A. cerebelli posterior inferior	th.	=	Aa. thalamicae
C. p.	=	A. cerebri posterior	T. O.	=	A. temporo-occipitalis
C. s.	=	A. cerebelli superior	V.	=	A. vertebralis

Szintigraphie in der Diagnostik zerebraler Affektionen (428). Wenn radioaktive Isotope *intravenös injiziert* werden, so kann mittels Szintillationszählern über dem Schädel (in der frontalen und in der sagittalen Ebene) die Aktivität gemessen bzw. die Aktivität der beiden Gehirnhälften miteinander verglichen werden. Es finden sowohl Gammastrahler (z. B. ^{131}J-Albumin, ^{99}Tc (Technetium)-Pertechnetat, ^{197}Hg- und ^{203}Hg-Neohydrin), als auch Positronenstrahler (^{64}Cu, ^{74}As) Verwendung. Die Methode ist für den Patienten nicht belastend und kann deshalb auch ambulant und bei Schwerkranken angewendet und wiederholt werden.

Nach der intravenösen Injektion kann mittels *Radioangiographie in schneller Serie* das erste Einströmen der markierten Substanz in die Hirngefäße registriert werden (472). In den anschließenden 5 Minuten wird im *vaskulären Hirnszintigramm* die Verteilung unterschiedlicher Blutvolumina im Schädel verfolgt. Das nach 30 Minuten oder später registrierte *konventionelle Szintigramm* zeigt fokale Störungen der Blut-Hirnschranke. Diese Abstufungen ermöglichen die Auswertung der Szintigraphie auch als Notfalluntersuchung. So läßt sich zum Beipiel in der schnellen Serie ein Karotisverschluß oder ein gefäßleerer Bezirk bei Subduralhämatom nachweisen.

Das *Indikationsgebiet der Szintigraphie* umfaßt vor allem den Verdacht auf *raumfordernde intrakranielle Prozesse*. Es bestehen große Artunterschiede in der Anreicherung der radioaktiven Substanzen, wobei z. B. Hirnabszesse oder Meningeome besonders gut (über 90 %), Glioblastome weniger und Astrozytome deutlich weniger anreichern. Auch die Lokalisation spielt eine Rolle, da zum Beispiel die Aktivität von Tumoren der Mittellinie und solchen der Schädelbasis in derjenigen der Nacken- und Temporalmuskulatur untergeht (nur noch etwa 50 % positive Ergebnisse). Auch eine Verminderung der normalen Aktivität bei neuroradiologisch nachgewiesenen raumfordernden Prozessen kann einen artdiagnostischen Rückschluß erlauben. So reichern fibrilläre Astrozytome und Ependymome weniger als das normale Gehirngewebe an. Man kann in etwa 75 % der Fälle bei Großhirntumoren mit einem positiven Ergebnis der Szintigraphie rechnen. Tumorrezidive nach Operationen werden besonders häufig erfaßt. Kleinhirntumoren werden wiederum in etwa der Hälfte der Fälle nachgewiesen. Auch nicht neoplastische raumfordernde Prozesse, wie z. B. Abszesse und Hämatome, reichern die radioaktive Substanz an. Erweichungen, Blutungen oder Entzündungen werden in etwa 75 % der Fälle registriert, so daß die Differenzierung gegenüber Tumoren auf Grund der übrigen klinischen Daten erfolgen muß. Aber auch *vaskuläre zerebrale Insulte* können eine lokale Aktivitätssteigerung mit Maximum zwischen dem 10. und dem 20. Tag zeigen. Die Differenzierung gegenüber raumfordernden Prozessen ist unter Umständen erst durch eine Verlaufsuntersuchung möglich.

Mittels *intraarterieller Injektion* von isotopenmarkierten Makroaggregaten von Humanalbumin wird eine *Angioszintigraphie* (267) ausgeführt. Sie ist nur im Rahmen einer Kontrastmittelarteriographie vertretbar. Sie kann in beschränktem Maße gewisse zusätzliche Informationen liefern (Größe einer Metastase, Ausmaß des peritumoralen Ödems, Shunt-Volumen bei arteriovenösen Angiomen).

Myelographie (135, 571). Die erste Beschreibung einer röntgenologischen Darstellung des Rückenmarkes nach subarachnoidaler Luftinsufflation erfolgte durch Dandy 1919. Später eroberte sich die Darstellung des intraspinalen Raumes mittels subarachnoidaler Injektion von Luft sowie von positiven wasserlöslichen oder öligen Kontrastmitteln einen breiten Raum.

Die Myelographie hat folgende *Indikationen*:

- Darstellung von raumfordernden, intraspinalen und extraspinalen, intra- oder extraduralen Tumoren
- Darstellung von nicht neoplastischen, die Liquorpassage behindernden Prozessen (arachnitische Verwachsungen, Kompression durch epidurale Hämatome, Knochenfragmente oder spondylotische Zacken usw.)
- Darstellung von Diskushernien im lumbalen Bereich mit Wurzelkompression (durch Myelographie mit einem wasserlöslichen Kontrastmittel)
- Sichtbarmachung von nicht tumorösen Auftreibungen des Rückenmarkes, z. B. bei Syringomyelie
- Darstellung abnormer extramedullärer Gefäße, zum Beispiel bei einer Varicosis spinalis
- Darstellung abnormer Ausweitungen des Duralsackes, zum Beispiel von Wurzeltaschen

Je nach Fragestellung wird man eine der folgenden Untersuchungstechniken anwenden. Bei der *Gasmyelographie* (450) wird mittels seitlicher Tomogramme nach Insufflation von 60–120 ml Sauerstoff okzipital oder lumbal der Subarachnoidalraum dargestellt. Die Gasmyelographie ist die ungefährlichste Methode. Im Gegensatz zu allen anderen sind keine ernstlichen Komplikationen bekannt geworden. Eine Wiederholung der Untersuchung ist jederzeit ohne Behinderung durch zurückgebliebene positive Kontrastmittelreste möglich. Für den Patienten allerdings ist die Untersuchung längerdauernd und anstrengender. Sie vermag die Form des Duralsackes sowie eine Kompression desselben zur Darstellung zu bringen. Bei schweren Skoliosen und seitlicher Tomographie sind die Resultate nicht immer befriedigend. Zur Feststellung lumbaler Diskushernien ist die Myelographie mit wasserlöslichen Kontrastmitteln geeigneter.

Die Myelographie mit positiven Kontrastmitteln nimmt zur Zeit noch den breitesten Raum ein. Man verwendet sowohl ölige, als *wasserlös-*

liche Kontrastmittel. Zu den letzteren gehört das monojodierte Natriumsalz der Methansulfonsäure in 20%iger Lösung (Abrodil, Kontrast U). Nach einer Lumbalpunktion wird eine Lumbalanästhesie (Reizwirkung des Kontrastmittels auf die Nervenwurzeln) ausgeführt, dann werden 10 ml des Kontrastmittels injiziert. Der Patient liegt um 30 Grad aufgerichtet oder sitzt. Durch verschiedene Lagerung des Patienten stellt das Kontrastmittel, das spezifisch etwas schwerer als Liquor ist, die verschiedenen Anteile des lumbalen Duralsackes und der Wurzeltaschen dar. Anschließend an die Aufnahmen muß der Patient noch 12 Stunden im Bett in halbsitzender Stellung verbleiben. Eine Entfernung des Kontrastmittels ist nicht nötig, da dasselbe resorbiert wird. Mit den wasserlöslichen Kontrastmitteln kann nur etwa der Abschnitt des Duralsackes unterhalb von L 3 dargestellt werden („Radiculographie"). Die *Indikation* für diese Myelographie ist also durch Prozesse der Cauda equina, vor allem durch die lumbalen Diskushernien (Abb. 19) oder andere intra- oder extradurale raumfordernde Prozesse gegeben. Als *Gegenindikation* gelten schwere Niereninsuffizienz, eine ausgesprochene Kollapsgefahr oder eine Überempfindlichkeit gegen das Kontrastmittel. Eine relative Gegenindikation besteht, wenn aus einem allfällig positiven Myelographiebefund keine neuen therapeutischen Konsequenzen gezogen würden. Als *Komplikationen* wurden Sphinkterstörungen, Schwindelbeschwerden, Kollaps und epileptische Anfälle beschrieben.

Die Myelographie mit den *nicht resorbierbaren öligen Kontrastmitteln* vermag alle Abschnitte des Duralsackes zur Darstellung zu bringen. Bei der *Lipiodolmyelographie* werden 0,6–1,0 ml des Kontrastmittels (ein hochvisköses Jod-Additionsprodukt an Mohnöl) durch Subokzipitalpunktion am sitzenden Patienten eingebracht. Das Öl sinkt im Liquor nach kaudal. Die *Indikation* ist gegeben, wenn ein totaler oder subtotaler Stop irgendwo im Wirbelkanal vermutet wird oder wenn das Bedürfnis besteht, einen durch die Pantopaquemyelographie (s. unten) nach kaudal zu abgegrenzten Prozeß in seiner kranialen Ausdehnung zu erfassen. Das Kontrastmittel übt mit der Zeit einen Reiz auf die arachnoidalen Häute aus und es kommt zu einer Arachnitis spinalis. Mit wenigen Ausnahmen ist die Lipiodolmyelographie deshalb nur noch dort anzuwenden, wo mit einem anschließenden operativen Eingriff und mit der Entfernung des Kontrastmittels gerechnet wird und wo die Pantopaquemyelographie nicht ausführbar ist oder allein nicht genügend Informationen gibt.

Bei der *Pantopaquemyelographie* wird als monojodiertes Kontrastmittel ein Äthyljodophenylester gebraucht. Es ist spezifisch schwerer als Liquor. Am sitzenden Patienten werden durch Lumbalpunktion ca. 6 ml des Kontrastmittels injiziert und die Punktionsnadel mit einem Mandrin geschlossen aber in situ belassen. Der Patient wird vorsichtig mit erhobenem Kopf auf den Bauch gelagert. Unter Durchleuchtungskontrolle wird durch langsames Kippen des Tisches die Kontrastmit-

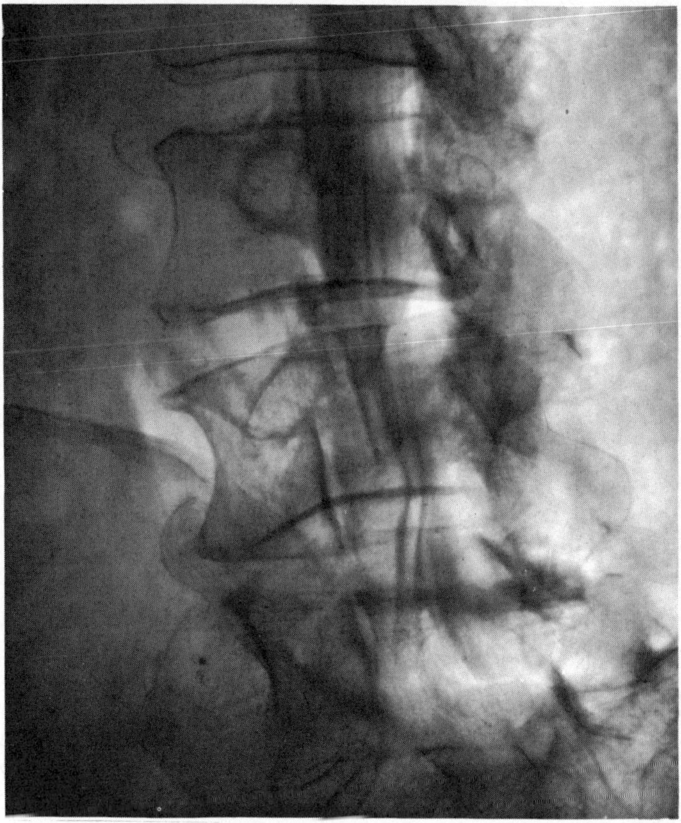

Abb. 19. Diskushernie L 4/L 5 links im Abrodilmyelogramm. Man beachte die Verdrängung der Wurzel L 5.

telsäule nach kranial verschoben. So werden Hindernisse und Kontrastmittelaussparungen sichtbar und durch Zielaufnahmen festgehalten. Im Hinblick auf eine Operation soll an der Haut des Patienten eine Bleimarke angebracht und in einem Röntgenbild ihre Beziehung zu einem festgestellten Myelographiebefund festgehalten werden. Anschließend an die Untersuchung soll das Kontrastmittel durch die liegengelassene Nadel wieder entfernt werden. Obwohl das Pantopaque im Tierversuch innerhalb von 15 Monaten aus dem Subarachnoidalraum verschwindet, sind Liquorveränderungen während Monaten nachweisbar. Die *Indikation* ist durch den Verdacht auf einen raumfordernden Prozeß im Spinalkanal gegeben, insbesondere oberhalb L 3 (Abb. 20). In Abb. 21 sind schematisch die verschiedenen Myelogra-

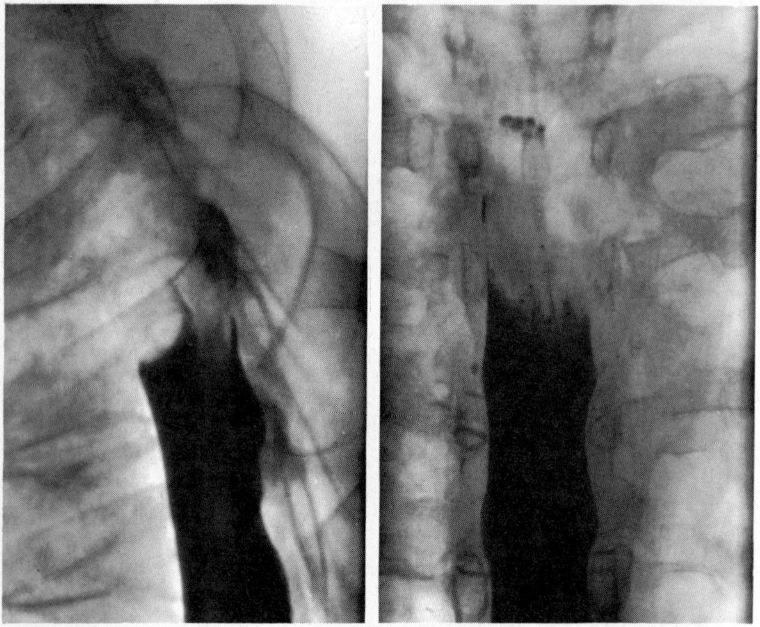

Abb. 20 a, b. Meningeom in Höhe von Th 6 im Pantopaquemyelogramm. a) seitlicher, b) d-v. Strahlengang. (Abb. 19 und 20 stammen aus dem Zentralen Strahleninstitut der Universität Bern. Direktor Prof. A. ZUPPINGER.)

phiebefunde je nach Lokalisation eines raumfordernden Prozesses wiedergegeben.

Elektroenzephalogramm (23, 146, 203, 249, 328)

Mittels des Elektroenzephalographen werden Potentialschwankungen registriert, die von Gehirnganglienzellen ausgehen. Durch die intakte Kalotte gemessen, betragen dieselben beim Normalen durchschnittlich 50 μV und nicht mehr als 200 μV. Der Auf- und Abbau von Erregungskreisen der Gehirnrinde geschieht mit einer gewissen Synchronie, so daß die Hirnstromkurve Potentialschwankungen innerhalb bestimmter Frequenzbereiche darstellt. Es werden folgende Frequenzbänder unterschieden:

Delta:	½– 3 Schwingungen/sec
Theta:	4– 7 Schwingungen/sec
Alpha:	8–13 Schwingungen/sec
Beta:	14–30 Schwingungen/sec

Die *Untersuchungstechnik* ist relativ einfach. In der Regel werden heute Oberflächenelektroden verwendet, die entweder mit Kollodium oder einem Spezialklebemittel nach Wegschneiden eines kleinen Haarbüschels aufgeklebt werden, oder aber mit einer aus Gummibändern bestehenden

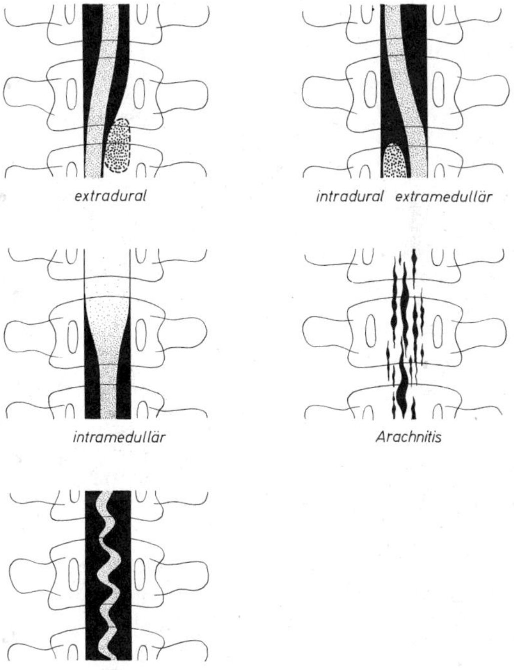

Abb. 21. Verschiedene Aspekte im Pantopaquemyelogramm bei raumfordernden und anderen pathologischen intraspinalen Prozessen.

Kappe durch Druck am gewünschten Ort festgehalten werden. Es sind Standard-Elektroden-Positionen international festgelegt worden, so daß ein Vergleich der Kurven verschiedener Elektroenzephalographie-Laboratorien möglich ist. Die Ableitung geschieht entweder in einem bequemen Lehnstuhl sitzend oder am liegenden Patienten. Die Aufnahme eines Elektroenzephalogrammes dauert etwa eine Stunde, inbegriffen das Aufsetzen und Wiederabnehmen der Elektroden. In der Regel geschieht die Ableitung in Ruhe. Als Provokationsmethoden werden benutzt: Routinemäßig die Hyperventilation. Sie bringt besonders die typischen Elektroenzephalogramm-Veränderungen bei Absenzen zum Vorschein. Ebenso routinemäßig wird die Fotostimulation (rasche Folge von Lichtreizen verschiedener Frequenz vor den Augen des Patienten) angewendet. In besonderen Fällen wird auch der Schlaf als Provokationsmethode verwendet, da bei Epileptikern sich im Schlaf zweimal so häufig Anomalien finden wie im Wachzustand. Die Frage, ob vor einer Elektroenzephalogramm-Untersuchung eine Medikation, im besonderen eine antiepileptische Behandlung abgesetzt werden soll, ist häufiger zu verneinen als zu bejahen.

Die *Indikation* für eine Elektroenzephalogramm-Untersuchung kann wie folgt umschrieben werden:

– Differenzierung von Bewußtseinsstörungen, deren klinisches Bild nicht an und für sich die Diagnose einer Epilepsie schon sichert. Ein negatives Elektroenzephalogramm schließt eine Epilepsie allerdings keineswegs aus

– Bei gesicherter Epilepsie-Diagnose erlaubt das Elektroenzephalogramm unter Umständen eine Unterscheidung verschiedener Epilepsieformen, so zum Beispiel die Differenzierung zwischen Absenzen und Schläfenlappenepilepsie, zwischen primär-generalisierten oder primär-fokalen und sekundär-generalisierten symptomatischen Epilepsien

– Bei fokaler oder auch bei klinisch generalisierter symptomatischer Epilepsie kann das Elektroenzephalogramm zur Beantwortung der Frage nach einem allfälligen zugrundeliegenden Tumor beitragen

– Unabhängig vom Vorliegen einer Epilepsie ist das Elektroenzephalogramm für die Tumordiagnostik wichtig. Es ist außerdem ein Element in der Differentialdiagnose einer Hemiparese (Tumor oder vaskulärer Insult? Verlaufsuntersuchung!)

– Bei Schädeltraumen gibt das Elektroenzephalogramm Auskunft über die Prognose und trägt zur Erfassung eines Subduralhämatomes bei

– Das Elektroenzephalogramm ist eine brauchbare Hilfsuntersuchung zur vorläufigen Orientierung bei unklaren zerebralen Affektionen, wobei aber gerade in diesen Fällen die Aussagemöglichkeiten des Elektroenzephalogrammes nicht überschätzt werden dürfen

– In Fällen von Dezerebration, zum Beispiel nach schwerer anoxischer Schädigung des Gehirnes, zeigt das Elektroenzephalogramm an, ob jede kortikale Aktivität und somit jede Hoffnung auf eine Erholung verschwunden ist

Im *normalen Elektroenzephalogramm* (des Erwachsenen) (Abb. 22) herrscht in der Regel ein Alpharhythmus vor, das heißt Frequenzen um 10/sec, die besonders okzipital und parietal deutlich in Erscheinung treten, bei Amplituden zwischen 25 und 100 μV. Die Amplitude nimmt im Bereich der Alphafrequenzen vielfach spindelig zu und wieder ab. Der Alpharhythmus selber wird beim Öffnen der Augen blockiert.

Das normale Elektroenzephalogramm ist symmetrisch mit einer Differenz in der Amplitude zwischen den beiden Seiten, die bis zu 50% betragen kann. Über Frontal- und Temporalregion findet sich vielfach ein Betarhythmus (also Frequenzen zwischen 14 und 30/sec) und Amplituden um 15 μV. Etwa 15% der normalen Elektroenzephalogramme von Erwachsenen weichen von dieser Norm ab und sind unregelmäßig. Jedes Individuum an sich aber hat ein immer mehr oder weniger konstantes Elektroenzephalogramm-Bild, seine individuelle Hirnstromaktivität. Im *Schlaf* werden zunächst die normalen Alphawellen durch niedervoltige Wellen ersetzt. Diese ersteren treten aber wider Erwarten in der Phase des Eindösens beim Augenöffnen wieder auf. Später treten langsame Wellen auf und unregelmäßige Potentialschwankungen, dazu Wellen im Frequenzbereich zwischen 14 und 16/sec, sogenannte Schlafspindeln. Einige *pathologische Elektroenzephalogramm-Befunde* werden im Abschnitt über Epilepsie (s. S. 256) besprochen.

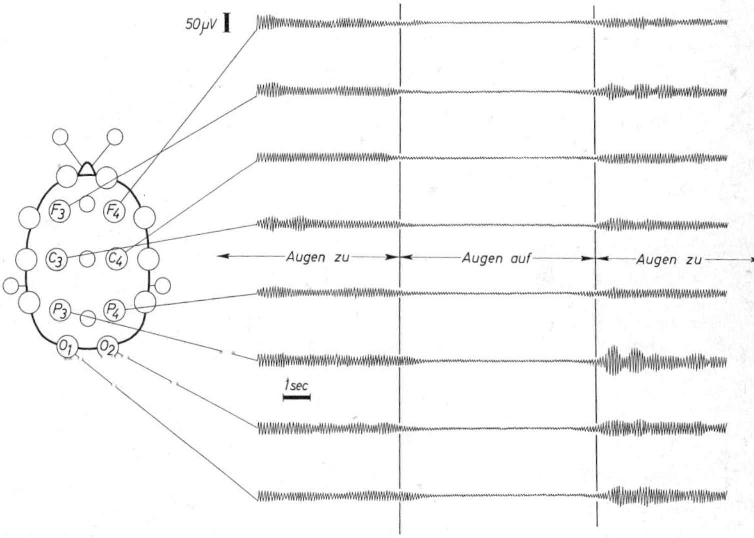

Abb. 22. Normales Elektroenzephalogramm eines Erwachsenen. Der in allen Ableitungen gut ausgeprägte Alpharhythmus von ca. 10/sec blockiert bei Augenöffnen.

Echoenzephalogramm (28, 405 a, 444 a, 491)

Das *Prinzip* der Echoenzephalographie besteht darin, daß durch ein Impulsgerät ein Ultraschallstrahlenbündel durch den Schädelknochen hindurchgesandt wird. Tritt ein solches Strahlenbündel von einem

Medium in ein anderes von unterschiedlicher Dichte und Schalleitungsgeschwindigkeit über, so wird es an der Grenzfläche teilweise reflektiert. Diese reflektierten Anteile werden als Echo durch einen Empfängerkristall registriert, in elektrische Schwingungen umgesetzt, verstärkt und auf einem Kathodenstrahloszillographen dargestellt. Sender und Empfänger sind üblicherweise in einem Prüfkopf zusammengefaßt. Das Aussenden eines Impulses ist durch den Steuerfrequenzgenerator mit der Ablenkung des Strahls auf dem Kathodenstrahloszillographen synchronisiert. Dadurch wird jedes Echo bei gleicher Stellung des Prüfkopfes auf dem Schirm immer wieder an der gleichen Stelle projiziert. Ein Echo wird nur dann empfangen, wenn das Strahlenbündel senkrecht auf die reflektierende Grenzfläche auftritt.

Die *Technik* der echoenzephalographischen Untersuchung ist einfach, so daß am Krankenbett innerhalb von wenigen Minuten eine wertvolle Orientierung möglich ist. Der Prüfkopf wird im Bereiche der Temporoparietalregion aufgesetzt und die empfangenen Echos auf dem graduierten Bildschirm des Kathodenstrahloszillographen beurteilt und eventuell photographiert.

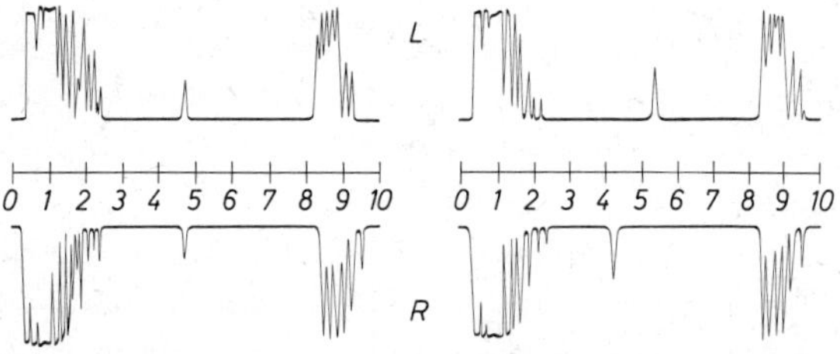

Abb. 23. Echo-Enzephalogramm. Links: normal. Rechts: Verschiebung des Mittelechos nach rechts bei raumforderndem intrakraniellem Prozeß der linken Seite.

Das *normale Echoenzephalogramm* (Abb. 23 a) ist durch den (vom Aufsetzen des Prüfkopfes unabhängigen) Sendeimpuls, die daran anschließenden direkt unter dem Prüfkopf zustandekommenden Echos (Initialecho) und das durch die gegenüberliegende Schädelkalotte entstandene Endecho charakterisiert. In der Mitte zwischen den beiden befindet sich das wichtige Mittelecho. Es steht nicht eindeutig fest, von welcher des Mittellinienstrukturen es erzeugt wird. Es befindet sich unter normalen Umständen von beiden Seiten aus registriert an der gleichen Stelle des abgelenkten Kathodenstrahls.

Die *Indikation* zur Echoenzephalographie ist vor allem durch jene Prozesse gegeben, die mit einer Verschiebung der Mittellinie einhergehen, d. h. durch einseitige raumfordernde supratentorielle Prozesse, im besonderen Hemisphärentumoren und Hämatome (Abb. 23 b). Besonders dort, wo große Eile geboten ist und zeitraubende Untersuchungen deshalb nicht in Frage kommen, leistet das Echoenzephalogramm vorzügliche Dienste, zum Beispiel bei Schädelhirntraumata. Aber auch ein Hydrozephalus und gewisse (verkalkte) Tumoren können nachgewiesen bzw. lokalisiert werden.

Die *Echo-Tomographie* erlaubt in einem zweidimensionalen Verfahren ein Schichtbild aufzuzeichnen. Obwohl gewisse intrakranielle Tumoren hiermit zur Darstellung gebracht werden können, sind die Ergebnisse mit der Methode vorerst weniger überzeugend als an anderen Organen.

Konventionelle elektrische Untersuchung der Muskeln und Nerven (415 a)

Obgleich in zunehmendem Maße durch die Elektromyographie verdrängt, ermöglicht die einfache konventionelle elektrische Untersuchung vielfach eine rasche Orientierung ohne großen apparativen Aufwand. Die einfachen Reizgeräte für die Elektrodiagnostik liefern entweder einen Gleichstromstoß von mindestens 100 msec Dauer (galvanischer Strom) oder Einzelimpulse von 0,3 bis höchstens 1 msec Dauer und Pausen von mindestens 10 msec (faradischer Strom). Auf den faradischen Reiz reagiert nur der intakte, markscheidenhaltige Nerv und nicht der Muskel, während auf galvanische Reize zunächst der Nerv, bei Degeneration desselben aber auch der denervierte Muskel anspricht. Man unterscheidet die direkte Reizung des Muskels (bzw. des Nerveneintrittspunktes, des sogenannten motorischen Punktes) und die indirekte Reizung (des zuführenden Nervenstammes). Die kleinere Reizelektrode ist in der Regel die (negative) Kathode und die größere indifferente die Anode. Als erstes tritt schon bei niedriger Stromstärke eine blitzartige Zuckung des normalen Muskels bei Schluß des Stromkreises und Benutzung der Kathode als Reizelektrode auf. Erst bei höheren Stromstärken findet sich eine Anodenschließungszuckung, dann eine Anodenöffnungszuckung und schließlich die Kathodenöffnungszuckung (KSZ $<$ ASZ $<$ AOeZ $<$ KOeZ = PFLÜGERsche Zuckungsformel).

Bei *vollständiger Durchtrennung eines peripheren Nerven (Neurotmesis)* – bzw. bei *vollständigem Unterbruch der Axone (Axonotmesis)*, beispielsweise nach innerer Zerreißung – kommt es zur sogenannten *totalen Entartungsreaktion* (EAR):

- Verlust der direkten und indirekten faradischen Erregbarkeit nach Ablauf von 3–4 Tagen
- Verlust der indirekten galvanischen Erregbarkeit (vom Nerven aus) nach ca. 14 Tagen
- Wandlung des Zuckungscharakters bei direkter galvanischer Reizung des Muskels, der nicht mehr blitzartig, sondern träge und wurmförmig erscheint

- Anfänglich Abnahme der Reizschwelle für den direkten galvanischen Reiz

Liegt nur eine *Neurapraxie* vor, d. h. ein zwar vollständiger Funktionsausfall des Nerven mit Parese, aber ohne Unterbrechung der Axone, so kommt es nicht zum Bild der totalen Entartungsreaktion. Der Nerv (und der Muskel) werden auch nach Ablauf von 4 Tagen trotz weiterhin totaler klinischer Lähmung faradisch erregbar bleiben, so daß eine günstige Prognose daraus abgeleitet werden kann. Bei tiefergreifender, aber unvollständiger Läsion eines peripheren Nerven, oder bei beginnender Regeneration findet sich eine *unvollständige Entartungsreaktion*:

- Die faradische Erregbarkeit ist gelegentlich noch erhalten
- Bei galvanischem Reiz ist der Zuckungscharakter gemischt, d. h. er setzt blitzartig ein, klingt aber träge ab
- Eventuell Umkehr der Zuckungsformel (zum Beispiel ASZ > KSZ)

Der Zeitpunkt für eine diagnostische und prognostische Beurteilung einer peripheren Nervenläsion ist etwa 3 Wochen nach der Schädigung gekommen.

Abb. 59 (S. 316) zeigt schematisch die Verhältnisse bei den neurogenen Paresen mit Denervation. Bei Myopathien findet sich trotz hochgradiger Parese keine Entartungsreaktion, sondern höchstens eine Erhöhung der Reizschwelle. Bei der Myotonie tritt schon bei niedriger Reizstärke ein Kathodenschließungstetanus auf und die Kontraktionen überdauern den Stromimpuls. Bei der Myasthenie findet sich die sogenannte JOLLYsche Ermüdungsreaktion: Bei faradischer Reizung während 1–2 min nimmt die Kontraktion immer mehr an Intensität ab, bis die Erregbarkeit ganz erloschen ist. Erholung tritt nach 1–2 min Pause ein.

Als *Rheobase* bezeichnen wir jene minimale Stromstärke, die bei Reiz am Nerveneintrittspunkt mit galvanischem Strom (über 300 msec Dauer) nötig ist, um gerade eine Zuckung zu bewirken. Als *Chronaxie* wird die minimale Reizzeit bezeichnet, die bei doppelter Rheobase eben noch eine Zuckung zu bewirken vermag (doppelte Rheobasennutzzeit). Die normale Chronaxie beträgt für ein Reizgerät mit hohem Ausgangswiderstand (konstanter Reizstrom) zwischen 0,15 und 0,8 msec, für ein solches mit niedrigem Ausgangswiderstand (konstante Reizspannung) zwischen 0,03 und 0,08 msec. Wenn die Nutzzeit für verschiedene Reizstromstärken als Kurve aufgezeichnet wird, so ergibt sich die Stromstärke-Reizzeit-Kurve (i/t-Kurve). Die Form derselben erlaubt die Erfassung einer fortschreitenden Reinnervation oder zunehmenden Denervation

Elektromyographie (87, 165, 415 a, 524)

Für das Verständnis der Elektromyographie mögen folgende *elektrophysiologischen Grundlagen* in Erinnerung gerufen werden: Die Kontraktion einer Muskelfaser ist mit einer Potentialschwankung verbunden, welche durch den Abbau des initialen Ruhepotentials der Muskelmembran und dessen Wiederaufbau erzeugt wird. Die Spannungsdifferenz zwischen dem Muskelfaserinneren und der Außenfläche der Membran beträgt bei Säugern

80 mV (Membranpotential). Bei extrazellulärer Ableitung allerdings wird nur das in der Umgebung sich ausbreitende Aktionspotential registriert, das nur maximal 2 bis 10 % des intrazellulären Potentials ausmacht, d. h. wenige Hundert Mikrovolt. Diese Potentialhöhe nimmt mit wachsendem Abstand der Elektrode von der aktiven Faser ab. Mit einer bis auf die Spitze isolierten Nadelelektrode, die in den Muskel eingestochen wird, registrieren wir die Aktivität in einer Zone von wenigen mm^3 um die Nadelspitze.

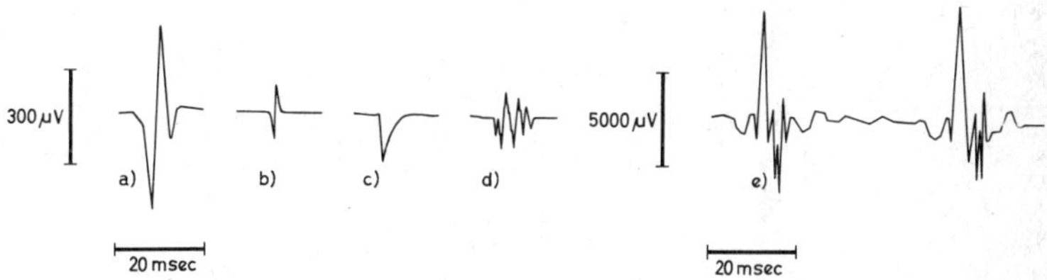

Abb. 24. Verschiedene Potentialformen im Elektromyogramm. a Normales Potential einer motorischen Einheit. b Fibrillationspotential bei totaler Denervation. c Positives Denervationspotential. d Aufgesplittertes, polyphasisches, niedriges Potential, wie man es bei Reinnervation sehen kann. e Rieseneinheit bei chronischem Vorderhornprozeß.

Die *motorische Einheit* stellt die Gesamtheit jener Muskelfasern dar, die alle gemeinsam von ein und derselben Vorderhornganglienzelle abhängig sein (vgl. Abb. 26). Diese Population von Muskelfasern kontrahiert sich synchron. Je nach Muskel sind mehr oder weniger Muskelfasern von einer solchen Vorderhornganglienzelle abhängig, in den Augenmuskeln beispielsweise nur 10 bis 12, im M. gastrocnemius bis zu 1600 Einzelfasern. Anatomisch sind diese Fasern auf einen Teil des Muskelquerschnittes verteilt und nehmen im M. biceps brachii des Menschen zum Beispiel eine Zone mit einem Durchmesser von ca. 5 mm ein. Innerhalb dieser Zone sind die zu einer motorischen Einheit gehörenden Einzelfasern im gesunden Muskel alle regellos verteilt. Der bis vor kurzem geläufige Begriff einer Gruppierung von Einzelfasern zu Untereinheiten (sog. „subunits") mußte fallen gelassen werden. Histochemische Untersuchungen nach Einzelfaserstimulation (72 a, 151 b, 326 a) haben die regellose Verteilung der Einzelfasern erwiesen, wobei diese alle ein- und demselben histochemischen Fasertypus angehören. Auch neueste elektrophysiologische Untersuchungen (473 c) sprechen gegen das Vorliegen gruppierter Untereinheiten und bestätigen früher geäußerte Ansichten von Ekstedt (154 a). Im partiell denervierten Muskel allerdings kommt es — wohl durch Miteinbeziehen denervierter Muskelfasern in benachbarte gesunde motorische Einheiten durch aussprossende Nervenfasern — zu einer Gruppierung von Muskelfasern der gleichen motorischen Einheit. Erfolgt dann sekundär eine Denervation der früher so durch Aussprossung erweiterten motorischen Einheit, dann kommt es im

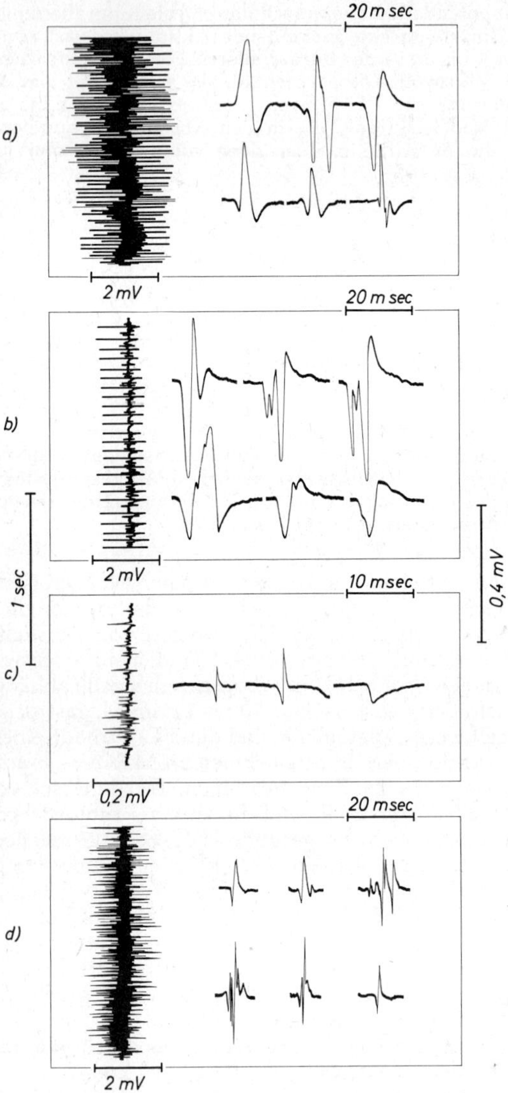

Abb. 25. Elektromyographische Registrierungen. In der linken Bildhälfte sind die Muskelpotentiale von oben nach unten kontinuierlich bei relativ niedriger Papiergeschwindigkeit registriert, in der rechten Bildhälfte sind intermittierend Ausschnitte mit 20mal (bei c 40mal) rascherer Kippgeschwindigkeit dargestellt. (Fortsetzung nebenstehend.)

histologischen Präparat zum bekannten typischen Bild der gruppierten Muskelatrophie (72 a). Vgl. Abb. 26.

Mit der Nadelelektrode wird als einzelnes Aktionspotential die Summation der Potentiale aller zu einer motorischen Einheit gehörenden Einzelfasern registriert. In Abb. 24 sind normale und pathologische Potentialformen dargestellt. Bei einer Erkrankung des peripheren motorischen Neurons mit Ausfall einer Ganglienzelle oder des davon herrührenden Axons fällt eine *ganze motorische Einheit* aus. Bei zunehmender aktiver Innervation werden also die üblicherweise sonst zusätzlich mobilisierten Einheiten nicht mehr in voller Zahl zur Verfügung stehen und es wird deshalb nicht gelingen, ein volles Interferenzbild bei Maximalinnervation zu erzeugen (Abb. 25 b). Normalerweise verhält es sich nämlich so, daß bei minimaler Willkürinnervation Einzelpotentiale registriert werden, bei stärkerer Innervation die Potentiale benachbarter motorischer Einheiten hinzutreten und bei maximaler Willkürinnervation im normalen Muskel diese Aktionspotentiale auf dem Bildschirm nicht mehr voneinander zu unterscheiden sind und durch Überlagerung der einzelnen Potentiale die Grundlinie als solche nicht mehr sichtbar ist (volles Interferenzmuster, Abb. 25 a). Bei einer Myopathie hingegen, bei welcher nur *einzelne Fasern* einer motorischen Einheit durch den dystrophischen Prozeß betroffen werden, ist die Anzahl der motorischen Einheiten als solche nicht vermindert, das Interferenzmuster also auch bei relativ geringer Kraftentfaltung ein volles. Hingegen wird die Form des einzelnen Aktionspotentials (indem an seinem Zustandekommen weniger Einzelfasern mitwirken) verändert sein, die einzelnen Aktionspotentiale werden also kürzer dauern und kleiner sein (Abb. 25 c).

Für die *technische Durchführung* der elektromyographischen Untersuchung stehen uns einmal *Oberflächenelektroden* zur Verfügung. Diese erlauben keine differenziertere Beurteilung, weil nur eine Summe von motorischen Einheiten zugleich registriert wird. Immerhin ist diese Methode brauchbar für myokinetische Untersuchungen und für die Bestimmung der Erregungsleitungsgeschwindigkeit (s. unten). Die Methode der Wahl ist die *Nadelmyographie.* In der Regel werden konzentrische, bipolare Elektroden gebraucht, wobei ein Platindraht isoliert in einer Stahlkanüle liegt. Der Durch-

---

◀ *Zu Abb. 25*

a Normales Elektromyogramm mit vollem Interferenzbild.

b Einzeloszillationen im Stadium der Reinnervation nach einer peripheren Nervenverletzung. Die einzelnen Potentiale bei hoher Kippgeschwindigkeit erscheinen höher und verbreitert.

c Vollständige Denervation. Man erkennt Fibrillationspotentiale sowie positive Denervationspotentiale.

d Myopathie. Trotz motorischer Schwäche kommt es zu einem vollen Interferenzbild bei allerdings niedriger Amplitude der Einzelpotentiale. Diese letzteren sind kleiner, zum Teil polyphasisch und aufgesplittert.

messer einer solchen Nadel entspricht etwa einer 14er-Injektionsnadel. Mit der *Multielektrode*, in welcher seitlich an einer einzigen Nadel mehrere Elektroden isoliert gegen die Nadelhülle angebracht sind, kann zum Beispiel das Areal einer motorischen Einheit beurteilt werden. Die aus dem Muskel abgeleiteten Aktionsströme werden verstärkt und auf dem Bildschirm eines Kathodenstrahloszillographen sichtbar gemacht. Üblicherweise macht man sie auch mittels eines parallel geschalteten Lautsprechers hörbar. Die Messung der *Erregungsleitungsgeschwindigkeit* geschieht dadurch, daß ein Nervenstamm durch einen Rechteckimpuls von supramaximaler Stärke gereizt wird. Es wird die Zeit gemessen, die zwischen der Reizapplikation und dem Auftreten von Aktionspotentialen am Muskel verstreicht. Bezogen auf die Distanz zwischen Reizort und Muskel kann die Geschwindigkeit, mit welcher die Erregung nach distal hin im Nerven verläuft, bestimmt werden. Wenn an mehreren Stellen eines Nervenstammes gereizt wird, kann unabhängig von der Erregungsleitungsverzögerung bei der Überleitung vom Nerven auf den Muskel die Erregungsleitungsgeschwindigkeit in einzelnen Abschnitten des Nervenstammes errechnet werden. Dadurch ist es zum Beispiel möglich, bei Kompressionssyndromen eine isolierte Verlangsamung in einzelnen Nervenabschnitten festzustellen oder bei diffuseren Schädigungen bei Vergleich mit Normalfällen eine Verminderung der Erregungsleitungsgeschwindigkeit, beispielsweise bei Polyneuropathie, nachzuweisen. Bei *Stimulationsuntersuchungen* wird der Nerv repetitiv supramaximal gereizt und es wird vom Muskel abgeleitet. Dadurch kann eine abnorme Ermüdbarkeit des neuromuskulären Überganges bei Myasthenie (und auch bei anderen Störungen der Endplattenfunktion) festgestellt werden.

Die *Indikation zur Elektromyographie* umfaßt alle neuromuskulären Affektionen. Im besonderen trägt die Elektromyographie zur Beantwortung folgender Fragen wesentliches und zum Teil entscheidendes bei:

- Differenzierung einer myogenen von einer neurogenen Parese
- Unterscheidung innerhalb der myogenen Paresen, namentlich Erfassung einer Myotonie, Abgrenzung der Myotonia congenita THOMSEN von der Dystrophia myotonica STEINERT, Diagnose der Myasthenia gravis (progressiver Abfall der Potentialhöhe bei repetitiver Reizung) und der myasthenischen Syndrome bei Malignomen (151)
- Erfassung von Frühstadien der Denervation bzw. einer beginnenden Reinnervation
- Unterscheidung einer peripheren neurogenen Parese von einer chronischen Vorderhornaffektion
- Erfassung einer allgemeinen und vor allem einer lokalisierten Schädigung eines peripheren Nervens mittels Messung der Erregungsleitungsgeschwindigkeit (204, 262, 295)
- Lokalisation einer radikulären Schädigung auf Grund der neurogenen Ausfälle in den zugehörigen Muskeln (295)
- Beitrag zur Erfassung gewisser Stoffwechselstörungen, so zum Beispiel einer Tetanie

– Beitrag zur Diagnose besonderer Affektionen, wie ischämischer Muskelnekrose („silent EMG"), Sehnenabriß (volle elektrische Aktivität bei fehlendem Bewegungseffekt), Neuromyotonie

Das *pathologische Elektromyogramm* soll hier nicht im einzelnen beschrieben werden. Im klinischen Teil wird auf einige Punkte noch hingewiesen werden. Wichtig sind die Befunde bei einer traumatischen Läsion eines peripheren Nerven. In solchen Fällen stellt das Elektromyogramm die empfindlichste Methode zur Erfassung des Schweregrades der Denervation und einer allfälligen Reinnervation dar. Die Befunde werden schematisch in Abb. 59 dargestellt (s. S. 316).

Biopsien in der neurologischen Diagnostik

Muskelbiopsie (5, 104, 509). Die Muskelbiopsie stellt oft die entscheidende Untersuchung bei der Klärung neuromuskulärer Erkrankungen dar. Zur *Technik* der Biopsie folgendes: Das Muskelstück sollte aus einem klinisch sicher befallenen, aber nicht maximal atrophischen oder paretischen Muskel entnommen werden. In der Regel wird in Lokalanästhesie (ohne Adrenalinzusatz) biopsiert. Das entnommene Stück soll groß genug sein (1 x 1 x 2 cm) und ein paralleles Bündel von Muskelfasern enthalten. Nach kurzer Fixierung soll mit einem Rasiermesser eine Zerlegung des biopsierten Stückes so vorgenommen werden, daß histologisch später exakte Querschnitte und exakte Längsschnitte angefertigt werden können.

Die *Indikation zur Muskelbiopsie* ist gegeben, wenn eine Erkrankung des peripheren motorischen Neurons, eine primäre Myopathie oder eine Stoffwechselstörung mit Beteiligung der Muskulatur vermutet werden. Auch in einigen anderen Fällen vermag die Muskelbiopsie zur Diagnose beizutragen, so zum Beispiel bei der Periateriitis nodosa, bei der Sarkoidose, bei gewissen endokrinen Affektionen mit Muskelsymptomen usw.

Das *histologische Bild* wird zunächst eine Unterscheidung zwischen neurogener Muskelatrophie und primärer Myopathie ermöglichen. In Abb. 26 ist dargelegt, wie bei neurogenen Atrophien die gleich stark atrophischen Fasern entsprechend „Untereinheiten" in kleinen Gruppen beisammenliegen. Sie sind meist länglich-polygonal und ihre Struktur ist intakt. Die Kerne sind randständig und unauffällig. Bei primären Myopathien sind die befallenen Fasern regellos verteilt, in unterschiedlichem Ausmaße atrophisch, meist weiterhin rund und weisen – oft auch ohne Atrophie – Strukturänderungen auf (wachsartige Degeneration, verschwinden der Längs- und Querstreifung, scholliger oder granulärer Zerfall, Durchsetzung mit Makrophagen usw.). Die Kerne sind oft vermehrt, zentral gelegen und können Kernreihen bilden. Das Bindegewebe und das Fettgewebe können vermehrt sein und es finden sich auch außerhalb der Polymyositiden entzündliche Infiltrate. Einzelne Erkrankungen haben spezifische histologische Aspekte, die eine präzise ätiologische Diagnose aus der Biopsie erlauben, auf die in den betreffenden klinischen Abschnitten noch hingewiesen werden soll.

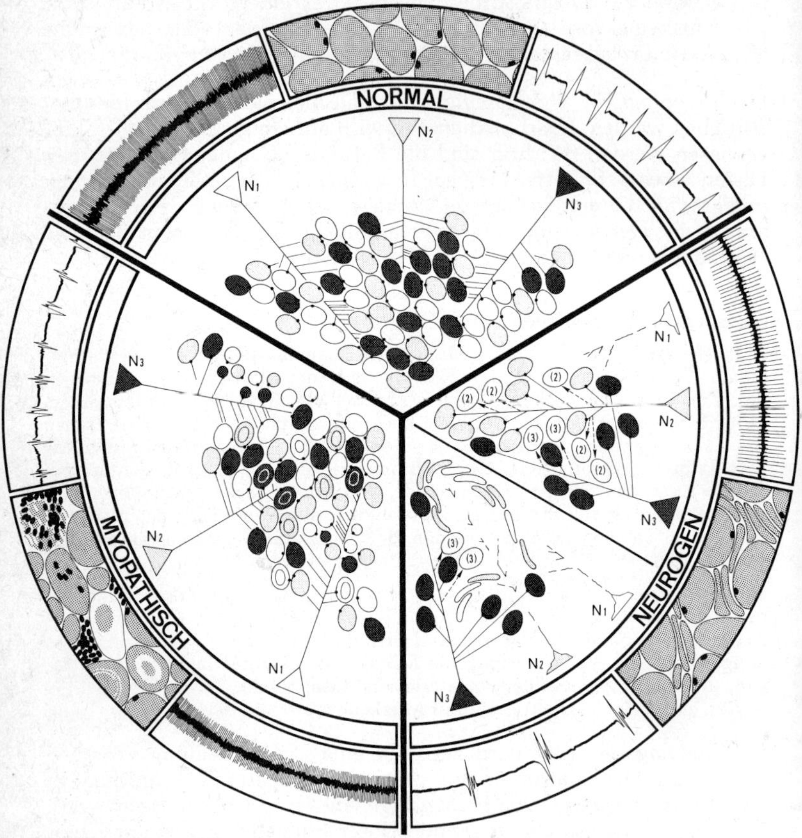

Abb. 26. Die motorische Einheit und ihre Bedeutung bei neuromuskulären Affektionen. Die zu drei verschiedenen motorischen Einheiten gehörenden Muskelfasern sind im *normalen* Muskel regellos verteilt und vermischt. Im Elektromyogramm normale bi- und triphasische Aktionspotentiale und volles Interferenzmuster bei maximaler Willkürinnervation. Bei *neurogenen Affektionen* werden die zur Einheit einer untergegangenen Ganglienzelle gehörenden Muskelfasern durch aussprossende Kollaterale noch gesunder Axone übernommen, wodurch größere motorische Einheiten, aber auch eine gewisse Gruppierung der gemeinsam innervierten Muskelfasern entsteht. Geht nunmehr eine dieser Ganglienzellen auch noch zugrunde, dann entsteht histologisch das Bild einer „gruppierten Atrophie" benachbarter Muskelfasern. Im Elektromyogramm große, z. T. polyphasische Potentiale und gelichtetes Interferenzbild. Bei *Myopathien* sind Muskelfasern der verschiedenen motorischen Einheiten betroffen. Im histo-

Nervenbiopsie. Die Nervenbiopsie wird aus einem funktionell nicht wichtigen sensiblen Nerven durchgeführt, z. B. dem N. suralis. Sie ist indiziert bei Verdacht auf eine Affektion mit Störung des Myelinstoffwechsels, z. B. bei metachromatischen Leukodystrophien. Den gleichen Zweck erfüllt die histologische Untersuchung des Pulpanerven eines Milchzahnes.

Gehirnbiopsie. Die Gehirnbiopsie wird gelegentlich bei degenerativen Gehirnaffektionen oder chronisch-progredienten Enzephalopathien des Kindesalters durchgeführt. Sie ist meist von rein diagnostischer Bedeutung und ohne therapeutische Konsequenzen, so daß die Indikation im Hinblick auf die Gefahren diskutabel ist. Gelegentlich wird sie zur histologischen Diagnose eines Tumors angewendet werden.

Psychiatrische Untersuchung des psychoorganischen Syndromes

Der Neurologe wird nicht selten ein psychoorganisches Syndrom zu beurteilen haben. Er wird sich über folgende Punkte ein Bild machen:

- Ob der Patient zeitlich, örtlich und autopsychisch orientiert ist
- Merkfähigkeit (Nachsprechen von vier- bis sechsstelligen Zahlen; Wiederholen einer drei- oder vierstelligen Zahl nach 5–10 Minuten; Nennen von 8 vorgezeichneten schematischen Figuren oder von 8 gezeigten kleinen Gegenständen; Kopfrechnen mit Zwischenergebnissen)
- Frischgedächtnis (Menu des Vorabends, Name des Untersuchers, eventuell Ankunftszeiten des benutzten Zuges, kürzliche Tagesereignisse usw.)
- Konzentrationsfähigkeit (Rückwärtsaufsagen der Monatsnamen, fortlaufendes Abziehen der Zahl 3 oder 7 von 100; Durchstreichen immer des gleichen Buchstabens in einem längeren Text [Bourdon-Test])
- Intelligenz und logische Funktionen (Kombination verschiedener Worte zu einem sinnvollen Satz; Lesen, Nacherzählen und Erklären einer kleinen Geschichte; Unterschiedsfragen)
- Auskunft durch Drittpersonen betreffend das Verhalten des Patienten, Trieb- und Antriebsstörungen usw.

---

logischen Bild entsprechende regellose Verteilung der Veränderungen. Die dadurch erzeugte Verkleinerung der einzelnen – zahlenmäßig zunächst nicht reduzierten – motorischen Einheiten zeigt sich im Elektromyogramm in niedrigen, z. T. aufgesplitterten Einzelpotentialen, die aber bei maximaler Willkürinnervation durchaus noch zu einem vollen Interferenzbild (niedriger Potentiale) verschmelzen können. (Aus Mumenthaler [110 d])

Spezielle klinische Neurologie

Die folgenden Ausführungen erheben keinen Anspruch auf Vollständigkeit. Sie wollen und können nicht auf die Ergänzung durch bewährte umfangreichere Lehr- und Handbücher (70, 180, 198, 215, 384, 415, 489, 562) sowie Lehrbücher der neurologischen Differentialdiagnostik (61) verzichten. Wohl wurde versucht, die topische Lokalisation der Krankheitsprozesse als Ordnungsprinzip in der Besprechung der einzelnen Krankheiten zu berücksichtigen und in den Unterabschnitten die einzelnen ätiologischen Gruppen zu besprechen. Dies konnte jedoch nicht überall durchgeführt werden, da gewisse Krankheiten verschiedene Systeme befallen und an verschiedenen Orten des Nervensystemes Läsionen setzen. Dort, wo die ätiologische Krankheitseinheit im Vordergrund steht – zum Beispiel bei der multiplen Sklerose – oder dort, wo das klinische Erscheinungsbild das wesentliche Element der Diagnostik darstellt – zum Beispiel bei der Epilepsie –, wurde auf eine Einordnung in die topographische Systematik verzichtet.

Erkrankungen, die (vorwiegend) das Gehirn und seine Hüllen betreffen

Unabhängig von ihrer Ätiologie sind Gehirnkrankheiten durch eine Reihe von *Leitsymptome* gekennzeichnet. *Allgemeine* – keineswegs obligate – *Symptome* sind Kopfweh, psychoorganische Symptome, Hirndruckzeichen, wie Erbrechen, Bewußtseinsstörungen und generalisierte epileptische Anfälle. Dazu kommen *lokalisatorische Symptome,* wie Hemiparesen, extrapyramidale Störungen, Kleinhirnsymptome, Hirnstammsymptome, Sprach- oder andere Kommunikationsstörungen, Sehstörungen, Hirnnervenausfälle oder fokale epileptische Anfälle. Solche klinisch-lokalisatorischen Symptome bestimmen denn auch die Anwendung weiterer Hilfsuntersuchungen.

Angeborene, geburtstraumatische und frühkindlich erworbene Störungen des Gehirnes (75, 180, 491)

Es scheint sinnvoll, zunächst allgemein und ohne Berücksichtigung der Ätiologie auf das klinische Bild der *zerebralen Bewegungsstörungen* (zerebrale Kinderlähmung, CP) hinzuweisen. Man versteht darunter eine zerebral bedingte Störung der motorischen Entwicklung, die mit oder seltener ohne Intelligenzdefekt einhergehen kann. Die neurologischen Symptome bestehen in Spastizität, unwillkürlichen Bewegungen (Athetose, Chorea, Choreoathetose, Torsionsdystonien, Tremor), Ataxie und Rigor. Dazu kommen manchmal epileptische Krampfanfälle. Bei 25 % der Fälle tritt spontan eine Besserung auf, 50 % können durch eine entsprechende frühzeitige Behandlung mehr oder weniger weitgehend rehabilitiert werden und 25 % bleiben schwer geschädigt. Die *Früherfassung* dieser zerebralen Bewegungsstörung ist auf Grund der Feststellung eines Entwicklungsrückstandes und gewisser pathologischer Befunde bei der neurologischen Untersuchung des Kleinkindes (S. 39) möglich. Sie ist notwendig, um die Kinder möglichst frühzeitig einem geeigneten Behandlungszentrum zuzuführen. Mit spezieller, dem Reflexverhalten des zerebral geschädigten Kindes angepaßten Übungstherapie kann heute vieles erreicht werden. Oft weisen schon die geburtshilfliche und die frühe postnatale *Anamnese* auf eine zerebrale Schädigung hin: Frühgeburt, Zyanose, Wiederbelebung, verspäteter erster Schrei, Ikterus, Ernährungsschwierigkeiten, Lähmungen, Krämpfe, Opisthotonus, Rigidität und Reflexstörungen. Während einiger Wochen bis zu einem halben Jahr kann zunächst eine Hypotonie vorliegen („floppy infant"). Auf eine mehrere Monate andauernde Phase dystoner, wechselnder, lage- und reizabhängige Tonussteigerung folgt schließlich die eigentliche Spastizität (272). Tab. 8 gibt einen Überblick über verschiedene Erscheinungsformen der zerebralen Bewegungsstörung.

Bei manchen Kindern führen mehr oder weniger ausgeprägte agnostische und apraktische Symptome unter anderem zu einer *Störung der Feinmotorik,* des Zeichnens und der räumlichen Erfassung (217 a). Diese Kinder wirken oft tollpatschig, ungeschickt, aber motorisch unruhig und hyperkinetisch. Sie zeigen oft auch choreiforme Bewegungen. Letztere können aber willentlich unterdrückt werden und verschwinden bei Intentionsbewegungen. Man spricht in solchen Fällen von „clumsy children" oder auch von „débilité motrice". Die gute verbale Intelligenz steht meist im Gegensatz zu spärlichen Leistungen in praktisch-manuell orientierten Testen. Der Neurostatus ist normal, aber das EEG fast immer diffus abnorm. In manchen Fällen liegt eine Epilepsie vor. Diesem Symptomenkomplex liegt so gut wie immer eine minime, angeborene oder geburtstraumatische zerebrale Schädigung zu Grunde. Vereinzelte dürften auf einer anlagemäßigen Störung der zerebralen Organisation beruhen.

Fehlbildungen des Gehirns infolge von Entwicklungsstörungen

Fehlen oder Fehlbildung einzelner Hirnteile führt zu Intelligenzdefekten, motorischen Lähmungen und eventuell epileptischen Anfällen. Am häufigsten besteht eine *Mikropolygyrie,* wobei zahlreiche schmale Windungen in begrenzten Regionen des Neocortex oder aber generalisiert vorhanden sind. Bei der *Pachygyrie* sind die sekundären Windungen vermindert, bei der *Agyrie oder Lissenzephalie* können die Windungen ganz fehlen. Bei der *Arhinenzephalie* fehlen entweder lediglich der Nervus und Tractus olfactorius oder dann erscheinen beide Hemisphären rudimentär und bei *fehlendem Balken* verschmolzen. Gelegentlich besteht zugleich auch eine *Zyklopie.*

Tabelle 8. Wichtigste Formen der zerebralen Bewegungsstörungen

Benennung	Besonderheiten	Pathologisch-anatomisches Substrat	Ursachen
Diplegia spastica infantilis *(Little)*	Spastizität der Beine ausgeprägter als an den Armen. Spitzfüße. Scherender Gang. Geistig oft normal	Pachy-Mikrogyrie, lobäre Sklerose	Perinataler Schaden (Entwicklungsstörung, Embryopathie, Icterus gravis)
Kongenitale zerebrale Monoparese	Am häufigsten Arm- und Gesichtslähmung	Porenzephalie, lokalisierte Atrophie	Geburtstraumatisch (Asphyxie, Blutung)
Kongenitale Hemiparese	Arme stärker betroffen als Beine. Epileptische Anfälle bei ca. 50%. Geistig meist defekt	Porenzephalie	Geburtstraumatisch (Asphyxie, Blutung)
Kongenitale Tetraparese	Arme stärker als Beine betroffen, gelegentlich bulbäre Zeichen. Epileptische Anfälle. Geistig stark defekt	Porenzephalie, beidseits. Oft Hydrozephalus	Geburtstraumatisch (Asphyxie, Blutung). Außerdem pränataler Schaden
Kongenitale Pseudobulbärparalyse	Schluckstörungen mit Trinkschwierigkeiten. Sprechstörungen. Geistig meist normal	Beidseitige Läsion kortikobulbärer Bahnen	Pränataler Schaden oder Geburtstrauma. Mißbildung (Syringobulbie)
Atonisch-astatisches Syndrom *(Foerster,* 179 c)	Hypotonie und Schwäche der Muskeln. Stehunfähigkeit. Koordinationsstörung. Geistig stark defekt	Atrophie des Stirnhirnes? Zerebelläre Defekte?	?
Athetose double und kongenitale Chorea (Choreoathetose)	Athetotische oder andere unwillkürliche Bewegungen, oft kombiniert mit spastischen Paresen	Stammganglien-defekte. Status marmoratus *(Vogt).* Status dysmyelinisatus bei spätem Beginn	Entwicklungsstörungen, perinatale Schäden, insbesondere Icterus gravis
Kongenitaler Rigor	Rigor ohne unwillkürliche Bewegungen. Haltungsanomalien. Keine Pyramidenzeichen. Hochgradiger geistiger Defekt. Epileptische Anfälle	Status marmoratus	Entwicklungsstörungen, perinatale Schäden, insbesondere Icterus gravis
Kongenitale zerebelläre Ataxie	Ataxie, Intentionstremor und Koordinationsstörung der Bewegungen. Motorischer Entwicklungsrückstand. Artikulationsstörungen. Eventuell kombiniert mit anderen motorischen Syndromen	Mißbildungen des Kleinhirnes	Entwicklungsstörungen des Zerebellums

Bei *Holo-Telencephalie* (nur ein einheitlicher Ventrikel im rostralen Großhirn) findet sich klinisch eine Mikrozephalie, ein Hypothelorismus und Spaltbildung. Kleinhirnteile können fehlen oder unvollständig angelegt sein. Das DANDY-WALKER-Syndrom des Kindes ist durch eine enorme, gelegentlich supratentoriell sich ausdehnende, zystische Vergrößerung des vierten Ventrikels mit Hydrozephalus und Ausweitung der hinteren Schädelgrube gekennzeichnet. Es entsteht durch eine Atresie der Foramina Luschkae und Magendii und ist oft von einer Dysgenesie des Wurmes und kaudalen Hirnnervenausfällen begleitet (455). Bei der ARNOLD-CHIARI-Mißbildung finden sich ein Teil der Medulla oblongata und zungenartige Fortsätze des Kleinhirnes unterhalb des Foramen occipitale magnum im zervikalen Wirbelkanal. Diese Fehlbildung kann — muß aber nicht — mit einer Spina bifida und mit einem Hydrozephalus einhergehen. Gelegentlich findet sich auch eine *Anomalie des kraniozervikalen Überganges* (zum Beispiel eine basale Impression) oder ein KLIPPEL-FEIL-Syndrom (Verschmelzung zweier oder mehrerer Wirbel der Halsregion).

Meningoenzephalozelen. Das Neuralrohr, das um den 19. Embryonaltag sich auszubilden beginnt, ist in der Regel sowohl im kranialen, wie im spinalen Anteil am Ende des 1. Monats geschlossen. Die Mesenchymanlagen bilden u. a. die umgebenden Hüllen und Knochen. Entwicklungsstörungen können zu unterschiedlich ausgeprägten Fehlbildungen führen. Am Gehirn und am Rückenmark können folgende Defekte vorkommen:

- Unvollständiger Knochenschluß: Cranium bifidum occultum (Spina bifida occulta)
- Austreten von Hirnhäuten durch den Knochendefekt, von der Haut überdeckt: Meningozele
- Durch den Defekt treten die Hirnhäute aus und in den so gebildeten Sack stülpt sich auch Gehirnsubstanz ein: Enzephalomeningozele (Myelomeningozele)
- Das in den Sack ausgetretene Gehirn enthält auch einen Teil des flüssigkeitshaltigen Ventrikelsystems: Enzephalomeningozystozele (Myelomeningozystozele)
- Das Neuralrohr hat sich nicht geschlossen, so daß die mißgebildete Gehirnanlage als offene Neuralplatte unbedeckt vorliegt: Offener Anenzephalus (vollständige Rhachischisis)

Der weitaus häufigste Sitz dieser Mißbildungen ist die Okzipitalregion. Nur Meningozelen und Enzephalomeningozelen sind im Prinzip operabel.

Phakomatosen. In dieser Gruppe werden eine Reihe von Fehlbildungen eingereiht, die sich sowohl am zentralen Nervensystem, wie auch an anderen Teilen des Organismus und im besonderen an der Haut manifestieren (11).

Die tuberöse Hirnsklerose (BOURNEVILLE) wird dominant vererbt und hat eine hohe Mutationsrate. Sie beruht auf einer gestörten Histogenese. Im Gehirn finden sich knotige Auftreibungen der Gyri, die u. a. abnorme, große Astrozyten enthalten. Solche Zellanhäufungen sind gelegentlich auch in der Marksubstanz oder intraventrikulär vorhanden. Maligne Entartungen kommen vor. Knotenbildungen durch abnorme Neuroglia können auch an der Retina vorhanden sein. An der Haut findet sich als hochgradig charakteristische Veränderung das *Adenoma sebaceum* (PRINGLE) um die Nase und auf der Stirne, das diskret wie eine Akne oder aber wulstig-knotig und entstellend sein kann. Die Nieren weisen an der Oberfläche oder in der Rinde knotige, mesenchymale (?) Tumoren auf, am Herzen kommen Rhabdomyome vor. *Klinisch* erlaubt die Trias Schwachsinn, epileptische Anfälle und Adenoma sebaceum schon die Diagnose.

Die enzephalofaziale Angiomatose (STURGE-WEBER) ist durch einen Gesichtsnävus im Gebiete eines oder mehrerer Trigeminusäste sowie durch verkalkte geschlängelte Gefäße, meist Kapillaren und kleine Venen, in den Meningen der parietookzipitalen Konvexität gekennzeichnet. Daneben können Angiome der Retina und ein Buphthalmus bestehen. *Klinisch* ist die Kombination des Gesichtsnävus mit einer (fokalen) Epilepsie, einem Intelligenzdefekt und eventuell mit einer kontralateralen Hemiparese charakteristisch. Röntgenologisch lassen sich die geschlängelten Verkalkungen an der Gehirnoberfläche nachweisen.

Im Rahmen der VON-HIPPEL-LINDAU-*Krankheit* findet sich eine Angiomatose der Retina, kombiniert mit einem und selten mehreren Kleinhirnangiomen. Dieses letztere sitzt meist lateral in der Wand einer Zyste und beginnt im mittleren Lebensalter Kleinhirnsymptome und Hirndruckzeichen zu verursachen. Gelegentlich finden sich Angiome an den inneren Organen. Bei frühzeitiger Erkennung ist die Prognose der operierten Kleinhirnangiome bei vollständiger Entfernung des Wandknotens gut.

Die Neurofibromatose (VON-RECKLINGHAUSEN-*Krankheit)* ist durch das Vorkommen von zahlreichen Neurofibromen, die sich aus den bindegewebigen Nervenscheiden entwickeln, gekennzeichnet. Diese können sowohl an den peripheren Nerven (progrediente periphere Paresen), wie auch an den Nervenwurzeln (radikuläre Ausfälle) sitzen. Hier können sie dann bei intraspinaler Ausdehnung zu einer Rückenmarkskompression mit Querschnittssymptomatik führen. Bei Entwicklung in einem Foramen intervertebrale bewirkt dies eine röntgenologisch in den halbschrägen Aufnahmen faßbare Ausweitung des Foramens und die Entstehung einer sogenannten Sanduhrgeschwulst mit teils intraspinaler (Tumorsymptome), teils extraspinaler Ausdehnung. Intrakraniell finden sich Neurinome besonders am N. vestibulocochlearis und erzeugen die Symptome eines eventuell beidseitigen Kleinhirnbrückenwinkeltumors (S. 97). Auch am N. opticus und an der Retina kommen die Tumoren vor (Sehstörungen) und gelegentlich auch innerhalb des zentralen Nervensystemes (Epilepsie und Symptome eines raumfordernden Prozesses). Neurofibrome können auch maligne entarten. Gehäuft finden sich bei diesen Patienten auch Meningeome. An der Haut sind die oft ausgedehnten kutanen Neurofibrome sowie Pigmentanomalien (graubraune Café-au-lait-Flecken, Epheliden) charakteristisch.

Auch die *Ataxia teleangiectatica* gehört möglicherweise zu den Phakomatosen, wird aber auf S. 159 besprochen.

Intrauterin erworbene Affektionen des Gehirnes

Embryopathien nach Röteln. Bei Erkrankung der Mutter an Röteln während der ersten drei Monate einer Gravidität besteht ca. 10% Wahrscheinlichkeit einer Schädigung des Fetus. Je später die Mutter erkrankt, desto weniger wahrscheinlich ist eine Wirkung auf die Frucht (180). Die häufigsten Defekte bestehen in Katarakt, Taubheit (Entwicklungsstörung des CORTI-Organes), Mikrozephalie und Herzfehlern.

Angeborene Toxoplasmose. Eine erstmalige Erkrankung der Schwangeren an Toxoplasmose (303) führt zunächst im Rahmen einer Parasitämie zur Entstehung von plazentaren Herden und in der zweiten Hälfte der Schwangerschaft zu einer generalisierten Infektion des Fetus. Es kommt dadurch zu einem Stadium des generalisierten (zum Teil schon intrauterinen) Befalles des kindlichen Organismus, dann zu einem Stadium der floriden Enzephalitis. Hierbei treten allgemeine zerebrale Symptome, Krämpfe und ein Hydrozephalus in Erscheinung. Der Liquor ist pathologisch. Auch diese Krankheitsphase spielt sich meist noch intrauterin ab, so daß der weitaus größte Teil dieser erkrankten Kinder bereits im Stadium des postenzephalitischen Schadens zur Welt kommen. Sie zeichnen sich durch psychomotorische Retardierung, durch Krampfanfälle und durch einen progredienten Hydrozephalus aus. Nur etwa 15% der Fälle weisen röntgenologisch faßbare intrazerebrale Verkalkungen oder eine Chorioretinitis auf. Auch die serologischen Teste helfen nicht immer bei der Diagnose, da man den Abfall des Antikörpertiters zwischen Infektion und Moment der Untersuchung einerseits und den hohen Durchseuchungsgrad der Bevölkerung mit Toxoplasmose andererseits berücksichtigen muß. Die bei der akuten Toxoplasmainfektion wirksame Therapie mit einem Mehrfachsulfonamid und Pyrimethamin (Daraprim) kommt bei der konnatalen Toxoplasmose naturgemäß oft zu spät.

Die *konnatale Zytomegalie* (552 a) bewirkt Früh- und Mangelgeburten, Mikrozephalie, einen Hydrozephalus, Krämpfe und Lähmungen. Es finden sich intrazerebrale, insbesondere periventrikuläre Verkalkungen. An den anderen Organen treten Choreoretinitis, interstitielle Pneumonien, Hepatitiden, Anämien und Knochenveränderungen auf. Die intravitale Diagnose stützt sich auf die Zytologie des Harnsedimentes, den Virusnachweis und die Komplementbindungsreaktion im späteren Säuglingsalter.

Konnatale Lues. Die konnatale Lues mit neurologischen Erscheinunge ist bei einer frische Syphilis der Mutter häufiger als bei späteren Stadien. Neben den allgemeinen Stigmata, wie Sattelnase, Rhinitis, Rhagaden um den Mund, Hauterscheinungen, Hepatosplenomegalie und Periostitis sowie den später sichtbaren Zahndefekten (HUTCHINSON-Zähne), Keratitis interstitialis und Gehörstörungen finden sich Erscheinungen von seiten des zentralen Nervensystemes. Innerhalb der ersten Lebensmonate kann eine akute luische Leptomeningitis oder eventuell später eine chronische meningovaskuläre Lues auftreten. Die Luesreaktionen im Blut und Liquor sind meist positiv. Nicht selten tritt eine Chorioretinitis auf. Spätere Erscheinungen der metaluischen Reihe (S. 227) können im Laufe der Jahre hinzukommen, so im besonderen eine progressive Paralyse oder eine Tabes dorsalis.

Geburtstraumatische Gehirnstörungen

Subduralhämatom. Die häufigste hämorrhagische geburtstraumatische Komplikation ist das Subduralhämatom. Die Blutungsquelle ist ein zerrissener Sinus (Tentorium) oder zuführende Venen. Meist geht eine schwere Geburt, eventuell eine Zange voraus. Klinisch lassen sich die Anzeichen einer zerebralen Schädigung nachweisen und eine Punktion des Subduralraumes ergibt Blut oder blutig tingierte Flüssigkeit. Die Behandlung besteht in wiederholten Punktionen und eventuell in einer Kraniotomie.

Intrazerebrale Blutung, Geburtsasphyxie, Porenzephalie, Status marmoratus. Massive *intrazerebrale Blutungen und intraventrikuläre Blutungen* unter der Geburt führen meist zum Tode. Kleinere Blutungen und kleine multiple Blutungen können das Bild einer zerebralen Kinderlähmung ergeben. Die Symptomatologie ist nicht von derjenigen nach *Geburtsasphyxie* mit anschließenden Erweichungen zu unterscheiden. In solchen Fällen finden sich später pathologisch-anatomisch eine Reihe von Veränderungen, so verdünnte sklerotische Windungen *(Ulegyrie)*, Bildung von gekammerten Hohlräumen *(Porenzephalie)* und *Status marmoratus* der Stammganglien. Dieser ist durch einen Überschuß an myelinisierten Fasern gekennzeichnet und geht mit Athetose oder Athetose double einher (s. S. 149).

Icterus gravis neonatorum

Wenn eine rhesusnegative Mutter, die durch eine frühere Gravidität oder Transfusionen von rhesuspositivem Blut Antirhesusagglutinine gebildet hat, erneut einen Fetus mit rhesuspositivem Blut trägt, so dringen die Antirhesusagglutinine durch die Plazenta hindurch und zerstören die rhesuspositiven Erythrozyten des Fetus. Es finden sich beim Neugeborenen Ödeme, eine Anämie, eine Erythroblastose und schon bei der Geburt oder innerhalb der ersten Tage ein rasch zunehmender Ikterus. In etwa 20 % der Fälle von Erythroblastose tritt – sofern nicht die rettende Exsanguinotransfusion durchgeführt wird – ein sogenannter *Kernikterus* auf. Die Transfusion wird bei einem Bilirubinspiegel von 20 mg⁰/₀ durchgeführt. Vor allem sind der Nucleus subthalamicus, der Globus pallidus, der Nucleus dentatus, die untere Olive und einige andere Hirnstammstrukturen von gelbem Pigment durchsetzt. Dabei scheint neben den hohen Konzentrationen von indirektem Bilirubin im Blut, auch eine anoxische Schädigung der befallenen Strukturen pathogenetisch eine Rolle zu spielen. *Klinisch* werden die Kinder zwischen dem zweiten und dem fünften Tag des Ikterus apathisch, trinken nicht, weisen Zuckungen auf, einen Opisthotonus, Atmungsunregelmäßigkeiten und sterben in schweren Fällen nach 3–7 Tagen. In den meisten Fällen allerdings überleben die Kinder, weisen aber Defekte auf im Sinne einer zerebralen Kinderlähmung mit motorischen Störungen, Paresen, unwillkürlichen dystonen oder athetotischen Bewegungen, Schwerhörigkeit und Intelligenzstörungen.

Kindlicher Hydrozephalus (180, 198)

Der *Liquor cerebrospinalis* wird im Plexus chorioideus der Seitenventrikel, des dritten und des vierten Ventrikels gebildet. Er fließt aus den Seitenventrikeln durch die Foramina Monroi (interventricularia) in den dritten Ventrikel, von hier durch den Aquaeductus Sylvii (cerebri) in den vierten und von diesem durch das medial gelegene Foramen Magendii (Apertura mediana ventriculi quarti) und die beiden seitlichen Foramina Luschkae (Aperturae laterales ventriculi quarti) in die Cisterna cerebellomedullaris bzw. die Cisternae pontis laterales (Abb. 27). $^1/_5$ gelangt zunächst dann in die perimedullären Subarachnoidalräume, während $^4/_5$ direkt durch das System der basalen Zisternen und schließlich durch die Pacchioni-Granulationen wieder in den Blutstrom, im besonderen in die großen Sinus, gelangen. Auch eine Entstehung im Subarachnoidalraum ist wahrscheinlich gemacht worden.

Ein Hydrozephalus entsteht dann, wenn der Liquorfluß irgendwo auf dem soeben beschriebenen Wege behindert wird. Die theoretisch denkbare Möglichkeit einer Liquorüberproduktion ist umstritten.
Je nach Ort des Verschlusses bzw. der Strömungsbehinderung kann es zu einem *Okklusiv-Hydrozephalus* (keine Verbindung des Ventrikelsystemes zu den Subarachnoidalräumen) oder zu einem *kommunizierenden Hydrozephalus* (erhaltene Verbindung) kommen. Im einzelnen sind folgende ätiologische Möglichkeiten – zum Teil auch bei Erwachsenen gültig – zu erwähnen:

Okklusiv-Hydrozephalus

- Tumor im dritten Ventrikel (Kolloidzyste usw.)
- Fehlen, Gliose oder Fehlbildung des Aquädukts
- Tumor der hinteren Schädelgrube

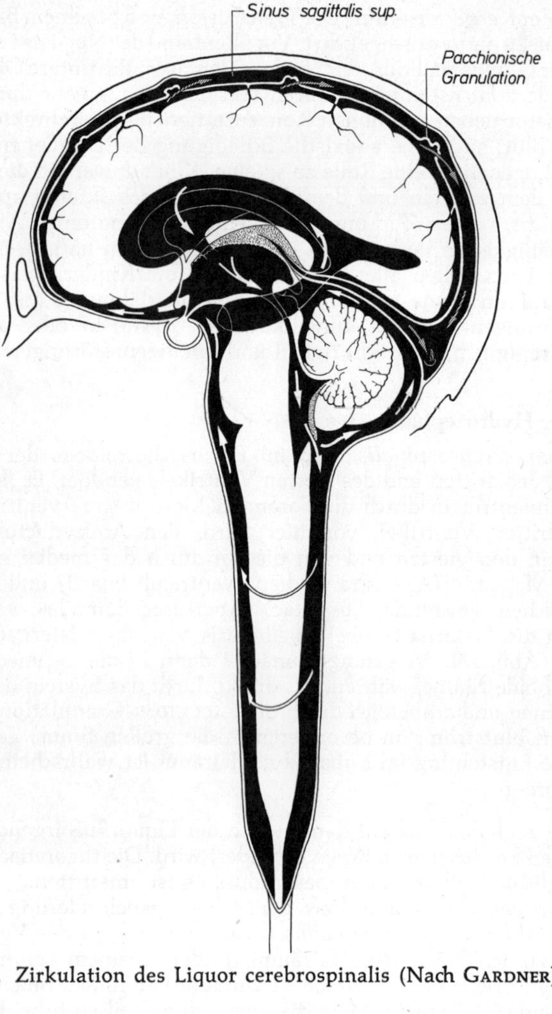

Abb. 27. Zirkulation des Liquor cerebrospinalis (Nach GARDNER).

- Obliteration der Foramina Luschkae und Magendii (122)
- Mißbildung, insbesondere ARNOLD-CHIARIsche (eventuell mit Meningozele)

Kommunizierender Hydrozephalus

- Verlegung der Zisternen durch entzündliche Verklebungen (nach Meningitis)

- Verlegung des subarachnoidalen Maschenwerkes durch Status nach Blutungen (300, 355)
- Subdurales Hämatom
- Liquorabflußbehinderung durch Thrombose venöser Sinus (z. B. beim otitischen „Hydrozephalus" s. S. 86)

Je nach Ursache wird der Hydrozephalus schon intrauterin sich ausbilden (deutlicher Hydrozephalus in 0,2 % aller Geburten) und eine Spontangeburt unter Umständen verunmöglichen oder er wird postnatal sich entwickeln. Die *Diagnose* beruht in erster Linie auf der Feststellung eines abnorm großen und progressiv zunehmenden Kopfumfanges (Abb. 28). Die Fontanellen sind weit und eventuell vorgewölbt.

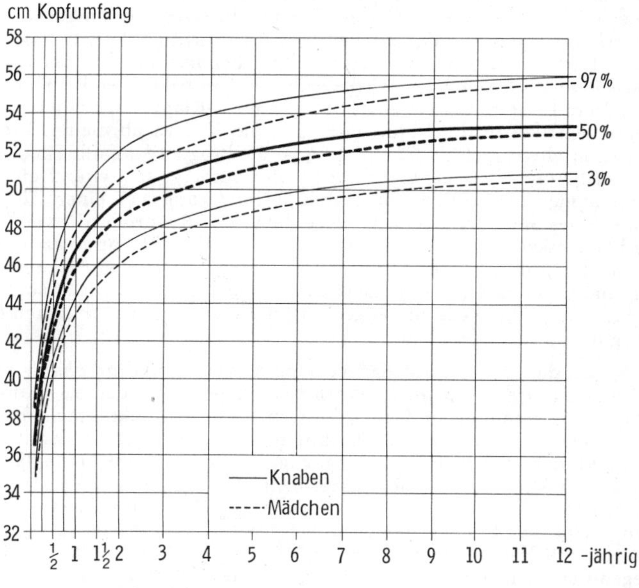

Abb. 28. Kopfumfang bei Kindern

Die Perkussion des Schädels kann ein schepperndes Geräusch verursachen (bruit du pot fêlé). Durch die vorgewölbten Stirnknochen und das herunterdrängen der Orbitalplatte ist an den Augen die obere Partie der Sklera sichtbar, so daß die Iris wie eine „untergehende Sonne" hinter dem Unterlid einzutauchen scheint. Die somatische und geistige Entwicklung der Kinder ist verzögert und ohne Therapie bzw. spontanen Stillstand treten zunehmende Demenz, Spastizität, Krampfanfälle und der Exitus ein.

Zur Festlegung des Ortes der Liquorabflußbehinderung wird durch die Koronarnaht hindurch der Seitenventrikel punktiert (Tiefe beachten, in welcher Liquor zu fließen beginnt, als Maß für die Dicke des Hirnmantels). Gleichzeitig wird eine Lumbalpunktion ausgeführt. Ein in den Ventrikel injizierter Farbstoff kann bei kommunizierendem Hydrozephalus nach 2–15 Minuten (gelegentlich erst später) im Lumballiquor nachgewiesen werden. Normalerweise sollte mehr als 50 % des Farbstoffes innerhalb von 12 Stunden im Urin ausgeschieden worden sein. Werden trotz freier Kommunikation zum Lumbalraum in dieser Zeit jedoch weniger als 15 % ausgeschieden, so deutet dies auf eine Resorptionsstörung des Liquors durch Verlegung der Subarachnoidalräume hin. Für die Beurteilung entscheidend ist schließlich die lumbale Luftenzephalographie beim kommunizierenden Hydrozephalus bzw. die Ventrikulographie bei Okklusiv-Hydrozephalus. Deren Ergebnis entscheidet über das therapeutische Vorgehen (198). Gelegentlich wird man eine Passagebehinderung (zum Beispiel Atresie der Foramina Luschkae und Magendii) direkt angehen, viel häufiger aber eine Shunt-Operation ausführen. Bei Okklusiv-Hydrozephalus wird eine Ventrikulozisternostomie nach Torkildsen gemacht (Ableitung vom Hinterhorn durch ein Drain in die Cisterna cerebellomedullaris), bei kommunizierendem Hydrozephalus wird durch eine ventrikulovenöse Shuntoperation, zum Beispiel mittels einer Spitz-Holter-Klappe, der Liquor aus dem Seitenventrikel in die V. jugularis und die V. cava abgeleitet. Wenn der Hirnmantel weniger als 1,5 cm mißt, ist die Prognose auf alle Fälle schlecht. *Als otitischer Hydrozephalus* (443) wird nicht ganz treffend eine Hirndrucksteigerung infolge Liquorabflußbehinderung bei einer Thrombose – meist des Sinus transversus – bezeichnet. Das Syndrom tritt viel häufiger nach rechtsseitiger als nach linksseitiger Otitis, aber auch nach anderen primären Prozessen auf. Es ist durch Kopfweh, Erbrechen, Stauungspapillen und oft beidseitige Abduzensparese gekennzeichnet. Meist sind Kinder befallen. Die Prognose ist bei geeigneter Behandlung des primären Prozesses gut.

Es sei an dieser Stelle auf das Vorkommen eines *Hydrozephalus mit normalem Liquordruck beim Erwachsenen* hingewiesen, der zu wechselnden psychischen Symptomen, Gangunsicherheit und Urininkontinenz führt und durch einen ventrikulovenösen Shunt korrigiert werden kann (7, 44). Charakteristisch ist oft die schlagartige Besserung nach Lumbalpunktion. Ursächlich kann eine Liquorrückresorptionsstörung durch Verklebung der Zisternen nach Meningitis oder subarachnoidaler (auch traumatischer) Blutung oder bei Sinusthrombosen verantwortlich sein. Bei der Zisternographie mit Radioisotopen (s. Seite 52) diffundiert das markierte Albumin gegen den verlangsamten Liquorstrom in die Ventrikel (44). Der mit progredienter Demenz einhergehende *Hydrozephalus bei Boxern* ist auf multiple Hirnkontusionen zurückzuführen. Möglicherweise spielen allerdings auch hier die Folgen einer durch chronische Traumata verursachten Verklebung der Subarachnoidalräume eine Rolle.

Kraniostenosen (18, 180, 198)

Bei vorzeitiger Synostosierung einer Sutur des Schädels wird die harmonische Vergrößerung der Kalotte mit dem wachsenden Gehirn gestört. Es kommt dadurch zunächst zu einer Verschiebung der Proportionen des wachsenden Schädels, später zu einer Störung der geistigen Entwicklung, zu Krampfanfällen und zu Hirndruckzeichen.

Es werden folgende Typen von Kraniostenosen unterschieden:

- *Skaphozephalus* (= Dolichozephalus) bei Synostosierung der Sagittalnaht (häufigste Form)
- *Oxyzephalus* bei Synostosierung von mindestens der Sagittal- und der Koronarnaht. Druck in Richtung der großen Fontanelle, so daß ein nach vorn oben spitz zulaufender Schädel entsteht (zweithäufigste Form)
- *Brachyzephalus* bei Synostosierung der Koronar- und Lambdanaht
- *Plagiozephalie* bei einseitiger oder teilweiser Synostosierung einer Naht und unsymmetrischem Kopfwachstum
- CROUZON-*Krankheit* mit Synostosierung von Schädel- und Gesichtsknochen, vor allem Koronarnaht, sowie Maxillarnähten. Das Gesicht und der Schädel sind breit, die Augen weit auseinanderstehend, das Kinn vorspringend

Die *Therapie* sollte frühzeitig, möglichst vor dem 4. Lebensmonat einsetzen. Sie besteht in der Exzision von Knochenstraßen beidseits der synostosierten Naht.

Anomalien des kraniozervikalen Überganges (77, 189, 413)

Am kraniozervikalen Übergang können verschiedene, eventuell miteinander kombinierte Fehlbildungen vorhanden sein, so eine basale Impression, eine Atlasassimilation, ein Os odontoideum, eine habituelle Densluxation, ein Okzipitalwirbel, eine Spina bifida atlantis, sowie eine Platybasie. An der Halswirbelsäule kommen Blockwirbelbildungen im Sinne eines KLIPPEL-FEIL-Syndroms vor. Gelegentlich sind damit auch Fehlbildungen des nervösen Zentralorganes, so namentlich eine ARNOLD-CHIARI-Mißbildung, kombiniert. *Klinisch* fallen manchmal ein kurzer Hals und ein tiefliegender Haaransatz auf. Neurologische Symptome treten in der Regel langsam progredient erst im Erwachsenenalter auf. Charakteristisch ist eine Kombination von kaudalen Hirnnervenausfällen, Hirnstammsymptomen (Nystagmus) und Ausfällen von Seiten der langen Bahnen (meist beidseitige Pyramidenbahnzeichen, Sensibilitätsstörungen, eventuell dissoziiert). Häufig wird die Fehldiagnose multiple Sklerose gestellt. Die optimale Therapie ist noch nicht eindeutig definiert, im besonderen steht noch nicht fest, ob die großzügige okzipitale Dekompression nützt.

Schädelhirntrauma (266, 308, 460, 544)

Besonders wegen der immer häufigeren Verkehrsunfälle hat der Arzt sich vielfach mit Schädeltraumatikern abzugeben. Jede Gewalteinwirkung auf den Schädel bringt die Möglichkeit einer Gehirnerschütterung (Commotio cerebri) ohne grob faßbares pathologisch-anatomisches Substrat oder einer tiefgreifenderen, morphologisch faßbaren Gehirnläsion mit sich.

Anamnese und Untersuchungbefunde bei Schädeltraumatikern

Unfallanamnese. Bei der Unfallanamnese eines Schädeltraumatikers sollte auf folgende Punkte geachtet werden:

- Genauer Zeitpunkt, Art und Richtung der Gewalteinwirkung
- Eventuell Kopfbedeckung
- Erinnerung an das Unfallereignis oder eventuell retrograde Amnesie für die davorliegende Zeit
- Dauer der anterograden Amnesie im Anschluß an den Unfall
- Erbrechen

Untersuchung. Bei der Untersuchung eines frischen Schädeltraumatikers beachte man folgendes:

- Bewußtseinszustand (genaue Beschreibung s. S. 11)
- Äußere Verletzungen, insbesondere Schädelverletzungen
- Blutung aus Nase oder Ohren und im Rachen
- Brillenhämatom
- Allgemeinzustand und insbesondere Kreislaufverhältnisse (Schock!)
- Neurostatus (speziell Pupillen, Sehfunktionen, Nystagmus, Gehör, Paresen, Pyramidenzeichen)
- Schädelröntgen, eventuell echoenzephalographische, neuroradiologische und Elektroenzephalogramm-Untersuchungen

Begutachtungsfragen. Bei der späteren Beurteilung eines Schädeltraumatikers (Begutachtung) beachte man:

- Die *Unfallanamnese* (s. oben)
- Zeitpunkt des Auftretens postkommotioneller *Beschwerden* sowie deren Charakter und Intensität, namentlich: Kopfschmerzen, Schwindel, Unsicherheit beim Stehen und Gehen, Gedächtnisstörungen, Reizbarkeit, Ermüdbarkeit, Antriebsstörungen
- Eventuell anamnestisch faßbare posttraumatische *Komplikationen* namentlich: Geruchssinnstörungen, epileptische Anfälle, Seh- und Gehörstörungen
- Pathologische *Untersuchungsbefunde*, namentlich: Anosmie, Vestibularisstörungen, Gehör- und Sehstörungen, Paresen und Pyramidenzeichen, ein psychoorganisches Syndrom oder ein hirnlokales Psychosyndrom, eventuell Elektroenzephalogramm und Röntgenbefunde (eine Fraktur der Schädelkalotte heilt nur im Kindesalter. Sie bleibt beim Erwachsenen in einem geeigneten Röntgenbild immer sichtbar)

Je nach Schwere des Traumas unterscheiden wir

- *Schädelprellung* ohne Verletzung des Gehirnes und ohne kommotionelle Beschwerden. Sie soll hier nicht näher behandelt werden

- *Commotio cerebri* (mit oder ohne Schädelfraktur)
- *Contusio cerebri* (nicht immer mit Fraktur und ausnahmsweise auch ohne Commotio einhergehend) durch indirekte Gewalteinwirkung entstanden
- *Concussio cerebri:* Offene Hirnverletzung, immer mit Knochenverletzung einhergehend
- Posttraumatische Früh- und Spätkomplikationen, eventuell mit *Compressio cerebri.*

Die Grenze zwischen bloßer Schädelprellung und Commotio und diejenige zwischen Commotio und Contusio cerebri sind gelegentlich nicht ganz leicht zu bestimmen.

Commotio cerebri

Abgesehen von der leichten Schädelprellung geht jedes einigermaßen relevante Schädeltrauma mit dem Bilde einer Commotio cerebri einher. Charakteristisch hierfür ist eine *Bewußtseinsstörung,* die unter Umständen von sehr kurzer Dauer sein kann. Für den Außenstehenden fehlt sie unter Umständen sogar (Verunfallter steht zum Beispiel sofort wieder auf), für den Patienten besteht aber eine faßbare amnestische Lücke. Häufig, aber nicht obligat, ist eine *retrograde Amnesie,* wobei Ereignisse vor dem Unfall nicht erinnert werden. Die *anterograde Amnesie* nach dem Unfall bis zum Wiedereinsetzen der lückenlosen Erinnerung deckt sich nicht etwa mit der Bewußtlosigkeit, wohl aber weitgehend mit dem (oft nicht ohne weiteres faßbaren) *posttraumatischen Dämmerzustand.* In der Regel überschreitet bei einer einfachen Commotio cerebri die Dauer der Bewußtlosigkeit nicht eine Viertelstunde, diejenige des Dämmerzustandes nicht eine Stunde. Ist erstere länger als eine Stunde, letztere länger als 24 Stunden, so liegt eine Contusio cerebri vor (s. unten). Zur Commotio cerebri gehört mit ziemlicher Regelmäßigkeit Erbrechen. Charakteristisch sind die *postkommotionellen Beschwerden,* die in der Regel unmittelbar nach dem Trauma auftreten und dann über eine mehr oder weniger lange Zeit allmählich abklingen. Im Vordergrund stehen *Kopfschmerzen* (308, 460), meist diffus, gelegentlich schon am Morgen vorhanden, oft erst im Laufe des Tages bei Belastung auftretend. Sie werden regelmäßig durch Sonnenbestrahlung und Alkoholgenuß, vielfach durch häufiges Bücken und Aufrichten verstärkt. Oft besteht *Schwindel,* meist ein unbestimmter Schwankschwindel mit Unsicherheit beim Gehen, insbesondere bei raschen Bewegungen und bei Aufwärts- und Abwärtsblicken (Treppensteigen). Gelegentlich finden sich allerdings mehr lokalisierte, intensiv bohrende Kopfschmerzen, die verdächtig auf eine meningeale Narbe sein können. Die Patienten klagen ferner über eine allgemeine *Hirnleistungsschwäche,* namentlich Gedächtnisstörungen (Namen), Konzentrationsschwierigkeiten, rasche Ermüdbarkeit und Reizbarkeit. Diese Beschwerden können je nach Schwere des Traumas, aber auch in Abhängigkeit von der Persönlichkeit und der Einstellung des Patienten, über Wochen oder Monate andauern. Obwohl zweifellos die Entwicklung einer Unfallneurose gerade bei versicherten Schädeltraumatikern nicht so selten ist, sind in vielen Fällen doch echte Beschwerden über Monate und Jahre vorhanden. Dies ist allerdings nicht identisch mit Arbeitsunfähigkeit und Entschädigungspflicht.

Der *Untersuchungsbefund* ist mit Bezug auf Unfallfolgen immer normal, ebenso Lumbalpunktion und Elektroenzephalogramm. Die *Therapie* besteht in Bettruhe höchstens während einiger Tage, dann in neurovegetativ stabilisierender Medikation und zuversichtlicher Haltung des Arztes.

Contusio cerebri und penetrierende Hirnverletzungen

Bei der Contusio cerebri liegt eine morphologisch faßbare Schädigung der Gehirnsubstanz vor. Die Bewußtlosigkeit und der posttraumatische Dämmerzustand sind in der Regel längerdauernd als bei der Commotio cerebri, was aber keineswegs obligat ist. Es finden sich in der Regel initial schon neurologische Symptome als Hinweis auf eine herdförmige Gehirnläsion. Eine traumatische Anosmie ist um so häufiger, je schwerer das Schädeltrauma war und ist praktisch immer Zeichen einer durchgemachten Contusio cerebi (309). Die Lumbalpunktion wird blutigen oder xanthochromen Liquor ergeben, das Elektroenzephalogramm oft einen Herdbefund. Posttraumatische epileptische Anfälle sind immer Anzeichen einer durchgemachten Contusio cerebri (s. unten). Die subjektiven *posttraumatischen Beschwerden* entsprechen im übrigen denjenigen nach Commotio cerebri und sind vielfach, aber nicht notwendigerweise, intensiver. Hinzu kommen jeweils die Beschwerden auf Grund der lokalen zerebralen Läsion (also zum Beispiel Paresen, Gehbehinderung, Sprachstörungen, Sehstörungen usw.) und in vielen Fällen eine posttraumatische Enzephalopathie (s. unten).

Posttraumatische Komplikationen und Spätfolgen

Intrakranielle Hämatome. Die intrakraniellen Hämatome können als Früh- oder als Spätkomplikation auftreten. Eine sorgfältige Überwachung des Schädeltraumatikers ist gerade wegen der sekundären Compressio cerebri durch ein Hämatom wesentlich. Die Arteriographie vermag hier entscheidend zur Diagnostik beizutragen (266).

Das Epiduralhämatom ist meistens Folge einer Zerreißung einer Meningealarterie, wobei Blut zwischen Dura und Schädelkalotte sich ansammelt und zu einer Gehirnkompression führt. War das initiale Trauma ein schweres, so erwacht der Patient oft gar nicht oder nur für kurze Zeit (fehlendes oder kurzes freies Intervall). Andererseits ist ein Epiduralhämatom gerade auch bei nur leichter oder fehlender Hirnschädigung möglich, so daß also ein eindeutiges freies Intervall vorhanden sein kann. In einem tiefen Koma und wegen begleitender anderer Gehirnläsionen ist es gelegentlich schwer, klinisch eine Seiten-

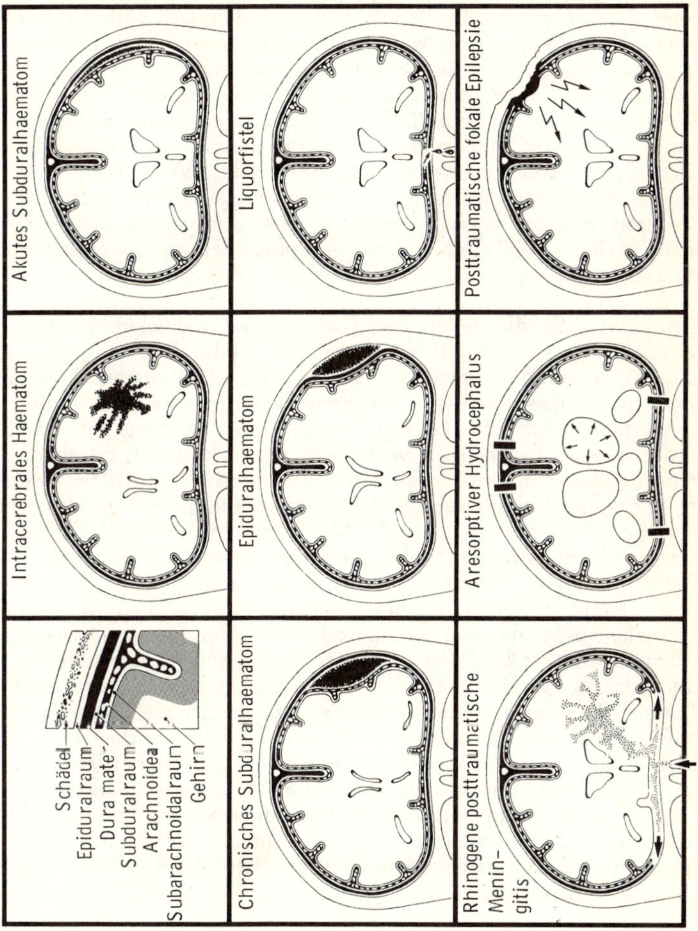

Abb. 29. Komplikationen nach Schädel-Hirn-Trauma (aus MUMENTHALER, 410 c)

lokalisation des Hämatoms zu machen (s. S. 37). Eine weite Pupille auf der Seite des Prozesses und eine Frakturlinie daselbst können Hinweise sein. Die *sofortige* Entlastung, also auch außerhalb eines spezialisierten neurochirurgischen Zentrums, ist entscheidend für die gute Restitution.

Akutes Subduralhämatom. Das akute subdurale Hämatom (316) tritt in der Regel im Rahmen einer schweren traumatischen Gehirnschädigung als Kontusionsblutung auf und kann demnach auch ohne freies Intervall an die initiale Bewußtlosigkeit sich anschließen. Eine sichere Unterscheidung gegenüber einem Epiduralhämatom ist klinisch oft nicht möglich. Beim akuten Subduralhämatom ist der Liquor immer blutig, was aber auch bei bloßer Contusio cerebri und bei Kontusion mit einem zusätzlichen Epiduralhämatom möglich ist. Verdächtig auf ein raumforderndes Hämatom ist eine sekundäre Verschlechterung der Bewußtseinslage nach einem mehr oder weniger freien Intervall oder das ungewöhnlich lange Ausbleiben einer Aufhellung des Bewußtseins. In diesem Fall sind die Arteriographie oder die Probetrepanation entscheidend.

Chronisches Subduralhämatom, Pachymeningosis haemorrhagica interna. Das (posttraumatische) chronische Subduralhämatom soll hier aufgeführt werden, obgleich es von der nicht traumatischen Form, der sogenannten Pachymeningosis haemorrhagica interna klinisch nicht zu unterscheiden ist. Ein Trauma, gelegentlich allerdings ein leichtes, dürfte in etwa $^3/_4$ der Fälle vorhanden sein. Meist mit, oft aber auch ohne Brückensymptome beginnen einige Wochen nach dem Trauma die Erscheinungen des Subduralhämatomes, und in der Regel erreichen dieselben nach 2–3 Monaten ihr Maximum. In der Regel handelt es sich um ältere Patienten, viel häufiger um Männer als um Frauen. Im Vordergrund stehen Kopfschmerzen. Charakteristisch ist eine progrediente, zunächst wechselnde Bewußtseinsstörung, schließlich eine tiefe Somnolenz bei manchmal minimen oder fehlenden neurologischen Ausfällen. Bestätigend ist ein xanthochromer Liquor bei oft niedrigem Liquordruck. Beweisend ist das Karotisarteriogramm, wobei im a-p. Bild ein bikonvexer gefäßloser Bezirk unter der Schädelkalotte – gleich wie beim Epiduralhämatom – vorhanden ist, während das akute Subduralhämatom einen halbmondförmigen, der Gehirnoberfläche aufliegenden gefäßlosen Bezirk aufweist (Abb. 30). Patienten, die unter Antikoagulantientherapie stehen, können ohne faßbares Trauma ein (oft beidseitiges) Subduralhämatom entwickeln. Die *Therapie* besteht in der chirurgischen Entleerung durch Bohrlöcher oder durch einen osteoplastischen Lappen.

Das subdurale Hygrom des Erwachsenen stellt eine meist dünne Liquoransammlung über der Großhirnhemisphäre dar, die auch ohne Trauma und gelegentlich mit einem Liquorunterdrucksyndrom zusammen (s. S. 285) auftritt. Die klinischen Symptome und die Therapie sind trotz der oft geringfügigen Liquoransammlung gleichartig wie beim Subduralhämatom. Bei Säuglingen und Kleinkindern wird ein oft beidseitiges subdurales Hygrom Tage bis Wochen nach Meningitiden nachgewiesen. Ungünstiger Verlauf der Meningitis verpflichtet zu Probepunktionen und eventuell zum wiederholten Abpunktieren oder chirurgischen Ausräumen des Hygroms.

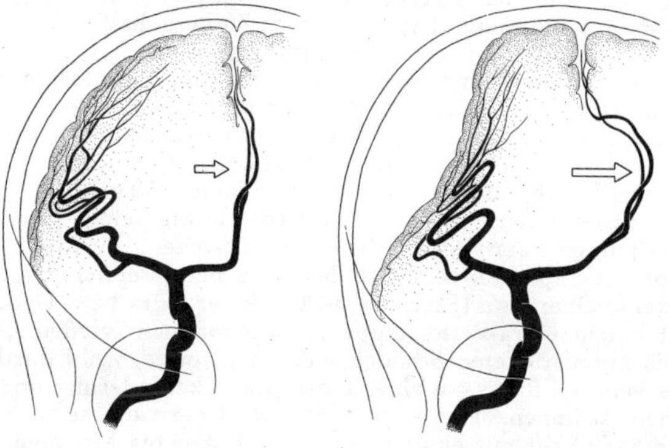

Abb. 30. Karotisarteriographie im a-p. Strahlengang beim Subduralhämatom. Links: Frisches Subduralhämatom mit sichelförmigem, gefäßleerem Bezirk und nur leichter Verschiebung der A. cerebri anterior. Rechts: Subduralhämatom nach 4 oder mehr Wochen, bikonvex begrenzter gefäßleerer Bezirk, stärkere Verlagerung der A. cerebri anterior.

Intrazerebrales Hämatom. Das intrazerebrale Hämatom wirkt raumfordernd sowie durch das kollaterale Ödem. Auch hier finden sich nebst der Bewußtseinsstörung neurologische Ausfälle, ein blutiger Liquor und ein pathologischer Arteriographiebefund.

Posttraumatische neurologische Ausfälle. Zu den *Hirnnervenausfällen* gehört zum Beispiel die Anosmie, die meist bleibend ist. Optikusläsionen sind ebenfalls in der Regel endgültig, während Augenmuskelparesen vielfach eine gute Rückbildungstendenz haben. Über die posttraumatische Fazialisparese s. S. 250. Die traumatischen Gehörstörungen nach Schädelbasisfrakturen können durch Innenohrschädigung, häufiger aber durch eine Läsion des N. vestibulocochlearis bewirkt worden sein. Letztere sind einer operativen Therapie nicht zugänglich und haben dementsprechend eine schlechte Prognose. Bei einer Basisfraktur, die in das Foramen jugulare hinein sich erstreckt, kann es zu einer Schädigung der hier austretenden Nn. glossopharyngeus, vagus und accessorius kommen (SIEBENMANN-Syndrom, syndrome du trou déchiré postérieur), mit Gaumensegelparese, Schluckstörungen, Heiserkeit und Lähmung des M. sternocleidomastoideus, sowie des oberen Trapeziusanteiles. Durch *herdförmige Schädigung einzelner Gehirnteile* kommt es u. a. zu Hemiparesen, zentralen Sensibilitätsstörungen, Gesichtsfeldausfällen, Sprachstörungen usw. Pseudobulbäre Symptome sind selten. Pneumoenzephalographisch lassen sich gelegentlich lokale Hirnatrophien nachweisen. Die *cerebrale Fettembolie*, besonders bei Fraktur langer Röhrenknochen, erzeugt das Bild einer diffusen Hirnschädigung, die sich an das initiale Coma anschließt. Man beachte den Lungenbefund, Hautpetechien und Fettemboli in den Retinalgefäßen.

Liquorfistel, Meningitis, Hirnabszeß. Auf dem Boden einer Basisfraktur mit Zerreißung der Dura kann es zu einer Liquorfistel, am häufigsten in den Nasenraum, kommen. Der Nachweis erfolgt durch Auffangen der Flüssigkeit und Untersuchung derselben (z. B. Zuckergehalt). Durch Jugularvenendruck kann der Liquorfluß verstärkt werden. Farbstoffinjektionen sind nicht ungefährlich. Eine Methylenblauinjektion zum Fistelnachweis ist kontraindiziert und die Isotopenzisternographie vorzuziehen. Als Komplikation einer solchen Fistelbildung kann eine *aufsteigende eitrige Meningitis,* meist rezidivierend und durch Pneumokokken bedingt, auftreten. Das Intervall zwischen Fraktur und Meningitis kann gelegentlich viele Jahre betragen. Auf dem gleichen Wege, oder aber infolge einer penetrierenden Gehirnverletzung, kann ein Hirnabszeß entstehen. Während die meisten Liquorrhoen spontan verschwinden, muß beim Persistieren nach 2 bis 3 Wochen eine Operation (Fascia-lata-Plastik der Dura bzw. Deckung einer Lücke mit einem Dura-Periostlappen) vorgenommen werden. Auch nach leichten bis mittelschweren Schädeltraumata kann es, wohl durch Thrombose eines venösen Sinus, zu einer Liquorabflußbehinderung und zu Hirndruckzeichen kommen. Diese *gutartige posttraumatische intrakranielle Drucksteigerung* tritt mit einer Latenz von Tagen bis Monaten nach dem Trauma auf und ist durch Kopfweh, Nausea, verschwommenes Sehen, Stauungspapillen und eventuell Abduzensparese, nicht aber durch fokale neurologische Ausfälle gekennzeichnet. Der Liquordruck ist erhöht. Die Symptome bilden sich spontan zurück.

Die posttraumatische Enzephalopathie im Sinne eines Hirndauerschadens ist um so häufiger, je länger die initiale Bewußtlosigkeit war (234). Wahrscheinlich spielen neben den direkten Folgen des Traumas auch kontusionsferne Nekrosen und Blutungen sowie gefäßabhängige Erweichungen eine Rolle (288). Klinisch äußert sich diese Enzephalopathie in einem organischen Psychosyndrom und einem hirnlokalen Psychosyndrom, wobei die mnestischen Störungen, die Störungen der Triebe und Antriebe sowie die oft beträchtliche Persönlichkeitsveränderung zu einer schweren Invalidität führen können. Dabei wird immer wieder festgestellt, daß eine genaue endgültige Beurteilung der Dauerschaden meist erst 2 oder mehr Jahre nach dem Trauma möglich ist, wobei scheinbar paradoxerweise gelegentlich auch eine Progredienz der Symptome festgestellt wird. Möglicherweise spielt hier ein progredienter kommunizierender Hydrozephalus bei Liquorresorptionsstörung (nach Blutung in die Subarachnoidalräume) eine Rolle (s. S. 86).

Die posttraumatische Epilepsie, die so gut wie ausschließlich nach schwerem Schädel-Hirntrauma und gehäuft in den ersten Wochen und Monaten nach dem Trauma auftritt, soll auf S. 261 besprochen werden.

Hirntumoren (22, 198, 384, 594)

Auf 10000—20000 Menschen erkrankt einer an einem Hirntumor. Für die Entstehung der Hirngeschwülste ist neben einem allgemeinen Faktor der abartigen „humoralen" Anlage, ein örtlicher Faktor verantwortlich (594). Dieser steht mit der embryonalen Histogenese im Zusammenhang und hat zur Folge, daß gleiche Geschwülste immer wieder mit gleicher Lokalisation auftreten, besonders oft auch in jenen Hirnteilen, welche in der dorsalen Schließungsrinne liegen. Traumatische Faktoren werden mit verschwindend seltenen Ausnahmen nicht mitspielen (594).

Zülch schlägt folgende *Einteilung* der hauptsächlichsten Hirngeschwülste vor (Häufigkeitsangaben eines *neurochirurgischen* Krankengutes):

Tabelle 9. Die hauptsächlichsten Hirntumoren

1. Neuroepitheliale Tumoren	(ca. 51%)
u. a. — Medulloblastome	(7%)
— Spongioblastome	(8%)
— Oligodendrogliome	(6%)
— Astrozytome	(4%)
— Glioblastome	(12%)
— Ependymome	(4%)
— Neurinome	(8%)
2. Mesodermale Tumoren	(23%)
u. a. — Meningeome	(18%)
— Angioblastome	(1%)
— Sarkome	(3%)
3. Ektodermale Tumoren	(12%)
u. a. — Kraniopharyngiome	(3%)
— Hypophysenadenome	(8%)
4. Mißbildungstumoren (Epidermoide, Dermoide, Teratome)	(3%)
5. Gefäßmißbildungen und Gefäßgeschwülste	(0,2%)
6. Sonstige raumfordernde Prozesse	(11%)
— Unklassifizierbar	(4%)
— Metastasen	(4%)
— Parasiten Granulome, Arachnitiden	

Allgemeine Symptomatologie

Die Symptomatologie eines Hirntumors ist einerseits durch allgemeine Charakteristika, andererseits durch Lokalsymptome gekennzeichnet. Zu den *allgemeinen Charakteristika* gehören in der Regel:

- Stetige Progredienz der Erscheinungen (aber: Progredienz zum Beispiel auch bei Entzündungen, seltener auch bei vaskulären Prozessen. „Apoplektiforme" Symptome bei Tumoren mit Blutung in die Geschwulst)
- Vielfach Kopfweh (stetig, diffus, oft auch nachts)
- Manchmal Hirndruckzeichen (s. Tab. 10)
- Psychische Veränderungen (Reizbarkeit, Ermüdbarkeit, Gedächtnisschwäche, allgemeines und hirnlokales Psychosyndrom)
- Epileptische Anfälle (häufiger generalisiert als fokal), in etwa einem Viertel der Fälle als erstes Symptom (500)

Hirndruckzeichen

Hirndruckzeichen sind so lange auf einen raumfordernden intrakraniellen Prozeß verdächtig, bis ein solcher sicher ausgeschlossen ist. Nebst einem Hirntumor kommen vor allem ein subdurales Hämatom und ein Hirnabszeß in Frage. Daneben können aber auch Enzephalitiden, Meningitiden, ein Trauma, Thrombosen venöser Sinus, eine Bleiintoxikation, eine Liquorabflußbehinderung bei kraniozervikaler Mißbildung, bei Aquäduktstenose, bei posthämorrhagischer oder postmeningitischer Arachnopathie, bei entzündlich stark erhöhtem Liquoreiweiß (Polyradikulitis; extrakranielles Neurinom), Steroidmedikation sowie Ovulationshemmer und andere Ursachen zu Hirndruckzeichen führen. In *Tab. 10* sind die hauptsächlichsten Hirndruckzeichen zusammengefaßt.

Tabelle 10. Hirndruckzeichen

	Symptome, Befund	Differentialdiagnose und Bemerkungen
subjektiv	Kopfschmerzen (diffus und dauernd, am Morgen ausgeprägter) Erbrechen (nüchtern, im Bogen) Benommenheit, Apathie	s. S. 274 f.
Einklemmungs-symptome	Cerebellar fits (Opisthotonus, Streckspasmen) Atemstörungen Bradykardie, Hypertonie Okulomotoriusparese und Pupillenstörungen	Hirnstammepilepsie (S. 268)
Augenbefund	Stauungspapille (kann innerhalb von Stunden auftreten) amblyopische Attacken (Abduzensparese)	s. S. 242 s. Tab. 23 (S. 234) s. S. 243
Schädel-röntgen	vertiefte Impressiones digitatae weite Sella porotisches Dorsum sellae Nahtsprengung bei Jugendlichen	normal bei Kindern. Wolkenschädel Hypophysentumor
EEG	diffus abnorm	unspezifisch
Liquor	Druck über 200 mm Wasser	LP kontraindiziert. Druck normal bei okzipitozervikaler oder spinaler Passagestörung

Lokale Symptome und die einzelnen Hirntumoren

Die Besprechung der lokalen Symptome soll zugleich mit der Darstellung einiger häufiger bzw. charakteristischer Tumorformen erfolgen.

Glioblastoma multiforme. Der häufigste Hirntumor ist das sehr bösartige Glioblastoma multiforme. Es kommt gehäuft zwischen dem 40. und 60. Altersjahr vor, wächst infiltrierend und findet sich u. a. in den Großhirnhemisphären, gelegentlich durch den Balken hindurch wachsend auf beiden Seiten, sowie in den Stammganglien. Die Anamnese ist kurz, Wochen bis wenige Monate. Es treten nebst den allgemeinen Tumorsymptomen bald Paresen, Sprachstörungen und andere fokale Ausfälle auf. Die Überlebensdauer beträgt auch nach Operation meist nur wenige Monate bis höchstens ein Jahr.

Die Großhirnastrozytome treten gehäuft zwischen dem 30. und 40. Lebensjahr auf. Sie wachsen meist langsam, gelegentlich sind sie recht gut abgrenzbar, gelegentlich jedoch wachsen sie infiltrierend im Marklager von Stirn- und Schläfenlappen. Hier kann der Tumor bei ausgereiften Formen während Jahren langsam zunehmend klinische Symptome machen (z. B. eine allmählich progrediente Hemiparese), wobei er zu Beginn neuroradiologisch nicht faßbar ist. Bei umschriebenen, fibrillären Astrozytomen kommen Rezidive gelegentlich erst nach Jahren vor und es sind auch Dauerheilungen nach Operationen bekannt.

Die Spongioblastome des Kleinhirnes („Kleinhirnastrozytome") sind wesentlich gutartiger als die Großhirnastrozytome. Sie kommen gehäuft zwischen dem 5. und dem 15. Lebensjahr vor (25 % der Hirntumoren des Kindesalters und Jugendalters). Es sind gut abgrenzbare, oft zystische Tumoren, die vor allem in den Kleinhirnhemisphären, dann aber auch im Wurm und in der Brücke sitzen. Sie verursachen langsam progrediente Kleinhirnsymptome mit Ataxie, Gleichgewichtsstörungen, Nystagmus und später Hirndruckzeichen. Die Kopfschmerzen sind oft am Morgen schlimmer. Sofern sie makroskopisch radikal entfernt werden können (oft wegen des Sitzes schwierig), kann Dauerheilung erzielt werden.

Die Medulloblastome sind maligne Geschwülste des Kindes- und Jugendalters und machen 20 % der Hirntumoren bei Jugendlichen aus. Sie liegen vor allem im unteren Kleinhirnwurm, kommen aber auch in den Kleinhirnhemisphären und in der Brücke vor. Sie wachsen infiltrierend und setzen Abtropfmetastasen auf dem Liquorwege. Dies erzeugt dann Rückenmarks- oder Kaudasymptome. Sie machen ähnliche Symptome wie die Spongioblastome des Kleinhirnes. Selbst nach makroskopisch radikaler operativer Entfernung und nach Röntgenbestrahlung (worauf der Tumor gut anspricht), stellen sich nach Monaten bis Jahren immer Rezidive ein.

Die Oligodendrogliome treten am häufigsten zwischen dem 35. und dem 45. Altersjahr auf. Sie können verdrängend oder infiltrierend im Großhirn oder in den Stammganglien sich entwickeln, im Jugendalter besonders auch im Thalamus. Nebst den sich im Verlauf von Monaten entwickelnden lokalen Tumorsymptomen kommen besonders häufig epileptische Anfälle vor. Nach „radikaler" Operation treten zwar immer Rezidive auf, jedoch gelegentlich erst nach 3–5 Jahren.

Die Hirnstammgliome sind histologisch unterschiedlich zuzuordnen, bieten aber klinisch ein charakteristisches Bild. Es handelt sich um stets progrediente Symptome von seiten der Brücke und der Oblongata, wobei im Verlauf weniger Wochen bis Monate nukleäre Hirnnervenlähmungen mit Schluckstörungen, Trigeminusausfällen und peripherer Fazialisparese sowie Augenmotilitätsstörungen und Symptome von seiten der langen Bahnen (Pyramidenzeichen, Extremitätenparesen, zum Teil dissoziierte Sensibilitätsstörungen) auftreten. Die Differenzierung gegenüber einer Hirnstammenzephalitis ist oft schwierig.

Akustikusneurinom, Kleinhirnbrückenwinkeltumor (441 a). Unter den Neurinomen sind diejenigen des N. vestibulocochlearis (statoacusticus) die weitaus häufigsten. Die Akustikusneurinome manifestieren sich meist zwischen dem 30. und dem 50. Lebensjahr und erzeugen das charakteristische klinische Bild des Kleinhirnbrückenwinkeltumors. Gelegentlich sind sie Teilerscheinungen einer Neurofibromatosis RECKLINGHAUSEN (S. 80) und dann nicht selten beidseitig. Viel seltener wird dieses Syndrom durch andere Prozesse, zum Beispiel ein Meningeom oder ein Epidermoid hervorgerufen. Zu Beginn finden sich meist Ohrgeräusche (Tinnitus), zunehmende Taubheit sowie eine Gleichgewichtsstörung. Später kommen Trigeminusausfälle mit Sensibilitätsstörungen im Gesicht und eventuell einer Keratitis neuroparalytica sowie eine periphere Fazialisparese hinzu. Schließlich können Kleinhirnsymptome, Druckerscheinungen auf den Hirnstamm mit Pyramidenzeichen und Hirndruckzeichen (Stauungspapillen) auftreten. Im Liquor findet sich immer eine Eiweißerhöhung. Ist eine radikale Entfernung möglich, so ist Dauerheilung zu erwarten, nicht selten allerdings auf Kosten einer permanenten Fazialis- oder Trigeminusparese.

Die Meningeome kommen meist zwischen dem 40. und 50. Altersjahr vor. Diese häufigste mesodermale intrakranielle Geschwulst wächst langsam, über Jahre, verdrängend, macht nicht selten epileptische Anfälle und hat einige Lieblingslokalisationen. Das *Olfaktoriusmeningeom* (371) entsteht halbkugelig am Boden der vorderen Schädelgrube. Es erzeugt oft als einzigen neurologischen Ausfall eine Anosmie. Es kann sich außerdem durch Kopfweh, eine Stirnhirnsymptomatologie und epileptische Anfälle äußern. Das *Meningeom des kleinen Keilbeinflügels* neigt besonders zur Hyperostosebildung. Bei lateral gelegenen Meningeomen erscheint dadurch die Schläfengrube ausgefüllt. Es können diskrete Halbseitensymptome und vor allem eine einseitige Optikusschädigung auftreten. Die *Meningeome des Tuberculum sellae* erzeugen eine Chiasmaläsion. Die *Meningeome des Sinus sagittalis* und diejenigen der *Falx* erzeugen nicht selten eine (rein motorische) Prädilektionsparese der unteren Extremitäten (Mantelkantensyndrom), die gelegentlich doppelseitig ist und deshalb als spastische Paraparese gegenüber einer Rückenmarkschädigung abgegrenzt werden muß. Die *intraventrikulären Meningeome* kommen vor allem im Trigonumgebiete vor und können intermittierende Symptome, gelegentlich durch das Verlegen eines Foramen interventriculare Monroi (heftige Kopfwehattacken und Erbrechen), erzeugen. Ähnliche Symptome einer intermittierenden Liquorabflußbehinderung ohne weitere neurologische Ausfälle können andere Tumoren im Ventrikelsystem bewirken, so zum Beispiel eine *Kolloidzyste des dritten Ventrikels* (s. S. 284). Das *Plexuspapillom* kommt gehäuft im ersten Lebensjahrzehnt vor, besonders in den ersten zwei Jahren. Es sitzt am häufigsten im 4. Ventrikel, wächst verdrängend, kann später verkalken, setzt Abtropfmetastasen und ist einer Radikalexstirpation zugänglich.

Hypophysenadenome. Von den Tumoren im Bereiche des Chiasmas und der Sella seien in erster Linie die Hypophysenadenome erwähnt. Sie kommen vor allem zwischen dem 30. und 50. Lebensjahr vor. Klinisch finden sich bei allen Hypophysenadenomen *endokrine Störungen* (beim selteneren eosinophilen Adenom die Akromegalie, beim chromophoben Adenom die Zeichen einer Hypophyseninsuffizienz mit dünner runzliger Haut und sekundärem Ausfall zugeordneter Drüsen, im besonderen der Schilddrüse und der Gonaden), *Gesichtsfeldaus-*

fälle (in der Regel eine bitemporale Hemianopsie) und im Röntgenbild eine schüsselartig oder ballonartig *aufgetriebene Sella.* Das basophile Adenom (Morbus CUSHING) erzeugt keinen raumfordernd wirkenden Tumor.

Die Kraniopharyngiome (52) kommen am häufigsten im Kindes- und Jugendalter mit Maximum im zweiten Lebensjahrzehnt vor. Es sind allerdings auch die ersten klinischen Symptome bei alten Menschen (meist Optikusausfälle) beschrieben worden. Es kommen auch rein supraselläre Formen vor. Fast immer sind auch endokrine Störungen vorhanden. Der Tumor dringt viel mehr als die Hypophysenadenome in das Zwischenhirn und in den dritten Ventrikel vor mit entsprechenden klinischen Symptomen (Hydrozephalus, Trieb- und Antriebsstörungen, Diabetes insipidus usw.). Die Kraniopharygiome sind nicht selten verkalkt. Obwohl sie an und für sich gutartig sind, lassen sie sich oft aus technischen Gründen nicht radikal entfernen. An dieser Stelle seien die *Hypothalamus-Tumoren* im rostralen Boden des dritten Ventrikels bei Kindern in den ersten zwei Lebensjahren erwähnt. Es handelt sich meist um Astrozytome, die eine progrediente Abmagerung bis zur Kachexie ohne Nahrungsverweigerung und ohne Beeinträchtigung des normalen Verhaltens des Kindes verursachen (RUSSELL-Syndrom) (101). Dieses Zustandsbild muß gegenüber einer bei älteren Mädchen auftretenden Anorexia mentalis abgegrenzt werden.

Die Epidermoide und Dermoide zeigen einen Altersgipfel zwischen dem 25. und dem 40. Jahr. Es handelt sich um sehr langsam, verdrängend wachsende Prozesse. Die Dermoide liegen besonders parapituitär, parapontin und in der Oberkiefer-Augen-Schlußlinie. Es finden sich entsprechend der Lage vor allem Chiasmasymptome, basale Hirnnervenausfälle, eine Hirnstammkompression und eventuell psychische Symptome und Hirndruckzeichen.

Metastasen. Unter den zerebralen Metastasen finden sich an erster Stelle Metastasen von Bronchuskarzinom (bei Männern) und von Mammakarzinom (bei Frauen), gefolgt von den Melanomen und den Hypernephromen. Wenn sie klinisch manifest werden, sind sie in mindestens drei Viertel der Fälle schon multipel. Besonders bei Bronchuskarzinom ist die Hirnmetastase oft das erste Symptom des Leidens. Metastasen gehören für den Neurologen zu den häufigsten Hirngeschwülsten. Die Angaben in der Literatur schwanken zwischen 4 und 20 % der Hirngeschwülste.

Angiomatöse Tumoren des Gehirns s. S. 126 u. 132.

Diagnostik der Hirntumoren

Die Diagnostik der Hirntumoren beruht einerseits auf der oben beschriebenen klinischen Symptomatologie, andererseits auf den Hilfsuntersuchungen. Das *Elektroenzephalogramm* vermag bei Großhirntumoren oft entscheidende Hinweise zu geben, kann aber besonders bei tiefliegenden Geschwülsten und solchen der Mittellinie normal oder uncharakteristisch verändert sein. Metastasen sind erst von einer etwa 2 cm³ entsprechenden Größe an nachweisbar. Der *Liquor* ist entweder normal oder weist bei ventrikelnahen bzw. oberflächlichen Tumoren eine uncharakteristische Eiweiß- und Zellzahlvermehrung auf. Obligat ist eine nennenswerte Eiweißerhöhung bei Akustikusneurinomen. Im Liquorzellsediment können bei entsprechender Verarbeitung Tumorzellen nachgewiesen werden (54, 576). Die *Schädelleeraufnahmen* können eventuell Hirndruckzeichen, wie vertiefte Impressiones digitatae, weite Sella mit porotischem Dorsum sellae (Unterscheidung gegenüber intrasellärem Tumor!), Nahtsprengungen bei Jugendlichen oder bei Kleinhirntumoren tiefe hintere Schädelgrube mit dünner Okzipitalschuppe ergeben. Der Epiphysenkalk (eventuell ein Falxknochen) kann verlagert sein. Der Knochen kann Sklerosierungen (Meningeom) oder Destruktionen aufweisen. Bei Meningeomen können außerdem abnorm tiefe Gefäßfurchen sichtbar sein. Manche Tumoren können Verkalkungen zeigen (Meningeome, Oligodendrogliome, Kraniopharyngiome, Plexuspapillome, Tuberkulome, Balkenlipome). Den entscheidenden Beitrag allerdings liefern die Szintigraphie und vor allem die neuroradiologischen Untersuchungen (135, 319, 538).

Differentialdiagnostik der Hirntumoren

Neoplasmata des Gehirnes müssen in erster Linie gegen *andere raumfordernde intrakranielle Prozesse* abgegrenzt werden, im besonderen:

- Ein chronisches Subduralhämatom (S. 92) (oft Trauma in der Anamnese, wechselnde Bewußtseinsstörung, oft wenig neurologische Symptome, xanthochromer Liquor)
- Hirnabszesse (S. 110) (oft rasch progredient, anfänglich Fieber und andere entzündliche Symptome, hohe Senkung, Quelle für eine metastatische Abszeßbildung, eventuell Entzündungszellen im Liquor)
- Arachnoidalzysten (besonders die bei Knaben, häufiger links als rechts vorkommende temporale Arachnoidalzyste)
- Tuberkulome (Verkalkungen), Gummen und sonstige Granulome (Boeck)
- Parasiten (Echinococcus)

Gewisse *Enzephalitiden* können tumorartige Symptome machen:

- Akute hämorrhagische Enzephalitis (S. 109) (akuter Verlauf, Temporallappensymptome, eventuell xanthochromer Liquor)
- Akute Hirnstammenzephalitiden (Differenzierung gegenüber Hirnstammgliomen)

Folgende *vaskuläre Störungen* täuschen gelegentlich einen Hirntumor vor:

- Progrediente ischämische Erweichungen ohne eindeutiges Insultereignis (im besonderen ein- und eventuell doppelseitige Karotisthrombosen, s. S. 124)

- Eine Enzephalorrhagie ist meist als solche erkennbar, wirkt aber raumfordernd und muß u. U. wie ein Tumor operativ angegangen werden
- Ein ateriovenöses Angiom (s. S. 132) kann lange Zeit lediglich (fokale) epileptische Anfälle mit oder ohne apoplektische Ereignisse und Herdsymptome machen

Lokalisierte zerebrale Atrophien, in erster Linie:

- Einseitige progressive aszendierende Lähmungen nach Mills (516) (über Jahre vom Bein zum Arm aufsteigende motorische Hemiparese mit diskreten Muskelatrophien bei lokaler Hirnatrophie)
- Gewisse Fälle von Morbus Pick (progrediente fokale neurologische Ausfälle mit psychischen Symptomen verbunden)

Hirndruckzeichen nach Ausschluß eines raumfordernden Prozesses werden als *Pseudotumor cerebri* zusammengefaßt. Hinter diesem Sammelbegriff können sich verbergen:

- Ein otitischer Hydrozephalus (s. S. 86) oder eine andere Liquorrückresorptionsstörung (Untersuchung mittels Isotopenzisternographie, s. S. 52).
- Eine hypertensive Enzephalopathie (s. S. 126),
- Hirndruckzeichen bei Cortison-Medikation, Bleiintoxikation und nach Ovulationshemmern (mit Papillenödem)
- Ätiologisch ungeklärte Fälle

Entzündliche Erkrankungen des Gehirnes und seiner Hüllen

Die entzündlichen Erkrankungen des Nervensystemes, d. h. vor allem die Meningitiden und Enzephalitiden, sind immer Ausdruck eines allgemeinen Befalles des Organismus. Sie gehören somit in das Grenzgebiet der Neurologie und der inneren Medizin. Eine umfassende Abhandlung würde deshalb im Rahmen dieses Buches zu weit führen. Es sollen hier nur einige Aspekte behandelt werden, nämlich diejenigen, mit denen der Neurologe am ehesten sich wird auseinandersetzen müssen. Die Trennung in Meningitiden und Enzephalitiden ist hierbei durchaus willkürlich und Überschneidungen im klinischen Einzelfall möglich.

Meningitiden (459)

Als Meningitis wird die Beteiligung der Meningen an einem Krankheitsprozeß bezeichnet, wobei klinisch Kopfweh, Rückenschmerzen, Nackensteifigkeit und meist Fieber bestehen. Die Liquoruntersuchung ergibt früher oder später im Verlaufe der Erkrankung eine Zellzahlerhöhung. Die Unterteilung der Meningitiden in eitrige und aseptische, in akute und chronische ist nicht ganz befriedigend, da Überschneidungen bestehen (anbehandelte, ursprünglich eitrige Meningitiden, leukozytäres Frühstadium von später lymphozytären Virusmeningitiden, chronisch verlaufende, ursprünglich akute Meningitiden usw.). Immerhin kann aus didaktischen Gründen im großen ganzen die folgende Einteilung weiterhin gelten:

Akute eitrige Meningitis (459, 497). Als häufigste Erreger sind die Pneumokokken, die Meningokokken und der Haemophilus influenzae zu nennen. Immer handelt es sich um eine akute, schwere Erkrankung mit meist hohem Fieber, Kopfweh, Erbrechen, Benommenheit und starkem Meningismus. Allerdings können besonders bei älteren Patienten in schlechter Abwehrlage Fieber und Meningismus auch einmal fehlen. Entscheidend ist der Liquorbefund, wobei Zellzahlen von einigen Hundert Drittel bis zu einigen Zehntausend Drittel Zellen vorkommen, vorwiegend polymorphkernige. Der Bakteriennachweis im direkten Ausstrich und in der Kultur bestimmt die Diagnose. Der Liquorzucker ist vielfach erniedrigt. Prognostisch manchmal ungünstige Faktoren sind hohes Alter, Begleitkrankheiten, Foci im ORL-Gebiet (fortgeleitete Meningitis), schwerster Krankheitszustand bei Behandlungsbeginn, stark verzögerter Behandlungsbeginn und hohe Bakterienzahl im Liquor. Die Behandlung besteht bei noch unerkannten Erregern in einer Kombination von Chloramphenicol, Penicillin und Sulfonamiden.

Aseptische oder lymphozytäre Meningitis. Als aseptische lymphozytäre oder seröse Meningitis (217, 467) werden mit etwas unterschiedlichen Akzenten ätiologisch uneinheitliche Meningitisformen bezeichnet. *Klinisch* finden sich mehr oder weniger ausgeprägte Zeichen der meningealen Reizung im Sinne von Kopfweh, Meningismus und Fieber und je nach Grundkrankheit andere Allgemein- und Organsymptome. Bei den virusbedingten Formen (s. unten) wird oft ein zweigipfliger Krankheitsverlauf vorliegen. Neurologisch können die meningitischen Zeichen von den Zeichen eines Befalles des Zentralorganes (Paresen, radikuläre Erscheinungen, Hirnnervenausfälle, Herdsymptome) begleitet sein. Im *Liquor* findet sich – oft nach einem initialen leukozytären Stadium – bald ein lymphozytäres Zellbild. Die Eiweißwerte steigen in den chronischen Fällen (s. unten) manchmal auf sehr hohe Werte an.

Die *ätiologische Diagnostik* der erregerbedingten serösen Meningitis ist – abgesehen von den klinischen Befunden – weitgehend eine Sache des bakteriologischen und virologischen Laboratoriums und der Serologie. Im einzelnen kommen die in Tab. 11 zusammengefaßten hauptsächlichsten Ätiologien in Frage. In der Tabelle ist auch angeführt, welche Laboratoriumsmethoden, abgesehen vom direkten Erregernachweis, bei der ätiologischen Diagnostik weiterhelfen.

Chronische Meningitis. Es gibt teils erregerbedingte Meningitiden, teils andere meningeale Reizprozesse, die klinisch als *chronische Meningitis* verlaufen. Dabei finden sich während Monaten Zellzahlen im Liquor bis zu 100 oder gar zu $^{1000}/_{3}$. Es handelt sich meist um Lymphozyten und große monozytäre sowie Retikulumzellen. Der Eiweißgehalt kann sehr stark ansteigen. Klinisch kann das Bild allerdings sehr bland sein und die Patienten sind unter Umständen völlig

Tabelle 11. Die hauptsächlichsten erregerbedingten nicht „eitrigen" (serösen) Meningitiden (und Meningoenzephalitiden)

1. Protozoen	
Toxoplasmose (KBR, *Dye*-Test, Intrakutantest)	
2. Bakterielle Erkrankungen	
— Salmonellose	Agglutinationsproben
— Brucellose	
— Leptospirose	
— Listeriose	
— Tularämie	
— Syphilis	WAR, Immobilisationstest nach *Nelson*
— Tuberkulose	Tierversuch
3. Pilzerkrankungen	
— Blastomykose	zum Teil Intrakutanteste
— Kryptokokkose (408)	
— Moniliasis	
— Sporotrichose	
— Aktinomykose	
— Kokzidioidomykose	
4. Rickettsiosen	
— Q-Fieber	KBR oder Neutralisationsteste
— Fleckfieber	
— Rocky Mountains spotted fever	
5. Erkrankungen durch Viren (KBR oder Neutralisationsteste)	
— Poliomyelitis	
— Coxsackie-Enzephalitis	
— Echovirus-Enzephalitis	
— Parotitis epidemica	
— Grippe	
— Frühsommermeningoenzephalitis	
— Radikulomeningoenzephalitis (486)	
— Louping ill	
— Equine Enzephalomyelitis	
— St.-Louis-Enzephalitis	
— Encephalitis japonica	
— Enzephalomyokarditis (343)	
— Encephalomyelitis myalgica epidemica (epidemische Neuromyasthenie)	
— Herpes simplex (142)	
— Herpes zoster	
— Choriomeningitis lymphocytaria (488)	
— Ornitose	
— Lymphogranuloma inguinale	
— Mononucleosis infectiosa	
— Katzenkratzkrankheit (?) (Intrakutantest)	
— Uveomeningitisches Syndrom (*Harada-Vogt*-Krankheit)	

beschwerdefrei und ambulant. Ursächlich denkt man vor allem an folgende Erkrankungen: Tuberkulöse Meningitis (behandelt), Lues, Pilzmeningitiden, Toxoplasmose, gewisse Leptospirosen und Brucellosen, rezidivierende Meningitis nach MOLLARET, Lymphogranulomatose HODGKIN, Sarkomatose und Karzinomatose der Meningen (523), BOECK-Sarkoid.

Enzephalitiden

Viele der im vorausgegangenen Kapitel erwähnten Meningitiden gehen mit einer Beteiligung des nervösen Zentralorganes, d. h. mit einer Enzephalitis oder Enzephalomyelitis einher. Obwohl demnach die getrennte Besprechung von Meningitis und (Meningo-)Enzephalitis kritisiert werden kann, scheint es aus didaktischen Gründen sinnvoll, im folgenden die Enzephalitiden als eindrückliche klinische Krankheitseinheit gesondert zu betrachten.

Für den direkten Erregernachweis bzw. Virusnachweis muß Material (Stuhl, Sputum, Serum oder Liquor) aus den ersten Tagen der Erkrankung eingesandt werden. Für die serologischen Proben muß Serum zu Beginn, nach 3–4 Wochen (Auftreten komplementbindender Serumantikörper) und nach ca. 10–12 Wochen (Auftreten neutralisierender Serumantikörper) eingesandt werden. Ein Titeranstieg ist entscheidend, eventuell ein Wiederabsinken eines bereits hohen Titers nach vielen Monaten. Die Hautteste werden nicht selten noch später positiv.

Die allgemeinen Symptome einer Enzephalitis sind in der Regel die folgenden:

- Eventuell Vorkrankheit ohne Befall des Nervensystemes (besonders bei Virusenzephalitiden)
- Allgemeine Krankheitssymptome, die Ausdruck der spezifischen vorangegangenen Krankheit sind und entweder charakteristisch (zum Beispiel Fleckfieber, Masern) oder unspezifisch (z. B. Grippe) sein können
- Fieber, das aber diskret sein kann
- Mehr oder weniger intensives Kopfweh, meist fronto-orbital
- Eventuell Erbrechen, Lichtscheu, Gliederschmerzen, Nacken- und Rückenschmerzen
- Schlaf-Wach-Rhythmusstörungen
- Benommenheit bis zu tiefgreifender Bewußtseinsstörung und Verwirrtheit
- Eventuell fokale neurologische Ausfälle (Paresen, Aphasien)
- Eventuell zerebrale Reizerscheinungen (epileptische Anfälle, Myoklonismen, choreatische Bewegungsstörungen)
- Eventuell Ausfälle von seiten der basalen Hirnnerven (z. B. Doppelbilder, Fazialisparesen)
- Eventuell allgemeine Hirndruckzeichen

Die allgemeinen neurologischen Untersuchungsbefunde sind:

- Meist schwerkrankes Aussehen
- Meningismus
- Benommenheit, Somnolenz, Unruhe, eventuell Verwirrtheit oder Koma
- Eventuell Hirnnervenausfälle, neurologische Herdsymptome oder Stauungspapillen
- Im Liquor Zellzahl- (selten normal- meist bis einige Tausend Drittel) und Eiweißerhöhung
- Im Elektroenzephalogramm meist unspezifische Allgemeinveränderung
- Die neuroradiologischen Untersuchungen sind in der Regel normal, selten findet sich das Bild eines „raumfordernden Prozesses" (zum Beispiel Encephalitis haemorrhagica des Schläfenlappens)

Die übrigen internistischen Befunde sind eventuell für die ätiologische Diagnose entscheidend, vor allem aber die bakteriologische bzw. virologische und serologische Untersuchung.

Im folgenden sollen einige der *häufigeren* bzw. der *charakteristischen Enzephalitisformen* besprochen werden. Die uncharakteristisch verlaufenden, nur im Laboratorium zu diagnostizierenden Formen sollen hier nicht besonders aufgeführt werden.

Die embolische Herdenzephalitis ist die Begleiterscheinung einer subakuten bakteriellen Endokarditis. Die von den erkrankten Herzklappen in den großen Kreislauf verschleppten (septischen) Partikel erzeugen einerseits zerebrale Embolien, andererseits können sie sekundär zu embolisch-mykotischen Aneurysmen mit Subarachnoidalblutung, intrazerebraler Massenblutung oder Hirnabszessen führen. Es treten demnach zunächst entweder gröbere apoplektische zerebrale Insulte mit klinisch faßbaren Ausfällen, wie zum Beispiel eine Hemiparese, auf, oder aber kleine Insulte, die sich zum Beispiel lediglich in einer kurzen Bewußtlosigkeit oder Verwirrtheit, oder bloß in Kopfschmerzen äußern. Eine Häufung solcher Episoden mit Mikroembolien kleiner Arteriolen und Kapillaren sind das eigentliche Charakteristikum der embolischen Herdenzephalitis. Sie können ohne massive neurologische Ausfälle zu psychischen Störungen, zu epileptischen Anfällen und zu Wesensveränderungen führen. Auch pseudobulbäre Symptome kommen vor. Der Liquor ist entzündlich. Selten kann es auch zu einer metastatischen eitrigen Meningitis kommen. Der Herzbefund und die übrigen Zeichen der Sepsis werden die richtige Diagnose erlauben.

Die Listeriose, deren grampositive Erreger gelegentlich vom Tier oder durch infiziertes Fleisch auf den Menschen übertragen werden, kann nebst verschiedenen, meist allgemeinen und Lokalsymptomen auch eine Meningoenzephalitis erzeugen. Meist besteht ein akutes zerebrales Krankheitsbild mit Erbrechen, Kopfweh und hohem Fieber. Der Prozeß ist meist im Gebiete der Brücke und der Medulla oblongata lokalisiert und bewirkt entsprechende Lokalsymptome, wie Schlucklähmung, Vestibularisausfälle und Augenmotilitätsstörungen. Es besteht Meningismus sowie eine Liquorzellzahlerhöhung bei niedrigem Liquorzucker, wobei die Erreger aus der Rückenmarksflüssigkeit isoliert werden können. Ohne Behandlung (Tetrazykline) kann der Exitus innerhalb weniger Tage eintreten.

Meningoenzephalitis durch Cryptococcus neoformans (408). Dieser Hefepilz erzeugt beim Menschen ausschließlich oder doch klinisch im Vordergrund stehende zentralnervöse Symptome. Die Infektion erfolgt meist durch die Atemwege, eventuell aber auch durch die Haut. Die Krankheit befällt Männer häufiger als Frauen. Meist finden sich Kopfschmerzen, Erbrechen, Bewußtseinsstörungen, dann unterschiedlich intensive fokale neurologische Ausfälle und Hirnnervensymptome. Pleozytose im Liquor (bis $^{1000}/_{3}$ Lymphozyten) und mäßige Eiweißerhöhung. Liquorzucker meist erniedrigt. Besonders im Tuschepräparat läßt sich der von einer Kapsel umgebene, kugelige Erreger nachweisen. Früher oder später wird der Allgemeinzustand des Patienten schwer beeinträchtigt. Obwohl die Mehrzahl der Fälle rasch progredient verläuft und innerhalb einiger Monate der Tod eintritt, gibt es nicht wenige Kranke, die manches Jahr mit dem Bilde einer chronischen Meningitis im Liquor überlebten und sogar arbeitsfähig blieben.

Sarkoidose. Der Befall des zentralen Nervensystemes durch die Sarkoidose (Morbus BESNIER-BOECK-SCHAUMANN) (246 a, 331, 471, 578) ist klinisch in ca. 1 % der Fälle, autoptisch deutlich häufiger nachzuweisen. Das klinische Bild ist recht variabel. Es finden sich meist chronische oder subchronisch-progrediente Syndrome. Am häufigsten sind die dienzephalen Bilder, vor allem mit Diabetes insipidus, eventuell mit Chiasma-Befall. Außerdem kommen abgegrenzte Granulome, isoliert oder multipel, vor, die als raumfordernde Prozesse wirken oder das Bild einer multifokalen Affektion mit Hirnnervenbefall ergeben, wodurch eine multiple Sklerose nachgeahmt wird. Am Rückenmark können die Symptome einer Querschnittsmyelitis auftreten. Bei zentralem Befall finden sich im Liquor immer Eiweiß- und mäßige Zellzahlvermehrung. Die Prognose ist sehr ernst, der Verlauf chronisch und langsam progredient und die Fälle sprechen relativ schlecht auf Kortikosteroide an. Selten kann auch eine periphere Neuropathie auftreten (578). Die Myopathie bei Sarkoidose wird auf S. 382 beschrieben werden.

Die Toxoplasmaenzephalitis ist als angeborene Erkrankung bereits auf S. 81 beschrieben worden.

Coxsackie-Enzephalitis. Von der großen Gruppe der *Virus-Enzephalitiden* (103, 552) seien nur einige erwähnt: Bei der Meningoenzephalitis durch Erreger der Coxsackie-Gruppe (346) können einerseits (Gruppe A) eine Herpangina, eine Meningitis sowie paralytische

Symptome, ähnlich der Poliomyelitis auftreten. Andererseits aber bewirken Erreger der Gruppe B neben den unspezifischen Allgemeinsymptomen und den meningitischen Zeichen vor allem starke Muskelschmerzen und eine unter Umständen äußerst intensive Pleurodynie (Bornholmer Krankheit). Beim Erwachsenen heilt die Krankheit meist, aber nicht immer folgenlos ab, bei Säuglingen kann sie mit enzephalitischen Symptomen letal verlaufen.

Echovirus-Enzephalitis. Die zentralnervösen Komplikationen bei Echovirusinfektionen (202) sind nicht sehr charakteristisch. Meist wird es sich um eine lymphozytäre Meningitis, selten einmal um poliomyelitisähnliche Krankheitsbilder mit guter Restitutionstendenz handeln. Gelegentlich kommen enzephalitische Symptome, choreatische Erscheinungen und Ataxie vor.

Die Mumps-Meningoenzephalitis (453) wird um so häufiger diagnostiziert, je häufiger bei einem Mumpsinfekt lumbalpunktiert wird. Dies rührt daher, daß nicht selten die auf eine zentralnervöse Beteiligung hinweisenden klinischen Symptome geringfügig sind. Da andererseits nur jeder zweite Mumpsfall überhaupt mit nennenswerten allgemein-klinischen Manifestationen einhergeht und unter den letzteren vielfach eine Parotisschwellung fehlt, muß grundsätzlich bei jeder serösen Meningitis und Meningoenzephalitis mittels Komplementbindungsreaktion nach einem Mumpsinfekt gesucht werden. Die zentralnervöse Beteiligung besteht meistens in einer eher leichten Meningitis. Nur in wenigen Prozent treten Bewußtseinsstörungen oder gar zentralnervöse Ausfälle auf. Eine plötzliche Ertaubung kommt bei Mumps besonders bei Kindern vor. Die Prognose ist im übrigen bei den meningitischen Formen gut und bei den Enzephalitiden treten nur bei etwa einem Drittel Spätschäden (Verhaltensstörungen, Anfälle) auf (453).

Die lymphozytäre Choriomeningitis (488) wird durch die sehr seßhaften Hausmäuse, die das Virus beherbergen, übertragen. Größere Epidemien kommen deshalb nicht vor. Es treten sowohl bland verlaufende lymphozytäre Meningitiden, wie auch das Bild einer letal endenden, hämorrhagisch nekrotisierenden Enzephalitis auf.

Zentraleuropäische Enzephalitis. Unter den von Arthropoden übertragenen Enzephalitiden (Pferde-Enzephalitis, St.-Louis-Enzephalitis, Encephalitis japonica, Russische Frühjahrs-Sommer-Enzephalitis, Louping ill) sei hier zunächst die zentraleuropäische Enzephalitis (508) erwähnt, die u. a. in der Tschechoslowakei, in Österreich und in Jugoslawien vorkommt und durch die Zecke Ixodes ricinus übertragen wird. Die Inkubation beträgt 10–16 Tage, der Krankheitsverlauf ist zweigipflig. Meist handelt es sich um meningitische Formen mit erhöhter Zellzahl, zunächst polymorphkernigen, im Liquor. Die Prognose ist gut, das Positivwerden der Komplementbindungsreaktion diagnostisch entscheidend. Auch rein meningitische Formen kommen vor. Daneben findet sich, gehäuft in Franken, aber vereinzelt auch in der Schweiz, eine klinisch oftmals charakteristische *Radikulomyelomeningoenzephalitis* (486). Einige Tage bis einige Wochen nach einem Zeckenbiß entsteht lokal eine Rötung und Schwellung und Tage bis Wochen später treten intensive lokale (radikuläre) Schmerzen auf. Es gesellen sich dann polyradikulitische und myelitische Zeichen hinzu: Areflexie, Paresen auch anderer Extremitäten, Fazialisparesen, seltener auch Symptome von seiten der langen Rückenmarksbahnen. Wahrscheinlich kommen auch akut myelitische Krankheitsbilder vor. Immer findet sich eine Zellzahlerhöhung bis zu mehreren hundert Drittel Zellen im Liquor. Die Prognose ist bei der vorwiegend radikulomyelitischen Form gut.

Die parainfektiösen Enzephalitiden (278) können nach sonst harmlosen Infektionskrankheiten (Masern, Röteln, Varizellen) auftreten, klinisch gleichartig aber auch zum Beispiel nach Pockenschutzimpfung. Das histologische Bild mit der perivenösen Infiltration ist recht einheitlich. Daraus wird u. a. abgeleitet, daß ätiologisch heterogene Gruppen auf einen einheitlichen pathogenetischen Mechanismus, nämlich auf eine Antigen-Antikörper-Reaktion zurückzuführen sind.

Die Masern-Enzephalitis (279) tritt bei einem von 1000 Masernfällen auf. Sie beginnt meist am 4. bis 6. Tage des Exanthems, wenn das Fieber oft schon am Abklingen ist. Es treten innerhalb Stunden Kopfweh, Erbrechen, Benommenheit und Koma auf. Die Lumbalpunktion kann Zellzahlen bis zu $^{1000}/_{3}$ ergeben. Es finden sich neurologische Ausfälle. Etwa 10 % der Fälle sterben innerhalb der ersten paar Tage. Von denjenigen, die sich erholen, trägt etwa die Hälfte einen Dauerschaden davon, etwa ein Drittel weist psychische Defekte auf.

Die Enzephalitis nach Pockenschutzimpfung (506) tritt im Mittel bei einer von 100 000, zeitweise aber bei einer von 1000 Impfungen auf. Besonders gehäuft kommt sie nach Erstimpfungen jenseits des Kleinkindesalters vor, wird jedoch nicht unter 2 Jahren, kaum je über 30 Jahren beobachtet. Die enzephalitischen Erscheinungen treten 8, längstens 25 Tage – meist 9–12 Tage – nach der Impfung auf. Der Beginn ist akut mit Kopfweh, Erbrechen, Fieber und Krämpfen, unterschiedlichen neurologischen Ausfällen, sowie Zellzahl- (bis $^{300}/_{3}$) und Eiweißerhöhung im Liquor. Die akute Phase dauert 1–2 Wochen. Die Mortalität beträgt 10–50 %, wobei der Exitus am häufigsten zwischen dem 15. und dem 18. Krankheitstag erfolgt. Wird die kritische Phase überstanden, so erholen sich diese Schwerkranken oft erstaunlich gut, wobei allerdings Restparesen und andere Störungen zurückbleiben können.

Die Encephalitis lethargica (Encephalitis epidemica, VON ECONOMO-Enzephalitis) ist gehäuft in den Jahren zwischen 1917 und 1925 in der ganzen Welt aufgetreten. Sie dürfte sporadisch allerdings auch heute noch vorkommen. Nach uncharakteristischen Prodromi zeigen die meisten Patienten – oft mit wenig oder ohne Fieber – eine auffallende Somnolenz. Gelegentlich stellt sich Verwirrtheit ein. Bei manchen Patienten treten Augenmotilitäts- und Pupillenstörungen auf, andere zeigen eine ausgesprochene Hyperkinesie mit Schlafsucht, wieder andere werden steif und bewegungsarm. Diese manifesten Enzephalitiden haben eine hohe Mortalität von ca. 40 % und die Überlebenden bleiben in der Mehrzahl der Fälle stark behindert. Daneben aber sind zahlreiche blande Fälle ohne manifeste zentralnervöse Erscheinungen vorgekommen, bei welchen mit einer Latenz von Monaten oder vielen Jahren das typische Bild des postenzephalitischen Parkinsonismus (s. S. 143) auftrat.

Als *subakute Enzephalitiden* werden hauptsächlich drei, ursprünglich als eigene Krankheitseinheiten beschriebene Formen zusammengefaßt, nämlich die *Einschlußkörperchen-Enzephalitis* Dawson, die *Panenzephalitis* Pette-Döring und die *Leucoencephalitis sclerosans* van Bogaert (277). Der Krankheitsprozeß beginnt schleichend, meistens bei Kindern im Schulalter. Zunächst fallen diskrete, dann deutliche psychische Veränderungen (Gereiztheit, Leistungsabfall, Ermüdbarkeit) auf. Nach einigen Wochen treten Sprachstörungen hinzu, vor allem aber charakteristische unwillkürliche Bewegungen, im besonderen Myoklonien und Zusammenzucken, die durch Lärm und andere Außenreize ausgelöst werden, ebenso choreatische und athetotische Bewegungen. Die charakterlichen Veränderungen nehmen zu, die Sprache versiegt, es treten vegetative Störungen auf und schließlich erstarren die Kranken in einer extrapyramidalen Tonussteigerung. Pathognomonisch ist das Elektroenzephalogramm, welches periodisch über allen Ableitungen auftretende Gruppen hoher langsamer Wellen zeigt, wobei eine solche Wellengruppe fast identisch mit der vor oder nach ihr auftretenden Nachbargruppe ist. Fast immer sind diese elektrischen Phänomene mit myoklonischen Zuckungen synchron. Im Liquor zeigt sich eine charakteristische, sehr ausgeprägte Gammaglobulinzunahme, im Serum und Liquor ein erhöhter Titer der Masern-Antikörper (77 a, 277). Daß auffallend viele dieser Kinder die Masern sehr früh hatten, könnte die Annahme rechtfertigen, daß die Infektion noch in Gegenwart mütterlicher passiver Antikörper stattfand. Es entsteht eine abnorme Relation zwischen Masernvirus und Immunoreaktion des Wirtes. Die Häufung der Erkrankung bei Knaben und bei Landbevölkerung wäre mit einer zusätzlichen Infektion durch ein Virus aus einem Tierreservoir vereinbar (77 a). Der Ausgang ist immer letal.

Die seltene *akute hämorrhagische Enzephalitis* (45, 92, 490) ist in vielen Fällen wahrscheinlich durch das *Herpes-simplex*-Virus erzeugt. Sie befällt Kinder und Erwachsene im mittleren Lebensalter und setzt meist plötzlich mit Kopfweh, Fieber, Erbrechen, meningitischen Zeichen und oft Krämpfen ein. Bald treten die Zeichen eines lokalisierten Schläfenlappenprozesses auf mit Hemisymptomen, Gesichtsfeldstörungen und Herdzeichen. Oft wird ein Tumor vermutet. Der Liquor ist immer pathologisch (Zellzahlerhöhung, eventuell Erythrozyten, verminderter Chlorgehalt [1 a]), das Elektroenzephalogramm zeigt meist eine diffuse Abnormität mit fokaler Betonung im Temporalgebiet. Neuroradiologische Untersuchungen ergeben nicht selten das Bild eines raumfordernden Prozesses im Temporalgebiet. Der Verlauf ist innert Tagen bis zwei Wochen letal. Pathologisch-anatomisch findet sich eine oft einseitige hämorrhagische Entzündung, vor allem des Temporallappens.

Epidemische myalgische Enzephalomyelopathie. Ein eigenartiges Krankheitsbild stellt die gelegentlich isoliert, vor allem aber in Hausepidemien auftretende epidemische myalgische Enzephalomyelopathie (epidemische Neuromyasthenie) dar (120, 256, 272 a, 393). Es werden vor allem Frauen befallen. Die Erkrankung entwickelt sich subakut oder schleichend mit Muskel- und unbestimmten Gliederschmerzen, Parästhesien, Muskelzuckungen, Kopfweh, allgemeiner Abgeschlagenheit und in der Hälfte der Fälle etwas Fieber. Wesentlich sind die psychischen Symptome: Die Patienten sind reizbar, launisch, gefühlslabil und zeigen oft unvernünftige, hysterisch anmutende Reaktionen. *Objektiv* läßt sich eine ausgesprochene Druckdolenz der Muskeln sowie der Sehnen und des Periostes nachweisen. Eine oft verzeichnete Muskelschwäche ist wohl auf Schmerzhemmung und mangelnde Mitarbeit zurückzuführen. Die Sehnenreflexe sind normal, Dysästhesien und Hypästhesien kommen vor, der Gang ist unsicher. Der Liquor immer normal. An und für sich ist die Prognose gut, Heilung tritt meist nach einigen Wochen ein. In einzelnen Fällen aber kommen rezidivierende Störungen während Monaten und bis zu Jahren vor. Die Ursache der Krankheit ist unbekannt, ein Virusinfekt wahrscheinlich (272 a). Auch die Möglichkeit einer organischen Quecksilberintoxikation wurde erwogen (393).

Hirnabszesse (568)

Die Hirnabszesse entstehen selten direkt traumatisch, viel häufiger metastatisch. Die primäre Infektionsquelle im Organismus ist am häufigsten eine Ohraffektion, Sinusitiden, Bronchiektasen und andere eitrige Lungenprozesse, sowie Endokarditiden (vor allem bei kongenitalen Herzvitien). In der Ära der Antibiotika werden auch immer mehr, nämlich bis zu 25%, Fälle mit unbekanntem Primärherd beschrieben. Der Sitz des Abszesses ist wesentlich häufiger im Großhirn als im Kleinhirn. Die häufigsten Erreger sind Staphylococcus, Streptococcus und Pneumococcus. Das Intervall zwischen primärem Eiterprozeß und den ersten Symptomen des Hirnabszesses beträgt in etwa der Hälfte der Fälle weniger als 2 Monate, daneben aber kommen Intervalle von vielen Monaten bis zu vielen Jahren vor. Die *klinische Symptomatologie* ist nur selten die mehrphasige, wie sie im Rahmen der embolischen Herdenzephalitis (s. S. 105) vorkommen kann. Wesentlich häufiger finden sich die rasch progredienten Symptome eines raumfordernden intrakraniellen Prozesses mit Herdsymptomen, eventuell epileptischen Anfällen und Hirndruckzeichen, so daß in erster Linie ein Hirntumor erwogen wird. Die Differenzierung ist um so schwieriger, als die Mehrzahl der Patienten afebril ist. Wohl zeigen die meisten Patienten eine Leukozytose und eine erhöhte Blutsenkungsgeschwindigkeit, aber immerhin ist auch in dieser Beziehung etwa ein Viertel der Kranken unauffällig. Auch die Liquorzellen zeigen bei etwa einem Drittel der Patienten keine Vermehrung. Die Raschheit der Progredienz der Symptome entspricht etwa derjenigen bei einem Glioblastom oder einer Gehirnmetastase. Unter diesen Umständen wird nicht selten erst die neuroradiologische Untersuchung oder gar erst die operative Exploration die endgültige Differenzierung zwischen Tumor und Hirnabszeß ermöglichen. Die *Therapie* ist abhängig von der Krankheitsphase, der Größe und der Lokalisation des Abszesses. Im Prinzip besteht das Ziel in einer Radikaloperation, wobei die frühen, nicht abgekapselten Abszesse oft zunächst punktiert, wenn möglich drainiert werden müssen und eine intensive antibiotische Therapie durchzuführen ist. Die Mortalität beträgt immer noch etwa ein Drittel.

Extraduraler Abszeß und subdurales Empyem (476)

Lokalisierte raumfordernde extrazerebrale Abszesse sind der extradurale Abszeß sowie das subdurale Empyem. Ersterer kann entweder auf dem Boden einer (traumatischen) Osteomyelitis oder per contiguitatem (zum Beispiel bei Sinusitis frontalis) entstehen. Das subdurale Empyem geht am häufigsten auf eine (akute) Sinusitis frontalis oder ethmoidalis, seltener auf eine Otitis zurück. Die Hälfte der Patienten ist jünger als 20.

Die *klinische Symptomatologie* ist je nach Grundleiden unterschiedlich, beginnt aber in der Regel mit den Zeichen einer Osteomyelitis. Unter Fieber, zunehmenden Kopfschmerzen und Unruhe sowie Benommenheit entwickeln sich dann sehr rasch die lokalen Symptome (Hemiparese, epileptische Anfälle). Als Komplikation treten gelegentlich ein Durchbruch in die Subarachnoidalräume mit Meningitis oder ein Hirnabszeß auf. Im Liquor kann die Zellzahl normal sein, sofern es zu keinem Durchbruch in den Subarachnoidalraum gekommen ist. Röntgenologisch läßt sich gelegentlich eine Osteomyelitis im Leerbild nachweisen und neuroradiologisch kann der subdurale raumfordernde Prozeß dargestellt werden. Aus einer Otitis externa (maligna) kann, besonders bei Diabetikern, eine Osteomyelitis der Schädelbasis mit fortschreitendem Befall der kaudalen Hirnnerven sich entwickeln (137 a). Die Therapie besteht in der Evakuation der Eiterung, wobei die Prognose vor der Antibiotikaära infaust war. Aber auch unter kombinierter operativer und antibiotischer Therapie ist mit einer Mortalität von ca. einem Drittel zu rechnen.

Zirkulatorische Störungen des Gehirnes

Physiologische und anatomische Vorbemerkungen betreffend die Gehirndurchblutung

Der Gehirnstoffwechsel benötigt als fast ausschließlichen Energielieferanten die Glukose, wovon pro Tag insgesamt 115 g verbraucht werden. Der respiratorische Quotient liegt um 1. Etwa 15 % des Herzminutenvolumens werden für das Gehirn verbraucht, das selber aber nur 2 % des Gesamtkörpergewichtes ausmacht. Klinische ischämische Symptome treten dann auf, wenn das Blutangebot von normal 58 ml/100 g Gehirn/Minute auf etwa 35–40 ml sinkt. *Regulatorische Mechanismen* gewährleisten innerhalb weiter Grenzen eine genügende Sauerstoffversorgung des Gehirnes. Beim wachen Menschen findet bei Drucksenkung zunächst eine kompensatorische Dilatation der Gehirngefäße statt, so daß die Durchblutung mehr oder weniger konstant gehalten wird. Erst unterhalb eines systolischen Wertes von etwa 70 mm Hg beim Gefäßgesunden (oder von 70 % des Ausgangswertes beim Hypertoniker) nimmt die Gehirndurchblutung deutlich ab (209). Beim Verschluß einer A. carotis tritt auf der Gegenseite eine Mehrdurchblutung von 70 % auf, ja auch schon bei Verschluß der A. meningea media ist eine Mehrdurchblutung der Gegenseite nachweisbar und nicht durch bloße Blutdrucksteigerung zu erklären. Eine wesentliche Rolle spielt die vorbestehende intrakranielle Verbindung zwischen dem Versorgungsgebiete der beiden Karotiden untereinander bzw. demjenigen der Vertebrales. Eine Abnahme der Durchblutung des Gehirnes findet bei Hyperventilation sowie bei intrakranieller Drucksteigerung statt. Über die Beeinflussung der Durchblutung mittels Medikamenten (209) siehe Therapiekapitel (S. 125).

Bei totaler (experimenteller) Ischämie des Gehirnes findet sich nach 2–8 Sekunden kein freier Sauerstoff mehr. Nach 12 Sekunden tritt Bewußtlosigkeit auf und nach 30–40 Sekunden ist im Elektroenzephalogramm keine elektrische Aktivität mehr nachweisbar. Nach 3–4 Minuten finden sich histologisch faßbare, irreversible Nekrosen des Gehirnparenchyms, und eine totale Ischämie von 9 Minuten kann nicht überlebt werden (Abb. 31).

Wir müssen uns von der Vorstellung lösen, daß der Läsionsort im Gehirnparenchym mit der Lokalisation des pathologischen Prozesses am zerebralen Gefäßsystem topographisch übereinstimmen muß. Eine lokalisierte Ischämie in einer bestimmten Zone der Gehirnsubstanz ist meist nicht nur Folge einer lokalen, anlagebedingten oder erworbenen Veränderung der unmittelbar zuführenden Zerebralarterien. In der Regel kommt noch eine weitere Ursache hinzu, wie eine allgemeine Verminderung des Blutangebotes an das Gehirn, zum Beispiel durch Blutdruckabfall, durch Verminderung des Herzminutenvolumens oder eine Einengung eines weiter herzwärts gelegenen Anteiles des Gefäßsystemes.

Kollateralkreislauf. Für das Verständnis vaskulärer zerebraler Insulte spielt die Kenntnis des *intra- und extrakraniellen Kollateralkreislaufes* eine wichtige Rolle (319). Die Blutversorgung des Hirns wird im wesentlichen durch die beiden Aa. carotides internae und die zwei

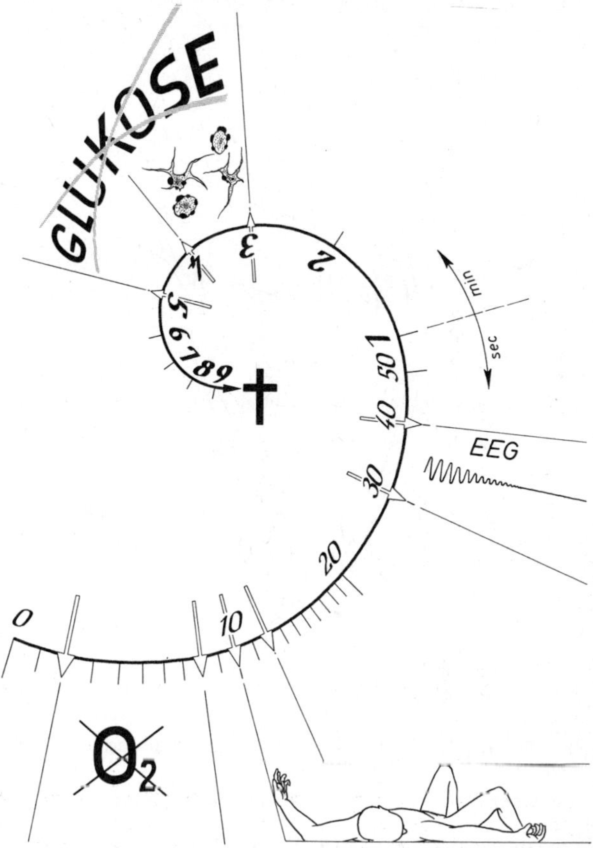

Abb. 31. Schematische Darstellung der Wirkung der totalen Ischämie des Gehirnes auf den Sauerstoff des Gewebes, das Bewußtsein, das Elektroenzephalogramm, die Morphologie der Gehirnganglienzellen und den Glukosegehalt derselben.

Aa. vertebrales gewährleistet. Die wichtigste intrakranielle Kollateralverbindung stellt der Circulus arteriosus cerebri (Willisi) dar, durch welchen an der Hirnbasis die vier Hauptgefäße miteinander in Verbindung stehen. Hierbei ist sowohl ein Übertritt des Blutes von der einen Seite zur anderen, als auch von frontal (Karotisgebiet) nach okzipital (Vertebralisgebiet) und umgekehrt möglich. In Abb. 32 sind diese Kollateralen schematisch dargestellt. Wie weit diese Anastomosen bei Verschluß eines Gefäßes im klinischen Einzelfall zum Spielen

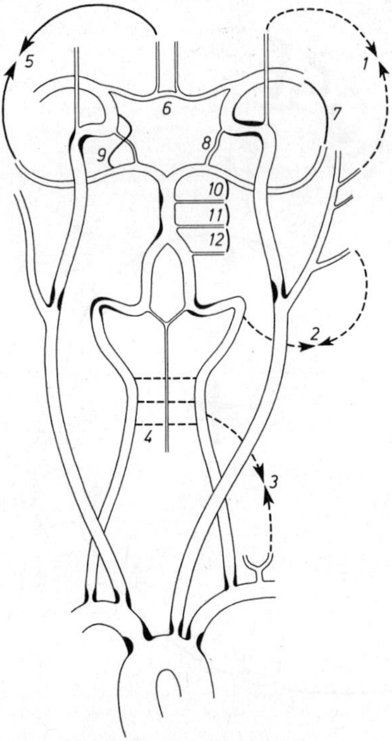

Abb. 32. Die wichtigsten Kollateralen der zervikobrachialen Arterien und ihrer Äste.

1 A. carotis externa – A. facialis – A. angularis – A. ophthalmica – Karotis-Siphon.
2 A. carotis externa – A. occipitalis – Muskeläste – A. vertebralis.
3 A. subclavia – A. thyreocervicalis – Okzipitale Muskeläste – A. vertebralis.
4 A. vertebralis – Meningeale Äste – Aa. spinales.
5 A. cerebri anterior – A. pericallosa – Rami callosi – A. cerebri posterior.
6 A. cerebri anterior dextra – A. communicans anterior – A. cerebri anterior sinistra.
7 A. cerebri media – Rami parieto-occipitales – A. cerebri posterior.
8 Karotis-Siphon – A. communicans posterior – A. cerebri posterior.
9 Karotis-Siphon – A. chorioidea anterior – A. chorioidea posterior – A. cerebri posterior.
10 A. cerebri posterior – Rami corticales – A. cerebelli superior.
11 A. cerebelli superior – Rami corticales – A. cerebelli inferior anterior.
12 A. cerebelli inferior anterior – Rami corticales – A. cerebelli inferior posterior.

kommen und eine funktionell genügende Ersatzdurchblutung gewährleisten, hängt von einer ganzen Reihe von Faktoren ab, namentlich:

- Weite der Anastomose
- Wandbeschaffenheit und Fähigkeit sich zu erweitern
- Lokale Druckverhältnisse, d. h. Druckgefälle auf dem Umgehungsweg
- Allgemeine Blutdruck- und Kreislaufverhältnisse
- Raschheit, mit welcher ein Gefäßverschluß sich einstellt

Wenn ein Verschluß oder ein stenotischer Prozeß ein Gehirngefäß verlegen, dann wird sich eine allfällige Funktionsstörung oder eine ischämische irreversible Schädigung irgendwo im Irrigationsgebiet dieses Gefäßes einstellen. In welchem Teil des peripherwärts gelegenen Gefäßbaumes dies im Einzelfall sich abspielt, hängt von den oben erwähnten Faktoren ab. Wir können diese Verhältnisse schematisch am Beispiel eines Karotisverschlusses etwa wie in Abb. 33 darstellen.

Ischämischer zerebraler Insult (94, 139, 374, 397, 410, 589, 595)

Ungefähr 15 % der Todesfälle entfallen auf einen vaskulären zerebralen Insult. Davon sind etwa ¾ ischämische Insulte. Die an sich auch hierher gehörenden Embolien sollen weiter unten besprochen werden. Der apoplektische zerebrale Insult ist meistens Ausdruck einer arteriosklerotischen Einengung oder eines darauf aufgepfropften thrombotischen Verschlusses eines zerebralen Gefäßes. Männer und Frauen werden etwa gleich häufig betroffen, am häufigsten im Alter zwischen 70 und 80 Jahren. Zu den lokalen Gefäßfaktoren kommt aber ein meistens klinisch faßbares zusätzliches, auslösendes Moment hinzu. Eine wichtige Rolle spielt ein *allgemeiner Blutdruckabfall,* wobei ein Ruheinsult (Blutdruckabfall in der Nacht mit Realisieren der Parese beim Erwachen), ein Belastungsinsult (zum Beispiel nach einer schweren Mahlzeit) und ein Entspannungsinsult (anschließend an besonders intensive Beanspruchung) unterschieden werden können (595). Bei *Herzinfarkt* treten in 20 % der Fälle allgemeine zentralnervöse Erscheinungen, bei 5 % neurologische Herdsymptome auf (46). Andererseits finden sich bei jedem 5. Patienten mit einem vaskulären zerebralen Insult auch kardiale Affektionen. Es besteht der Verdacht, daß die Einnahme von *Ovulationshemmern* bei jungen Frauen die Entstehung zerebraler Insulte fördert (16 a, 414, 414 a). Eine Verbrauchskoagulopathie nach Blutung, eine Polycythaemia vera können zu vaskulären zerebralen Insulten Anlaß geben.

Apoplexie. Die *klassische,* voll ausgebildete Apoplexie ist durch eine plötzlich, meist im Schlaf oder aus vollem Wohlbefinden heraus auftretende Hemiplegie charakterisiert. Gelegentlich gehen aber während Stunden Kopfschmerzen und allgemeines Unwohlsein voraus und manchmal bilden sich die neurologischen Ausfälle nicht schlagartig, sondern im Verlauf von Stunden, selten von 1–2 Tagen aus. Nur etwa

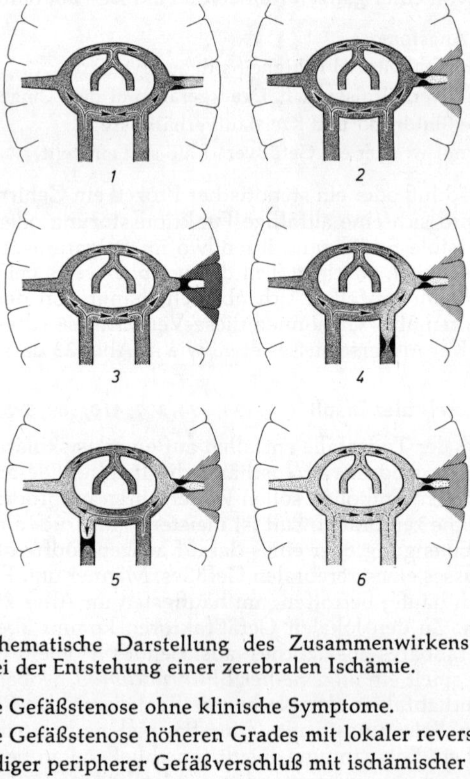

Abb. 33. Schematische Darstellung des Zusammenwirkens verschiedener Faktoren bei der Entstehung einer zerebralen Ischämie.

1 Periphere Gefäßstenose ohne klinische Symptome.
2 Periphere Gefäßstenose höheren Grades mit lokaler reversibler Ischämie.
3 Vollständiger peripherer Gefäßverschluß mit ischämischer Erweichung.
4 Das Hinzutreten einer Karotisstenose zu einer peripheren Gefäßstenose erzeugt eine Ischämie.
5 Analoge Situation bei Verschluß der Karotis auf der Gegenseite.
6 Eine allgemeine Blutdrucksenkung kann bei sonst gut ertragener peripherer Stenose zu ischämischen Symptomen führen.

die Hälfte der Patienten weist eine mehr oder weniger langdauernde Bewußtlosigkeit auf.

Bei der *Untersuchung* beachte man das Bewußtsein, die Atmung und den Kreislauf. Man findet neurologisch – bei Erweichungen im Ausbreitungsgebiete der A. cerebri media – die zunächst oft totale motorische Hemiplegie. Liegt die Erweichung in der *Capsula interna* selber (versorgt durch die lentikulo-striären Äste der Arteria cerebri media) so bewirkt der Ausfall der hier auf kleinem Raume zusammengedrängten kortikospinalen, kortikobulbären, thalamokortikalen und optischen Bahnen schwerwiegende Symptome. Anfänglich ist der Tonus meist schlaff, die Reflexe normal oder vermindert, der BABINSKI-Reflex allerdings meist schon positiv. Die Sensibilität ist meist nicht oder in geringerem Ausmaße betroffen. Man suche noch bewußt nach einer Hemianopsie und beachte Störungen der Sprache und andere Kommunikationsstörungen (s. S. 175). Beim Bewußtlosen muß die Untersuchung nach den auf S. 37 dargelegten Prinzipien durchgeführt werden. Zusätzlich beachte man, daß der bewußtlose Patient mit einer frischen Apoplexie Kopf und Augen vom Herd weggewendet hält. Es besteht kein Meningismus und der Liquor ist zunächst meist normal und weist später gelegentlich bei ausgedehnten Erweichungen eine Pleozytose auf. Bei sekundärer hämorrhagischer Infarzierung kann auch eine Xanthochromie auftreten. In *späteren Stadien* tritt nach Tagen oder gar erst nach Wochen die Spastizität in den Vordergrund, wobei am Arm eine Beuge-, am Bein eine Streckspastizität überwiegt. Kopf und Auge sind der Herdseite zugewendet (Déviation conjuguée), der Patient „schaut sich die Bescherung an". Die Rückbildung der Beinlähmung spielt sich in der Regel rascher ab als diejenige der Armparese. Beim Gehen zirkumduziert der Patient das paretische Bein und schwingt den gelähmten und leicht flektierten Arm nicht mit (WERNICKE-MANNscher Prädilektionstypus, Abb. 34). Die durch Innervation von Muskeln der gesunden Seite induzierten Kontraktionen entsprechender Muskelgruppen der paretischen Extremität werden als *Synkinesien* bezeichnet (284). Sie treten auch bei tumorbedingten Lähmungen auf, dann aber auch als idiopathische echte *Spiegelbewegungen* bei neurologisch Gesunden (gleichzeitige Impulsübertragung in beiden kortikospinalen Bahnen) und bei Läsionen des Halsmarkes sowie Prozessen am kraniozervikalen Übergang (polysynaptische Impulsübertragung in der motorischen Formatio reticularis). Bei thalamusnahen Herden kann es zu hartnäckigen, oft brennenden, halbseitigen Schmerzen kommen. Berührungen werden unangenehm und oft verzögert und langdauernd empfunden. Die Temperaturunterscheidung ist gestört, so daß eine eigentliche dissoziierte Sensibilitätsstörung auftreten kann. Ein HORNER-Syndrom auf der Herdseite ist nicht selten *(Thalamussyndrom)*. Am häufigsten zu Beginn des Insultes, selten nach Wochen und Jahren treten bei etwa 10—20 % der Gehirnischämien *epileptische Anfälle* auf. Diese können generalisiert oder fokal sein. Seltener entwickelt sich daraus eine chronische Epilepsie.

Ein Verschluß der A. cerebri anterior geht in der Regel ohne Bewußtlosigkeit einher. Es kommt zu einer rein motorischen spastischen Parese des kontralateralen Beines.

Ungefähr $^1/_5$ der Patienten mit Enzephalomalazie sterben im ersten Anfall, von den übrigen tritt bei etwa der Hälfte ein oft tödliches Rezidiv innerhalb von 5 Jahren auf.

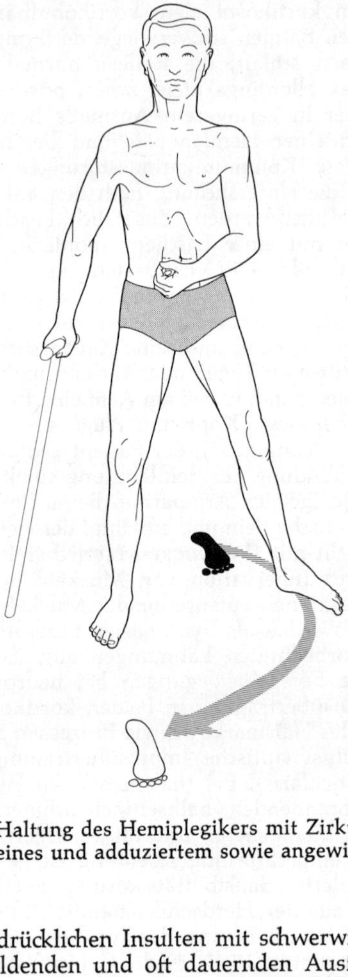

Abb. 34. Typische Haltung des Hemiplegikers mit Zirkumduktion des spastisch gelähmten Beines und adduziertem sowie angewinkeltem gelähmtem Arm.

Neben diesen eindrücklichen Insulten mit schwerwiegenden, sich nur langsam zurückbildenden und oft dauernden Ausfällen kennen wir das Bild der *intermittierenden zerebralen Durchblutungsinsuffizienz.* Der Volksmund spricht von Berührungen oder Streifungen. Hier treten kurzdauernde zerebrale Störungen von unbestimmtem Charakter oder aber kurzdauernde topisch signifikante neurologische Ausfälle auf. Die Patienten verlieren kurz das Bewußtsein, um dann evtl. mit Paresen wieder zu erwachen. Sie sind während Stunden verwirrt und desorientiert; sie haben während Stunden Wortfindungsstörungen, stoßen mit der Zunge an (Zungenschlägli) oder haben vorübergehend eine Schwäche eines Armes oder eines Beines. Dies kann

Tabelle 12. Hirnstammsyndrome. (Die Umschreibung der einzelnen Syndrome ist in der Literatur uneinheitlich)

Bezeichnung	Lokalisation	Symptome Homolateral	Symptome Kontralateral	Besonderheiten
Chiray-Foix-Nicolesco-Syndrom (oberes Rubersyndrom)	Mittelhirn, Nucleus ruber	Keine Okulomotoriusparese	Eventuell Hemiataxie, Hyperkinesie, Intentionstremor, Hemiparese (oft kein *Babinski*), aber eventuell mit Sensibilitätsstörungen	
Benedikt-Syndrom (oberes Rubersyndrom)	Mittelhirn, Nucleus ruber	Okulomotoriusparese, eventuell Blickparese nach Herdseite	Eventuell Hemiataxie, Intentionstremor, Hemiparese (oft kein *Babinski*)	Schwankender Gang
Claude-Syndrom (unteres Rubersyndrom)	Mittelhirn Nucleus ruber	Okulomotoriusparese	Hemiataxie oder Hemiasnergie, Hemiparese	Keine Hyperkinesie
Weber-Syndrom	Mittelhirnfuß	Okulomotoriusparese	Motorische Hemiparese	
Parinaud-Syndrom	Vierhügelregion			Blicklähmung nach oben (rostrale Vierhügel), Blicklähmung nach unten (kaudale Vierhügel)
Nothnagel-Syndrom	Vierhügelgegend	Okulomotoriusparese	Hemiataxie	
Raymond-Céstan-Syndrom	Orale Brückenhaube	Blicklähmung nach Herdseite	Sensibilitätsstörung (eventuell auch Trigeminus), eventuell Hemiparese	
Gasperini-Syndrom	Kaudale Brückenhaube	Fazialis-, Abduzens-, Trigeminus- und Akustikuslähmung	Sensibilitätsstörung	Eventuell Nystagmus
Millard-Gubler-Syndrom	Kaudale Brückenhaube	(Periphere) Fazialisparese	Motorische Hemiparese	
Brissaud-Syndrom	Kaudale Brückenhaube	Fazialiskrampf	Motorische Hemiparese	

Foville-Syndrom	Kaudale Brückenhaube	Abduzens- und eventuell Fazialislähmung	Motorische Hemiparese	
Babinski-Nageotte-Syndrom	Dorsolaterale Partie des pontobulbären Überganges	Zerebelläre Ataxie, *Horner*-Komplex	Motorische Hemiparese, Sensibilitätsstörungen	Nystagmus, Lateropulsion (Gebiet der A. cerebelli posterior inferior)
Wallenberg-Syndrom	Dorsolaterale Oblongata	*Horner*-Komplex, Stimmbandparese, Gaumensegel- und Rachenhinterwandparese, Trigeminusausfall, Hemiataxie	Dissoziierte Sensibilitätsstörung	Nystagmus. Gebiet der A. cerebelli posterior inferior
Céstan-Chenais-Syndrom	Laterale Oblongata	*Horner*-Komplex, Stimmbandlähmung, Gaumensegel- und Rachenhinterwandparese, Hemiataxie	Motorische Hemiparese, Hemihypästhesie	
Avellis-Syndrom	Laterale Oblongata	Gaumensegel- und Rachenhinterwandsparese, Stimmbandlähmung	Motorische Hemiparese, Hemihypästhesie	
Schmidt-Syndrom	Laterale Oblongata	Gaumensegel- und Rachenhinterwandsparese, Stimmbandlähmung, Sternokleido- und obere Trapeziusparese, Zungenlähmung	Motorische Hemiparese, Hemihypästhesie	
Tapia-Syndrom	Laterale Oblongata	Gaumensegel- und Rachenhinterwandsparese, Stimmband- und Zungenlähmung	Motorische Hemiparese, Hemihypästhesie	
Vernet-Syndrom	Laterale Oblongata	Gaumensegel- und Rachenhinterwandsparese, Sternokleidomastoideusparese, Hemiageusie hinteres Zungendrittel, Hemihypästhesie Schlund	Motorische Hemiparese	
Jackson-Syndrom	Untere Oblongata	Zungenparese	Motorische Hemiparese	

sich im Laufe von Monaten oder Jahren mehrfach wiederholen, wobei unter Umständen diskrete Dauerausfälle zurückbleiben oder schließlich die eigentliche Apoplexie sich in fast der Hälfte der Fälle (459 a) einstellen kann.

Erweichungen im Ausbreitungsgebiete der Aa. vertebrales bzw. der A. basilaris – etwa 15 % der zerebralen Insulte ausmachend – verursachen eine sehr viel komplexere klinische Symptomatologie.

Die Vertebralarterien und die daraus hervorgehende A. basilaris versorgen mit ihren Ästen Teile des oberen Zervikalmarkes, die Oblongata, das Kleinhirn, die Brücke und die meisten übrigen Teile des Mesenzephalon. Die beiden Aa. cerebri posteriores empfangen in 3/4 der Fälle ihre hauptsächliche Blutzufuhr aus der A. basilaris, so daß meist also auch große Teile des Okzipitallappens und vor allem die Sehrinde vom Vertebralis- und Basilarissystem abhängen. Die in der Regel aus der linken A. subclavia bzw. aus dem rechten Truncus brachiocephalicus hervorgehenden Aa. vertebrales weisen in ihrem Verlauf durch die Foramina costotransversaria der Halswirbelsäule enge anatomische Beziehungen insbesondere zu den Unkovertebralgelenken auf. Hier können sie einerseits durch spondylotische Randzackenbildungen, andererseits durch Bewegungen der Halswirbelsäule mechanisch komprimiert werden. Reklination und Neigung des Kopfes auf eine Seite bewirken in der Regel eine Drosselung der Durchblutung in der Vertebralarterie der Gegenseite.

Die Erweichungen im Vertebralisgebiete können unter ähnlichen Umständen wie diejenigen im Karotisgebiete, d. h. bei Blutdruckabfall zum Beispiel morgens beim Aufstehen, auftreten. Charakteristisch ist allerdings das Auftreten in Zusammenhang mit extremen Kopfbewegungen, zum Beispiel beim Wäscheaufhängen, beim Rasieren unter dem Kinn, beim Rückwärtsfahren im Auto, beim Haarewaschen in der Badewanne mit zurückgelegtem Kopf, bei chiropraktischen Manövern usw. Bei all diesen Bewegungen wird eine Vertebralis gedrosselt.

Das *klinische Bild* ist selten durch rein bulbäre Ausfälle gekennzeichnet, zum Beispiel durch isolierte, dissoziierte Augenmotilitätsstörungen oder isolierte Vestibularisstörungen. Viel häufiger findet sich eine charakteristische kombinierte Symptomatologie, wobei (periphere) bulbäre Symptome auf einer Körperseite mit gekreuzten Ausfällen von seiten der langen Bahnen an den Extremitäten der Gegenseite kombiniert sind. Tab. 12 gibt diese mit Eigennamen belegten Syndrome mit anatomischem Sitz und Symptomatologie wieder.

Auf einige *besondere Erscheinungsformen und Symptome* sei noch speziell hingewiesen: Isoliert oder mit Hirnstammsymptomen kombiniert, können *kortikale Sehstörungen* bis zur *Rindenblindheit* auftreten. Die Patienten sehen manchmal nur grau in grau oder sie sind erblindet, wobei vielfach die Sehstörung geleugnet wird. Eine beidseitige Erblindung oder sonstige schwer faßbare Sehstörung bei älteren Patienten mit erhaltenen Pupillenreflexen ist immer auch auf eine solche vaskuläre kortikale Blindheit verdächtig.

Das Wallenberg-*Syndrom* (dorso-laterales Oblongatasyndrom) ist eines der häufigsten, in der Tab. 12 angeführten Syndrome (Abb. 35).

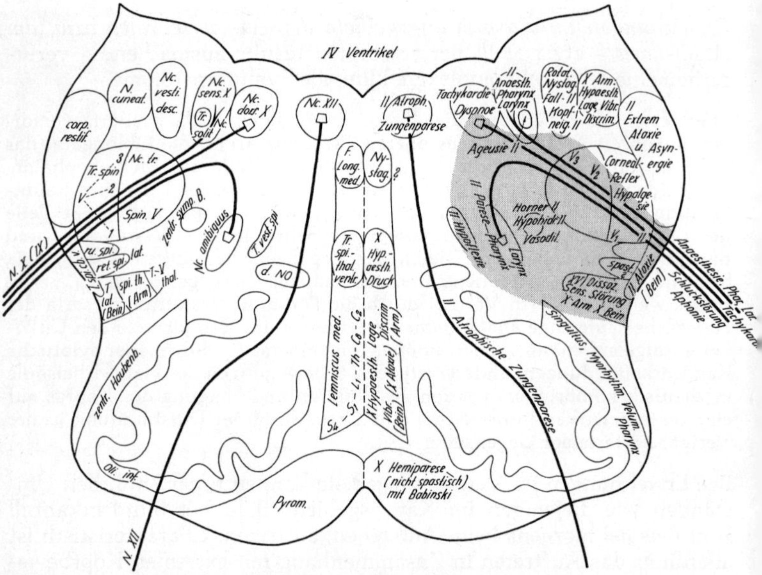

Abb. 35. Schnitt durch die Oblongata. Schraffiert die Erweichungszone bei einem Wallenberg-Syndrom (Nach Hassler).

Es tritt urplötzlich heftiger Drehschwindel auf, der den Patienten zu Boden wirft. Keine Bewußtseinsstörung. Erbrechen und Heiserkeit (Nucleus ambiguus vagi). Objektiv findet sich ein Nystagmus (Nucleus vestibularis descendens), ein gleichseitiger Horner-Symptomenkomplex (zentrale Sympathikusbahnen), gleichseitiger Trigeminusausfall (Trigeminuswurzel), gleichseitige Schluckstörung mit Gaumensegel- und Rachenhinterwandparese (Vagus- und Glossopharyngeuskerne), gleichseitige Extremitätenataxie (Tractus spinocerebellaris ventralis), sowie eine gekreuzte dissoziierte Sensibilitätsstörung der Extremitäten und des Rumpfes (Tractus spinothalamicus lateralis). Eine motorische Extremitätenparese, Reflexdifferenzen oder Pyramidenzeichen bestehen meistens nicht. Die akuten Erscheinungen bilden sich in der Regel innerhalb einiger Wochen zurück und die meisten Patienten erholen sich recht befriedigend. Das Syndrom ist Ausdruck einer Ischämie im Gebiete der A. cerebelli inferior posterior und gelegentlich Folge eines Vertebralisverschlusses.

Akute Bulbärparalyse. Bei größeren Erweichungen in der Oblongata kann es zur akuten Bulbärparalyse kommen (s. S. 208), mit doppelseitigen Hirnnervenlähmungen, Schluckstörungen, bulbären Sprachstörungen und mit schweren Extremitätenparesen. Die Pupillen sind eng. Gelegentlich treten klonische Krämpfe auf, eventuell Enthirnungsstarre. Die Prognose ist sehr schlecht. Bei Erweichungen im Brückengebiete kommt es gelegentlich zu einer eigenartigen Form der Bewußtseinsstörung, zu einem *Coma vigile* (s. S. 128). Der bei Hirnstammprozessen sichtbare *Gaumensegelnystagmus*, gelegentlich mit rhythmischen vertikalen Augenbewegungen assoziiert, ist auf eine Schädigung der zentralen Haubenbahn oder des Dentatums zurückzuführen.

Intermittierende Vertebralisdurchblutungsstörung. Die oben genannten voll etablierten Syndrome bilden sich, sofern sie überhaupt überlebt werden, oft nur unvollständig zurück. Immerhin können die Patienten ihre Arbeitsfähigkeit wieder zurückgewinnen. Nebst diesen Fällen mit voll ausgebildeten Ausfallserscheinungen findet sich aber nicht selten das Bild einer *intermittierenden Durchblutungsstörung im Vertebralisgebiete.* Eventuell während Jahren treten – oft in Abhängigkeit von Kopfbewegungen – Drehschwindelattacken auf, Kopfschmerzen (vor allem okzipital), Doppelbilder, Sensibilitätsstörungen im Gesicht, vorübergehende kortikale Sehstörungen, Parästhesien und Paresen der Extremitäten oder ganz kurzdauerndes atonisches Hinstürzen („drop seizures"). Besonders verdächtig ist es, wenn die Symptome einmal rechts und einmal links auftreten. Gehäuft kommen diese basilären Durchblutungsstörungen bei Diabetikern vor und rechtfertigen eine Antikoagulantienbehandlung.

Wahrscheinlich als Ausdruck einer basilären Durchblutungsinsuffizienz treten gelegentlich vorübergehende *amnestische Episoden* (416) auf. Der Patient hat die Fähigkeit eingebüßt, Erlebtes in seinem Gedächtnis zu fixieren und hat auch die Erinnerung für die vorausgegangenen Tage, Wochen oder gar Monate verloren (retrograde Amnesie). Er wirkt leicht verstört und ängstlich, da er seinen Zustand vage realisiert. Dennoch vermag er alltägliche und sogar komplexere Handlungen sinnvoll auszuführen. Der somatische Untersuchungsbefund ist normal. Es werden Patienten in mittlerem und höherem Lebensalter befallen und die Störung dauert meist nur Stunden. Zunächst kehrt die Merkfähigkeit wieder, dann schränkt sich im Verlauf von Stunden oder Tagen die retrograde Amnesie immer mehr ein. Schließlich bleibt nur noch für die eigentliche amnestische Episode eine Erinnerungslücke zurück. Rückfälle kommen nur selten vor. Ähnliche Erscheinungen bei jüngeren Personen wurden nach der Einnahme von Oxychinolinderivaten beschrieben (295 c).

Stenosen der großen zervikobrachialen Arterien (139). Sowohl den intermittierenden Durchblutungsstörungen, wie auch der Apoplexie mit Dauersymptomen können Gefäßprozesse im intrakraniellen, aber auch im extrakraniellen Bereich des arteriellen Systemes zugrunde liegen. Während ein Media-Verschluß fast immer sofort zu Dauersymptomen führt, sind transitorische Symptome um so häufiger, je herznäher der Arterienverschluß liegt. Allerdings haben mehr als 60% der Karotisverschlüsse nur ein- oder zweimal transitorische Symptome vor dem Auftreten irreversibler Ausfälle. Intermittierende Störungen können hierbei hämodynamisch bedingt sein oder aber auf rezidivierende Embolien von Cholesterinkristallen und Thrombusteilen beruhen. Wegen der Möglichkeit einer gefäßchirurgischen Therapie interessieren besonders die *Stenosen der großen zervikobrachialen Arterien*. Die häufigste ist die Stenose der A. carotis interna an der Bifurkation. Die neurologische Symptomatologie ist meist nicht charakteristisch. Verdächtig ist das rezidivierende Auftreten gleichartiger halbseitiger Ausfälle. Pathognomonisch ist einzig das kombinierte Auftreten eines homolateral zur Karotisstenose gelegenen, vorübergehenden monokulären Visusverlustes (Amaurosis fugax) mit einer kontralateralen Extremitätenparese. Die Auskultation am Hals vermag gelegentlich ein pulssynchrones Stenosegeräusch aufzudecken. Dasselbe kann durch Kompression der gegenseitigen Halsschlagader (Vorsicht!) verdeutlicht werden. Ein Strömungsgeräusch ist aber kein ganz zuverlässiges Zeichen. Es kann selten einmal bei vollständigem Verschluß vorliegen, tritt relativ häufig kontralateral zur verschlossenen Seite auf, fehlt bei etwa ¾ der Stenosen und ist über 10% der Gefäße ohne Einengung hörbar (591 a). Bei Verschluß der Arteria carotis interna können abnorm kräftige Pulsationen der zur Arteria ophthalmica führenden Kollateralen in der Periorbitalregion tastbar sein (179 b). Das Elektroenzephalogramm mit Karotiskompression gibt Hinweise auf das Ausmaß, in welchem eine Hemisphäre auf die Blutzufuhr aus der zweiten großen Halsschlagader (und den Aa. vertebrales) angewiesen ist. Die Messung des Netzhautarteriendruckes kann nützliche Informationen geben. Entscheidend für die Diagnose ist die Arteriographie. Mittels Karotisarteriographie kann allerdings lediglich ein Prozeß der A. carotis interna, vorwiegend eine Stenose an der Bifurkation, erfaßt werden. Auch abnorm starke Bogenbildungen oder gar Schlingen im Karotisverlauf („Kinking and Coiling") wurden für derartige Zirkulationsstörungen verantwortlich gemacht. Eine pathogenetische Bedeutsamkeit dieser Besonderheiten erscheint uns sehr fraglich. Falls Verdacht auf einen anders lokalisierten Prozeß besteht, muß eine globale *Darstellung des Aortenbogens* mit den daraus hervorgehenden zervikobrachialen Hauptarterien durchgeführt werden. Damit kann zum Beispiel ein Vertebralisverschluß, dann aber auch eine Stenose der A. subclavia vor dem Abgang der A. vertebralis erfaßt werden. Letzteres kann zum sogenannten *„subclavian steal syndrome"* (274, 558) führen, wobei die Aa. vertebrales als Umgehungsanastomose fungieren und das Blut somit retrograd durch die Vertebralis der Verschlußseite aus dem Schädelinneren heraus in die A. subclavia fließt. Dies führt besonders bei Betätigung des Armes zu den Anzeichen einer basilären Durchblutungsstörung mit Schwindel.

Ein *gefäßchirurgisches Vorgehen* ist in der Regel bei Verschluß der A. carotis communis und der A. subclavia indiziert. Am häufigsten wird er diskutiert werden bei Stenosen der A. carotis interna an der Bifurkation. Er ist hier allerdings im wesentlichen nur dann am Platze, wenn vorübergehende Symptome sich ganz zurückgebildet haben und ein unvollständiger Verschluß vorliegt (175 b). Sind Ausfälle zurückgeblieben oder ist ein Totalverschluß vorhanden, so ist die Indikation nicht mehr zu bejahen.

Die *konservative Behandlung des vaskulären zerebralen Insultes* besteht in Stützung des Blutdruckes, eventuell Herztherapie. In den ersten Tagen 100–200 mg wasserlösliches Cortison intravenös, hohe Dosen Papaverin (200 mg und mehr) in der Infusion und Schutz vor sekundären Komplikationen. Antikoagulantien sind – außer beim Morbus embolicus – höchstens bei rezidivierenden ischämischen Episoden zu diskutieren und auch hier nicht ganz sicher wirksam (161). Mit der gezielten Rehabilitation kann nicht früh genug begonnen werden.

Zerebrale Embolie

Die zerebralen Embolien machen nur etwa 10 % aller apoplektischen Insulte aus. Bei fast der Hälfte der Fälle ist eine Mitralstenose mit gleichzeitigem Vorhofflimmern der Ausgangspunkt, in $^1/_3$ der Fälle ein Herzinfarkt mit Wandthrombosen. Sehr viel seltener liegen eine Mitralstenose bei normalem Herzrhythmus oder eine Arrhythmie ohne Vitium bzw. eine Endocarditis lenta vor. Die Diagnose darf gestellt werden, wenn eine der oben genannten kardialen Erkrankungen vorliegt und die neurologischen Ausfälle oft ohne Bewußtseinsverlust schlagartig während des Tages auftreten und von Anfang an voll ausgebildet sind. Der Embolus sitzt häufiger in einer rechtsseitigen zerebralen Arterie als in einer linksseitigen. Oft bilden sich die Symptome rasch zurück. Ein angiographisch eindeutiger Verschluß eines zerebralen Gefäßes ist nicht selten bei Kontrollangiographien oder bei der Autopsie nicht mehr nachweisbar. Kein Meningismus und normale Lumbalpunktion. Die Therapie kann nur bei Verschluß einer größeren extrakraniellen Arterie eine chirurgische sein. In den übrigen Fällen wird man durch Behandlung mit Antikoagulantien die Gefahr von Rezidiven vermindern. *Fettembolien* siehe Seite 93. Eine *Luftembolie* kann bei Kopf- und Halsoperationen in sitzender Stellung, nach Spülung von Nasennebenhöhlen, nach Pleurapunktionen und offenen Herzoperationen zustande kommen. Auch bei schweren initialen Bildern ist die Prognose nicht unbedingt schlecht.

Enzephalorrhagie

Die Enzephalorrhagien machen etwa 10–20 % der apoplektischen Insulte aus. Die Patienten sind durchschnittlich jünger als diejenigen mit Enzephalomalazie: Etwa 90 % zwischen 40 und 50 Jahren. Etwa 80 % sind Hypertoniker. Während in der Regel die Symptome abrupt und zwar meist am Tage bei der Arbeit einsetzen, weisen immerhin etwa 10 % einen allmählichen Beginn auf. Nur etwas mehr als die Hälfte ist zu Beginn bewußtlos. Fast immer handelt es sich um ein schweres Zustandsbild. Sind die Patienten bewußtlos, dann liegt oft ein tiefes Koma mit stertoröser Atmung und mit Streckkrämpfen vor und die Prognose ist schlecht. Bei drei Vierteln der Fälle liegt ein Ventrikeldurchbruch vor. Bei ca. 15 % bricht das Hämatom durch den Kortex. Dennoch liegt praktisch nie eine massive Subarachnoidalblutung vor. Arteriographisch läßt sich bei etwa zwei Drittel der Fälle ein raumforderndes Hämatom nachweisen, das am häufigsten im Striatum lokalisiert ist. Da eine wirksame konservative Therapie nicht bekannt ist, rechtfertigt sich in manchen Fällen die neurochirurgische Ausräumung des Hämatoms. Bei hoher Mortalität sind die guten Ergebnisse vorerst lediglich nur ca 10 % (381).

Akute (juvenile) subkortikale Blutung

Als (juvenile) akute subkortikale Blutung (317, 563) bezeichnet man – vielleicht etwas restriktiv – akut, meist zugleich mit heftigen, lokalisierten Kopfschmerzen auftretende Halbseitensymptome. Meist handelt es sich um jüngere Patienten. Oft besteht Erbrechen, gelegentlich Bewußtlosigkeit. Meist bilden sich die akuten Symptome bald zurück. Die Lumbalpunktion ist oft blutig, kann anfänglich aber auch normal sein. Später ist sie dann meist xanthochrom. Wenn das Karotisarteriogramm auch anfänglich normal ist, kann sich immer noch nach einigen Tagen ein raumforderndes Hämatom ausbilden und angiographisch nachweisen lassen. Dem Prozeß liegt meist ein kleines Angiom zugrunde, das allerdings oft arteriographisch nicht sichtbar ist. Auch unter Antikoagulantienbehandlung kann es zu spontanen intrazerebralen Hämatomen kommen. In manchen Fällen muß das Hämatom operativ ausgeräumt werden.

Hypertensive Enzephalopathie

Als hypertensive Enzephalopathie (100) bezeichnen wir die bei schwerer fixierter Hypertonie vorkommenden zerebralen Störungen mit Kopfweh, Verwirrtheit, Benommenheit, kurzdauernden Bewußtseinsstörungen und psychischem Abbau. Auf dieses Bild können sich krisenhafte Verschlimmerungen aufpfropfen, meist verbunden mit zusätzlicher Blutdrucksteigerung und mit dieser in direktem kausalem Zusammenhang. Wahrscheinlich kommt es auf dem Boden der hypertonischen Schübe zu Spasmen kleiner Arterien. Es kann dann eine stärkere Bewußtseinsstörung auftreten, Erbrechen, Papillenödem mit Blutungen, Amaurosen, Hemianopsien und erhöhter Liquordruck. Die *Therapie* besteht in einer energischen Blutdrucksenkung mit Hypotensiva.

Die generalisierte *zerebrale Arteriosklerose* liegt der *arteriosklerotischen Demenz* zugrunde, die auf S. 161 abgehandelt wird. Als *subkortikale Enzephalopathie* (Binswanger) wird eine chronisch progrediente, schubweise verlaufende, vaskuläre Großhirnaffektion bezeichnet. Sie ist durch Stimmungs- und Bewußtseinsschwankungen, gelegentlich Zeichen vaskulärer Insulte, später pseudobulbäre Symptome und meist Zeichen einer vaskulären Insuffizienz auch in anderen Organen charakterisiert. Im EEG finden sich eine diffuse Veränderung zusammen mit fokalen Alterationen von wechselnder Lokalisation. Die vaskulären Läsionen sind pathologisch anatomisch vor allem in den subcorticalen Großhirnbezirken lokalisiert.

Pseudobulbärparalyse

Die Pseudobulbärparalyse entsteht meist auf dem Boden einer zerebralen Arteriosklerose mit oder ohne Hypertonie. Das Substrat sind mehrere ischämische Herde *beidseits* im Bereiche der kortikobulbären Bahnen. Die Beidseitigkeit ist deshalb die Voraussetzung für das Zustandekommen pseudobulbärer Symptome, weil die Kerne der kaudalen Hirnnerven bilateral eine zentrale Innervation empfangen. Typisch ist somit ein früherer apoplektischer Insult mit Halbseitensymptomen in der Anamnese, wobei sich diese vollständig zurückgebildet haben können und zu denen später ein neues vaskuläres Ereignis hinzukommt. Erst dieses letztere erzeugt nunmehr die eindrücklichen pseudobulbären Symptome. Das gleiche kann sich aber auch ohne gröberes akutes Ereignis auf dem Boden kleinerer Insulte als *Status lacunaris* entwickeln. Die klinische Symptomatologie könnte als „zentrale spastische Paraparese der Mund- und Schlundmuskulatur" umschrieben werden. Die Sprache ist schlecht artikuliert, die Zunge kann nur unvollständig herausgestreckt und plump bewegt werden, der Schluckakt ist hochgradig behindert, so daß die Speisen lange im Mund liegen bleiben. Die Eigenreflexe der Gesichtsmuskulatur sind gesteigert (Masseterreflex, periorale Reflexe). Atrophien bestehen entsprechend der zentralen Natur der Parese nicht. Atrophien und Faszikulationen sind hingegen typische Merkmale der echten Bulbärparalyse (s. S. 208). Nicht selten haben diese Patienten auch im Bereiche der Extremitäten Symptome, die auf eine Pyramidenbahnläsion hinweisen. Charakteristisch ist eine ausgeprägte Affektlabilität und Affektinkontinenz mit Zwangslachen und Zwangsweinen. Dies kommt allerdings gelegentlich z. B. auch bei extrapontinen raumfordernden Prozessen vor. Auch die myatrophische Lateralsklerose (siehe Seite 206) kann einmal mit „pseudobulbären" Symptomen anfangen.

Zerebrale Anoxie und das apallische Syndrom (199, 313, 323)

Eine längerdauernde, diffuse Anoxie des Gehirnes kann zum Beispiel durch kardiales Versagen, Schock, Atmungsbehinderung, CO-Intoxikationen, Trauma und andere Ursachen bedingt sein. Es kann – gelegentlich nach scheinbar guter initialer Erholung mit einem freien Intervall von Tagen – zu einem charakteristischen Zustandsbild, der „Dezerebration" oder „Dekortikation" kommen. Hierfür wird meist der Begriff des *apallischen Syndromes* verwendet. Hierzu gehört das

Coma vigile (S. 123), in welchem der Patient mit offenen Augen daliegt, aber ohne zu fixieren und ohne tatsächliche sinnvolle Reaktion auf Ansprechen oder andere Reize. Es fehlen oft Flucht- und Abwehrbewegungen. Passiv eingegebene Haltungen werden lange beibehalten. Primitivreflexe, wie Saugreflexe und Greifreflexe, treten in den Vordergrund. Das Zwangsgreifen und Nachgreifen von gesehenen oder getasteten Objekten wird als „grasping" bezeichnet. Rigor und extrapyramidale Hyperkinesien können sich entwickeln. Im Initialstadium sind nicht selten Streckkrämpfe und Massenbewegungen vorhanden.

Bei besonders tiefgreifender Schädigung des Gehirns kann es dank der modernen Reanimation zum *„Coma dépassé"* kommen. Die Herzaktion ist noch vorhanden, die Atmung erfolgt aber nicht mehr spontan. Der Hirntod äußert sich im völligen Fehlen jeder hirnelektrischen Aktivität im EEG.

Es scheint, daß analoge Zustandsbilder sowohl bei diffuser Hirnschädigung, wie auch bei Marklagerläsionen, bei Mittelhirnprozessen mit Ausfall der Formatio reticularis (akinetischer Mutismus) oder bei Läsion des *limbischen Systemes* vorkommen können. Letzteres, im Besonderen eine beidseitige Läsion mediobasaler Temporallappengebiete kann auch beim Menschen zu dem vom Tierexperiment her bekannten KLÜVER-BUCY-*Syndrom* (446) führen: Alles wird zum Mund geführt, hier setzen orale Automatismen ein, es entwickelt sich eine Hypersexualität und eine allgemeine Enthemmung mit Verlust der Scham, gelegentlich Euphorie und Freßsucht.

Akute Subarachnoidalblutung (318, 524)

Das *klinische Bild* der akuten (intrakraniellen) Subarachnoidalblutung ist hochgradig charakteristisch. Aus vollem Wohlbefinden heraus, gelegentlich, aber nicht immer, bei intensiven Anstrengungen mit Blutdrucksteigerung (Stuhlgang, Lastenheben, Koitus) tritt *schlagartig* rasendes Kopfweh auf. Fast immer stellt sich zugleich oder bald anschließend Erbrechen ein. Etwa 1/3 der Patienten sind bewußtseinsgetrübt, 1/3 komatös (524). Das Kopfweh ist in der Regel diffus, gelegentlich aber vorwiegend okzipital. Bei der *Untersuchung* des nicht bewußtlosen Patienten findet sich ein ausgeprägter Meningismus. Beim tief Bewußtlosen kann dies allerdings fehlen. Der Neurostatus ist in den allermeisten Fällen normal bis auf einen etwa bei der Hälfte der Patienten positiven BABINSKI-Reflex. Die Ausnahmen von dieser Regel werden in Abhängigkeit von der Lokalisation und der Art der Blutungsquelle noch kurz besprochen werden. Am Augenfundus findet sich in ca. einem von 10 Fällen eine oft flächenhafte, meist papillennahe Fundusblutung, häufiger unter dem Glaskörper und seltener in denselben hinein oder retinal. Entscheidend für die Diagnose einer Subarachnoidalblutung ist der blutige Liquor (s. S. 48). Besonders häufig finden sich bei Subarachnoidalblutungen – aber gelegentlich auch bei anderen vaskulären intrakraniellen Prozessen (Apoplexie, Hirnvenenthrombose) – Elektrokardiogramm-Veränderungen mit T-Umkehr und ST-Senke, die einen akuten Myokardinfarkt annehmen lassen (173, 260). Man suche auch nach einer Aortenisthmusstenose mit entsprechender Hypertonie der zerviko-brachialen Gefäßbezirke.

Der *Spontanverlauf* ist dadurch charakterisiert, daß rund 30–45 % bei der ersten Blutung bzw. innerhalb weniger Wochen an einer Nachblutung sterben (318). Von den Überlebenden sterben wiederum etwa die Hälfte innerhalb einiger Jahre an einem Blutungsrezidiv. Prognostisch ungünstig sind u. a. tiefes Koma, Augenmuskelparesen und andere neurologische Symptome (s. u.). Das Vorliegen von Vasospasmen spielt für die Prognose eine wichtige Rolle, kann aber schwer therapeutisch beeinflußt werden (531). Als Spätkomplikation kann sich ein kommunizierender Hydrozephalus entwickeln (300), dessen Behandlung mittels ventrikulovenösem Shunt sinnvoll ist (s. S. 86) (7).

Art und Lokalisation der Blutungsquelle spielt für die Symptomatologie, die Prognose und die Therapie eine Rolle. Am häufigsten ist das basale sackförmige Aneurysma (Abb. 36), wobei dasselbe in ca. 50 % der Fälle an der A. communicans anterior lokalisiert ist. In etwa gleicher Häufigkeit (je ca. 10 %) findet sich ein Aneurysma der intrakraniellen Endstrecke der A. carotis, der A. communicans posterior und der A. cerebri media. Andere Lokalisationen und multiple Aneurysmen sind sehr viel seltener. Im weiteren kommen – auch ohne klinisch faßbare Lokalsymptome – oberflächliche Angiome an Groß- und Kleinhirn sowie traumatische Aneurysmata der A. meningea vor. Letztlich wird die ätiologische Diagnose der Subarachnoidalblutung durch die Arteriographie gestellt. Hierbei sollten grundsätzlich beide Karotiden und wenn nötig auch eine A. vertebralis arteriographisch dargestellt werden. In etwa 10 % der Fälle läßt sich selbst dann keine Blutungsquelle nachweisen, wobei die Prognose gerade bei diesen Patienten gut ist.

In einzelnen Fällen kann aus *Besonderheiten des klinischen Bildes* auf die Lokalisation und Art der Blutungsquelle geschlossen werden:

- Ein Aneurysma der *A. communicans anterior* kann bei massiver Blutung in die Basis des Stirnhirnes zu meist diskreten Halbseitensymptomen führen. In der Regel besteht dann auch eine mehr oder weniger ausgeprägte Bewußtseinsstörung und bei Ventrikeleinbruch ein tiefes Koma
- Das *intrakranielle Aneurysma der A. carotis interna* kann *supraklinoidal,* also im Subarachnoidalraum, aber auch *infraklinoidal,* also extradural, liegen. Es führt dann nicht zur Subarachnoidalblutung. Die Karotisaneurysmen bewirken oft plötzliche oder aber auch langsam progrediente Augenmuskelparesen, nicht selten auch einen Optikus- oder Chiasmabefall, einen Exophthalmus, Trigeminussymptome im ersten Ast und ein Hemisyndrom. In einzelnen Fällen täuschen sie klinisch (Gesichtsfeldstörungen, innersekretorische Störungen) sowie auch

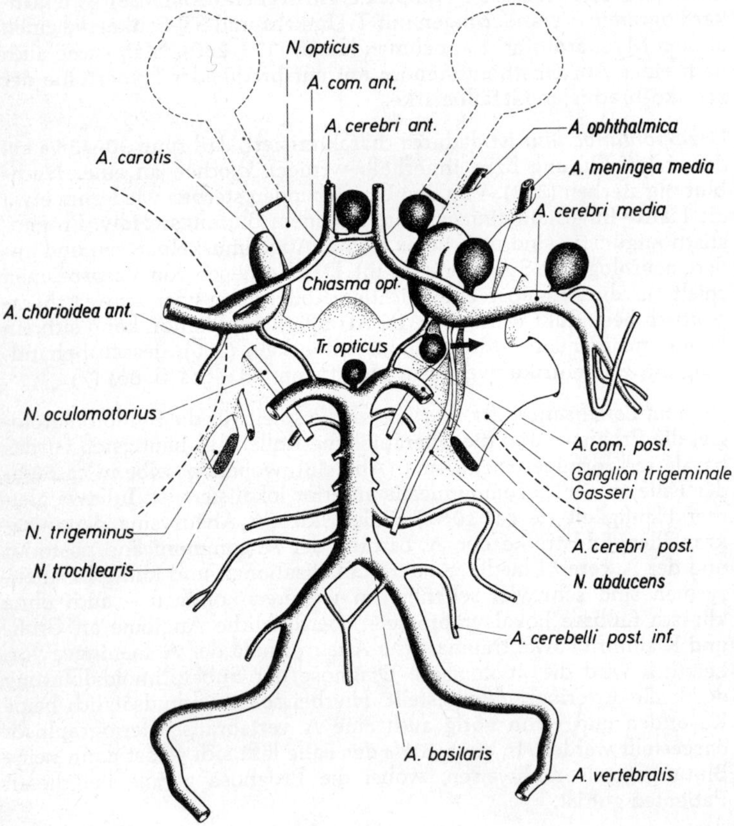

Abb. 36. Häufigster Sitz der basalen Aneurysmen und deren Beziehung zu den Hirnnerven (Nach KRAYENBÜHL und YASARGIL).

röntgenologisch (Sellaerweiterung) einen Hypophysentumor vor. Der arteriographische Nachweis gelingt wegen Thrombosierung des Aneurysmas nicht immer. Ein parasellärer sichelförmiger Kalkschatten kann ein Hinweis sein

- Das Aneurysma an der Abgangsstelle der *A. communicans posterior* kann gelegentlich auch ohne Subarachnoidalblutung zu einer Okulomotoriusparese sowie zu migräniformen Schmerzen im Ausbreitungsgebiete des 1. Trigeminusastes führen (häufigste Ursache der „migraine ophtalmoplégique"). Gelegentlich bewirkt es durch Druck auf die Hirnschenkel eine kontralaterale Hemiparese

- Das *Aneurysma der A. cerebri media* liegt meist an der Teilungsstelle derselben in ihre Äste. Es führt deshalb in etwa 1/4 der Fälle durch Läsion der Inselregion zu einer kontralateralen Hemiparese und eventuell zu anderen Herdsymptomen (epileptische Anfälle, Aphasie)
- Die Aneurysmata der intrakraniellen *A. vertebralis* und der *A. basilaris* können bulbäre Symptome, zerebelläre Zeichen, das Bild eines Kleinhirnbrückenwinkeltumors oder kaudale Hirnnervenausfälle verursachen. Da dies gelegentlich ohne Subarachnoidalblutung der Fall sein kann, ist die Differenzierung gegenüber einem Tumor nur mittels Arteriographie möglich
- Die *arteriovenösen Angiome* werden auf S. 132 besprochen.

Therapie beim Vorliegen einer akuten Subarachnoidalblutung

- Sicherstellung der Diagnose mittels Lumbalpunktion (wenig Liquor ablassen)
- Abwarten unter Schmerzbekämpfung und eventuell Sedation bis der Patient sich soweit erholt hat, daß allenfalls ein operativer Eingriff möglich ist
- Jetzt erst arteriographische Klärung, sofern nicht eine sonstige Gegenindikation für eine Operation besteht

Die technisch erfolgreiche *operative Therapie* des basalen Aneurysmas vermag nach Ansicht einiger Autoren zwar die Überlebenschancen derjenigen, die nicht an der ersten Blutung ad exitum kamen, zu verdoppeln (318). Der Eingriff wird meistens im Verlauf der zweiten Woche durchzuführen sein. Es ist bei Patienten in gutem Allgemeinzustand, abgeklungener meningealer Reaktion und normalen neurologischen Befunden baldmöglichst zu operieren (271). Demgegenüber steht ein in manchen Fällen beträchtliches Operationsrisiko. Die Gesamtbeurteilung spricht keineswegs immer für einen statistisch signifikanten Effekt der Operation (382, 383). In Frage kommt die Ligatur der A. carotis am Halse oder nach Kraniotomie die direkte Klippung eines gestielten Aneurysmas, die Umscheidung mit Muskelstücken, neuerdings auch die Thrombosierung mittels Haaren und die Umscheidung mit einem plastischen Material. Im einzelnen hängt die operative Prognose von vielen und statistisch schwer zu fassenden Faktoren ab. Es ist die Operationsindikation bei Aneurysmata der A. cerebri media zum Beispiel nur bei Männern bejaht worden (116, 382). Der günstigere Effekt einer Operation in Hypothermie wird zum Teil verneint (231). Bei Aneurysmen der A. communicans posterior scheint die Ligatur der A. carotis der konservativen Therapie überlegen zu sein, während ein direktes Angehen ein zu hohes Operationsrisiko darstellt. Die Mikrochirurgie mit dem Operationsmikroskop wird hier aber zweifellos neue Möglichkeiten eröffnen (588).

Unter den *Spätfolgen* nach Subarachnoidalblutung sei der kommunizierende Hydrozephalus internus aresorptivus erwähnt (187 a). Dies ist um so häufiger, je schwerwiegender die Blutung war, besonders wenn auch arterielle Spasmen nachgewiesen wurden. Eine solche Erweiterung des Ventrikelsystems tritt bei fast einem Drittel der Patienten auf, ist schon nach wenigen Wochen sichtbar und kann progredient über viele Monate bis zu Jahren zunehmen. Psychoorganische Symptome, Verhaltensstörungen, Spastizität und epileptische Anfälle sowie auffallend oft eine Blutdruckerhöhung können auftreten.

Subarachnoidalblutung bei spinalem Angiom s. S. 203.

Arteriovenöses Aneurysma (Angiom)

Das arteriovenöse Aneurysma (Angioma racemosum arteriosum) stellt eine kongenitale Fehlbildung dar. Es besteht aus abnorm weiten zuführenden und abführenden Gefäßen, zwischen welchen ein Kapillarknäuel liegt. Daneben finden sich arteriovenöse Kurzschlüsse. Die einzelnen Anteile können hierbei histologisch oder angiographisch unterschiedlich ausgebildet sein und sind histologisch abnorm strukturiert. Die meisten arteriovenösen Aneurysmen liegen oberflächlich im Bereiche der Meningen und reichen mehr oder weniger tief in die Gehirnsubstanz hinein. Selten sind rein subkortikal gelegene oder gar intraventrikuläre Angiome. Weitaus am häufigsten ist der supratentorielle Sitz, meist ausschließlich oder teilweise von der A. cerebri media versorgt. Selten ist die subtentorielle und die extrakranielle Lokalisation (A. carotis externa und Muskeläste der A. vertebralis). Eine Besonderheit stellen die orbitalen arteriovenösen Aneurysmen dar, die zu einem einseitigen Exophthalmus führen können. *Klinische Symptome* können unter Umständen ganz fehlen. In typischen Fällen aber finden sich mehr oder weniger ausgeprägt und verschieden kombiniert folgende Zeichen, die meist erstmals zwischen dem 10. und dem 30. Altersjahr auftreten:

- Subarachnoidale (oder intrazerebrale) Blutungen, oft rezidivierend
- Epileptische Anfälle, meist, aber nicht immer fokal
- Kopfschmerzen. Diese kommen bei fast der Hälfte der Patienten vor und haben vielfach Migränecharakter, zum Teil mit typischen Flimmerskotomen
- Neurologische Symptome im Rahmen einer intrakraniellen Blutung, wobei die juvenile subkortikale Blutung (s. S. 126) einen Sonderfall darstellt

Die *Diagnose* wird durch das Vorliegen rezidivierender intrakranieller Blutungen mit vorübergehenden neurologischen Symptomen sowie epileptischen Anfällen nahegelegt. Bestätigend wird in etwa 1/4 der Fälle ein pulssynchrones Strömungsgeräusch vorliegen, das besonders häufig über dem Auge oder über dem Mastoid hörbar ist. Selten wird die Röntgenleeraufnahme strichförmige Verkalkungen zeigen. Beweisend ist die Arteriographie.

Die *Therapie* hängt von der Symptomatologie, der Ausdehnung und dem Sitz des Angioms ab. Eventuell genügt eine antiepileptische Medikation. Sind Blutungen aufgetreten und (oder) neurologische Symptome, so muß eine operative Exstirpation erwogen werden. Die ausgedehnten, diffusen arteriovenösen Aneurysmen sind inoperabel und auch die Karotisligatur wegen der stark ausgebildeten Kollateralen wirkungslos. Eine Operation des Aneurysmas in der mesodienzephalen Region ist in vereinzelten Fällen stereotaktisch ausführbar, meist wird man aber lediglich die gestörte Liquorpassage wiederherstellen können. Die lokalisierten arteriovenösen Aneurysmen des Großhirnes sind zum Teil für die Totalexstirpation geeignet. Die künstliche Embolisierung der zuführenden Gefäße ist technisch noch nicht genügend vervollkommnet.

Arteriovenöse Fistel im Sinus cavernosus. Die so gut wie immer traumatisch entstehenden arteriovenösen Aneurysmen im Sinus cavernosus stellen eigentlich eine arteriovenöse Fistelbildung dar. Dies führt zu einem pulsierenden Exophthalmus mit Schmerzen, pralle Füllung konjunktivaler und retinaler Gefäße, Störung der Augenmotilität und des Visus sowie einem oft subjektiv empfundenen und immer auskultatorisch nachweisbaren pulssynchronen Strömungsgeräusch. Die chirurgische Therapie führt nur in etwa einem Drittel der Fälle zum Erfolg und das technische Procedere (Embolisierung durch Muskelstücke, extrakranielle Gefäßligatur, intrakranielle Gefäßligatur) muß von Fall zu Fall auf Grund des Arteriographiebefundes geplant werden (231).

Venöse zerebrale Thrombose (270)

Die venösen zerebralen Thrombosen können septisch oder bland sein und sind in den allermeisten Fällen eine Folge eines anderen Primärleidens. Dieses kann eine systematisierte Venenerkrankung (z. B. Thrombophlebitis migrans) sein, eine Hyperkoagulabilität des Blutes (z. B. in der Gravidität, im Puerperium [ein Viertel aller Fälle] sowie nach Operationen und eventuell bei Ovulationshemmern [20 a]), eine Blutkrankheit, ein entzündliches Grundleiden und im besonderen ein lokalisierter Infekt im Kopfbereich (ein Viertel aller Fälle) (z. B. Sinusitiden, Otitiden usw.) oder auch ein Schädeltrauma. Am häufigsten liegt eine Thrombose des Sinus sagittalis superior und der Venen der Großhirnkonvexität vor. Pathologisch-anatomisch finden sich venös bedingte Stauungsblutungen im Gehirnparenchym sowie Subarachnoidalblutungen.

Frauen erkranken viel häufiger als Männer. Die *klinische Symptomatologie* ist wie folgt charakterisiert:

- Eventuell eine manifeste Vorkrankheit (s. oben)
- Oft, aber keineswegs immer, ein Vorstadium von Stunden bis Tagen mit Kopfweh und Übelkeit

- Meist akutes Einsetzen der neurologischen Symptome. Gelegentlich erst jetzt schlagartiges Kopfweh, Erbrechen, meist fokale epileptische Anfälle, Bewußtseinsstörungen bis zum Koma
- Meningismus und fokale neurologische Ausfälle. Stauungspapillen, Augenmotilitätsstörungen, Venenstauung an Kopf und Gesicht
- Gelegentlich Allgemeinsymptome, wie Fieber, erhöhte Blutsenkungsgeschwindigkeit und Leukozytose
- In etwa der Hälfte der Fälle ist der Liquor blutig oder xanthochrom. Bei einseitiger otogener Thrombose des Sinus transversus kann der einseitig nicht ansteigende QUECKENSTEDT-Test von diagnostischem Wert sein, sofern auch die beidseitige Kompression keinen stärkeren Anstieg des Druckes bewirkt als die Kompression der gesunden Gegenseite. Das Elektroenzephalogramm ist meist verändert, wobei besonders Verlaufsuntersuchungen aufschlußreich und prognostisch brauchbar sind. Beweisend kann nur die Arteriographie sein

Die *Prognose* ist nicht gut. Fast die Hälfte der Patienten kommt ad exitum, Kinder allerdings viel seltener. Es können nebst vollständigen Restitutionen auch Fälle mit schweren Restsymptomen, wie Hemiparesen, psychoorganisches Syndrom oder Epilepsie vorkommen. Bei Kindern kann sich meist 1–2 Wochen nach einer scheinbar abgeheilten Otitis media der auf einer Thrombose eines Sinus sigmoideus bzw. transversus beruhende *otitische Hydrozephalus* ausbilden (S. 86). Rezidive einer puerperalen zerebralen Sinusthrombose kommen in etwa einem Drittel der Fälle mit erneuter Gravidität vor.

Die *Therapie* besteht auch in den scheinbar blanden Fällen in Antibiotika und Antikonvulsiva. Manche Autoren befürworten Antikoagulantien, da ihnen die Gefahr einer Ausdehnung der Thrombose mit entsprechenden Stauungsblutungen das größere Übel erscheint.

Extrapyramidale Syndrome

Allgemeine Hinweise

Anatomisch (237, 292) gehören zum extrapyramidalen System als Funktionseinheit das Corpus striatum (Nucleus caudatus und Putamen), der Nucleus lentiformis (Putamen und Globus pallidus), das Corpus Luysi (Nucleus subthalamicus), die Substantia nigra und der Nucleus ruber. Es gehören aber auch die komplexen auf- und absteigenden Fasersysteme und die Verbindungen zum Thalamus, zum Kortex sowie zu den Mittelhirnstrukturen dazu. Am Beispiel des PARKINSON-Syndromes sind diese in Abb. 37 dargestellt.

Pathophysiologisch (133, 237, 292) beruhen die extrapyramidalen Bewegungsstörungen darauf, daß durch eine Läsion ein Element in einem komplexen System von Regelkreisen ausfällt. Diese dienen beim Gesunden der Ausarbeitung automatischer und halbautomatischer Bewegungsabläufe, der Tonusregulierung sowie der Harmonisierung der

Pyramidenbahn
Cortex-Caudatum-Putamen-Pallidum-ventrale
Thalamuskerne-motorische Großhirnrinde
Pallido-subthalamischer-pallidaler Regelkreis
Pallido-thalamo-striärer Regelkreis
Striato-nigro-striärer Regelkreis
Rubro-olivo-cerebello-rubraler Regelkreis

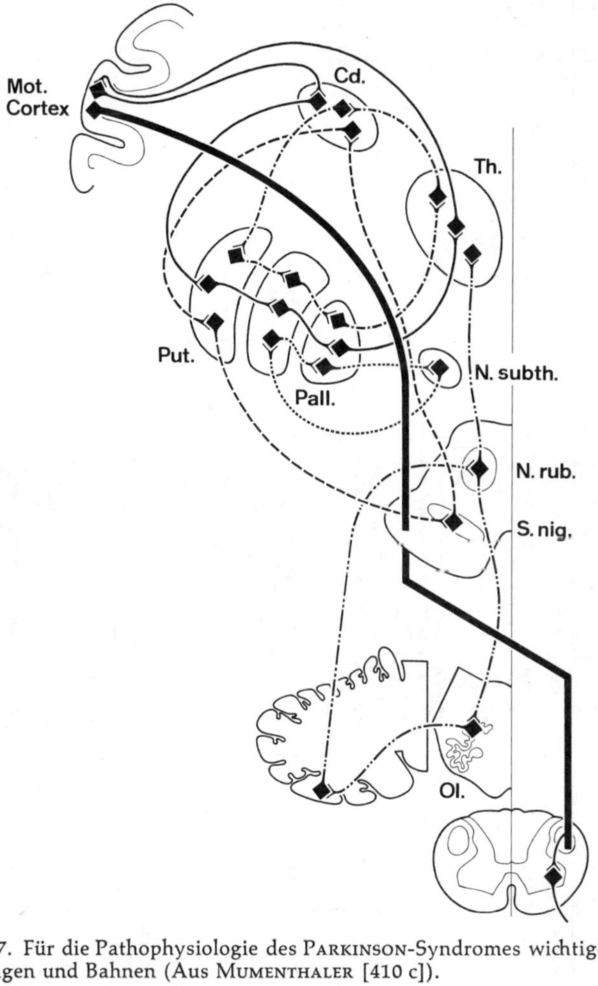

Abb. 37. Für die Pathophysiologie des Parkinson-Syndromes wichtige Verbindungen und Bahnen (Aus Mumenthaler [410 c]).

Tabelle 13. Die häufigsten extrapyramidalen Syndrome

Erkrankung	Klinische Charakteristika	Pathologisch-anatomisches Substrat	Ätiologien
Parkinson-Syndrom	Akinesie, Rigor, eventuell rhythmischer Ruhetremor von 4—8/sec	Zelluntergang in der Substantia nigra und anderen melaninhaltigen Kernen, Globus pallidus und Corpus striatum	Genetisch bedingt. Encephalitis (lethargica). Toxisch. Medikamentös. (Vaskulär)
Chorea	Unwillkürliche, regellose, rasche, asymmetrische, kurzdauernde, distal betonte Bewegungen	Untergang der kleinen Zellen im Nucleus caudatus und Putamen	Genetisch bedingt. Infektiös. Postapoplektisch
Athetose	Unwillkürliche, regellose, wechselnd lokalisierte, langsame, distal betonte Bewegungen. Übertriebene Extremstellungen der Gelenke	Putamen, Nucleus caudatus, äußeres Pallidumglied	Geburtsschädigung (besonders Kernikterus). Genetisch bedingt. Raumfordernde Prozesse. Postapoplektisch
(Hemi)-Ballismus	Unwillkürliche, regellose, blitzartige, ausgiebige, schleudernde Bewegungen mehrerer Gliedmaßenabschnitte	Corpus subthalamicum Luysi	Erweichungen, Tumor
Dystone Syndrome — Torticollis spasticus — Torsionsdystonie — Lokalisierte Dystonien	Unwillkürliche, mehr oder weniger lang andauernde, tonische Kontraktionen einzelner Muskeln oder Muskelgruppen (gegen den Widerstand der Antagonisten)	Putamen, Thalamus	Genetisch bedingt. Geburtsschädigung (besonders Kernikterus),
Hepatolentikuläre Degeneration (Morbus *Wilson*)	Progredienter Tremor, „Flügelschlagen", Rigor, Dysarthrie, psychische Alterationen, Lebersymptome. *Kayser-Fleischerscher* Kornealring	Putamen	Genetisch bedingte Kupferstoffwechselstörung
Myorhythmien	Unwillkürliche, rhythmische Zuckungen ein und derselben Muskelgruppe, 1—3/sec	Zentrale Haubenbahn beim „Gaumensegelnystagmus"	Geburtsschaden, vaskulär, Enzephalitis
Myoklonien	Unwillkürliche, unregelmäßige, rasche, kurzdauernde Zuckungen einzelner Muskeln oder Muskelgruppen	Nucleus dentatus, untere Olive, Nucleus ruber, eventuell peripheres Nervensystem?	Geburtsschaden, vaskulär, toxisch

motorischen Aktivität. Fällt in einem solchen Regelsystem ein Glied aus, dann kommen entweder Impulse ungehemmt zur Auswirkung (zum Beispiel als Tremor oder durch tonische Bewegung) oder es resultiert pathologische Daueranspannung von Muskeln (zum Beispiel als Rigor und Akinesie). Impulshemmend wirken allgemein das Putamen, der Nucleus caudatus und die Substantia nigra, impulsfördernd der Globus pallidus. Dennoch findet sich pathologisch-anatomisch nicht immer eine feste Zuordnung bestimmter Veränderungen zu bestimmten klinischen Bildern.

Die allgemeine klinische Symptomatologie extrapyramidaler Erkrankungen kann schematisch in zwei Hauptgruppen unterteilt werden:

1. *Hyperkinetisch-hypotone Syndrome,* bei welchen unwillkürliche, unregelmäßige, meist wechselnd lokalisierte Bewegungen im Vordergrund stehen (s. S. 145). Der Ruhetonus ist im Intervall meist herabgesetzt.

   Hierzu gehören:

   - die Chorea
   - die Athetose
   - der Ballismus
   - die Dystonien
   - der Morbus Wilson

2. *Akinetisch-rigides Syndrom,* bei welchem eine Verminderung der Spontan- und der Mitbewegungen mit einer Tonussteigerung verbunden ist. Die unwillkürlichen Bewegungen (Tremor) sind oft nicht im Vordergrund. Das Parkinson-Syndrom gehört hierzu.

Klinik der häufigsten extrapyramidalen Syndrome

Tab. 13 gibt einen Überblick über die wichtigsten extrapyramidalen Syndrome. Sie sollen im folgenden kurz besprochen werden.

Parkinson-Syndrom (110, 237, 514)

Das Parkinson-Syndrom ist das häufigste und praktisch wichtigste der extrapyramidalen Syndrome. *Pathologisch-anatomisch* (215, 237) finden sich immer Veränderungen in der Substantia nigra, wie sie erstmals in Fällen von postenzephalitischem Parkinsonismus nachgewiesen worden waren. Weniger regelmäßig sind auch die anderen melaninpigmenthaltigen Kerne des Hirnstammes, der Globus pallidus, das Corpus striatum, die Formatio reticularis des Hirnstammes, der Nucleus dentatus und der Thalamus betroffen. Obligat sind somit nur die pathologischen Veränderungen der Substantia nigra, die in einer Atrophie der Ganglienzellen bis zum vollständigen Untergang mit Zunahme der Neuroglia bestehen. Im Zytoplasma der erkrankten Ganglienzellen finden sich die hyalinen kugeligen Lewy-Körper.

Die für das Verständnis der *Pathophysiologie* wichtigsten Kerne und Verbindungen sind in Abb. 36 dargestellt. Es müssen besonders die folgenden Bahnen und Neuronensysteme erwähnt werden (237): Efferenzen der Substantia nigra gelangen (mit unbekannter Umschaltung) an die Vorderhornganglienzellen des Rückenmarkes. Die Substantia nigra empfängt aus vielen Feldern der Großhirnrinde anregende, aus dem Corpus striatum hemmende Afferenzen. Vom vorderen Anteil der Substantia nigra gelangen Efferenzen zum inneren Pallidumglied, die hier umgeschaltet werden, wobei Impulse über die Ansa lenticularis, den Nucleus ventrooralis anterior und den Nucleus lateralis posterior oralis des Thalamus zu den prämotorischen Rindenfeldern (6 A, 4 S) gelangen. Das Symptom der Akinesie kann damit erklärt werden, daß die Anregungen zu nicht-willkürlichen Bewegungen durch die erkrankten Zellen der Substantia nigra nicht mehr in normaler Weise an die Vorderhornganglienzellen geleitet werden. Der Rigor kann durch einen Ausfall der zentralen Innervation der intrafusalen Muskelfasern in den Muskelspindeln erklärt werden, wobei dies zu einem „plastischen Verhalten" der Muskeln führt, die nur noch unter großem Kraftaufwand und Wollen bewegt werden können. Dies führt u. a. auch zu einem zähflüssigen Bewegungsablauf und zu einer Dysharmonie der Bewegungen. Damit ist allerdings die zu beobachtende Steigerung der Dehnungsreflexe und des Tonus noch nicht befriedigend erklärt. Zur Erklärung des Tremors wird folgende pathophysiologische Hypothese benutzt: Durch die Pyramidenbahnen werden dauernd Ruheimpulse an die Vorderhornganglienzellen gesandt, welche diese letzteren in einen Zustand erhöhter Erregbarkeit versetzen. Einer somit vorhandenen Tendenz zur synchronisierten Entladung wirken aber hemmende Einflüsse entgegen, die aus dem Corpus-striatum-Substantia-nigra-System, durch Vermittlung der retikulospinalen Bahnen an die Vorderhornganglienzellen gelangen. Bei Ausfall dieser letzteren Impulse bricht die Synchronisierungstendenz der Ganglienzellen durch und führt zu einem rhythmischen Ruhetremor. Für die Richtigkeit dieser Deutung spricht die Tatsache, daß willkürliche Pyramidenbahnimpulse eine Desynchronisierung bewirken und daß der Tremor bei Willkürbewegungen verschwindet. Ebenso kann er durch Pyramidenbahndurchtrennung im Rückenmark, an den Hirnschenkeln bzw. durch Exzision der Area 4 oder 6 beeinflußt werden.

Biochemisch spielen die beiden Überträgersubstanzen Acetylcholin und Dopamin eine entscheidende Rolle (90 b, 446 c). Acetylcholin hat einen exzitatorischen Effekt auf die meisten Neurone des Caudatums. Bei elektrischer Reizung des Nucleus ventralis anterior des Thalamus läßt sich aus Kanülen im Striatum vermehrt Acetylcholin ausspülen. Cholinomimetische Substanzen bewirken oder verstärken Parkinsonsymptome. Experimentell erzeugt am Kaudatum der Katze appliziertes, cholinomimetisch wirkendes Carbachol Tremor. Diese experimentellen Effekte können zum Teil durch das anticholinergisch wirkende Atropin neutralisiert werden. Dopamin läßt sich vermehrt aus Kanülen im Striatum ausspülen, wenn der Niger elektrisch gereizt wird. Es ist normalerweise im Gehirn selektiv im Kaudatum und Putamen in sehr viel höherer Konzentration als in andern Gehirnteilen vorhanden. Histochemisch läßt es sich vor allem in dem nigrostriatalen System nachweisen. Bei Parkinsonkranken ist in diesen Zonen der Dopamingehalt gegenüber der Norm stark herabgesetzt. Pharmaka, die mit dem Katecholaminstoffwechsel im Gehirn interferieren, bewirken Parkinsonsymptome: Rauwohlfiaalkaloide und Chlorpromazinderivate. Acetylcholin und Dopamin stellen somit ein an bestimmte neurale

Systeme im Hirnstamm gebundenes Zügelpaar von Überträgersubstanzen dar. Dem Parkinsonismus scheint vor allem ein Ausfall des dopaminergischen Systemes zugrunde zu liegen. Dies kann durch infektiöse, mechanische, vaskuläre, toxische oder medikamentöse Schädigung des Systemes in seinen grob-histologischen, ultramikroskopischen oder molekularen (enzymatischen) Aspekten bewirkt werden. Dadurch kommt es zu einem Ungleichgewicht mit Überwiegen des cholinergischen Systemes. Je nach Ausmaß und Verteilung der zugrunde liegenden Ausfälle hat dies unterschiedliche motorische Symptome zur Folge, die von einer Akinesie über den Tremor bis zur Dystonie gehen können.

Die klinische Symptomatologie des PARKINSON-*Syndromes* ist in Tab. 14 zusammengefaßt. Ein Ausdruck der *Beeinträchtigung der primären Bewegungsautomatismen* ist die auffällige *Akinesie*: Die Mimik ist starr, der Lidschlag selten, der Kopf wird zugleich mit den Schultern und dem Rumpf „en bloc" gedreht, der Ablauf aller Bewegungen ist langsam und harzig. Dadurch erhalten die Kranken ein wenig den Aspekt steifer Holzpuppen. Die *Mikrographie* der Parkinsonkranken ist auch ein Ausdruck dieser Bewegungsarmut. Die *Sprache* ist leise, monoton, wenig artikuliert. Die *Aufhebung der Mitbewegungen* zeigt

Tabelle 14. Symptomatologie des *Parkinson*-Syndromes

1. *Beeinträchtigung der primären Bewegungsautomatismen*
   - Akinesie
   - fehlende Mitbewegungen
   - Pro- und Retropulsion
2. *Erhöhung des extrapyramidalen Tonus*
   - Rigor
   - Zunahme des Haltetonus
   - Zunahme des Antagonistentonus
   - Zahnradphänomen
   - Haltungsbesonderheiten
3. *Tremor*
4. *Andere somatische Symptome*
   - Mikrographie
   - Sprachstörungen
   - Atemstörungen
   - motorische „Schwäche"
   - gesteigerter Nasopalpebralreflex
   - vegetative Symptome (Salbengesicht, Speichelfluß, Schwitzanfälle)
   - okulogyre Krisen und andere Augenmotilitätsstörungen
   - dystone Bewegungsstörungen
5. *Psychische Symptome*
   - Verlangsamung der Denkabläufe
   - Stimmungslabilität
   - Affektstörungen

sich besonders im fehlenden Schwingen der Arme beim Gehen, aber auch andere Teste zeigen dieses Phänomen: Setzt man den Patienten auf einen Stuhl und kippt denselben plötzlich nach hinten, so bleiben beim Parkinsonkranken das reflektorische Beugen des Rumpfes nach vorne und die Flexion der Knie aus. Die *Propulsion* (bzw. Retropulsion) besteht darin, daß der vom Untersucher nach vorne gestoßene Patient sein Gleichgewicht nicht mehr rasch genug durch Gegenbewegungen wieder herstellen kann. Er fängt an, nach vorne zu trippeln und versucht dadurch, seinen Schwerpunkt wieder zu unterstützen. Es gelingt dies aber nicht genügend rasch, so daß er sich immer stärker nach vorne neigt und sogar schließlich stürzen kann. Dieses Phänomen kann auch beim Stolpern oder zum Beispiel beim Aufstoßen einer Türe, die plötzlich nachgibt, in Gang kommen. Als *paradoxe Kinesie* bezeichnen wir die Tatsache, daß im Gegensatz zur üblichen Bewegungshemmung der Parkinsonkranke zum Beispiel unter dem Einfluß heftiger Emotionen plötzlich rasch gehen oder flüssig und lebhaft sprechen kann.

Die *Zunahme des extrapyramidalen Tonus* äußert sich als *Rigor* (vgl. Abb. 9). Es ist während des ganzen Ablaufes einer passiven Bewegung eines Gliedmaßenabschnittes nachweisbar. Man hat das Gefühl eines konstanten, wächsernen oder zähflüssigen Widerstandes. Dieser Rigor kann am Handgelenk u. a. durch passives Schütteln des Vorderarmes deutlich gemacht werden. Nebst einem erhöhten Muskeltonus findet sich auch eine *Zunahme des Haltetonus.* Man sieht beim Parkinsonkranken am Ende einer passiven Bewegung, wie er jene Muskeln, die zur Fixierung der eingenommenen Haltung führen, abnorm stark anspannt. So kontrahiert sich beispielsweise der M. tibialis anterior aktiv kräftig, wenn man den Fuß des Patienten passiv nach dorsal extendiert (Fixationsreflex). Die *Zunahme des Antagonistentonus* bewirkt, daß beim plötzlichen Wegfall eines Widerstandes, gegen den ein Muskel angespannt worden war, die Bewegung durch die ebenfalls abnorm angespannten Antagonisten übertrieben brüsk abgebremst wird. Es ist dies das umgekehrte Phänomen von dem, was wir als „positives Rebound" bei Kleinhirnerkrankungen kennen (vgl. Abb. 10). Diese Erscheinung läßt sich zum Beispiel auch als pathologischer „Head dropping-Test" (567) nachweisen: Wenn der Kopf des liegenden Patienten locker von der Unterlage abgehoben und dann plötzlich losgelassen wird, fällt er nicht schlaff herunter, sondern sinkt langsam ab oder bleibt während längerer Zeit vom Kissen abgehoben. Auch sonst liegen diese Patienten nicht selten auf dem Rücken ohne den Kopf auf der Unterlage aufzulegen, wie wenn sie ein unsichtbares Kissen hätten („oreiller psychique"). An dieser Stelle sei auch noch auf die auffallende *Haltung* des Parkinsonkranken beim Stehen und Gehen hingewiesen. Er steht leicht nach vorne geneigt, mit etwas flektierten Knien und etwas angewinkelten Ellenbogen, wobei diese Körperhaltung auch beim Gehen beibehalten wird (Abb. 38). Beim Prüfen des Tonus fällt außer dem Rigor vielfach auch das sogenannte *Zahn-*

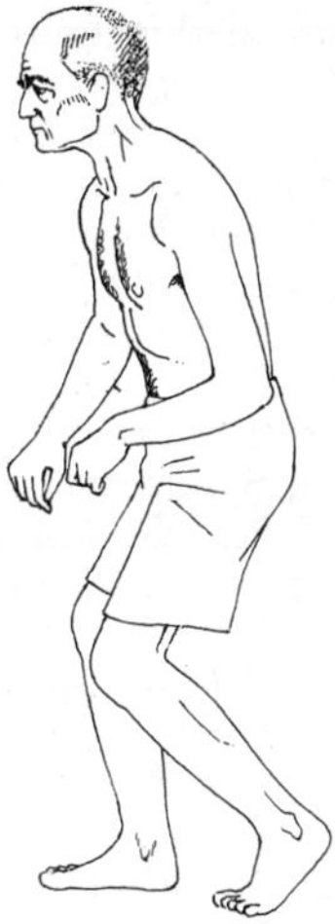

Abb. 38. Typische Haltung eines Parkinsonkranken beim Gehen (Nach HASSLER).

radphänomen auf. Wenn man ein Gelenk mehrmals passiv durchbewegt, hat man den Eindruck, als ob die Gelenkflächen aus zwei Zahnrädern bestehen würden, die sakkadiert in Stufen sich gegeneinander bewegen lassen (s. Abb. 9). Oft ist dieses Phänomen am Handgelenk besonders deutlich nachweisbar.

Der *Tremor* ist als unwillkürliche Bewegung zwar bei Parkinsonkranken besonders eindrücklich, aber keineswegs ein obligates Symptom. Es handelt sich um einen typischen Ruhetremor, der rhythmisch mit einer Frequenz von 4–8/sec in wechselnder Intensität abläuft. Besonders betroffen sind die distalen Abschnitte der Extremitäten. Die Finger führen hierbei oft charakteristische rhythmische Bewegungen aus, die an „Pillendrehen" oder „Geldzählen" erinnern. Emotionen verstärken das Zittern, im Schlaf verschwindet es und Anspannung, Extremstellung der Gelenke sowie intendierte Bewegungen verringern den Tremor.

Neben dieser Hauptsymptomatologie finden sich eine ganze Reihe von *weiteren somatischen Symptomen*, die zum Teil Folge der oben beschriebenen Grundstörungen sind. Die *Schrift* wird abnorm klein (Mikrographie). Nicht selten ist sie auch durch den Tremor verändert. Die *Sprache* ist leise, monoton und wenig artikuliert. Beim postenzephalitischen PARKINSON-Syndrom ist sie oft auch sakkadiert und es finden sich Iterationen sowie Palilalien (mehrfaches unwillkürliches Wiederholen von Sätzen oder Satzteilen mit zunehmender Raschheit).

Gelegentlich findet sich bei postenzephalitischen Syndromen ein eigentlicher Mutismus, der lediglich unter emotionellen Einflüssen durchbrochen wird. Mit besonderen Methoden können Störungen der *Atmung* (unregelmäßige Frequenz und Tiefe) nachgewiesen werden. Manchmal hat man den Eindruck einer *motorischen Schwäche,* wobei aber unter gewissen Umständen wieder ein voller Kraftaufwand möglich ist. Die Sehnenreflexe sind normal lebhaft, Pyramidenzeichen finden sich beim unkomplizierten PARKINSON-Syndrom nicht. Recht konstant ist eine Steigerung des *Nasopalpebralreflexes* sowie der anderen Eigenreflexe der Gesichtsmuskulatur. Die *vegetativen Begleiterscheinungen* des PARKINSON-Syndromes sind besonders bei der postenzephalitischen Form eindrücklich (starker Speichelfluß, enormes Schwitzen, Hitzewallungen, abnorm starke Talgsekretion bis zum Salbengesicht). Ausschließlich bei der postenzephalitischen Form finden sich sogenannte *okulogyre Krisen* (Blickkrämpfe). Die Patienten halten während Minuten bis Stunden zwanghaft den Blick stark nach oben gewendet, gelegentlich auch den Kopf nach hinten geneigt. *Blepharospasmen* können beim Postenzephalitiker zu mehr oder weniger langdauerndem krampfhaftem Schluß der Augenlider führen. Gelegentlich Konvergenz- und Akkommodationsstörungen sowie Blickparesen (progressive supranukleäre Lähmung S. 144). Bei Postenzephalitikern können nebst den PARKINSON-Symptomen auch *dystone Symptome* vorkommen.

Psychische Symptome sind in sehr unterschiedlicher Ausprägung fast immer vorhanden. Die Kranken sind oft stimmungslabil und überempfindlich. Vor allem sind die psychischen Abläufe ähnlich wie die Motorik verlangsamt und die Patienten müssen sich gewissermaßen zum Denken zwingen.

Die *Ätiologie eines* PARKINSON-*Syndromes* ist nicht immer faßbar. Nur ausnahmsweise, zum Beispiel bei vielen postenzephalitischen Fällen, läßt sich aus der klinischen Symptomatologie allein die Ätiologie ableiten. Die verschiedenen Ätiologien sind in Tab. 15 zusammengefaßt.
Parkinson-Krankheit. Als echte PARKINSON-Krankheit oder Paralysis agitans bezeichnen wir die familiäre, autosomal dominante Form. Vor allem werden Männer betroffen mit einem Krankheitsbeginn zwischen 50 und 60 Jahren. Der Manifestationsgrad ist sehr unterschiedlich und nur etwa 60 % der Anlageträger weisen Symptome auf. Meist stehen die Akinesie und ein feinschlägiger Tremor im Vordergrund. Die Krankheit gehört in die Gruppe der systematischen Atrophien (S. 160). In dieselbe Kategorie gehören auch die familiären Fälle von Kombinationen des *Parkinsonismus* mit *Demenz,* wie sie mit oder ohne gleichzeitige myatrophische Lateralsklerose bei den Eingeborenen der Insel Guam in den Marianen beobachtet werden (258, 348). Auch hier werden Männer häufiger betroffen und der Krankheitsbeginn liegt etwa zwischen dem 30. und dem 65. Jahr. Klinisch stehen Rigor und Akinesie im Vordergrund, während der Tremor ganz fehlen kann.

Tabelle 15. Ätiologie des *Parkinson*-Syndromes

1. *Hereditäre Formen*
   Parkinson-Krankheit (Paralysis agitans)
   Parkinsonismus-Demenz-Komplex (Insel Guam)
2. *Parkinsonismus bei anderen degenerativen (Heredo)affektionen*
3. *Postenzephalitischer Parkinsonismus*
4. *Arteriosklerotischer Parkinsonismus*
5. *Seltenere Ursachen*
   Trauma (einmalig; Boxer)
   CO-Intoxikation
   Manganintoxikation
   andere Intoxikationen
   medikamentös (Phenothiazin; Rauwolfia)
   Tumor
   Polycythaemia vera
6. *„Idiopathisch"*

Immer ist mit dem PARKINSON-Syndrom auch eine mehr oder weniger ausgeprägte Demenz verbunden.

Im Rahmen gewisser anderer degenerativer (familiärer) Affektionen kann es ebenfalls zu PARKINSON-Symptomen kommen (FRIEDREICH-Ataxie, olivo-ponto-zerebelläre Atrophie, orthostatische Hypotonie).

Der postenzephalitische Parkinsonismus kann schon während einer Enzephalitis oder aber mit einer Latenz von Monaten bis zu 30 Jahren nach der akuten Erkrankung auftreten. Am besten bekannt sind die Fälle im Anschluß an die in den zwanziger Jahren epidemisch aufgetretene Encephalitis lethargica (S. 108). Es werden aber auch heute noch typische PARKINSON-Syndrome im Anschluß an frische und isolierte Enzephalitiden, die nicht die Charakteristika der VON ECONOMOschen Form haben, beobachtet. Klinisch sind für die postenzephalitischen Formen die starken vegetativen Symptome charakteristisch. Die Blickkrämpfe, die dystonen Bewegungsstörungen sowie Palilalie und Iterationen sind pathognomonisch.

Klinisch spricht man immer wieder von *arteriosklerotischem Parkinsonismus.* Dieser soll meist halbseitig mit Akinesie und Rigor beginnen und oft rasch progredient sein. Der Tremor sei weniger ausgeprägt als bei den postenzephalitischen Formen. Die Patienten sind meist über 60 Jahre alt und weisen andere Zeichen einer Zerebralsklerose auf, zum Beispiel psychische Alterationen, pseudobulbäre Symptome oder neurologische Herdsymptome. Man findet aber unter den verschiedenen Beschreibungen des arteriosklerotischen Parkinsonismus recht widersprüchliche Angaben, so daß von vielen Autoren eine Unterscheidung der idiopathischen und der arteriosklerotischen Form abgelehnt wird.

Neben diesen ätiologischen Hauptgruppen gibt es einige *seltenere Ursachen* eines PARKINSON-Syndromes: Als *progressive supranukleäre Lähmung* (422 a, 523 a) wird eine keineswegs extrem seltene Affektion mit akinetischen Parkinsonsymptomen und einer Blicklähmung bezeichnet. Sie ist sporadisch und nur ausnahmsweise familiär. Es werden meistens Männer im Alter zwischen 50 und 70 Jahren befallen. In der Regel stellt sich zunächst eine langsam progrediente Bewegungsarmut ein, die innert ein bis mehreren Jahren zu einer hochgradigen Akinese wird. Aspektiv imponieren die Patienten zunächst als Parkinsonfälle. Die diagnostisch wichtige Einschränkung der Augenmotilität wird vom Patienten oft nicht bemerkt und führt schließlich zu einer scheinbar vollständigen äußern Ophthalmoplegie. Während die Willkür- und Folgebewegungen praktisch vollständig aufgehoben sind, ist das Puppenkopfphänomen (s. S. 41) auslösbar, wodurch eine nukleäre oder periphere Ophthalmoplegie ausgeschlossen ist. Meistens stellt sich allmählich auch eine Demenz ein und in der Hälfte der Fälle sind auch Pyramidenzeichen, gelegentlich cerebelläre Symptome vorhanden. Der Tod erfolgt meist innert wenigen Jahren. Ein *traumatisches* PARKINSON-*Syndrom* ist sehr selten. Es darf nur diagnostiziert werden, wenn ein einmaliges Trauma eine schwere Commotio oder eine Contusio cerebri mit erkennbarer Dauerschädigung der Hirnsubstanz bewirkt hat und die PARKINSON-Symptome entweder unmittelbar im Anschluß daran oder mit Brückensymptomen, wenige Tage bis Wochen nach dem Trauma sich entwickelt haben. Das PARKINSON-*Syndrom bei Boxern* wird auf die zahlreichen Hirnerschütterungen und K. o.-Schläge dieser Sportler zurückgeführt und ist dann jeweils mit einer Demenz („punch-drunk-state“) verbunden. Das PARKINSON-Syndrom nach *CO-Intoxikation* tritt mit nur kurzer Latenz von höchstens wenigen Wochen nach der akuten Vergiftung und mit beidseitigen Symptomen auf. Das PARKINSON-Syndrom durch *chronische Manganintoxikation* (473 d) findet sich bei Bergarbeitern, die in der Mangangewinnung (Braunstein) beschäftigt sind, sowie bei Arbeitern gewisser Industriebetriebe. Die klinischen Symptome treten meist erst nach mehrjähriger Exposition auf. Zunächst finden sich Störungen des Gedächtnisses, Desorientiertheit, Erregungszustände und sogar Halluzinationen. Bei allgemeiner Asthenie und Bradykinesie treten dann Rigor, steife Mimik, Zahnradphänomen sowie Ruhetremor und gelegentlich Intentionstremor hinzu. Einzelfälle werden beschrieben nach Methylalkoholvergiftung, gewissen Schlafmittelintoxikationen, Schwefelkohlenstoff, Schwefeldioxyd, Thalliumvergiftung, Elektrotrauma, chronischem Subduralhämatom, Hirntumoren und Polycythaemia vera.

Unter den *medikamentös bedingten* PARKINSON-*Syndromen* sind jene nach Phenothiazinmedikation und nach Reserpin zu erwähnen (63, 138), wobei Akinesie und Rigor und erst in zweiter Linie der Tremor stark ausgeprägt sind. Außerdem werden später auftretende orale Phänomene mit abnormen Zungen- und Lippenbewegungen, Atem- und Phonationsstörungen sowie dystonischen Kopf- und Rumpfbewegungen beschrieben. Diese Nebenerscheinungen können durch gleichzeitige Gaben von Antiparkinsonmitteln gemildert werden und verschwinden so gut wie regelmäßig rasch nach dem Absetzen der Medikation. Dystone Bewegungsstörungen im Zungen-Mund-Bereich nach Phenothiazin-Derivaten allerdings können ausnahmsweise einmal auch nach Absetzen der Medikation dauernd zurückbleiben. Gelegentlich bleibt auch als Dauererscheinung eine *Akathisie*, eine ständige Unruhe von Gesicht und Extremitäten zurück. Dies tritt in der Regel erst beim Absetzen des Medikamentes oder bei starker Dosisreduktion auf. Bei sehr vielen Fällen von PARKINSON-Syndrom können wir keine bestimmte Ätiologie angeben und sprechen dann am besten von einer *idiopathischen Form.*

Die *Therapie* wird immer zunächst *medikamentös* sein. Es werden heute neben den Belladonnawurzelextrakten vor allem synthetische Mittel, die zu den Parasympathikolytika gehören (Kontraindikation Glaukom), sowie das Pyridoxin und Amantadine (Symmetrel) angewendet. Das wirksamste Medikament ist zur Zeit aber das L-Dopa (446 c). Diese Vorstufe des für die Funktion der extrapyramidalen Kerngebiete wichtigen Dopamins wird im ZNS zu Dopamin decarboxyliert. Es wirkt vor allem auf die Akinesie, in geringerem Ausmaße auch auf die anderen Parkinsonsymptome. Der Effekt ist bei 50 bis 80 % der Fälle sehr gut bis befriedigend. Bei hoher Dosis treten neben Magenbeschwerden und kardialen Störungen vor allem dystone Syndrome von Mund und Zunge auf. Wichtig ist bei allen genannten Medikamenten eine genügend hohe Dosierung. Die *stereotaktischen Eingriffe* (110, 417, 507) setzen mechanische, chemische, elektrische oder durch Kälte erzeugte Herde entweder im inneren Pallidumglied (Rigor am besten beeinflußt) oder im ventrooralen posterioren Kern des Thalamus (besonders Tremor beeinflußt). Die Operationsmortalität beträgt heute weniger als 1 %, die guten Erfolgschancen über 80 %. Am besten wird der Rigor, etwas weniger der Tremor, kaum die Akinesie beeinflußt. Allerdings sind Rigor und Akinesie präoperativ nicht immer leicht auseinander zu halten. Der Eingriff kann unter folgenden Voraussetzungen als *indiziert* betrachtet werden:

- Nennenswerte, durch korrekte medikamentöse Behandlung nicht genügend beeinflußbare Einschränkung der Arbeitsfähigkeit oder der sozialen Anpassung im Alltag
- Besonders geeignet sind einseitige Fälle (Hemiparkinson). Aber auch beidseitige Erkrankungen können von einseitiger Operation profitieren
- Langsam progrediente Fälle sind günstiger als rasch progrediente
- Eine Gegenindikation stellen vorausgegangene apoplektische Insulte, starker psychischer Abbau und ausgeprägte Hypertonie dar. Alter über 65 Jahre erhöht das Operationsrisiko, stellt aber keine absolute Gegenindikation dar
- Die Indikation für einen doppelseitigen (zweiten) Eingriff muß sehr zurückhaltend gestellt werden (psychische Veränderungen bei symmetrischen Herden, Sprachstörungen), besonders bei älteren Patienten. Gleichseitige Reoperationen können durchgeführt werden

Chorea (237)

Der Chorea liegt *pathologisch-anatomisch* ein Ausfall des striären Systemes (vor allem Putamen und Nucleus caudatus) zugrunde. Ein umschriebener Herd, etwa eine Tumormetastase, führt nur ganz ausnahmsweise zu einer Chorea. Es bedarf vielmehr in der Regel einer diffusen Schädigung dieses Gebietes. Es gehen hierbei vor allem die kleinen Zellen zugrunde. *Pathophysiologisch* entfällt durch Unterbrechung des Fasciculus strionigralis die Kontrolle der Substantia nigra über Mitbewegungen und Tonus. Die von der Substantia nigra aus den prämotorischen Feldern empfangenen Impulse sendet dieser deshalb unreguliert an die Vorderhornganglienzellen weiter. Da aber auch die Striatumfasern zum äußeren Pallidumglied ausfallen, wirkt sich dies als Enthemmung sowohl auf die pallidoretikulären Fasern, als auch auf das Fasersystem über das innere Pallidumglied, die Ventralkerne des Thalamus und die prämotorischen Rindenfelder 6 A α und 4 S aus. Die von den letzteren ausgehenden Impulse sind somit ihrer physiologischen Kontrolle beraubt und wirken sich ungehemmt auf das retikuläre Hemmungssystem, die Substantia nigra und den Vorderhornapparat aus (Abb. 39).

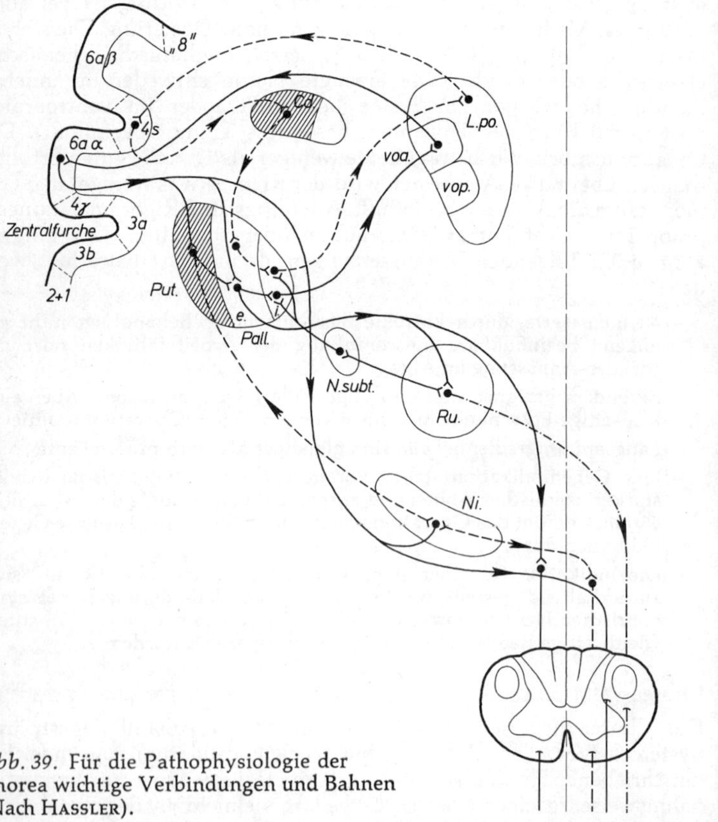

Abb. 39. Für die Pathophysiologie der Chorea wichtige Verbindungen und Bahnen (Nach HASSLER).

Klinisch ist die Chorea durch regellose, unsymmetrische, plötzlich einschießende, kurzdauernde, distal betonte, unwillkürliche Bewegungen gekennzeichnet. Diese können sehr diskret sein und wie „Verlegenheitsbewegungen" aussehen, so daß ihre organisch-krankhafte Natur anfänglich nicht erkannt wird. Sie können aber auch sehr ausgeprägt, ausfahrend, ziellos und außerordentlich störend sein. Am Gesicht kann dies als Grimassieren und Schmatzen imponieren. Die unwillkürlichen Bewegungen interferieren dann mit den willkürlichen Bewegungsabläufen, behindern die täglichen Verrichtungen, lassen den Patienten nicht zur Ruhe kommen, gefährden ihn und können zur völligen Erschöpfung führen. Manchmal nehmen sie im Schlafe ab. Die Beimischung athetotischer Bewegungskomponenten (s. S. 149) ist nicht selten. Auffallend ist meist der schlaffe Muskeltonus bei sonst normalem Neurostatus. Am sitzenden Patienten mit hängendem Bein sinkt letzteres nach Auslösen des Patellarsehnenreflexes abnorm langsam ab (GORDONsches Knie-Phänomen). Gelegentlich wird beim Einatmen die Bauchwandmuskulatur wie bei einer Phrenikuslähmung eingezogen.

Der *Verlauf* und die besonderen Begleitsymptome sind weitgehend von der *Ätiologie* abhängig. Die häufigste Form ist die schon 1686 von SYDENHAM beschriebene *Chorea minor* (Chorea rheumatica, Chorea infectiosa). Sie tritt häufiger bei Mädchen auf und wird vorwiegend zwischen dem 6. und dem 13. Lebensjahr, selten aber auch bis zum 40. Jahr beobachtet. Ein Zusammenhang mit Infektionskrankheiten im Kindesalter, im besonderen mit dem Rheumatismus, ist augenfällig. Bei ca. $^2/_3$ der Fälle läßt sich ein vorausgegangener Gelenkrheumatismus, eine Angina oder eine Endokarditis nachweisen, der nach einigen Wochen die choreatischen Symptome folgen. Eine Prädisposition muß auch auf Grund gehäufter Choreafälle und anderer Nervenleiden in der Familie bejaht werden. Die Symptome entwickeln sich innerhalb Tagen bis Wochen, zunächst mit uncharakteristischen Allgemeinbeschwerden, wie Müdigkeit, psychische Labilität und Reizbarkeit. Dann stellen sich die oben beschriebenen Bewegungsstörungen ein, die anfänglich oft als Zappeligkeit oder Verlegenheitsbewegungen gedeutet werden. Selten sind dieselben anfänglich oder dauernd halbseitig. Fieber ist nur im Beginn vorhanden. Der Liquor ist fast immer normal. Gelegentlich treten psychische Störungen bis zu eigentlichen Psychosen in den Vordergrund. Wenn die Hypotonie und eine Muskelschwäche besonders ausgeprägt sind und die unwillkürlichen Bewegungen mehr oder weniger ganz fehlen, spricht man von *Chorea mollis*.

Die *Prognose* der Chorea minor ist im ganzen gut und die Rückbildung der Symptome tritt nach wenigen Wochen bis höchstens Monaten auf. Allerdings besteht eine beachtliche Rezidivneigung und etwa ein Drittel der Patienten weisen Restsymptome auf (Zappeligkeit bei Aufregungen, Ängstlichkeit, Tics). Die *Therapie* besteht vor allem in Salizylaten, in Antihistaminika, Penicillin, Cortison und Pyridoxin.

Die als *Chorea gravidarum* bezeichnete Form (351) tritt bevorzugt bei einer ersten Schwangerschaft und hier vor allem zwischen dem 3. und 5. Schwangerschaftsmonat auf. Sie unterscheidet sich in bezug auf Begleitumstände, Symptomatologie und Prognose nicht von der Chorea minor. Auch nach Einnahme von Ovulationshemmern wurde das Auftreten einer – nach Absetzen des Medikamentes reversiblen – Chorea beobachtet (187 b, 414 a).

Die chronisch-progressive Chorea HUNTINGTON ist autosomal-dominant erblich. Sie wird meist zwischen dem 30. und 50. Altersjahr manifest. Die Hyperkinesien entwickeln sich ganz allmählich und sind in ihrem Ablauf weniger rasch als bei der Chorea minor. Auch sind mehr athetoide Momente beigemischt. Der Gang ist oft besonders stark beeinträchtigt. Psychische Störungen gehören zum typischen Bild der HUNTINGTON-Chorea, sind aber der Intensität der Bewegungsstörung keineswegs parallel und können dieser viele Jahre vorausgehen oder auch erst viel später hinzukommen. Es handelt sich um Störungen der Affekte, Antriebsstörungen, Wahnbildungen, paranoid-halluzinatorische Psychosen, die schließlich in eine Demenz ausmünden können. Da die Erkrankung vor allem auf einen Ausfall der kleinen Striatumzellen beruht, zeigt sich im Pneumoenzephalogramm eine Abflachung der sogenannten Stammganglientaille, d. h. der sonst in die Cella media der Seitenventrikel vorgewölbten lateralen Ventrikelbegrenzung (Abb. 40). Die Prognose ist schlecht und in steter Progredienz führt das Leiden meist innerhalb 10–15 Jahren zum Tode.

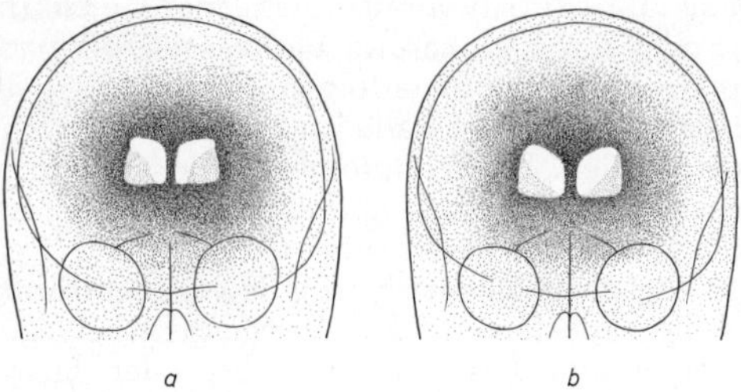

Abb. 40. Pneumoenzephalogramm bei Chorea HUNTINGTON (b) verglichen mit dem normalen (a). Die durch das Caput nuclei caudati gebildete „Taille" fehlt bei der Chorea HUNTINGTON.

Die postapoplektische Hemichorea ist selbst beim Vorhandensein von Erweichungen im Putamen selten. Tritt nach einer Hemiplegie eine Chorea auf, dann ist sie nicht nur von den paretischen Halbseitensymptomen, sondern oft auch von hemiballistischen Bewegungsstörungen begleitet. Eine *Hemichorea bei Tumor* oder anderen raumfordernden intrakraniellen Prozessen ist eine Rarität. Ebenfalls selten sind die Choreafälle nach *Virusenzephalitis* und nach *hypoxischer Enzephalopathie* bei der Geburt. Die *senile, nicht hereditäre Chorea* gehört in den Rahmen einer senilen Demenz oder kommt als seltenes selbständiges Krankheitsbild im Präsenium vor.

Choreafälle wurden bei Lupus erythematodes (138 a), bei akuten Exanthemen, bei der HALLERVORDEN-SPATZ-Krankheit, der hepatolentikulären Degeneration, der Ataxia teleangiectatica, der CREUTZFELDT-JAKOB-Krankheit, bei Polycythaemia vera, bei Thyretoxikose (175 a), nach CO-, Mangan-, Schwefelkohlenstoff- und Chlorpromazinintoxikation beschrieben. Die Chorea nach Icterus gravis neonatorum ist meist mit Athetose und mit anderen Zeichen des durchgemachten Kernikterus verbunden (S. 82). Bei portokavaler Enzephalopathie kommt es selten zu einer Choreoathetose (545). Bei einer genetisch verankerten Störung des Purinstoffwechsels mit sehr hohen Harnsäurewerten im Serum treten schon in den ersten Lebenstagen und -wochen choreoathetotische und torsionsdystone Symptome auf. Diese sind mit psychomotorischem Entwicklungsrückstand und Automutilation kombiniert (473 b). Die übliche Therapie der Gicht beeinflußt die neurologischen Symptome nicht. Bei *progressiver Pallidumatrophie* (HUNT) (287), einem sporadisch auftretenden Erbleiden, entwickeln sich choreoathetotische und dystone Bewegungsstörungen, zu denen im Laufe der Jahre auch Tremor, Rigor und Akinesie hinzukommen können. Die Erkrankung manifestiert sich meist zwischen dem 5. und 15. Altersjahr und schreitet bis ins mittlere Lebensalter fort.

Athetosen (237)

Die athetotischen Bewegungsstörungen treten bei Schädigung des Striatums, des Globus pallidus und selten auch des Thalamus und des Nucleus ruber auf. *Pathophysiologisch* fallen dadurch die Impulse, die vom inneren Pallidumglied zu den Thalamuskernen gelangen, fort (s. Abb. 39). Diese letzteren senden nicht mehr die physiologischen Impulse zu den prämotorischen extrapyramidalen Rindenfeldern, die ihrerseits nun ungesteuerte Erregungen zu tieferen Zentren und zum Rückenmark senden. Das rubroretikuläre System entbehrt ebenfalls der physiologischen Impulse aus dem Pallidum und empfängt außerdem noch unregulierte Erregungen aus den prämotorischen Rindenfeldern. Ist auch das Corpus Luysii (Nucleus subthalamicus) verändert, fallen dessen regulierende Einflüsse auf den großzelligen Ruberanteil weg. Dadurch kommt es über den Tractus rubrospinalis zu unregelmäßigen Impulsen an die Vorderhornganglienzellen und zum Bild des Hemiballismus.

Das klinische Bild der Athetose ist durch die unwillkürlichen, unregelmäßigen, langsam sich abspielenden, besonders distal auffallend übertriebenen und gequält-verkrampft aussehenden Bewegungen gekennzeichnet. Hierbei werden die Gelenke oft übermäßig flektiert oder hyperextendiert. Auffällig ist immer eine starke Antagonistenanspannung. Dadurch entstehen bizarr-verkrampfte Stellungen, in denen die Gliedmaßen oft über Sekunden verharren können und die an den Händen besonders eindrücklich sind (Abb. 41) und mit der Zeit sogar zu Subluxationen der Fingergelenke („Bajonettfinger") führen können. Die Willkürbewegungen sind durch abnorm starke Mitinnervationen beeinträchtigt, ebenso der Ablauf automatischer Bewegungen, wie zum Beispiel das Gehen. Der neurologische Befund ist im übrigen bei unkomplizierten Fällen normal. Die Sehnenreflexe sind

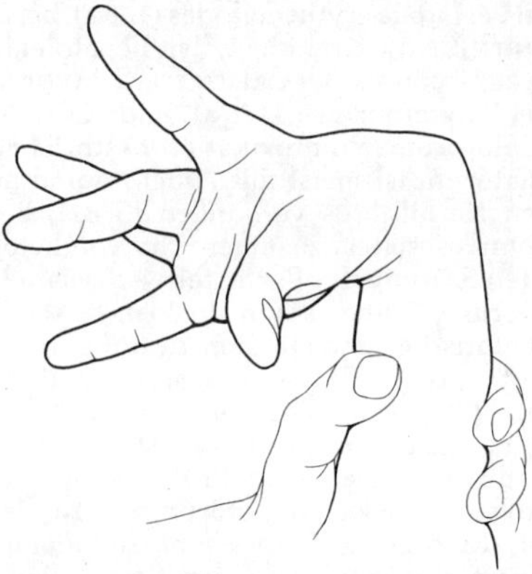

Abb. 41. Typische Handhaltung bei Athetose mit überstreckten Gelenken (Thalamushand). Zeichnung nach einer Filmaufnahme HASSLERS.

lebhaft. Eine Neigung zur Dorsalextension der Großzehe entspricht oft einer dystonen Haltungsstörung und ist als „Pseudobabinski" zu interpretieren. Das „STRÜMPELL-Phänomen" (Dorsalextension und Supination von Fuß und Zehen beim Versuch, das Knie und die Hüfte gegen den Widerstand des Untersuchers zu beugen) kann gelegentlich nachgewiesen werden.

Nicht selten ist das soeben beschriebene athetotische Bild durch choreatische Momente bzw. durch andere neurologische Manifestationen des pathologischen Grundprozesses überlagert. Im einzelnen müssen einige *ätiologische Hauptformen* angeführt werden.

Der Status marmoratus ist die häufigste Ursache der „athetose double" als einer Form der zerebralen Kinderlähmung. Meistens ist er Folge einer perinatalen Schädigung (Asphyxie). Im Putamen und Nucleus caudatus findet sich ein Ausfall vor allem der kleinen Nervenzellen. Daneben bestehen Hypermyelinisationsherde. Die Symptome treten meist bald nach der Geburt oder innerhalb der ersten paar Lebensjahre, selten später auf. Neben den beidseitigen athetotischen Hyperkinesien vor allem der Arme besteht bei der Hälfte der Fälle Schwachsinn. Andere organische Zeichen einer zerebralen Schädigung können ebenfalls vorkommen, wie zum Beispiel Paraspastik oder Pyramidenzeichen, sind aber selten. Das Leiden wird stationär.

Der Status dysmyelinisatus ist durch eine Entmarkung der Eigenfasern des Globus pallidus und einen Untergang der Markfasern im Corpus Luysii gekennzeichnet. Die Pallidumzellen sind hochgradig rarefiziert. Dadurch erscheinen beide Pallidumglieder verkleinert. Pathogenetisch ist das Krankheitsbild wahrscheinlich uneinheitlich, wobei neben Geburtstraumata und Asphyxien in erster Linie ursächlich eine Rhesusinkompatibilität mit *Icterus gravis neonatorum* (S. 82) verantwortlich ist. Die athetotische Bewegungsstörung beginnt hier unmittelbar nach der Geburt oder im ersten Lebensjahr und ist oft von anderen Zeichen einer zerebralen Schädigung begleitet.

Die HALLERVORDEN-SPATZ-*Krankheit* ist eine familiäre Erkrankung, bei welcher meist in der zweiten Hälfte des ersten oder im zweiten Lebensjahrzehnt eine progrediente Rigidität vor allem der Beine, choreoathetotische Bewegungen, oft progressive Demenz und epileptische Anfälle auftreten. Der Tod tritt meist vor Erreichen des 30. Lebensjahres ein. Das Substrat ist eine wohl durch einen genetisch bedingten Enzymdefekt zu erklärende Störung des Pigmentstoffwechsels. Der Globus pallidus und die Zona reticularis der Substantia nigra erscheinen durch intra- oder extrazelluläre Lipopigmentablagerungen verfärbt.

Hemiathetosen sind auf *herdförmige Prozesse* zurückzuführen und können sowohl im Kindes- wie im Erwachsenenalter vorkommen. Sie treten zum Beispiel nach Geburtstraumata, nach Enzephalitiden, vor allem aber beim Erwachsenen *postapoplektisch* auf. Hierbei kann zwischen dem vaskulären zerebralen Insult und dem Auftreten der Hemiathetose ein freies Intervall von Wochen bis Monaten liegen. Die spastische Hemiparese ist aber auch dann fast immer noch nachweisbar.

Hemiballismus und Ballismus

Der *Hemiballismus* ist durch eine primäre Läsion des gegenseitigen Corpus Luysii verursacht, seltener durch eine sekundäre Veränderung desselben bei Schädigungen im Corpus striatum und Globus pallidus, die mit ihm in doppelläufiger Verbindung stehen. Charakteristisch ist das Auftreten blitzartiger, schleudernder, ausfahrender Bewegungen, die mehrere Gliedmaßenabschnitte gleichzeitig ergreifen. Dadurch entsteht der Eindruck einer koordinierten Bewegung, die aber übertrieben ist und weit über ihr Ziel hinausschießt. Die Exkursionen sind sehr groß und die Arme oder Beine können deshalb mit Wucht gegen ein Hindernis geworfen werden oder den ganzen Körper herumreißen. Verletzungen kommen nicht selten vor. Während im Schlaf die Hyperkinesie aufhört, kann sie in frischen Fällen am Tag fast ununterbrochen vorhanden sein und wird namentlich durch Außenreize und Affekte verstärkt. Man findet bei der Untersuchung in der Regel auch eine Hemiparese. Diese ist eine Folge der *ätiologischen Ursachen des Hemiballismus*: Es treten Fälle *nach apoplektischem Insult* mit plötzlichem Beginn auf. Aber auch in den Fällen bei *lokalen raumfordernden Prozessen* setzen die Hyperkinesien plötzlich ein. Der beidseitige *heredodegenerative Ballismus* ist eine Seltenheit.

Dystone Syndrome

In diese Gruppe gehören eine Reihe von Bewegungsstörungen, bei welchen einzelne Muskeln oder Muskelgruppen mehr oder weniger lang anhaltende, unwillkürliche, tonische Kontraktionen ausführen. Die gestörte Abstimmung von Spannung und Erschlaffung der Agonisten und Antagonisten aufeinander ist ein charakteristisches Merkmal dieser Störungen.

Der Torticollis spasticus (72, 237, 247) ist das häufigste hyperkinetische extrapyramidale Krankheitsbild aus dem Formenkreis der Dystonien. Immer liegen Striatumläsionen heterogener Art der Störung zugrunde. Er kommt bei Männern gleich häufig wie bei Frauen vor und kann in jedem Lebensalter, gehäuft aber im mittleren Erwachsenenalter auftreten. Das *klinische Bild* ist durch eine auf Hals- und Nackenmuskeln beschränkte Hyperkinesie gekennzeichnet. Bei den Patienten treten langsame, krampfartig-gequält aussehende Bewegungen auf, wobei meist der Kopf allmählich innerhalb mehrerer Sekunden stark auf eine Seite gedreht und zugleich auf die gleiche oder die Gegenseite geneigt wird. Da auch die antagonistisch wirkenden Muskeln gleichzeitig angespannt werden, hat man deutlich den Eindruck, als ob zwei Kräfte gegeneinander ankämpfen würden und eine die andere allmählich überwindet. Ganz vorwiegend sind die vom N. accessorius innervierten M. sternocleidomastoideus und der obere Trapeziusrand an dem Vorgang beteiligt, daneben aber in wechselndem Maße auch die anderen Nacken- und Halsmuskeln. Wenn die Aktivität etwa symmetrisch ist, kommt es zu einem kräftigen Zurückziehen des Kopfes (Retrocollis). Nebst dem häufigeren mobilen Torticollis spasticus kann es auch zu einer mehr oder weniger dauernden dystonen Haltung, dem fixierten Torticollis, kommen, der vom angeborenen, durch narbige Muskelverkürzung bedingten, Caput obstipum musculare abzugrenzen ist. Willkürbewegungen und emotionale Einflüsse können auslösend wirken. Im Schlaf sistieren die Bewegungen. Gewisse kleine Handgriffe, wie zum Beispiel das leichte Stützen des Kinnes, können als „geste antagoniste" die Hyperkinesie unterdrücken. Selten bestehen auch Kontraktionen der Gesichtsmuskeln und gelegentlich tritt ein Blepharospasmus auf. Psychisch finden sich auffallend häufig abnorme Persönlichkeiten (247). Die *Ätiologie des Torticollis spasticus* ist wohl uneinheitlich. Neben erblichen Fällen finden sich in der Anamnese besonders oft Jahre vorher Enzephalitiden. Manchmal ist der Torticollis spasticus Ausdruck einer beginnenden Torsionsdystonie, eines Morbus WILSON oder einer HUNTINGTON-Chorea. Auffallend häufig tritt ein Torticollis spasticus im Anschluß an ein Schädel-Nacken-Trauma auf (73). Der echte Torticollis spasticus ist eine organische Affektion, bei welcher zu Unrecht immer wieder eine Psychogenie diskutiert wird. Der *Verlauf* ist bei etwa einem Drittel der Fälle intermittierend, bei den anderen Dritteln stationär oder progredient, zum Beispiel in Richtung einer Torsionsdystonie. Die wirksamste

Therapie besteht heute wohl in der bilateralen intraspinalen Rhizotomie der sensiblen und motorischen Wurzeln C 1 bis C 4 und des spinalen N. accessorius. Auch stereotaktische Eingriffe sind in gewissen Fällen erfolgreich (417).

Torsionsdystonie. Bei der Torsionsdystonie (Dystonia musculorum deformans) (237, 339) finden sich immer Veränderungen im Putamen, aber auch in anderen Kerngebieten, wobei die großen Ganglienzellen stärker betroffen sind als die kleinen. Das *klinische Bild* ist durch das Auftreten von langsam, kraftvoll ablaufenden, vorwiegend rotierenden Bewegungen von Kopf, Rumpfgürtel und Rumpf, begleitet von unterschiedlichen Extremitätenbewegungen – vor allem aber athetotischen Fingerbewegungen – gekennzeichnet. Dabei scheinen die beteiligten Muskeln wie beim Torticollis spasticus dauernd gegen den Widerstand der Antagonisten ankämpfen zu müssen, so daß ein gequälter Eindruck entsteht. Die eingenommene Haltung wird, selbst wenn sie noch so ungewöhnlich und unbequem ist, oft lange beibehalten. Willkürbewegungen und emotionelle Einflüsse lösen die Torsionen aus, im Schlaf verschwinden sie. Der Tonus ist im übrigen herabgesetzt, die Gelenke oft überstreckbar. Die Patienten nehmen allmählich eine dauernde dystonische Haltung ein, wobei oft zum Beispiel eine übertriebene Lendenlordosierung mit Flexion der Hüften und Einwärtsrotation von Armen und Beinen auffällt. An der Hand werden die gespreizten Langfinger im Grundgelenk hyperextendiert und in den Interphalangealgelenken flektiert gehalten (*Thalamushand* vgl. Abb. 41 S. 150. Als *myostatische Formen der Torsionsdystonie* bezeichnen wir jene Fälle, bei welchen keine Hyperkinesien (mehr) vorhanden sind, sondern ein starker Hypertonus der Muskulatur mit abnormer dystoner Haltung vorliegt. *Die idiopathischen (familiären) Torsionsdystonien* kommen auffallend oft bei Juden vor. Große nicht jüdische Sippen wurden aber auch beschrieben (339). Der Krankheitsbeginn erfolgt meist im ersten und zweiten Lebensjahrzehnt. Zunächst sind oft nur diskrete lokale Bewegungsstörungen vorhanden *(Torticollis spasticus, Schreibkrampf)*, die sich später zum Vollbild der Torsionsdystonie ausweiten können. Daneben gibt es die *symptomatischen Torsionsdystonien*, zum Beispiel als Ausdruck eines beginnenden Morbus WILSON, einer HUNTINGTON-Chorea, einer HALLERVORDEN-SPATZ-Krankheit, eines Gehirntumors, einer durchgemachten Enzephalitis und im besonderen einer Encephalitis epidemica (S. 108). Eine *Therapie* der Torsionsdystonie ist für manche Fälle durch eine stereotaktische Operation möglich (417, 507).

Neben den zwei erwähnten eindrücklichen Formen finden sich *diskretere lokalisierte dystonische Syndrome*, die oft schwer zu erkennen sind. Vereinzelte Muskelgruppen können zu immer wieder auftretenden, die harmonischen Bewegungen beeinträchtigenden tonischen Muskelkontraktionen neigen, wodurch sich besonders bei der aktiven Innervation dieser Muskeln Fehlhaltungen ergeben. Dies kann die unterschiedlichsten Körperregionen betreffen, vor allem aber Schultern, Fuß oder Beine beim Gehen oder die

Hand bei gewissen Verrichtungen. Am häufigsten ist der *Schreibkrampf*, der meist ausschließlich beim Schreiben von Hand auftritt. Die meist vorübergehenden dystonischen Bewegungen von Mund und Zunge als Nebenwirkung von Medikamenten, insbesondere Phenothiazin-Derivaten, wurden auf S. 144 beschrieben. Derartige *fazio-bucco-linguale Dystonien* (oder *Dyskinesien)* treten aber auch bei älteren Leuten auf und sind zum Teil wohl auf Mittellinienläsionen des Kleinhirnes zurückzuführen. Vereinzelt finden sich bucco-faziale Dystonien bei fehlerhafter Gebißokklusion. Diese sprechen auf eine odontologische Therapie an (536 a). Der differentialdiagnostisch zu erwähnende *Spasmus nutans* wird auf S. 245 geschildert.

Andere extrapyramidale Erkrankungen

Der essentielle Tremor unterscheidet sich erscheinungsbildlich nicht vom dominant vererbbaren *familiären Tremor.* Hier ist ein Zittern vorwiegend der Hände einziges Krankheitssymptom. Es handelt sich um einen Ruhetremor von einer Frequenz von 5–9/Sekunde, der bei Aufregungen und beim Versuch eine Stellung ruhig beizubehalten (Halten eines vollen Glases) zunimmt. Meistens tritt er schon im ersten Lebensjahrzehnt auf. Auffallend oft wird er durch Alkoholgenuß gemildert. Selten kann er auch einmal einseitig sein. Es liegt ein Schwund der kleinen Striatumzellen vor. Seltener findet sich auch ein (familiärer) nicht progredienter *Intentionstremor* ohne andere krankhafte Erscheinungen. Bei Kindern in den ersten Lebenswochen kann eine Hypomagnesiämie durch anfallsartigen Tremor und epileptische Anfälle sich manifestieren.

Der senile Tremor hat eine Frequenz von 4–5/Sekunde, tritt in Ruhe auf und ergreift nebst den Händen oft auch Kopf und Unterkiefer. Die *organischen Tics* sind gelegentlich schwer von psychogenen Tics abzugrenzen und in ihren Ursachen wenig geklärt. Zu den ersteren gehören die meisten *Blepharospasmen* sowie andere konstant auf gewisse Muskelgruppen begrenzte, stereotyp sich wiederholende, aber nicht rhythmische Bewegungen. Diese können bis zur Tic-Krankheit mit komplizierten psychomotorischen Abläufen sich ausweiten, zum Beispiel als *„syndrome de Gilles de la Tourrette"* (ticartige Zuckungen vor allem im Hals- und Gesichtsbereich zugleich mit Zwangshandlungen und dem Ausstoßen von unanständigen Ausdrücken im Sinne einer Koprolalie) oder die erbliche Erkrankung des „jumping frenchman of Maine" (plötzliche Sprünge auf Schreckreize hin sowie Echolalie und Befehlsautomatismen) (528). Die *Jactatio capitis* (456) stellt eine besonders bei Kindern in Rückenlage vorkommende, rhythmisch-wetzende Bewegung des Kopfes dar. Selten ist sie auch bei Erwachsenen noch vorhanden. Meist liegt ein Milieuschaden vor und die Behandlung ist eine psychotherapeutische.

Myoklonien sind nicht rhythmische Zuckungen ganzer, einzelner oder mehrerer Muskeln. Ihr Entstehungsort ist nicht notwendigerweise im extrapyramidalen System zu suchen. Sie treten besonders leicht beim Übergang vom Schlaf zum Wachzustand auf. Myoklonien treten bei Willkürbewegungen als *Aktionsmyoklonus* gelegentlich nach anoxischen Läsionen auf, meist mit cerebellären Symptomen vergesellschaftet.

Die Myorhythmien hingegen sind rhythmische Zuckungen, die immer wieder in ein und derselben Muskelgruppe mit einer Frequenz von 1–3/Sekunde auftreten. Sie treten besonders im Gesichtsbereich (Platysma, Orbicularis oculi) und in der Schlundmuskulatur (rhythmisches Vorstrecken der Zunge), am Zwerchfell (Singultus, z. B. bei Enzephalitis) oder am Gaumensegel (Gaumensegelnystagmus s. S. 123) auf.

Bei der *Myokymie* gehen aufeinander folgende Kontraktionswellen über die einzelnen Fasern von Muskeln oder Muskelgruppen (z. B. faziale Myokymien s. Seite 251). Hydantoinmedikation.

Als Paramyoclonus multiplex werden über Jahre andauernde spontane unregelmäßige Zuckungen besonders der Schultermuskeln bezeichnet. Über *myoklonische Epilepsie* und *Myoklonusepilepsie* s. S. 265 und 268. Als *Myoclonus multiplex fibrillare* oder *Chorea fibrillare* (Morvan) werden, unregelmäßig verteilte, partielle Muskelzuckungen bezeichnet. Sie sind von Schmerzen, vegetativen Störungen, psychischen Alterationen und gelegentlich schwitzen begleitet und klingen innerhalb von Monaten ab. Die *infantile Polymyoklonie* (149) beginnt in der Kindheit mit unregelmäßigen, tanzenden Augenbewegungen, Myoklonien, Ataxie und Reizbarkeit. Der schubweise Verlauf ist protrahiert. Es liegt eine Anomalie im IgG-System und eine Plasmozytose im Liquor vor.

Kleinhirnsyndrome (238)

Allgemeines zur Kleinhirnfunktion. Pathophysiologie des Kleinhirnes, Symptomatologie der Kleinhirnerkrankungen und Untersuchungstechnik

Die *Aufgabe des Kleinhirnes* besteht darin, die Funktion einzelner Muskelgruppen bei einer Bewegung zu koordinieren, wobei Agonisten, Hilfsmuskeln und Antagonisten in flüssiger und präziser Weise einen gezielten, sparsamen und zweckmäßigen Bewegungsablauf ausführen sollen. Diese Aufgabe kann das Kleinhirn nur erfüllen, wenn gewisse *anatomische und pathophysiologische Voraussetzungen* erfüllt sind. Es müssen einerseits dem Kleinhirn laufend Informationen über den Stand der Bewegungsabläufe und der Bewegungsintentionen gegeben werden und andererseits Korrekturen und Anpassungen, die das Kleinhirn ausarbeitet, laufend integriert und in die Bewegungsimpulse eingebaut werden. Das Kleinhirn ist also als stabilisierendes Regelsystem aufzufassen, das von jedem motorischen Impuls eine Voranmeldung erhält. Diesen Impuls vergleicht es ständig mit den laufenden sensorischen Rückmeldungen über den Ablauf und korrigiert diesen durch Feedback-Mechanismen dauernd. Informationen über Stellung der Gliedmaßen und Aktivität der Muskeln werden durch die spinozerebellären Bahnen über das Corpus restiforme (Pedunculus cerebellaris inferior) und zum Teil über das Brachium conjunctivum zerebellipetal geführt. Ebenfalls über das Corpus restiforme gelangen vestibulozerebelläre Bündel in das Kleinhirn. Die Brachia pontis (Pedunculus cerebellaris medius) vermitteln Impulse aus der Großhirnrinde. Die Efferenzen gelangen über das Brachium conjunctivum (Pedunculus cerebellaris superior) aus den Kleinhirnkernen zum Globus pallidus und zum Nucleus lateroventralis des Thalamus der Gegenseite. Andere gelangen zum Nucleus ruber und von hier wiederum zum Thalamus bzw. kaudalwärts durch den Tractus rubrospinalis zum Hirnstamm und zum Rückenmark. Die Repräsentation der einzelnen Körperteile im Kleinhirn ist topisch.

Das Charakteristische der *klinischen Symptome bei Kleinhirnerkrankungen* ist eine Dekomposition von willkürlichen Bewegungen und ein Wegfall von automatischen Bewegungsabläufen. Im einzelnen sind folgende *Symptome* und folgende *Untersuchungstechniken* hervorzuheben (238, 567):

- *Dyssynergie.* Fehlende Koordination der verschiedenen an einer Bewegung beteiligten Muskeln und Muskelgruppen (Beugen des Rumpfes nach hinten ohne gleichzeitiges Beugen der Knie, dadurch Gefährdung des Gleichgewichtes; Gehen auf allen Vieren nicht präzis alternierend über das Kreuz)
- *Dysmetrie.* Fehlendes Maß für die notwendige Ausgiebigkeit und das Tempo einer geplanten Bewegung. „Die Gerade ist nicht mehr die kürzeste Verbindung zwischen zwei Punkten." (Übertriebenes Öffnen der Finger beim Ergreifen eines kleinen Gegenstandes; zu starkes Heben des Beines, wenn dasselbe mit geschlossenen Augen auf einen Stuhl gestellt werden soll.)
- *Ataxie.* Es arbeiten nicht mehr alle Muskeln zugleich und harmonisch aufeinander abgestimmt auf die Erreichung eines motorischen Zieles hin (FNV, KHV mit Hin- und Herschwanken um die ideale Bewegungslinie)
- *Intentionstremor.* Zunehmendes Abweichen von der idealen Verbindungslinie bei Annäherung einer Bewegung auf ein Ziel hin. Bei Läsionen des Nucleus dentatus bzw. seiner Efferenzen (nachweisbar im FNV [vgl. Abb. 8], KHV oder FFV)
- *Pathologisches Rebound-Phänomen.* Die Antagonisten werden nicht rechtzeitig zur Bremsung einer überschießenden Bewegung eingesetzt (Anspannenlassen einer Muskelgruppe und plötzliches Wegfallenlassen des Widerstandes durch den Untersucher, zum Beispiel kräftiges Anspannenlassen der Ellenbogenbeuger oder Versuch, beidseits die nach vorne ausgestreckten Arme gegen den Widerstand des Untersuchers auseinanderzudrücken. Vgl. Abb. 10)
- *Dysdiadochokinese.* Das rasche Alternieren der Aktion von Agonisten und Antagonisten spielt nicht mehr rasch und flüssig genug (rasche Pro- und Supination des Vorderarmes, rasches abwechselndes Beklopfen des eigenen Oberschenkels mit Handrücken und Handvola)
- *Hypotonie* bei passiven Bewegungen (passives Schütteln einer Extremität. Abnorm starkes Schlenkern des Armes, wenn der stehende Patient an den Schultern rasch gerüttelt oder um seine eigene Achse hin- und hergedreht wird.)
- *Absinken im Positionsversuch und Vorbeizeigen im* Barany-*Zeigeversuch.* Die tonische Muskelspannung wird nicht mehr genügend konstant aufrechterhalten (Hochhalten der Arme nach vorn bei geschlossenen Augen mit Absinken der der Läsion entsprechenden Seite; lang-

sames Senken des hochgehaltenen Armes mit geschlossenen Augen auf ein vorher anvisiertes Ziel hin)

- *Unsicherer Stand* (im ROMBERG-Test), *Rumpfataxie beim Sitzen* und *unsicherer, breitbasiger Gang*
- *Nystagmus.* Einstellungsnystagmus, besonders auf die Seite eines Herdes hin
- *Sprachstörung.* Abgehacktes explosives Sprechen

In groben Zügen kann einzelnen Symptomen eine gewisse *lokalisatorische Bedeutung* zugesprochen werden:

- Bei basalen und in der Mittellinie gelegenen Prozessen: Störung der Rumpfhaltung und des Gleichgewichtes, besonders auch im Sitzen
- Bei Prozessen in der rostralen Portion der Mittellinie: Störung der Koordination von Stand und Gang
- Bei Prozessen in den lateralen Teilen (Hemisphären): Störung der Koordination homolateraler (Geschicklichkeits-)Bewegungen der Extremitäten

Klinik einiger Kleinhirnaffektionen

Die Kleinhirntumoren, die sich durch ihre lokalisatorischen Symptome (S. 97) und durch Hirndrucksymptome (S. 96) auszeichnen, sollen hier nicht speziell besprochen werden.

Die akute zerebelläre Ataxie des Kindesalters (180, 569) setzt in etwa der Hälfte der Fälle Tage bis Wochen nach einer unspezifischen Vorkrankheit ein. Am häufigsten werden Kinder zwischen dem 2. und 5. Jahr befallen. Der Beginn ist meist subakut, wobei im Vordergrund eine zunehmende Gangunsicherheit, Tremor und Augenmotilitätsstörungen mit Nystagmus stehen. In etwa $^2/_3$ der Fälle tritt innerhalb Wochen bis Monaten spontan die vollständige Rückbildung der Symptome ein, während ein kleiner Teil der Patienten auch noch nach Jahren Gangunsicherheit und Ataxie aufweisen kann. Es ist unsicher, ob dem Krankheitsbild eine blande Enzephalitis zugrunde liegt. Die transitorische Ataxie im Rahmen des FISHER-*Syndromes* wird auf Seite 255 erwähnt.

Systematisierte Degenerationen des Kleinhirnes. Zu den systematisierten Degenerationen mit vorwiegendem Befall des Kleinhirnes (214) gehören u. a. die *zerebellären Heredoataxien (Nonne-Marie; Holmes; Menzel).* Es handelt sich hierbei nicht um ein ganz einheitliches Krankheitsbild. Es ist ein oft autosomal-dominant vererbtes Leiden. Die Symptome treten meist im mittleren Lebensalter auf mit progredienter Ataxie. Später können ein Hypertonus, Paresen, Pyramidenzeichen, Augenmotilitätsstörungen, Nystagmus, Optikusatrophie und eine Demenz hinzukommen. Es besteht eine allmähliche Progredienz, die sich aber im Extremfall über mehrere Jahrzehnte hinstrecken kann.

Pathologisch-anatomisch finden sich Zelluntergänge verschiedener Kleinhirnkerne, der Kleinhirnrinde, aber auch Atrophien der langen Rückenmarksbahnen.

Die olivo-ponto-zerebelläre Atrophie (214, 548) ist in der Regel nicht erblich. Sie tritt meist im mittleren Lebensalter, gelegentlich aber schon früher auf und führt innerhalb 1–4 Jahren zum Tode. Im Vordergrund stehen Ataxie, Tremor, Sprach- und Gangstörungen, dann aber auch als charakteristische Symptomgruppe parkinsonistische Züge, wie Rigor und Akinesie und oft auch Miktionsstörungen. Gelegentlich kommt eine Demenz hinzu. Neben Zellschwund der Kleinhirnrinde und der Kleinhirnkerne finden sich vor allem auch Atrophien der Ponsganglien und in den Oliven, aber auch Zelluntergänge der Substantia nigra und des Locus caeruleus.

Als *Atrophie cérébelleuse tardive à prédominance corticale* haben PIERRE-MARIE, FOIX und ALAJOUANINE eine nicht erbliche Kleinhirnerkrankung bezeichnet. Pathologisch-anatomisch ist vor allem das Palliozerebellum symmetrisch betroffen, wobei der Wurm stärkere Veränderungen als die Hemisphären aufweist. Die PURKINJE-Zellen sind hochgradig rarefiziert und die Körnerzellen sind ebenfalls vermindert. Neben *primär-degenerativen Formen* als Ausdruck eines lokalisierten vorzeitigen Alterungsprozesses finden sich klinisch und pathologisch-anatomisch von diesen zunächst nicht unterscheidbare *symptomatische Formen,* die weiter unten besprochen werden sollen. Die primärdegenerative Form beginnt durchschnittlich mit 47 Jahren, meist rasch einsetzend und dann langsam-progredient. Im Beginn fällt die Gangunsicherheit auf, eine Rumpfataxie beim Gehen und Sitzen, dann Unsicherheit der Hände. Selten findet sich Nystagmus, manchmal eine Hypotonie der Muskulatur, aber auch Pyramidenzeichen. Die Psyche bleibt in der Regel intakt und die Lebenserwartung ist nicht verkürzt.

Diffuse Atrophien des Kleinhirnes können als symptomatischer Prozeß bei sehr unterschiedlichen Ätiologien einen uneinheitlichen Verlauf nehmen. Zu Beginn kann ein Bild wie bei der oben beschriebenen Atrophie cérébelleuse tardive à prédominance corticale auftreten und erst der Verlauf läßt auf die primäre pathogene Ursache schließen. *Klinisch* findet sich eine Kleinhirnataxie mit entsprechenden Störungen des Gehens und der Koordination. Jedes Alter kann befallen sein. Akute Verläufe mit Exitus innerhalb 1–2 Jahren kommen nebst chronisch-progredienten und stationären Fällen vor. Bei der Lumbalpunktion findet sich oft Eiweißvermehrung und gelegentlich pathologische Kolloidkurven sowie diskrete Zellzahlerhöhung.

Besondere Erwähnung verdienen die *nicht metastatischen, metaneoplastischen neurologischen Erscheinungen* (71, 423 a, 461). Obwohl die subakute Kleinhirnrindenatrophie nur eine der Manifestationsformen ist, seien auch die anderen hier in Tab. 16 zusammengefaßt. Die Klein-

Tabelle 16. Metaneoplastische Manifestationen am Nervensystem und an der Muskulatur (Nach *Brain* und *Norris*)

1. **Enzephalopathien**
   — Multifokale Leukoenzephalopathie
   — Diffuse Polioenzephalopathie mit psychischen Symptomen
   — Subakute Kleinhirnrindenatrophie
   — Hirnstammsyndrome
   — Enzephalopathie bei endokrin aktiven Tumoren
   Hyperparathyreoidismus
   Nebennierenrindentumoren
   Insulome
   — Enzephalopathie bei Paraproteinämien
2. **Myelopathien**
   — Chronische Myelopathie
   — Subakute nekrotisierende Myelopathie
3. **Neuropathien**
   — Sensorische Neuropathie mit Hinterstrangbeteiligung
   — Gemischte periphere Neuropathie
4. **Myopathien**
   — Polymyositis
   — Dermatomyositis
   — *Lambert-Eaton*-Syndrom
   — Myopathien bei endokrin aktiven Tumoren

hirnsymptome können allein oder in Kombination mit Hirnstammsymptomen, Rückenmarksausfällen oder polyneuritischen Bildern auftreten. Männer und Frauen sind gleich häufig betroffen. Beim Primärtumor handelt es sich besonders häufig um ein Bronchus- oder Ovarialkarzinom, aber auch andere, wie zum Beispiel auch ein Morbus HODGKIN, kommen in Frage. Häufig treten die neurologischen Symptome vor dem Manifestwerden des Tumors auf. Der Beginn ist meist subakut mit Gang- und Koordinationsstörungen, bald auch mit zerebellären Sprachstörungen. Dazu kommen bei Befall anderer Systeme, zum Beispiel Doppelbilder, Pyramidenzeichen, Hinterstrangsymptome, Polyneuropathie oder Demenz. Der Liquor zeigt besonders oft eine Eiweißerhöhung bei normaler Zellzahl. Der Verlauf kann innerhalb Monaten letal, aber auch während Jahren langsam progredient sein. Histologisch liegt ein diffuser Befall der Kleinhirnrinde vor – im Gegensatz zum Beispiel zu den alkoholbedingten lokalisierten Formen –, wobei ein weitgehender Schwund der PURKINJE-Zellen im Vordergrund steht. Die Polyneuropathien werden auf S. 314 noch besonders aufgeführt werden, der Opsoklonus auf S. 244, die Myopathien auf S. 383. Es sei noch auf die *Spätatrophie des Kleinhirnes bei chronischem Alkoholismus* hingewiesen (13), die ganz und gar das Bild der Atrophie cérébelleuse tardive à prédominance corticale nachahmen kann.

Einige weitere Kleinhirnsyndrome seien noch kurz erwähnt: Die *Ataxia teleangiectatica* LOUIS-BAR (395) ist ein gelegentlich familiäres, rezessiverbliches Leiden. Die Kleinhirnataxie beginnt im Kleinkindesalter und ist langsam progredient, so daß die Kinder vor Erreichen der Adoleszenz invalid sind. Nicht selten bestehen auch choreoathetotische Störungen. Es treten etwas später Teleangiektasien auf, zunächst in der Konjunktiva, dann an anderen Körperteilen, besonders in den Beugen. Es kommen häufige Lungen- und ORL-Infektionen vor und auffallend langsame Augenbewegungen. Pathologisch-anatomisch finden sich PURKINJE-Zellschwund und Körnerzellschwund, aber keine Gefäßanomalien im Kleinhirn selber. Es dürfte sich wohl um eine Phakomatose handeln, wobei eine biochemische Anomalie (Defekt im IgA-System) vorzuliegen scheint (177). Als *Dyssynergia cerebellaris progressiva* (RAMSAY HUNT-*Syndrom*) (473 a) wird ein Syndrom bezeichnet, dessen Selbständigkeit nicht unbestritten ist und dessen Abgrenzung gegenüber der Myoklonusepilepsie (S. 268) nicht immer leicht ist. Die Erkrankung ist charakterisiert durch Myoklonien, welche vor allem bei Intentionsbewegungen sich manifestieren, durch typische zerebelläre Symptome (meist der Kleinhirnhemisphären), gelegentlich mit zerebello-spinalen Zeichen wie Areflexie und meist auch durch epileptische Anfälle. Im Unterschied zur Myoklonusepilepsie besteht keine Demenz. Das Leiden ist im Laufe von Jahren progredient, nicht selten familiär und zeigt ein recht buntes pathologisch anatomisches Bild (Zeichen wie bei Friedreichscher Ataxie, vor allem aber Befall des Nucleus dentatus, des Pedunculus cerebelli superior, des Nucleus ruber, gelegentlich auch der Kleinhirnrinde). Als *Kuru* (264) wird eine in Neuguinea vorwiegend bei jungen Frauen vorkommende Erkrankung benannt. Sie ist durch Gangunsicherheit, Zittern, später andere zerebelläre Symptome und Demenz gekennzeichnet und führt innerhalb von Monaten bis wenigen Jahren zum Tode. Es scheint sich um eine durch Kannibalismus übertragene slow-virus-Erkrankung zu handeln (376).

Das MARINESCO-SJÖGREN-*Syndrom* besteht in einer zerebellären Ataxie mit kongenitaler Katarakt und Oligophrenie (16). Gewisse *Intoxikationen* bewirken meist vorübergehende Kleinhirnsymptome, so zum Beispiel DDT, Diphenylhydantoin (S. 171), organische Quecksilbervergiftungen, Piperazin und der Mitosehemmer 5-Fluoro-Uracil. Ein *Myxödem* kann außer mit anderen neurologischen Symptomen mit zerebellären Zeichen einhergehen (375, 421). Nach *Hitzschlag* können bleibende Kleinhirnsymptome auftreten. Die HARTNUP-*Krankheit* wird auf S. 166 beschrieben.

Degenerative und heredodegenerative Leiden mit vorwiegendem Befall des Gehirnes

In dieses Kapitel werden eine Reihe von gelegentlich klinisch, meist jedoch erst pathologisch-anatomisch klar umschriebenen Erkrankungen aufgenommen. Viele können als sogenannte systematisierte Atrophien bezeichnet werden. Ätiologisch sind die allermeisten nicht geklärt, manche dürften aber bisher nicht näher definierte Störungen des Zellstoffwechsels darstellen. Eine Reihe von hierhergehörenden Krankheiten wurde schon an anderer Stelle besprochen, so das PARKINSON-Syndrom, die Chorea HUNTINGTON, die HALLERVORDEN-SPATZ-Krankheit usw.

Hirnatrophische Prozesse

Hirnatrophische Prozesse (78) gehen in gleichem Maße Neurologen und Psychiater an. Die allgemeine *psychische Symptomatologie* steht meistens im Vordergrund: Abnorme Ermüdbarkeit, Antriebsarmut, Schwinden der Interessen, zunehmende Affektlabilität, Verstimmungszustände, Ängstlichkeit, hypochondrisch-depressive oder paranoide Züge. Dazu kommen meist erst später zunehmende Störungen der Merkfähigkeit, Desorientiertheit, Verwirrtheitszustände, schließlich psychotisch-delirante Bilder und eine Demenz. Je nach ätiologischen Untergruppen gesellen sich mehr oder weniger ausgeprägte *neurologische Symptome* hinzu: Zeichen von durchgemachten kleinen Insulten, zum Beispiel Hemiparesen (S. 116), aphasische Störungen, pseudobulbäre Zeichen, seniler Tremor, epileptische Anfälle usw. Der Liquor ist in der Regel normal, mit Ausnahme einer unspezifischen Alpha- und Betaglobulinzunahme im Elektropherogramm. Das Elektroenzephalogramm zeigt keine oder nur uncharakteristische Allgemeinveränderungen. Das Pneumoenzephalogramm ist für die Diagnose entscheidend, wobei es hier vor allem auf den Nachweis des Hydrocephalus externus ankommt.

Bei der *arteriosklerotischen Demenz* sind die eingangs erwähnten psychischen Symptome oft fluktuierend, nicht selten von einer zeitweise bestehenden Krankheitseinsicht begleitet. Die Patienten sind meist über 60jährig. Die Anamnese und Untersuchung geben oft Hinweise für durchgemachte vaskuläre Insulte. Ein Hydrozephalus ist pneumoenzephalographisch oft nicht ausgeprägt oder kann ganz fehlen. Histopathologisch sind die kleinen Gefäße stärker als die großen betroffen. Es finden sich kleine Parenchymläsionen, meist kleine Erweichungsherde im Rindengrau. Die *subkorticale Enzephalopathie* (BINSWANGER) wurde auf S. 126 besprochen.

An dieser Stelle sei die *Thrombangiitis obliterans* (VON WINIWARTER-BÜRGER) des Gehirnes kurz erwähnt. Die Krankheit kann praktisch auf die Gehirngefäße beschränkt sein, befällt Männer häufiger als Frauen und tritt sowohl bei jüngeren Erwachsenen, wie aber auch im höheren Lebensalter auf. Klinisch unterscheidet sie sich nicht von der zerebralen Arteriosklerose, so daß unter Umständen nur das Auftreten in jüngeren Jahren bzw. das Vorhandensein von Anzeichen der Erkrankung an anderen Körperteilen (Claudicatio intermittens, pektanginöse Beschwerden) die klinische Vermutungsdiagnose erlauben. Die Prognose ist schlecht. Pathologisch-anatomisch liegen größere Erweichungen bzw. kleine Rindenherde (granuläre Atrophie) vor. Charakteristisch sind die Veränderungen an den Gefäßwänden selber.

Die senile Demenz stellt einen diffusen atrophisierenden Prozeß des Gehirnes dar. Er beginnt jenseits des 65. Altersjahres. Es tritt eine allmählich progrediente Demenz auf, in der Regel ohne akute Episoden und mit höchstens diskreten neurologischen Symptomen (Pyramidenzeichen, extrapyramidale Symptome, Tonusanomalien, orale Automatismen usw.). *Pathologisch-anatomisch* finden sich einerseits ein

Hydrocephalus internus und externus, andererseits histologisch eine quantitative Zunahme von alterseigenen Veränderungen, vor allem argentophile senile Plaques. Auch ALZHEIMER-Fibrillen kommen häufig vor, sind aber nicht obligat wie beim eigentlichen Morbus ALZHEIMER.

Die ALZHEIMER-*Krankheit* stellt eine präsenile Demenz dar, die meist zwischen dem 50. und 60. Jahr beginnt, aber auch bei wesentlich jüngeren Individuen schon vorkommen kann. Frauen sind häufiger als Männer befallen. Es treten innerhalb einiger Jahre eine allmählich zunehmende Gedächtnisstörung, Desorientiertheit, Verwirrtheitszustände und schließlich eine Demenz auf. Anfänglich finden sich oft Unruhe und Erregungszustände sowie Halluzinationen. Dazu kommen gelegentlich die bei der senilen Demenz beschriebenen neurologischen Symptome. Die Dauer der Erkrankung beträgt durchschnittlich 2–5 Jahre. Pathologisch-anatomisch besteht eine allgemeine Gehirnatrophie, vor allem frontal und okzipital, wobei histologisch Plaques und vor allem massenhaft ALZHEIMER-Fibrillen zu finden sind. Zu den systematisierten Atrophien gehört außer der HUNTINGTON-Chorea (S. 145) die PICK-*Krankheit.* Sie tritt bei Frauen doppelt so häufig auf wie bei Männern, befällt in der Regel jüngere Individuen als die ALZHEIMER-Krankheit und ist weitaus seltener als diese letztere. Die Persönlichkeitsveränderungen bei der PICK-Krankheit sind oft schwerwiegender als bei der ALZHEIMER-Krankheit, so daß es gelegentlich zu groben ethischen Entgleisungen kommt (Differentialdiagnose gegenüber progressiver Paralyse). Nebst den psychopathologischen Veränderungen finden sich recht oft neurologische Herdsymptome, vor allem Aphasien und Parietallappensymptome. Im Pneumoenzephalogramm finden sich nebst einem inneren Hydrozephalus oft Luftansammlungen über dem Stirnhirn und der Schläfenhirnregion. Die Krankheitsdauer beträgt 2–10 Jahre. Pathologisch-anatomisch liegt eine Atrophie des Stirnhirnes und des Schläfenhirnes vor, wobei die hinteren $^{2}/_{3}$ der ersten Schläfenwindung immer ausgespart sind. Aber auch der Nucleus caudatus kann atrophisch sein. Neben Verlust von Ganglienzellen und Gliose finden sich in den erkrankten Zonen auch ALZHEIMER-Fibrillen und senile Plaques.

Die CREUTZFELDT-JAKOB-*Krankheit* (35, 304) ist eine seltene, Männer etwa gleich häufig wie Frauen befallende, rasch progrediente Erkrankung. Der Beginn fällt ins jüngere bis mittlere Erwachsenenalter, die Dauer beträgt nur ein halbes bis $2^{1}/_{2}$ Jahre. Eine fortschreitende Demenz kombiniert sich mit Pyramidenzeichen, vor allem aber auch mit Rigidität, anderen extrapyramidalen Störungen und manchmal mit Muskelatrophie bei Vorderhornbefall. Histologisch findet sich ein ausgedehnter Ganglienzellverlust in der ganzen Hirnrinde, im Hirnstamm und in den Stammganglien sowie gelegentlich im Rückenmark. Eine makroskopisch nachweisbare Gehirnatrophie besteht in der Regel aber nicht. Erfolgreiche Übertragung der Erkrankung vom Menschen auf den Schimpansen und gewisse, mit Kuru-Fällen (s. S. 160) vergleichbare histologische Eigentümlichkeiten (35) sprechen für die pathogenetische Rolle eines slow-virus.

Die präsenile spongiöse Gehirnatrophie ist durch eine sehr rasch tödlich verlaufende progrediente Demenz mit zum Teil choreatischen, zum Teil myoklonischen oder epileptischen Erscheinungen charakterisiert. Es finden sich bei intakten Nervenzellen und beim Fehlen der für ALZHEIMER-Krankheit charakteristischen Veränderungen multiple zystische Gewebsauflokkerungen der Großhirnrinde.

Orthostatische Hypotonie

Eine ausgeprägte orthostatische Hypotonie kann Teilsymptom eines primären neurologischen Leidens sein (220, 503, 511). Diese Krankheit tritt mehr als doppelt so häufig bei Männern wie bei Frauen auf. Der Krankheitsbeginn liegt im mittleren bis höheren Lebensalter. Zunächst werden meist lediglich die Symptome der orthostatischen Hypotonie manifest: Schwindel, Schwäche, Bewußtseinsstörung oder Sehstörungen beim Stehen. Im Gegensatz zum idiopathischen orthostatischen Kreislaufkollaps tritt keine Pulsbeschleunigung, kein Gähnen oder Schwitzen auf. Nach Monaten oder erst nach Jahren treten neurologische Störungen hinzu, die allerdings auch vor den hypotonen Zeichen manifest werden können: Verlust des Schwitzens, Impotenz, Inkontinenz, Pyramidenzeichen, vor allem aber Rigor, Akinesie, Tremor, Muskelatrophien, Faszikulationen, Paresen der äußeren Augenmuskeln und Irisatrophie. Eine Demenz gehört nicht zum Krankheitsbild. Der Tod erfolgt nach ein bis mehreren Jahren. Auch bei Stabilisierung der orthostatischen Blutdruckreaktion erfolgt eine weitere Progredienz der neurologischen Symptome. Pathologisch-anatomisch finden sich in der Großhirnrinde, in der Kleinhirnrinde, vor allem aber auch in den Stammganglien, in der Substantia nigra und anderen Stammhirnkernen sowie in den Spinalganglien Zelluntergänge.

Familiäre Dysautonomie (Riley)

Die familiäre Dysautonomie ist selten (84, 468, 519). Sie ist nicht unbedingt an dieser Stelle einzureihen. Die Krankheit ist oft familiär, autosomal-rezessiv und kommt fast immer bei Patienten jüdischer Abstammung vor. Das Leiden manifestiert sich schon im Säuglingsalter (Ernährungsschwierigkeiten wegen Schluckstörungen). Im einzelnen sind folgende Symptome vorhanden: Praktisch immer fehlende Tränensekretion beim Weinen, orthostatische Hypotonie, abnorm starkes Schwitzen, Schluckstörungen, Ataxie, Dysarthrie, fehlende oder verminderte Schmerzempfindung und psychische Labilität. Häufig finden sich eine gestörte Temperaturregulierung, fehlende Sehnenreflexe, Erbrechen, häufige Bronchopneumonien, verzögertes Wachstum. Mehr als die Hälfte der Patienten erreichen nicht das Erwachsenenalter. Histologisch finden sich keine Veränderungen am Zentralnervensystem, wohl aber solche in den peripheren vegetativen Ganglien und Plexus (519).

Stoffwechselstörungen mit Befall des Gehirnes

Dank Biochemie und histochemischen Untersuchungen kennen wir die Stoffwechselstörungen, die einigen Gehirnkrankheiten zugrunde liegen, d. h. die zerebralen Auswirkungen einiger bekannter Stoffwechselanomalien. Hier können nur einige wenige erwähnt werden.

Störungen des Lipoidstoffwechsels (19, 140, 283)

Bei den Lipoidspeicherkrankheiten (Lipidosen oder Sphingolipidosen) finden sich auf dem Boden eines Enzymdefektes Ablagerungen von (abnormen bzw. abnorm vermehrten) Zwischenprodukten des Fettstoffwechsels im Zentralnervensystem, aber auch in anderen Teilen des Organismus.

Der Morbus GAUCHER ist durch die Speicherung eines Zerebrosides, wobei in demselben der Galaktoseanteil des Kerasins durch Glukose ersetzt ist, in den Zellen des retikulohistiozytären Systemes gekennzeichnet (GAUCHER-Zellen). Das Leiden ist autosomal-rezessiv. Bei den erwachsenen Formen finden sich Hepatosplenomegalie, Lymphdrüsenvergrößerung und Ablagerung im Knochen, jedoch nur ausnahmsweise Erscheinungen von seiten des Zentralnervensystemes (extrapyramidale Symptome und psychische Störungen). Bei den infantilen Formen finden sich neben den oben genannten Symptomen eine zunehmende Tetraspastizität, bulbäre Zeichen, Augenmuskelparesen und psychische Retardierung. GAUCHER-Zellen finden sich u. a. auch im Gehirn. Die Mitbeteiligung des peripheren Nervensystemes im Sinne einer Polyneuropathie konnte auch elektronenoptisch nachgewiesen werden (57).

Beim Morbus NIEMANN-PICK findet sich eine Speicherung von Sphingomyelin, wobei es noch ungewiß ist, ob ein abnorm intensiver Aufbau, eine Abbaustörung oder eine stereochemische Anomalie des Sphingomyelins beim Morbus NIEMANN-PICK gegenüber dem normalen Sphingomyelin vorliegt. Die Krankheit ist meist rezessiv erblich, gehäuft bei Patienten jüdischer Abstammung. Sämtliche Gewebe können den Stoff speichern. Neurologische Erscheinungen kommen nur bei der infantilen Form vor. Die Kinder zeigen zunehmenden geistigen Zerfall, sie sind zunächst spastisch, später aber hypoton und Reflexe fehlen. Später tritt Erblindung (bei etwa $^1/_4$ findet sich ein kirschroter Makulafleck wie bei der amaurotischen Idiotie) sowie Ertaubung ein. Die Kinder sterben nach einem halben bis 3 Jahren an Kachexie.

Die amaurotische Idiotie (TAY-SACHS) ist durch eine Speicherung von Gangliosiden charakterisiert, die ausschließlich am Nervensystem stattfindet. Hierbei sind die Ganglienzellen ballonartig aufgetrieben, die Gliazellen sind vermehrt und haben ein schaumiges Zytoplasma und die Markscheiden gehen zum Teil zugrunde. Die Gangliosidspeicherung in der Retina läßt dieselbe weißlich erscheinen, wobei die Fovea normal als kirschroter Fleck hervortritt („cherry-red spot"), Man kennt eine seltene *konnatale Form.* Bei der *infantilen Form* werden die Kinder im ersten Lebensjahr apathisch, hypoton und bewegungsarm. Eine anfängliche Areflexie weicht einer späteren Tetraspastik mit Reflexsteigerung. Allmähliche Erblindung, Demenz, Marasmus und Exitus innerhalb von 2–3 Jahren. Die *spätinfantile Form* beginnt mit 2–4 Jahren und dauert 3–4 Jahre, die *juvenile Form* beginnt zwischen dem 5. und dem 10. Jahr und führt meist vor dem 20. Lebensjahr zum Tode. Hier treten Sprachstörungen, Sehstörungen bis zur Erblindung, zunehmende Apathie, extrapyramidale Symptome und athetotische Bewegungen, zerebelläre Zeichen, Pyramidenzeichen und zerebrale Krampfanfälle hinzu. Diese Form der Krankheit betrifft nichtjüdische Kinder. Die *Spätform* beginnt nach der Pubertät.

Es ist fraglich, ob die *Enzephalopathie mit fettiger Infiltration der Viszera* (Reye-Syndrom) (596) hier einzureihen ist. Es werden Kinder im Alter zwischen wenigen Monaten und 8 Jahren befallen. Nach unspezifischen Prodromalzeichen tritt akut ein schweres Krankheitsbild mit Erbrechen, Delirium und Koma, gelegentlich mit Krampfanfällen auf. Es finden sich Pyramidenzeichen, später ein Dekortikationszustand. Die Leber ist vergrößert und hart. Hypoglykämien sind häufig, ebenso eine terminale Gelbsucht. Liquor normal, aber abnorme Leberfunktionsteste und erhöhtes Rest-N. Es findet sich eine Degeneration von Neuronen ohne entzündliche Befunde. Die gelbe vergrößerte Leber ist mit Fett, vor allem mit Triglyceriden, infiltriert. Das Glykogen fehlt praktisch vollständig. Die Ursache ist nicht bekannt.

Die Dysostosis multiplex (Gargoylismus, PFAUNDLER-HURLER-Krankheit) (119) ist durch eine Ablagerung von Mukopolysacchariden im Bindegewebe, im Periost, im Knorpelgewebe und in den Gefäßwänden sowie von hexosaminfreiem Gangliosid im Gehirn gekennzeichnet. Die Krankheitssymptome dieses autosomal und gelegentlich geschlechtsgebundenen rezessiven Leidens manifestieren sich meist schon im ersten oder zweiten Lebensjahr. Es besteht Zwergwuchs mit verschiedenen Knochendeformitäten und klobig-fratzenhafter Deformierung des Gesichtsschädels. Die psychische Retardierung wird zur Demenz. Gelegentlich finden sich extrapyramidale Störungen sowie Gehör- und Sehstörungen.

Die Heredopathia atactica polyneuritiformis (REFSUM-Krankheit) (295e, 463) ist als Ausdruck eines autosomal-rezessiv vererbten, angeborenen Defektes des Lipoidstoffwechsels aufzufassen. Der Abbau der Phytansäure ist gestört (Ausfall der Alphaoxydation) und es kommt zu einer Speicherung einer Tetramethylhexadecansäure. Die Krankheitssymptome treten im 1. oder 2. Lebensjahrzehnt auf. Neben Knochenanomalien, Ichthyosis der Haut und Herzsymptomen finden sich eine Retinitis pigmentosa, zunehmende Schwerhörigkeit, eine Polyneuropathie, zerebelläre Zeichen und vor allem eine Ataxie. Beim *Angiokeratoma corporis diffusum*, der FABRY-Krankheit, kommt es aufgrund eines Mangels an Ceramidtrihexosidase zu einer Anhäufung von Ceramidtrihexosid in Haut, Kornea, Herz, Nieren, Blutgefäßwandungen, aber auch in Gehirn- und peripheren Nerven. Dadurch treten vaskuläre zerebrale Insulte auf, Hyperthermien und Diabetes insipidus, dann aber auch brennende, distal lokalisierte Extremitätenschmerzen (310 a.)

Angeborene Entmarkungskrankheiten (Leukodystrophien)

Die angeborenen Entmarkungskrankheiten (Leukodystrophien, Lipodystrophie der Markscheiden) (119, 140, 283, 437, 446 a, 549 a) sind zum Teil in ihren biochemischen Aspekten geklärt.

Die metachromatische Leukodystrophie (140) weist Ablagerungen von Sulfatiden im zentralen Nervensystem, aber auch in den peripheren Nerven sowie vor allem in der Niere auf. Dadurch ist eine Diagnosestellung durch Messung der Erregungsleitungsgeschwindigkeit eines peripheren Nerven, durch Nervenbiopsie und durch Nachweis metachromatischer Substanzen sowie einer Verminderung der Arylsulfatase A im Urin möglich. Man unterscheidet eine infantile, eine juvenile und eine adulte Form. Die rezessiv-erbliche Erkrankung wird anfänglich durch die Entstehung eines Pes valgus und eine allgemeine Hypotonie eingeleitet. Später entwickelt sich eine spastische Tetraparese mit Pyramidenzeichen. Das Liquoreiweiß ist schon früh erhöht. Der Verlauf ist innerhalb weniger Jahre letal.

Die Globoidzellen-Leukodystrophie KRABBE manifestiert sich meist im ersten, eventuell im zweiten Lebensjahr und verläuft sehr rasch letal. Von Anfang an bestehen spastische Paresen mit Pyramidenzeichen und Rigor, später treten pseudobulbäre Zeichen, Ataxie, eine zunehmende Demenz und schließlich Enthirnungsstarre auf. Die abnormen, im Zentralnervensystem abgelagerten Stoffe sind Zerebroside, die sich vor allem in den mehrkernigen Riesenzellen (Globoidzellen) der demyelinisierten Regionen finden.

Die degenerative diffuse Sklerose vom Neutralfettypus ist klinisch den zwei vorher genannten so ähnlich, daß die Diagnose in der Regel erst histochemisch auf Grund der im ganzen Marklager vorhandenen sudanophilen Lipoide beim Fehlen von Metachromasie gestellt werden kann.

Die rezessiv-autosomal erbliche PELIZAEUS-MERZBACHER-*Krankheit* (chronische infantile Zerebralsklerose) (361) ist wahrscheinlich auf eine Störung des Glyzerinphosphatidstoffwechsels der Markscheiden zurückzuführen (119, 547). Das Leiden wird schon in den ersten Lebensjahren manifest, gelegentlich schon in den ersten Lebensmonaten, wobei Tremor, zerebellär-ataktische Störungen, ein Nystagmus sowie Gehstörungen im Vordergrund stehen. Später bildet sich eine zunehmende spastische Paraparese aus. Sprachstörungen sind die Regel sowie eine Debilität. Der Krankheitsverlauf beträgt einige Jahre, selten aber auch bis zu mehreren Jahrzehnten.

Störungen des Aminosäurestoffwechsels

Unter den Störungen des Aminosäurestoffwechsels sei die rezessiv-erbliche *Brenztraubensäure-(phenylpyruvische) Idiotie* erwähnt. Sie beruht auf einer Blockierung der Oxydation von Phenylalanin zu Tyrosin. Da letzteres der Vorläufer für Melanin ist, sind damit die für diese Erkrankung typische Pigmentarmut und das blonde Haar erklärt. Der Abbau des überschüssigen Phenylalanins zu Brenztraubensäure läßt diese im Urin auftreten, wo sie mit der Eisenchloridreaktion nachgewiesen werden kann. Das klinische Hauptmerkmal ist die fortschreitende Verblödung, daneben aber finden sich Tonuserhöhungen und epileptische Anfälle. Die Schädigung des Gehirnes spielt sich in den ersten Lebensjahren ab, anscheinend aber nicht mehr nach seiner Ausreifung. Um so wichtiger ist die frühzeitige Therapie durch phenylalaninarme Diät.

Ebenfalls mit einer zunehmenden Verblödung geht die *Ahornsirupkrankheit* (Maple-syrup-disease) einher, eine Störung im Stoffwechsel des Valins, des Leuzins und des Isoleuzins. Der Urin hat einen charakteristischen Geruch. Die HARTNUP-*Krankheit* stellt eine Störung des Tryptophanstoffwechsels mit abnorm hoher Aminoazidurie, vor allem Indikanausscheidung, dar. Die wahrscheinlich autosomal-rezessiv erbliche Krankheit ist charakterisiert durch eine intermittierend auftretende pellagraartige Dermatose und meist zugleich mit dieser sich abspielende Episoden von voll rückbildungsfähiger Ataxie mit Gehstörungen und Nystagmus. Die *Alipoproteinämien* sind auf S. 210 erwähnt.

Störungen des Kohlenhydratstoffwechsels

Unter den Störungen des Kohlenhydratstoffwechsels seien besonders die *spontanen Hypoglykämien* erwähnt (119, 130, 370, 499). Sie kommen isoliert oder familiär vor. Bei einem Teil der Patienten werden Anfälle durch das mit dem Nahrungseiweiß zugeführte Leuzin ausgelöst. Der Beginn der Störungen in diesen spontanen Fällen ist in der frühen Kindheit. Sie sind neben die Hypoglykämien bei bekannter Ursache, insbesondere bei *Insulinapplikation* (499), bei einzelnen schlecht ernährten *Alkoholikern* 3 bis 12 Stunden nach Alkoholeinnahme, bei *Fruktoseintoleranz* und bei *Inselzelladenom* zu stellen. Die *Symptomatologie* ist bei den verschiedenen Formen nicht unterschiedlich: Bewußtseinsstörungen (Koma mit Schwitzen, Pyramidenzeichen, epileptische Anfälle) von einer halben bis zu mehreren Stunden Dauer, neurologische Herdsymptome mit zentralen Paresen auch außerhalb des Komas, Doppelbilder, unsicherer Gang. Neben Grand-mal-Anfällen kommen vor allem psychomotorische Anfälle vor sowie Erregungszustände, die bis zu Tagen andauern können. Diese anfallsartigen Störungen treten mit Vorliebe zu Tageszeiten mit relativer Hypoglykämie auf. Daneben finden sich Dauersymptome, im besonderen Hemiplegien, Rigor, pseudobulbäre Zeichen, progrediente Myatrophien, die symptomatologisch ganz einer myatrophischen Lateralsklerose entsprechen können, sowie eine Demenz. Das Elektroenzephalogramm zeigt nicht selten neben einer diffusen Allgemeinstörung einen Herdbefund, besonders häufig temporal, auch außerhalb der Anfälle. Wichtig ist die Blutzuckerbestimmung im Anfall bzw. die Provokation mittels eines Hungerversuches. Die Therapie wird beim Vorliegen eines Insuloms operativ sein, sonst wird sie in häufigen Kohlenhydratmahlzeiten und unter Umständen in Kortikosteroiden bestehen.

Die *Myoklonusepilepsie* geht mit abnormer Speicherung von Mucopolysacchariden, vor allem im Gehirn, einher (S. 268). Die *akute nekrotisierende Enzephalomyelopathie* (Leigh) führt unter zunehmender Demenz, rollenden Augenbewegungen und Kachexie zum Tode. Pyruvat und Lactat sind im Blut erhöht. Es wird eine Störung der Glukoneogenese mit Mangel an Pyruvat-Karboxylase vermutet (261).

Störungen des Kupferstoffwechsels

Eine Störung des Kupferstoffwechsels stellt die *hepatolentikuläre Degeneration* (Wilson-Krankheit, Pseudosklerose Westphal-Strümpell) dar (118, 119, 447).

Normalerweise wird Kupfer in geringen Mengen aus dem Darm resorbiert. Im Serum ist 98 % des Kupfers an ein Alpha-2-Globulin, das Zöruloplasmin (normal 30–58 mg%), gebunden. Wenige Prozent sind als freies Kupfer an das Serumalbumin gebunden und stellen das im Stoffwechsel aktive Transportkupfer dar. Beim Morbus Wilson ist das Zäruloplasmin stark vermindert oder fehlt. Das Gesamtkupfer im Serum ist zwar vermindert, aber das freie Kupfer vermehrt. Dadurch ist die Kupferausscheidung im Urin vermehrt (mehr als 0,1 mg pro 24 Stunden), vor allem aber kommt es zu vermehrter Kupferablagerung in den an sich schon am reichlichsten Kupfer enthaltenden Geweben. Dies betrifft namentlich das Gehirn und insbesondere die Basalganglien sowie die Leber.

Daraus leitet sich die *klinische Symptomatologie* ab: In vielen Fällen steht ein Tremor im Vordergrund (Intentionstremor oder „Flügelschlagen" bei seitwärts ausgestreckten Armen. Dies führte zur Bezeichnung „Pseudosklerose" als Vergleich zur multiplen Sklerose). Bei manchen Patienten entwickeln sich ein zunehmender Rigor, Dysarthrien, Dysphagien, grimassierendes Lachen, Torsionsbewegungen, epileptische Anfälle und Spastizität. Gelegentlich kommen schwere Verhaltensstörungen vor, die vielfach als schizophrene Psychosen gedeutet werden. Die Leberveränderungen entsprechen einer typischen multilobulären Zirrhose und kommen in 25 % der Fälle von Morbus Wilson ohne oder mit nur geringfügigen neurologischen Symptomen vor, besonders bei Kindern und Jugendlichen. Die Ablagerung brauner Pigmentgranula in der Descemet-Membran, nahe dem Limbus corneae, führt zu dem für Morbus Wilson pathognomonischen, grüngelblich-braunen Kayser-Fleischer-*Kornealring*. Er ist – gelegentlich allerdings nur mit der Spaltlampe – in allen Fällen mit klinischen neurologischen Symptomen zu sehen. Bei rein hepatischen Fällen kann er allerdings fehlen. Nierensymptome und Osteomalazie sind weniger eindrückliche Erscheinungen. Das Leiden ist autosomalrezessiv erblich und es kommen auch isolierte Fälle vor. Die Genhäufigkeit beträgt in den USA 1:2000, die Krankheitshäufigkeit 1:4 000 000. Der Krankheitsbeginn liegt meistens zwischen dem 10. und 40. Jahr. Die mittlere Krankheitsdauer beträgt 4–5 Jahre, aber es sind auch akute und langsam progrediente Fälle mit einer Dauer bis zu 40 Jahren bekannt. Die Behandlung besteht in Penicillamin oder Dimercaprol.

Störungen des Elektrolytstoffwechsels mit zerebralen Symptomen

Bei der *Hypernatriämie* kommt es zu einer Zelldehydratation, vor allem auch der Gehirnzellen, mit Durstgefühl, Oligurie, allgemeiner motorischer Unruhe, Verwirrtheit, Halluzinationen, Somnolenz und Koma. Es finden sich auch Muskelzuckungen und Krämpfe, Areflexie, Nystagmus und Apathie. Die Alkalose und Hypokalzämie können zu tetanischen Anfällen führen, jedoch besonders beim Kind zu epileptiformen Anfällen. Die Eiweißerhöhung im eingedickten Liquor lenkt den Verdacht zu Unrecht auf eine primäre zerebrale Affektion. Ursächlich liegen starker Wasserverlust, vor allem bei Säuglingen und Kindern (400), aber auch bei Erwachsenen infolge von Operationen (358, 389), Durchfällen sowie einer übermäßigen Zufuhr von Natriumionen durch Infusionen vor. Die Dehydratation des Gehirnes kann auch zu einem Liquorunterdrucksyndrom und zur Ausbildung eines Subduralhämatomes führen. Neurologische Symptome bei Niereninsuffizienz s. S. 175.

Endokrine Störungen mit zentralnervösen Symptomen (385)

Hypothyreose

Bei Hypothyreose können im Rahmen eines schweren *Myxödems* neurologische Störungen auftreten (68, 113, 285, 311, 421). Die *Symptome* sind folgende: Parästhesien, Sensibilitätsstörungen, gelegentlich ein Karpaltunnel-Syndrom, verzögerte Erschlaffung nach Auslösen eines Reflexes, Muskelschwäche, Muskelkrämpfe und Myödem (sichtbare Wulstbildung) beim Beklopfen des Muskels, Gangunsicherheit und positiver ROMBERG-Test, Ataxie, Adiadochokinese, Nystagmus, Dysarthrie, epileptische Anfälle (285), Apathie, Gedächtnisabnahme, optische Halluzinationen, psychotische Episoden, Koma (311). Im Liquor ist das Eiweiß meist vermehrt. Es finden sich also nebst den Zeichen eines Befalles des nervösen Zentralorganes vor allem auch Hinweise für eine Polyneuropathie (S. 315) und für eine Störung der Muskelfunktion (S. 371). Alle Symptome sind bei Zufuhr von Schilddrüsenhormon reversibel.

Störungen der Nebenschilddrüse

Der Hypoparathyreoidismus, sowohl der postoperative wie der idiopathische, können von einer Reihe von neurologischen Symptomen begleitet sein (264 a, 350, 385, 422): Tetanie (Einschlafgefühl der Extremitäten, Karpopedalspasmus, Pfötchenstellung, Stridor, s. auch S. 272), epileptische Anfälle (selten zunächst halbseitig als Hemitetanie), Kopfweh, Stauungspapillen, Stammgangliensymptome (zum Beispiel choreatische Bewegungen, Muskelschwäche und Muskelzuckungen). Psychisch finden sich abnorme Ermüdbarkeit, Apathie, Verwirrtheit, Halluzinationen und eigentliche toxische Psychosen. Im weiteren kommen Magenschmerzen, Nausea und Erbrechen vor. Die Sehnenreflexe sind meist lebhaft, das CHVOSTEK-Zeichen und das TROUSSEAU-Zeichen positiv. Manche der Symptome verschwinden bei Normalisierung der Hypokalzämie (264 a). Im Serum ist das Phosphor vermehrt, das Calcium vermindert, im Urin findet sich eine Hyperkalziurie. Der Liquordruck ist oft erhöht. Cataracta punctata. Perivaskuläre Verkalkungen der Stammganglien sowie in der tieferen Großhirn- und Kleinhirnrinde sind nicht selten röntgenologisch sichtbar. Dieser Röntgenbefund kann auch nach Encephalitis lethargica, CO-Intoxikation, nach Anoxie, bei tuberöser Hirnsklerose, Toxoplasmose und Hypothyreoidismus vorkommen. Familiär findet er sich bei der progredienten FAHR*schen Krankheit.*

Beim Pseudohypoparathyreoidismus (368) im Rahmen der hereditären Osteodystrophie ALBRIGHT fehlt das Parathormon nicht, sondern ist im Überschuß vorhanden. Es kann aber nicht auf die Nierentubuli im Sinne einer Verminderung der Resorption von Phosphor wirken, so daß das gleiche humorale Syndrom wie beim Hypoparathyreoidismus zustande kommt. Dieses spricht aber nicht auf Parathormongaben an. Als *Pseudopseudohypoparathyreoidismus* wird eine Affektion bezeichnet, bei welcher zwar keine Störung der Phosphor-Calcium-Relation im Serum vorliegt, die aber im übrigen die gleichen Merkmale wie der Pseudohypoparathyreoidismus hat (mit Ausnahme der Tetanie sowie der intrakraniellen Verkalkungen): Kleinwuchs, Sattelnase, Brachydaktylie, Exostosen, verdickte Schädelkalotte, subkutane Verkalkungen, Zahndystrophien, Katarakt, epileptische Anfälle und psychische Retardierung. Beide Erkrankungen beruhen möglicherweise auf einer Anomalie der Tubulusepithelien bzw. auf einer hier lokalisierten funktionellen Störung des Parathormons.

Beim Hyperparathyreoidismus (385) sind Depressionen, Verwirrtheitszustände, Stimmungslabilität, Unruhe, Ermüdbarkeit, Schlafstörungen, Retardierungen, motorische Schwäche, Hyporeflexie und verminderte Empfindlichkeit auf sensible Reize sowie Schluckstörungen und Konstipation beschrieben worden. Auch eigentliche myopathische Erscheinungen mit Muskelatrophien kommen vor (55 b).

Die *Hypoglykämien* bei *Insulom* sind bereits auf S. 167 beschrieben worden.

Intoxikationen mit zentralnervösen Symptomen (385, 398, 399)

Vergiftungen mit metallischem Quecksilber bzw. mit anorganischen Quecksilbersalzen (118) bewirken einen bei Bewegungen zunehmenden feinschlägigen Tremor, zunächst der Hände, später aber des Kopfes, der Zunge und der Beine. Es sind keine Sensibilitätsstörungen und keine Reflexanomalien vorhanden. Die Sprache ist gelegentlich undeutlich. Es treten Stomatitiden, ein abnorm starker Speichelfluß, Linsentrübungen und psychische Veränderungen im Sinne eines neurastheniformen Syndromes, von Depressionen und von fehlendem Selbstvertrauen auf.

Organische Quecksilbersalze, zu denen zum Beispiel auch Insektizide gehören, verursachen Dermatosen, Katarakt, Diarrhoe und Nausea. Neurologisch kommen vor allem Parästhesien und Taubheitsgefühl der Finger, selten Tremor oder Ataxie vor. Häufig findet sich eine verwaschene Sprache, Dysphagien und eventuell Pyramidenzeichen. Es kann zu pathologisch-anatomisch nachweisbaren Veränderungen am Groß- und Kleinhirn kommen (240, 331). Im Rahmen einer Intoxikation von Fischen durch Industrieabfälle, die organisches Quecksilber enthielten, kam es durch Verspeisen dieser Fische zu schweren, zum Teil tödlich endenden Intoxikationen (Minemata-Disease). Andere Fälle haben eine von der myatrophischen Lateralsklerose nicht sicher unterscheidbare Symptomatologie mit Muskelatrophien, Faszikulationen und Pyramidenzeichen.

Die Bleiintoxikation (118, 338, 385, 447) kann *bei Kindern* viel häufiger und intensiver als beim Erwachsenen akute schwere zerebrale Symptome bewirken: Kopfweh, Erbrechen, Krämpfe, Stauungspapillen, eventuell Abduzensparese und Optikusatrophie. Wegen des bedrohlichen Hirndruckes werden sogar operative Dekompressionen durchgeführt. *Beim Erwachsenen* treten allmählich Allgemeinsymptome, wie Reizbarkeit, Kopfweh, Tremor, Nausea, Erbrechen, Koliken usw. auf. Es kann aber auch zu den schweren Erscheinungen einer *Bleienzephalopathie* mit Krämpfen, Delirien und Koma kommen. Bis zu 30 % dieser Patienten sterben. Bei der Untersuchung achte man u. a. auf den Bleisaum am Zahnfleisch, die basophile Tüpfelung der Erythrozyten, erhöhten Druck und vermehrtes Eiweiß im Liquor. Therapeutisch werden chelierende Substanzen, zum Beispiel Versen, angewendet. Es sei auch hier schon auf die *Bleineuropathie* hingewiesen, die sich meist als *„Radialisparese"* mit Fallhand äußert. Es tritt innerhalb Tagen bis Wochen eine zunehmende Schwäche der langen Fingerstrecker, später auch der Handextensoren auf. Gelegentlich werden auch andere Nervengebiete betroffen. Die Sensibilität ist objektiv meist intakt. Am häufigsten werden Arbeiter in Akkumulatoren- und Bleifarbenfabriken betroffen.

Die *Triarylphosphatvergiftung* wird auf S. 312 näher abgehandelt. Die im Vordergrund stehende Polyneuropathie wird nicht selten von zentralnervösen Zeichen (Spastizität, Reflexstörungen, Pyramidenzeichen) begleitet.

Die chronische Trichloräthylenvergiftung („Tri") äußert sich in einem neurasthenischen Syndrom mit Alkoholintoleranz, in einer toxischen Enzephalose mit organischem Psychosyndrom, Retrobulbärneuritis und peripherer Polyneuritis. Die akute *CO-Intoxikation* kann nebst den akuten Störungen des Bewußtseins ein PARKINSON-Syndrom zur Folge haben (S. 137). Eine chronische *Hydantoinintoxikation* kann schon bei einer Dosierung dieses Antiepileptikums innerhalb der üblichen therapeutischen Breite auftreten. Sie ist durch Zahnfleischhypertrophie, zerebelläre Ataxie, Nystagmus und verwaschene Sprache gekennzeichnet. Seltener treten choreo-athetotische Bewegungen in Erscheinung (353 a). Das Liquoreiweiß kann erhöht sein. Bei Mesantoin findet sich auch ein Chloasma des Gesichtes. Während die Symptome in der Regel reversibel sind, kann es selten auch zu Kleinhirndauerschäden kommen. Als *Penicillin-Enzephalopathie* (90 a, 518 b) wird ein neurotoxisch bedingtes Syndrom bei hochdosierter Penicillintherapie von 20 und mehr Millionen Einheiten pro Tag bezeichnet. 24 bis 48 Stunden nach Therapiebeginn treten myoklonische Zuckungen, epileptische Anfälle und eine zunehmende Bewußtseinsstörung bis zum Koma auf. Diese Erscheinungen zeigen sich bei Konzentration des Penicillins im Liquor von mehr als 10 Einheiten pro cc.

Bei Alkoholikern, aber zum Beispiel auch bei Hämodialyse, kommt eine akut auftretende (Polio-)*Encephalopathia* (Encephalitis) *haemorrhagica superior* (WERNICKE) vor (385). Immer sind Augensymptome, vor allem ein Nystagmus, eine meist beidseitige Abduzensparese, andere Augenmotilitätsstörungen und selten Pupillenanomalien vorhanden. Fast immer finden sich Desorientiertheit, Verwirrtheit, mangelnde Konzentrationsfähigkeit und gelegentlich Apathie und Somnolenz. Der Zustand kann schließlich in eine echte KORSAKOW-Psychose ausmünden oder von einem Delirium tremens überlagert werden. Eine Ataxie ist häufig und vielfach findet sich zugleich eine Alkoholpolyneuropathie. Pathologisch-anatomisch liegen zum Teil hämorrhagische Parenchymnekrosen sowie Gefäßveränderungen von den paraventrikulären Regionen des Thalamus bis zur Umgebung des Aquäduktes im Hirnstamm vor. Die Mortalität beträgt rund 10 %. Die Therapie besteht in intravenöser Zufuhr von Thiamin. Seltener ist eine meist letale *zentrale pontine Myelinolyse* (107). Sie weist Augenmotilitätsstörungen und Sprachstörungen sowie Schluckbeschwerden und psychische Alterationen auf. Pathogenetisch spielt die Ernährungsstörung des Alkoholikers wohl die Hauptrolle und es bestehen Beziehungen zur Pellagra. Besonders bei Rotweintrinkern tritt die als *Marchiafava-Bignami-Krankheit* bezeichnete subakute Demyelinisation des Balkens, manchmal auch größerer Teile des Centrum semiovale auf (94 a). Klinisch finden sich epileptische Anfälle, Verwirrtheit, Spastizität und Pyramidenzeichen, schließlich ein Koma.

Übrige Gehirnaffektionen

Es seien noch einige Erkrankungen erwähnt, die nicht zwanglos in die bisherigen Gruppen einzuordnen waren.

Durch exogene Noxen erzeugte Gehirnaffektionen

Verschiedene exogene Noxen können zu zerebralen Symptomen führen. Zu einer Schädigung des Gehirnes durch *Röntgenstrahlen* (334) kommt es bei Dosen von mindestens 2800 r, wobei unter Umständen eine Röntgennekrose des Gehirnes auftritt. Es finden sich eine fibrinoide Nekrose der Gefäße mit perivaskulärem Austritt von Plasma und Erythrozyten und mit lymphozytären Infiltraten sowie massive Nekrosen vor allem der weißen Substanz. Die Symptome entwickeln sich mit einer Latenz von mehreren Monaten bis Jahren nach der Bestrahlung, wobei Latenz und Effekt stark dosisabhängig sind. Da eine Bestrahlung meistens wegen eines Tumors erfolgte, wird eine Differenzierung gegenüber einem Tumorrezidiv notwendig sein. Auch an großen Gefäßen, so an der A. cerebri media und A. carotis, können nach Bestrahlung Verschlüsse auftreten.

Die Läsionen durch Blitzschlag und Elektrotrauma werden auf S. 216 beschrieben.

Durch internistische Erkrankungen erzeugte Gehirnaffektionen

Die *metaneoplastischen neurologischen Komplikationen* wurden auf S. 158 besprochen.

Vorwiegend bei Leukosen und Retikulosen (Leukämie, Lymphosarkom, HODGKIN-Krankheit, BOECK-Sarkoid, Karzinomatose), aber auch nach Anoxie, findet sich eine *progressive multifokale Leukoenzephalopathie* (71, 98, 585). Hierbei bestehen diffuse, mehr oder weniger große Demyelinisationsherde bei erhaltenen Achsenzylindern, die vor allem in der weißen Substanz des Gehirnes, seltener aber auch im Rückenmark vorkommen. Die Astrozyten sind stark vergrößert. Entsprechend dem Grundleiden kommt die Krankheit im mittleren und höheren Lebensalter vor. Die Symptome setzen meist rasch ein und führen innerhalb weniger Monate zum Tod. Paresen, gelegentlich bis zur Tetraplegie sich ausweitend, Gesichtsfelddefekte, Kleinhirnsymptome, Verwirrtheit, Demenz und Koma können auftreten. Der Liquor und das Pneumoenzephalogramm sind normal, das Elektroenzephalogramm unspezifisch verändert. Die Möglichkeit, daß eine Virusenzephalitis bei einer besonders verminderten immunologischen Abwehrlage (schwerkranke Patienten, röntgenbestrahlt bzw. mit Kortikosteroiden und Immunodepressoren behandelt) vorliegen könnte, wird diskutiert (585). Dieses Krankheitsbild ist zu unterscheiden von den *zentralnervösen Komplikationen der Leukämien* (581), die leukämische Infiltrationen von Meningen und Gehirn, Nervenwurzeln oder peripheren Nerven, vor allem aber intrakranielle Blutungen umfassen.

Unter den neurologischen Komplikationen bei *Polycythaemia vera* (397 a) sind zunächst subjektive Beschwerden wie Kopfweh, Schwindel, Tinnitus und Parästhesien zu nennen. Objektiv finden sich vor allem vaskuläre zerebrale Insulte, dann extrapyramidale Symptome (Parkinsonsymptome, Chorea), Visusstörungen, Hirndruckzeichen, Krampfanfälle sowie psychoorganische Veränderungen. Etwa $^1/_5$ der Patienten mit Polycythaemia vera weisen objektive neurologische Symptome auf, die auf eine Behandlung des Grundleidens meist gut ansprechen.

Unter den *Kollagenosen* können bei der *Periarteriitis nodosa* (37, 181, 403, 522) neben der häufigeren Polyneuropathie (S. 310) aber auch zentralnervöse Komplikationen vorkommen. Am häufigsten klagen die Patienten über Kopfweh, Sehstörungen, Krampfanfälle und Schwindel. Man findet ein psychoorganisches Syndrom, eine Retinopathie, Hemiparesen, Stauungspapillen und selten andere Ausfälle. Der Liquor ist gelegentlich und das Elektroenzephalogramm oft abnorm. Auch das COGAN-Syndrom (S. 252) wird heute in diesem Rahmen verstanden.

Beim *Lupus erythematodes* ist in etwa 25 % der Fälle das Nervensystem beteiligt. Es kann zu einer (vakuolären) Myopathie (S. 382), zu einer peripheren Polyneuropathie (S. 311), am häufigsten aber zu zentralnervösen Erscheinungen (138 a, 187, 280, 424, 478) kommen. Auf dem Boden einer Vaskulopathie finden sich Schwindel, Hemiparesen, extrapyramidale, vor allem choreatische Bewegungsstörungen (138 a), psychotische Episoden und Querschnittssyndrome. Die Symptome machen manchmal eine Differenzierung gegenüber Hirntumor oder einer disseminierten Enzephalomyelitis nötig. Auf die zentralnervösen Manifestationen der *Sarkoidose* ist auf S. 106 hingewiesen worden, auf diejenigen bei WEGENER-*Granulomatose* auf S. 311.

Nach einer *oralen Poliomyelitisimpfung* nach SABIN können sich – allerdings sehr selten – neurologische Komplikationen einstellen (487). Innerhalb von Wochen können akute Syndrome mit Bewußtseinsstörungen, Schluck- und Atemstörungen sowie schlaffe Lähmungen auftreten. Wenige Tage nach der Impfung wurden Polyneuritiden beobachtet. In einigen Fällen treten Hirnnervenausfälle, Querschnittssyndrome und enzephalomyelitische Erscheinungen auf, die klinisch dem Bilde einer multiplen Sklerose entsprechen.

Die zerebralen *Symptome bei Leberstörungen,* insbesondere die portokavale Enzephalopathie, werden auf S. 270 beschrieben. Bei der WHIPPLE-*Krankheit* (Steatorrhoe, Gewichtsverlust, Asthenie und Polyarthritis) scheint ein Befall der Zellen von Darmschleimhaut, Mesenterialdrüsen und retikuloendothelialem System durch Bakterien bzw. Bakterienreste vorzuliegen. Diese sind als PAS-positives Material, wohl Mucopolysaccharide, nachweisbar. In ca. 5% der Fälle entstehen neurologische Symptome mit zunehmender Apathie, extrapyramidalen Symptomen, Myoklonien, Hirnstammsymptome (Augenmotilitätsstörungen, Nystagmus, Trigeminusausfälle) und Demenz. Diesen Erscheinungen liegt eine perivaskuläre, noduläre Enzephalitis zugrunde (531 a).

Bei der *thrombotischen Mikroangiopathie* (thrombotisch-thrombozytopenische Purpura MOSCHKOWITZ) (183) führen multiple Verschlüsse kleinster Gefäße durch Plättchenthrombi zu einer hämolytischen Anämie mit Ikterus, einer Thrombozytopenie, Hautblutungen, Nierensymptomen und anderen Erscheinungen von seiten der inneren Organe. Es kommt aber vielfach auch zu neurologischen Symptomen (76) mit diffusen oder lokalisierten zentralnervösen Ausfällen und vor allem mit einer Polyneuropathie (S. 314).

Für die *neurologischen Symptome bei Niereninsuffizienz* (449) sind die abnormen Konzentrationen von Elektrolyten und Nichtelektrolyten im Liquor und Serum verantwortlich, vor allem aber auch deren Beziehung zueinander und die Raschheit der Konzentrationsänderungen. Bei der *akuten Niereninsuffizienz* finden sich einerseits psychotische Episoden vom akuten exogenen Reaktionstypus. Es können flüchtige Doppelbilder und vorübergehende Amaurosen sowie Miose und Anisokorien auftreten. Als Ausdruck vaskulärer Krisen können Hemiplegien und Hemianopsien hinzukommen. Häufig findet sich eine Muskelschwäche der Extremitäten. Die Muskeleigenreflexe sind lebhaft oder gesteigert (besonders bei Hyperkaliämie) oder aber abgeschwächt oder erloschen (besonders bei Hyponatriämie). Pyramidenzeichen sind nicht obligat. Es finden sich extrapyramidale Hyperkinesien als Myoklonien. Gelegentlich findet sich ein „flapping tremor" sowie Faszikulationen der Muskeln. Bei der *chronischen Niereninsuffizienz* sind einerseits ähnliche Symptome wie bei der akuten Niereninsuffizienz möglich. Andererseits finden sich chronisch-enzephalopathische Beschwerden mit Stimmungsschwankungen, neurasthenischer Reizbarkeit bei gleichzeitiger Leistungsreduktion sowie Schlafstörungen. Hierbei können der neurologische Befund und auch das Elektroenzephalogramm normal sein. Besonders bei subakuter Verschlechterung treten Faszikulationen und Myoklonien sowie eine Muskelschwäche in den Vordergrund. Hinzu kommen die Symptome des nephrogenen Hypertonus mit vaskulären Insulten oder hypertensiven Krisen. Tritt zugleich auch eine nephrogene Polyneuropathie auf (s. S. 308), dann kann die Kombination von Muskelatrophien und Areflexie der unteren Extremitäten bei Hyperreflexie der oberen Extremitäten und Faszikulationen das Bild einer myatrophischen Lateralsklerose imitieren. Obwohl keine strenge Beziehung zwischen den neurologischen Ausfällen und dem Ausmaß der renalen Insuffizienz besteht, finden sich neurologische Symptome meist erst, wenn der Serumkreatininspiegel auf Werte zwischen 6 und 10 mg% angestiegen ist. Zerebrale Krampfanfälle gar finden sich fast stets erst im Endzustand, wenn die hochgradige Einschränkung der Glomerulumfiltrationsrate zu einer starken Überwässerung geführt hat. Im Rahmen der Dialyse kann es, besonders nach der schnellen extrakorporalen Hämodialyse, zum sogenannten *zerebralen Dysaequilibriumsyndrom* kommen: Bewußtseinsstörungen, progrediente enzephalopathische Beschwerden und sogar Krampfanfälle. Auch eine Verschlechterung der Polyneuropathie wurde unmittelbar im Beginn einer Dialyse beobachtet. Verantwortlich für die zerebralen Symptome ist die verzögerte Ausscheidung des Harnstoffes aus dem Liquor bei rasch absinkendem Serumspiegel mit entsprechendem osmoregulativem Wassereinstrom in das zentrale Nervensystem. Es werden auch einmal die für eine Wernicke-Enzephalopathie (s. S. 171) und für eine zentrale pontine Myelinolyse (s. S. 172) typischen Symptome gefunden.

Enzephalopathie bei Tetanus (271 a) s. S. 385.

Spezielle zerebrale Symptomatologie

Sprachstörungen und andere Störungen der Kommunikation

(12, 34, 69, 183 a, 228, 244, 325, 345, 469)

Wegen der differentialdiagnostischen Abgrenzung muß auch auf die nicht zerebral bedingten Störungen des Sprechens kurz eingegangen werden.

- *Nicht organische Sprachstörungen* (Sprachstörungen bei schizophrenen Psychosen, monotones leises spärliches Sprechen bei Depressionen, Mutismus bei Katatonie, Aphonien bei Hysterie).

- Erkrankungen der *sprachformenden Strukturen*: Veränderung von Klang und Deutlichkeit der Wortbildung bei korrekter Wortwahl (Heiserkeit bei Kehlkopferkrankungen, geschlossenes Näseln bei Hypertrophie der Rachenmandeln, Epipharynxtumoren usw. oder offenes Näseln bei Wolfsrachen; Taschenbandsprache bzw. spastische Dysphonie mit unregelmäßiger, von Kontraktionen der Gesichts- und Halsmuskulatur begleiteten Lautgebung als wahrscheinlich funktionelle Anomalie der Lautformung).

- Erkrankungen der *Sprechmuskeln* mit zum Teil ähnlichen Symptomen (Beeinträchtigung der Gaumensegelmuskulatur bei Myasthenia gravis pseudoparalytica mit offenem Näseln, progressiver Zunahme bei Ermüdung des Patienten und anderen myasthenischen Funktionsstörungen).

- Erkrankung der die Sprechmuskeln innervierenden *kaudalen Hirnnerven* mit dysarthrischen Sprachstörungen (einseitige Hypoglossusparese beeinflußt das Sprechen kaum; eine Stimmbandlähmung bei einseitiger Rekurrensparese wird bald kompensiert; beidseitige Gaumensegelparesen zum Beispiel bei Diphtherie).

- Läsionen der *Kerngebiete in der Medulla oblongata*: „Bulbäre Sprache", etwas näselnd, verwaschen, undeutlich artikuliert, oft lallend, wie wenn der Patient einen Kloß im Mund hätte. Besonders die Konsonanten „R" und „L" sind verschliffen (diese Sprachstörung ist Leitsymptom der Bulbärparalyse als Variante der myatrophischen Lateralsklerose (S. 206). Einseitige Läsionen bulbärer Kerngebiete, zum Beispiel vaskuläre Insulte im Vertebralis-Basilaris-Gebiet, führen lediglich vorübergehend zu Heiserkeit.

- *Supranukleäre, motorische Lähmung* der Sprechmuskeln: „Pseudobulbärparalyse": von den Sprachstörungen bei Bulbärparalyse akustisch kaum zu unterscheidende artikulatorische Sprachstörung (Anarthrie, Dysarthrie). Doppelseitige, meist vaskuläre Läsion der kortikobulbären Bahnen. Tritt im Gegensatz zur echten Bulbärparalyse in der Regel plötzlich auf (S. 127). Ähnliches Bild bei (kindlicher) Hirnstammenzephalitis.

- *Kleinhirnerkrankungen.* Die koordinierende und regulierende Funktion dieses Organes auf die Muskulatur fällt weg. Silben und Wörter werden ungleichmäßig laut und ungleichmäßig rasch hervorgestoßen, explosiver Eindruck. Bei *multipler Sklerose* wegen der Beteiligung des Kleinhirnes, in fortgeschrittenen Fällen manchmal abgehacktes, voneinander abgesetztes Hervorbringen der einzelnen Silben oder Worte (skandierende Sprache).

- Parkinson-Syndrom und andere *Stammganglienerkrankungen*: der harmonische und koordinierte Ablauf des Sprechens ist gestört. Die Hypokinese der Parkinsonkranken äußert sich in einer leisen und monotonen, oft verlangsamten und kaum modulierten Sprechweise (Bradylalie, im Extremfall Mutismus). Seltener Logoklonien (krampfhafte Wiederholung von Endsilben) und Iterationen (Wiederholung einzelner Wörter). Solche Wiederholungen treten aber auch bei diffusen vaskulären zerebralen Störungen und bei senilen Demenzen auf, ebenso Silbenschmieren und Silbenstolpern, das früher als Symptom der progressiven Paralyse besonders hervorgehoben wurde, aber für diese nicht spezifisch ist.

- Schädigungen im Bereiche des *zentralen Höhlengraus*: Ausfälle der Sprechimpulse bei erhaltener Motilität der Sprechorgane und ohne eindeutige Trübung des Sensoriums, in Extremfällen akinetischer Mutismus. Vorkommen zum Beispiel nach Enzephalitiden mit Befall der Stammganglien im besonderen nach Encephalitis lethargica, bei vaskulärer Insuffizienz im Basilarisgebiet und nach Subarachnoidalblutungen. Gleichartige Bilder werden durch Läsionen des Limbischen Systemes bewirkt.

Die Aphasien als Ausdruck einer Störung der höheren zerebralen integrativen Funktionen müssen zusammen mit den anderen, die Sprache nicht direkt betreffenden Störungen in der wechselseitigen Kommunikation zwischen Individuum und Umwelt besprochen werden. Das Sprechen setzt eine Integration von Informationen voraus, die in verschiedenen Teilen des Gehirnes gespeichert sind. Hierfür ist die Unversehrtheit gewisser Rindenbezirke und ihrer Verbindungen untereinander notwendig. Auch wenn man topisch-diagnostisch keine allzu genaue Lokalisation anstrebt, ist es berechtigt und klinisch sinnvoll, gewisse Formen von Aphasie oder anderen Kommunikationsstörungen bestimmten Gehirnregionen zuzuordnen (Tab. 17 und Abb. 42).

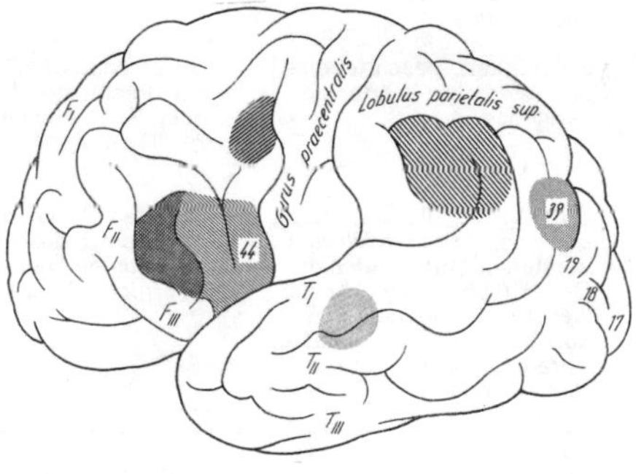

Abb. 42. Einige für die Sprachfunktion wichtige Stellen des Großhirnes.

1 und 2 (gemeinsam): Motorisches Sprachzentrum (Broca) (motorische Aphasie)
3 Schreibzentrum (Agraphie)
4 Sensorisches Sprachzentrum (Wernicke) (sensorische Aphasie)
5 Gyrus supramarginalis (Apraxie)
6 Gyrus angularis (Alexie)

Tabelle 17. Aphasie und andere Störungen der Kommunikation (Nach *Mumenthaler* [228])

Bezeichnung	Definition	Lokalisation (Abb. 42)
I. Aphasie		
1. *Expressive Aphasie*	Störung der Verständigung. Verlust der Ausdrucksfähigkeit durch Sprache, Schrift oder Geste	Basis des Sulcus praecentralis und hintere untere (F III) Stirnhirnwindung (Area 44 der dominanten Hemisphäre)
a) Orale expressive Aphasie (motorische Aphasie von *Broca*)	Unfähigkeit, Wörter zu formen	
b) Agraphie	Unfähigkeit, Wörter zu schreiben oder zu drucken	wie oben, dazu noch Teile der zweiten Stirnhirnwindung (F II)
c) Verlust der bezeichnenden Gesten	Unfähigkeit, durch Gesten eine Absicht oder Meinung (Nicken, Drohen) zu äußern	
d) Motorische oder kinetische Apraxie (s. u.)		
e) musische Störungen (bis zur Amusie)	Störung der Sprachmelodie, des Singens und des Nachsingens	Suprakapsuläre Erweichung bis zur zweiten Stirnhirnwindung rechts (mit linksseitiger Hemiparese) (183 a)
2. *Rezeptive Aphasie* (sensorische Aphasie)	Verlust des Verständnisses von Sprache, Schrift und Geste	
a) Visuelle rezeptive Aphasie (visuelle Agnosie für Symbole = Alexie = Wortblindheit)	Unfähigkeit, geschriebene und gedruckte Wörter zu verstehen	Gyrus angularis (Area 39) der dominanten Hemisphäre oder Verbindungen der Area 17 zu dieser Zone
b) Auditorische rezeptive Aphasie (auditorische Agnosie)	Unfähigkeit, die Bedeutung des gesprochenen Wortes zu verstehen bei erhaltenem Gehör (auch eigene Fehler werden nicht gehört und korrigiert, also Paraphasie, Agrammatismus, Jargon-Aphasie)	Hinteres Drittel der oberen Schläfenwindung (T I) der dominanten Hemisphäre (*Wernicke*-Zentrum)
3. *Expressiv-rezeptive* Aphasie (gemischte Aphasie)	Symptome beider Typen, oft vorübergehend	Beide oben genannten Zonen oder Assoziationsbündel in der dominanten Hemisphäre (z. B. Läsion der inneren Kapsel) sind betroffen
4. *Amnestische Aphasie*	Schwierigkeit, Namen von Gegenständen, Eigenschaften und Zuständen zu reproduzieren. Erkennt diese aber bei Vorschlag oder Vorweisung	Hintere Temporalregion der dominanten Hemisphäre (Area 22, 37)

Tabelle 17. (Fortsetzung)

Bezeichnung	Definition	Lokalisation (Abb. 42)
II. Agnosie	Unfähigkeit, die Bedeutung verschiedener sensorischer Reize zu erfassen	
1. *Taktile Agnosie* (Astereognosie)	Unfähigkeit, die Natur eines Gegenstandes durch Betasten zu erkennen, während Sensibilitätsstörungen fehlen	Vor allem Lobulus parietalis superior der Gegenseite
2. *Anosognosie*	Ignorieren der Krankheit, vor allem Nichtbeachten einer Hemiplegie (besonders bei linksseitiger Hemiplegie). Behauptet, die kranke Körperhälfte fehle, oder verneint deren Kranksein	Untere Parietalregion, Nähe des Gyrus supramarginalis der Gegenseite (vor allem rechte Hemisphäre). Eventuell Thalamus oder kortikothalamische Strahlung
3. *Autotopagnosie und Somatotopagnosie*	Körperschemastörung. Unfähigkeit, den Körper, bzw. seine Teile zu identifizieren, bzw. sich daran zu orientieren	Thalamoparietale Bahnen oder Rinde um den Sulcus interparietalis, besonders Gyrus angularis der Gegenseite
4. *Gerstmann-Syndrom*	Körperschemastörung mit Fingeragnosie, Akalkulie und Rechts-links-Verwechslungen	Zwischen Gyrus angularis und Okzipitalregion der dominanten Hemisphäre. Existenz umstritten
5. *Visuelle Agnosie* (Seelenblindheit)	Unfähigkeit, die Bedeutung von Gesehenem zu erfassen	
a) Visuelle Agnosie für nichtsymbolische Größen	Unfähigkeit, Gesehenes in seiner Bedeutung zu erfassen	Unterschiedliche Lokalisation; immer auch Gesichtsfeldstörung
b) Visuelle Agnosie für Symbole (z. B. Wortblindheit)	Unfähigkeit, die Bedeutung symbolischer Zeichen (z. B. Schrift) mit den Augen zu erkennen (wohl aber z. B. durch Nachfahren mit dem Finger) (Alexie)	Subkortikal im Gyrus angularis der dominanten Hemisphäre (Area 39). Wenn Läsion weiter kranialwärts im Gebiet des Sulcus interparietalis liegt, Verlust des Zahlenlesens. Praktisch immer Hemianopsie dabei
III. Apraxie	Unfähigkeit, geschickte und sinnvolle (Zweck-)Bewegungen auszuführen. Unfähigkeit, Teile des Körpers gemäß einem Plan zu bewegen, bei intakten automatischen Bewegungen	Präzentralregion der Gegenseite bei motorischer Apraxie. Wenn eine ausgeprägte Dominanz, Betroffensein der beidseitigen Extremitäten. Betroffensein des linken Armes bei Läsionen des Genu corporis callosi. Gyrus supramarginalis der Gegenseite bei ideomotorischer Apraxie
	Apraxie des Ankleidens	rechte Parietalregion

Bei der *motorischen Aphasie* ist der zentrale Wortentwurf, die korrekte Planung des Sprechens gestört. Der Patient bringt nur verstümmelte Worte oder unzusammenhängende Silben hervor und auch die Spontanschrift und die Diktatschrift sind gestört. Das Sprachverständnis kann normal oder nur wenig beeinträchtigt sein, so daß der Patient Aufforderungen richtig befolgt und die richtige Bezeichnung für einen vorgewiesenen Gegenstand durch Bejahung bestätigt. Bei der *amnestischen Aphasie* sind vor allem die Substantive nicht mehr verfügbar. Der Patient umschreibt Gegenstände umständlich nach ihrem Gebrauch (z. B. statt Bleistift: das da zum Schreiben). Bei der *sensorischen Aphasie* geht das Verständnis für die Bedeutung der gehörten Wörter oder des Satzes verloren, so daß man den Eindruck gewinnt, man rede mit dem Patienten in einer ihm unverständlichen Fremdsprache. Nachsprechen, Befolgen von Aufforderungen und Zeigen eines genannten Gegenstandes sind ihm nicht möglich. Da der Patient das eigene gesprochene Wort nicht versteht und nicht kontrollieren kann, ist auch seine Sprache nicht normal. Er verwechselt und verstümmelt die Wörter oder läßt sie aus (Paraphasie, Wortsalat). Häufig bestehen gleichzeitig sensorische und motorisch-aphasische Störungen im Sinne der *gemischten Aphasie.* Immer muß nach anderen Störungen der Beziehung zur Umwelt gesucht werden (vgl. Tab. 17). Eine Aphasie deutet beim Rechtshänder auf einen Prozeß im Bereiche der dominanten linken Hemisphären. Beim Linkshänder – ein oft schlecht definierter Begriff – finden sich bei nicht ganz der Hälfte der Fälle die Sprachzentren in der rechten Hemisphäre.

Alles weitere in bezug auf die Nomenklatur sowie die Definition anderer Kommunikationsstörungen ist in Tab. 17 dargelegt und die topische Lokalisation in Abb. 42 festgehalten.

Das Symptom Aphasie muß einerseits gegen psychische Störungen (Demenz oder Verwirrtheitszustand), andererseits gegen die weiter oben angeführten artikulatorischen Sprachstörungen (Anarthrie, Dysarthrie) abgegrenzt werden. Während die Diagnose einer Aphasie im allgemeinen keine allzu großen Schwierigkeiten bereitet, werden andere Formen der Kommunikationsstörungen seltener gesucht und deshalb oft übersehen. Dies gilt besonders für die Astereognosie, die oft als periphere Sensibilitätsstörung der Hand fehlgedeutet wird. Das *praktische Vorgehen bei der Untersuchung auf Aphasie* und andere Kommunikationsstörungen ist in Tab. 18. dargelegt.

Erkrankungen des Rückenmarkes (268, 354)

Als Hinweis auf eine Affektion des Rückenmarkes müssen die Angaben über langsam zunehmende, oft unbestimmte *Gangstörungen*, über *Miktionsstörungen* und über *Sensibilitätsstörungen* der unteren Extremitäten oder des Rumpfes, sowie über Gürtelgefühl gelten. Als Leitsymptome können *beidseitige* Ausfälle, vor allem eine *Paraspastik* mit beidseitigen Pyramidenzeichen, eine Sensibilitätsstörung mit einem *sensiblen Niveau*

Tabelle 18. Vorgehen bei der Prüfung auf Aphasie und andere Störungen der Kommunikation (Nach *Mumenthaler* [228])

Eine einfache Prüfung auf aphasische und verwandte Störungen kann nach folgendem Schema durchgeführt werden:

1. Psychische Funktionen	a) Sensorium b) Intelligenz	(Benommenheit, Stupor) (Debilität, Demenz)
2. Sinnesorgane und neurologischer Befund	a) Gehör b) Zunge und orale Muskulatur c) Sonstige motorische oder sensorische Paresen	(Taubheit) (bulbäre und pseudobulbäre Störungen)
3. Rezeptive akustische sprachliche Funktionen	a) Sprachverständnis	(Zeigen auf genannte Gegenstände, Ausführen komplizierter Handlungen auf Befehl; gestört bei sensorischer Aphasie)
	b) Prüfung auf akustische Agnosie	(Wortverständnis, Erkennen von Dingen an ihrem Klang, wie z. B. Schlüsselbund, Uhrticken usw.)
4. Expressive verbale sprachliche Funktionen	a) Spontansprache	(Wortfindungsstörung, Paraphasie, amnestische Aphasie, Störungen von Grammatik und Satzbau; gestört bei motorischer Aphasie)
	b) Benennen von vorgewiesenen oder gezeigten Gegenständen	(Gestört bei motorischer Aphasie und auch bei visueller Agnosie)
	c) Aufsagen von Wortreihen und automatisierten Satzfolgen	(Zählen, Monatsnamen, Gedichte, Gebete)
	d) Nachsprechen von Wörtern	
5. Rezeptive graphische sprachliche Funktionen	a) Buchstabenbenennen, laut Lesen und Nacherzählen des Gelesenen	
	b) Zahlenlesen, Anzahl von Gegenständen benennen, eine Zahl durch eine entsprechende Anzahl von Strichen ausdrücken	
6. Expressive graphische sprachliche Funktionen	a) Spontanschrift	(Agraphie, Paragraphie)
	b) Schreiben nach Diktat	
	c) Abschreiben	
	d) Zeichnen und Kopieren einer Zeichnung	
7. Rechnen		(Gestört bei Akalkulie, z. B. beim *Gerstmann*-Syndrom)

Tabelle 18. (Fortsetzung)

8. Symbolverständnis	(Anweisungen durch Zeichengebung, z. B. Aufforderung zum Absitzen, zum Sichumdrehen usw.)
9. Prüfung auf visuelle Agnosie	(Erkennen von Gegenständen und Personen, Erkennen von Bildern, Beschreibung eines vorhandenen Gegenstandes, Beschreibung aus der Erinnerung, gesehene Farben benennen, Farben aus dem Gedächtnis nennen)
10. Prüfung auf taktile Agnosie (Astereognosie)	(Erkennen von Gegenständen durch bloßes Betasten)
11. Prüfung auf Apraxie	(Geläufige Handlungen auf Befehl ausführen, Handlungen nachmachen, komplexere Handlungen ausführen, z. B. Zündhölzer anzünden, Gegenstände aufreihen, Schuhe knüpfen, eine Schere gebrauchen. Ausführen von Ausdrucksbewegungen auf Befehl, wie z. B. Drohen, Grüßen usw.)
12. Prüfung auf Störungen des Raumsinnes und des Körperschemas	(Orientierung im Gebäude, Rechts-links-Unterscheidung, Benennung von Körperteilen, Nennen des vom Untersucher berührten Fingers bei geschlossenen Augen usw.)

am Rumpf sowie das Fehlen von Störungen an den Hirnnerven, eventuell auch das Freibleiben der oberen Extremitäten dienen. Zerebrale Affektionen können allerdings selten einmal eine Rückenmarkssymptomatologie vortäuschen, so im besonderen ein Hirnstammbefall, diffuse beidseitige Schädigung des Großhirnes bzw. der kortikospinalen Bahnen und parasagittale Tumoren. Unter den Hilfsuntersuchungen werden die Liquoruntersuchung (eventuell Vergleich von lumbalem und okzipitalem Liquor), die Röntgenbilder der Wirbelsäule (S. 51) und eventuell die Myelographie (S. 59) zur Klärung beitragen, im übrigen aber die ganze internistische Untersuchung. Die Abb. 43 und der dazugehörige Text stellen eine Repetition der Anatomie und Funktion der Rückenmarksbahnen dar.

Angeborene, geburtstraumatische und frühkindlich erworbene Rückenmarkserkrankungen

In analoger Weise, wie dies für Gehirnmißbildungen beschrieben wurde (S. 79), hat ein mangelhafter Schluß des Neuralrohres eine Spina bifida occulta (meist S 1 und L 5, oft mit Haarbüschel darüber), eine Meningozele, eine Myelomeningozele oder eine Meningomyelozystozele zur Folge. Mit den zwei letzten Mißbildungen sind besonders oft auch ein Hydrozephalus und eine ARNOLD-CHIARI-Mißbildung (S. 79)

Abb. 43.
Rückenmarksquerschnitt mit den wichtigsten Bahnen.

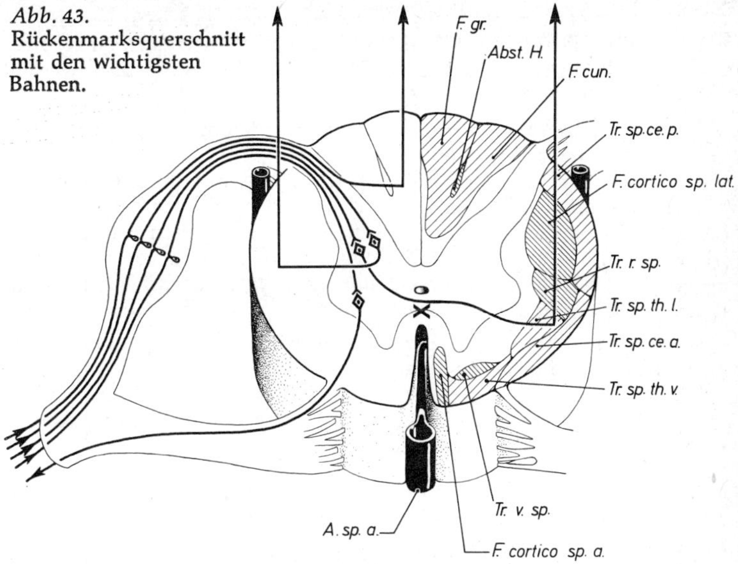

Abst. H	=	Absteigende Hinterstrangbahn
A. sp. a.	=	A. spinalis anterior
F. cortico sp. a.	=	Fasciculus corticospinalis anterior (Pyramidenvorderstrangbahn)
F. cortico sp. lat.	=	Fasciculus corticospinalis lateralis (Pyramidenseitenstrangbahn)
F. cun.	=	Fasciculus cuneatus
F. gr.	=	Fasciculus gracilis
Tr. r. sp.	=	Tractus reticulospinalis
Tr. sp. ce. a.	=	Tractus spinocerebellaris anterior
Tr. sp. ce. p.	=	Tractus spinocerebellaris posterior
Tr. sp. th. l.	=	Tractus spinothalamicus lateralis
Tr. sp. th. v.	=	Tractus spinothalamicus ventralis
Tr. v. sp.	=	Tractus vestibulospinalis
×	=	Läsionsort bei segmentaler dissoziierter Sensibilitätsstörung

sowie gelegentlich eine Syringomyelie verbunden. Die operative Behandlung der Myelomeningozelen innerhalb der ersten Lebensstunden erlaubt, zwischen 50 und 60 % der Kinder über 2 Jahre oder länger am Leben zu erhalten, bei sonst in diesem Zeitabschnitt letaler Prognose. Ungünstige Faktoren in bezug auf Prognose bzw. Ausmaß der zurückbleibenden Behinderung sind ein Kopfumfang, welcher um 2 cm oder mehr die 90-Perzentile überschreitet, eine ausgeprägte Kyphose oder hochgradige Lähmungen der unteren Extremitäten (354 a).

Die *Spina bifida occulta* ist in der Regel asymptomatisch. Selten einmal kann der Druck des 5. Lendenwirbeldornfortsatzes in einen offenen Wirbelbogen S 1 zu Rückenschmerzen und Ischiasbeschwerden führen (124).

Bei der *Diastematomyelie* ist das Rückenmark durch einen Knochen- oder Knorpelsporn, der von ventral her in den Wirbelkanal hineinragt, in zwei Hälften getrennt (441). Meist liegen auch andere Skelet- oder Rückenmarkmißbildungen vor. Es finden sich Fußdeformitäten, Paresen und Sphinkterinsuffizienzen, die mit dem Wachstum erst auftreten bzw. zunehmen. Ein ähnliches Beschwerdebild kann zustande kommen, wenn ein *zu kurzes Filum terminale* das Rückenmark im kaudalen Rückenmarkskanal verankert (291).

Geburtstraumatische Schädigungen des Rückenmarkes kommen vor allem, aber nicht ausschließlich, bei Steißgeburten vor (349). Hierbei spielt die Krafteinwirkung auf die Halswirbelsäule wohl die Hauptrolle. Es finden sich eigentliche Zerreißungen des Rückenmarkes sowie traumatische Erweichungen und Hämatome.

Traumatische Rückenmarkläsionen

Grundsätzliches zum traumatischen und nicht traumatischen Querschnittssyndrom

Eine Läsion, die mehr oder weniger den ganzen Rückenmarksquerschnitt betrifft, hat wegen der Unterbrechung der Rückenmarksbahnen ein sogenanntes Querschnittssyndrom zur Folge, d. h. eine Paraplegie mit einem sensiblen Niveau. Je nach Höhe der Läsion kommen einige charakteristische Bilder zustande, die einen Rückschluß auf die Höhe des obersten betroffenen Segmentes zulassen und in Tab. 19 festgehalten sind. Bei halbseitiger Unterbrechung findet sich ein BROWN-SÉQUARD-*Syndrom*, das in Tab. 20 charakterisiert ist. Das partielle Querschnittssyndrom bei *Läsion der anterolateralen Partie* wird auf S. 202 beschrieben.

Bei einer totalen, *plötzlich aufgetretenen Querschnittsläsion* besteht zu Beginn eine schlaffe Paraplegie mit abgeschwächten oder aufgehobenen Reflexen und ohne Pyramidenzeichen (Stadium des spinalen Schocks, Diaschisis), sowie ein totaler Sensibilitätsausfall und eine Lähmung von Blase und Mastdarm. Man erklärt sich diese Phase durch den Wegfall der tonisierenden Wirkung der kortikospinalen Erregungen auf die Vorderhornganglienzellen, wobei die Ruhepotentiale der Motoneurone des Rückenmarkes um 2–6 mV höher als normal sind, die Membran also stabiler. Diese Phase dauert bis zu 3 und manchmal bis zu 6 Wochen.

Anschließend tritt eine denervationsbedingte Überempfindlichkeit der Neurone auf, so daß die spinalen Afferenzen nunmehr viel leichter zu Entladungen führen. Dies bewirkt in späteren Stadien einen erhöhten

Muskeltonus, gesteigerte Eigenreflexe, Pyramidenzeichen, unvermindert vorhandene Sensibilitätsausfälle und das Auftreten von *Rückenmarkautomatismen.* Hierzu gehören ein Retraktionsreflex (auslösbar durch den MARIE-FOIX-Handgriff, d. h. ein starkes passives Flektieren und Supinieren des Fußes), positive Stützreaktionen = Magnetreaktionen (Strecken des Beines bei Druck gegen die Fußsohle, alternierendes Beugen eines Beines und Strecken der Gegenseite), Massenreflex mit Defäkation und Miktion sowie Schwitzen und Blutdruckanstieg usw.

Neben diesen eindrücklichen Ausfällen finden sich aber beim Paraplegiker eine Reihe weiterer, vital wichtiger Störungen (429):

- Eine gestörte Trophik der Haut, die zusammen mit der durch die Reglosigkeit bedingten Druckischämie schon innerhalb Stunden zu *Dekubitalgeschwüren* führt.
- Die Unterbrechung der in den Seitensträngen verlaufenden sympathischen Bahnen, die das Rückenmark unterhalb von D 4 über die motorischen Wurzeln verlassen, hat bei Läsionen oberhalb von Th 6 in der Phase des initialen Schocks *hypotone Störungen* (beim Aufrichten) zur Folge. 8–12 Monate nach der Verletzung können bedrohliche *hypertone Entgleisungen* (Blutdruckanstieg bei Überdehnung der Blase) mit Kopfweh, Schweißausbruch und Benommenheit auftreten.
- Die *Blasenfunktion* ist bei einer Rückenmarkläsion immer gestört. Normalerweise ist für die Blasenfunktion folgendes Substrat wichtig:
  - Das spinale Zentrum zwischen S 2 und S 4
  - Parasympathische Efferenzen durch die Wurzeln S 2 bis S 4, und den N. pelvicus zum Detrusor vesicae und M. sphincter vesicae internus
  - Sympathische Efferenzen durch die oberen lumbalen und unteren thorakalen Wurzeln und den Grenzstrang
  - Motorische somatische Efferenzen über S 2 bis S 4 durch den N. pudendus zum quergestreiften M. sphincter vesicae externus
  - Sensible Afferenzen durch den N. hypogastricus, Nn. pelvici Nn. pudendi

Im Prinzip ist die Miktion ein spinaler Reflex, der aber durch höhere zerebrale Zentren, durch Vermittlung von Bahnen in den Seitensträngen des Rückenmarkes, erleichtert bzw. gehemmt wird und somit innerhalb gewisser Grenzen dem Willen untersteht. Bei Querschnittsläsionen und anderen neurologischen Affektionen kommen folgende *Haupttypen von Miktionsstörungen* vor:

- *Ungehemmte neurogene Blase:* Bei Läsionen kortikospinaler Bahnen, entweder kongenital oder bei subtotaler Läsion von Kortex oder Pyra-

Tabelle 19. Segmentale Läsionen mit den dazugehörigen Wurzeln und Rückenmarks-

Reflex	Auslösungsort und -Modus	Effekt	Erfolgsmuskel
Skapulohumeralreflex	Schlag auf kaudalen Teil des Margo vertebralis scapulae	Adduktion und Außenrotation des herabhängenden Armes	Mm. infraspinatus und teres minor
Bizepsreflex	Schlag auf Bizepssehne	Flexion des Ellenbogens	M. biceps brachii
Radiusreflex	Schlag auf distales Radiusende	Flexion im Ellenbogen	M. brachioradialis (+ Mm. biceps und brachialis)
Trizepsreflex	Schlag auf Trizepssehne proximal vom Olekranon bei gebeugtem Ellenbogen	Streckung im Ellenbogen	M. triceps brachii
Daumenreflex	Schlag auf Sehne des M. flexor pollicis longus im distalen Vorderarmdrittel	Flexion des Daumenendgliedes	M. flexor pollicis longus
Finger- und Handstreckerreflex	Schlag dorsal proximal des Radiokarpalgelenkes	Strecken von Hand und Finger (nicht konstant)	Hand- und Fingerextensoren
Fingerbeugereflex	Schlag auf Daumen des Untersuchers in der Handvola; rascher Schlag auf die Pulpa der gebeugten Finger (*Trömner*-Reflex)	Beugen der Finger	Mm. flexor digitorum superficialis (und profundus)
Epigastrischer Reflex (Fremdreflex)	Rasches Bestreichen der Haut von der Mamilla abwärts in der Mamillarlinie	Einziehen des Epigastriums	M. transversus abdominis
Bauchhautreflex (Fremdreflex)	Rasches Bestreichen der Bauchhaut von lateral nach medial	Verziehen der Bauchhaut mit Nabelverschiebung	Abdominalmuskulatur
Kremasterreflex (Fremdreflex)	Bestreichen der Haut an der Oberschenkelinnenseite (Kneifen der Adduktorenmuskeln)	Hochziehen des Hodens	M. cremaster

segmenten. Synopsis der Reflexstörungen, der motorischen und sensiblen Ausfälle

Peripherer Nerv	Wurzel-segmente	Rücken-marks-segmente	Motorisches Bild	Sensibles Niveau (vgl. Abb. 1)
N. supra-scapularis (N. axillaris)	C4-C6	C4	Kopfheben möglich. Quadriplegie. Zwerchfellähmung	Schulterhöhe und Klavikula
N. musculo-cutaneus	C5-**C6**	C5	Schulterhochstand (intakte Trapezius, Rhomboidei und Levator scapulae). Schwache Außenrotation des Oberarmes möglich	Schulterhöhe und Klavikula sowie Oberarmaußenseite
N. radialis (N. musculo-cutaneus)	C5-**C6**			
N. radialis	C7	C7	Armheben (Armadduktion), Beugen im Ellenbogen, Strecken und Beugen der Hand möglich. Strecken im Ellenbogen ausgefallen	Armmittellinie. Radialseite und Daumen frei
N. medianus	C6-C8	C8	Schulter- und Oberarm-muskeln, Handstrecker und -beuger frei. Fingerbeuger und Daumenstrecker sowie Interossei gelähmt	Wie C7. Mittlere Langfinger meist auch frei
N. radialis	C6-C8	D1	Arme frei bis auf kleine Handmuskeln	Hände frei. Ulnarkante Vorderarm und Innenseite Ober-arm betroffen
N. medianus	C7–C8 (D1)	D4	Arme und Hände frei. Aufsitzen nicht möglich	Mamillarlinie
Nn. inter-costales	D5-D6	D8		Rippenbogen
		D10	Bauchmuskulatur verschieden stark betroffen	Nabelhöhe
Nn. inter-costales, N. hypo-gastricus, N. ilioingui-nalis	D7-D12	D12		Leiste
Ramus geni-talis des N. genito-femoralis	L1-L2	L2	Bauchpresse frei. Hüftbeuger und Ober-schenkeladduktoren immer paretisch, ebenso Beinmuskeln	Etwas unterhalb Leiste

(Fortsetzung umseitig)

Tabelle 19

Reflex	Auslösungsort und -Modus	Effekt	Erfolgsmuskel
Adduktorenreflex	Schlag auf den Condylus medialis femoris	Adduktion des Beines	Mm. adductores
Patellarsehnenreflex (Quadrizepsreflex)	Schlag auf die Patellarsehne	Strecken im Knie	M. quadriceps femoris
Glutäalreflex (Fremdreflex)	Bestreichen der Haut über dem M. glutaeus	Zusammenziehen des Gesäßes (nicht konstant)	Mm. glutaeus medius und maximus
Tibialis-posterior-Reflex	Schlag auf Sehne des M. tibialis posterior hinter dem Malleolus internus	Supinationsbewegung des Fußes (nicht konstant)	M. tibialis posterior
Semimembranosus- und Semitendinosusreflex	Schlag auf die medialen Kniebeugesehnen (Patient in Bauchlage mit leicht gebeugtem Knie)	Kontraktion der Mm. semitendinosus und semimembranosus	Mm. semitendinosus und semimembranosus
Biceps-femoris-Reflex	Schlag auf laterale Kniebeugesehnen (s. oben)	Kontraktion des M. biceps femoris	M. biceps femoris
Achillessehnenreflex (Trizeps-surae-Reflex)	Schlag auf die Achillessehne	Plantarflexion des Fußes	M. triceps surae (und andere Fußbeuger)
Bulbokavernosusreflex (Fremdreflex)	Leichtes Kneifen der Glans oder der Haut des Dorsum penis	An der Peniswurzel tastbare Kontraktion des M. Bulbocavernosus	M. bulbocavernosus
Analreflex (Fremdreflex)	Bestreichen oder Stechen der perianalen Haut beim Patienten in Seitenlage	Sichtbare Kontraktion des Anus	M. sphincter ani externus

midenbahnen. Der Miktionsvorgang geschieht imperativ, kann aber im allgemeinen willkürlich in Gang gesetzt werden. Inkontinenz nur gelegentlich, kein Restharn. Tritt zum Beispiel auch bei multipler Sklerose und perniziöser Anämie auf.

– *Reflektorisch-neurogene Blase* („automatische Blase"): Die sakralen Zentren sowie die Efferenzen und die Afferenzen sind intakt. Hingegen besteht eine anatomische oder funktionelle Unterbrechung der suprasegmentalen Reflexbahn. Dies ist der Fall bei Rückenmarkläsio-

(Fortsetzung):

Peripherer Nerv	Wurzel-segmente	Rücken-marks-segmente	Motorisches Bild	Sensibles Niveau (vgl. Abb. 1)
N. obturatorius	**L2-L3** -L4	L3	Beugung Hüfte frei, Oberschenkeladduktoren wenig beeinträchtigt, übrige Beinmuskeln paretisch	Oberschenkelvorder- und -innenseite frei
N. femoralis	L2-**L3** **-L4**			
N. glutaeus superior und inferior	**L4-L5** -S1	L4	Strecken im Knie nur wenig beeinträchtigt, Unterschenkelmuskeln und Fuß paretisch	Oberschenkelventralseite frei, Oberschenkel dorsal und ganzer Unterschenkel keine Sensibilität
N. tibialis	L5	L5	Quadrizeps normal. Dorsalextension des Fußes wenig vermindert, der Großzehe nicht möglich. Plantarflexion paretisch	Unterschenkelaußenseite, Fuß und Rückseite des Beines ohne Sensibilität
N. ischiadicus	S1	S1	Dorsalextension von Fuß und Zehen intakt. Parese der Plantarflexion und des Glutaeus maximus	Lateraler Fußrand, Streifen an Rückseite von Unterschenkel und Oberschenkel sowie Reithosenbezirk ohne Sensibilität
N. ischiadicus	**S1**-S2			
N. tibialis	**S1**-S2	Konus	Miktions- und Defäkationsstörungen	Reithosenanästhesie, eventuell dissoziiert perianal
N. pudendus	**S3**-S4			
N. pudendus	S5			

nen oberhalb des Konus, aber auch bei multipler Sklerose, bei perniziöser Anämie und normalerweise beim Säugling. Die Blase entleert sich bei einem gewissen Füllungsgrad reflektorisch, wobei relativ wenig Restharn zurückbleibt. Optimal ist eine Entleerung alle 3—6 Stunden, die zwar nicht willkürlich begonnen oder gestoppt werden kann, die jedoch durch gewisse Manipulationen in Gang gesetzt werden kann. Durch Instillation von Eiswasser können reflektorisch kräftige Kontraktionen ausgelöst und cystomanometrisch nachgewiesen werden.

Tabelle 20. ***Brown-Séquard*-Syndrom**

Lädierte Struktur	Homolaterale Ausfälle	Kontralaterale Ausfälle
Pyramidenbahn	Motorische Parese	
Vasomotorische Fasern der Seitenstränge	Anfänglich Überwärmung und Rötung der Haut. Unter Umständen fehlende Schweißsekretion	
„Überlastung" der gegenseitigen spinothalamischen Bahn mit Berührungsreizen?	Vorübergehende Oberflächenhyperästhesie	
Hinterstränge	Tiefensensibilität und Vibrationssinn ausgefallen	
Vorderhörner und Vorderwurzel	Segmentale Atrophie und schlaffe motorische Parese	
Eintretende Hinterwurzel	Segmentale Anästhesie und Analgesie	
Spinothalamische Bahnen		Schmerz- und Temperatursinn aufgehoben oder hochgradig vermindert (dissoziierte Sensibilitätssörung)
Spinothalamische Bahnen		Berührungsempfindung leicht vermindert

im Gegensatz zum flachen Verlauf der Druckkurve bei autonomer Blase (s. u.).

- *Deafferenzierte Blase:* Die afferenten Impulse durch die Nn. pelvici sind unterbrochen. Dies ist beispielsweise bei Läsionen der Hinterwurzeln im Rahmen der Tabes dorsalis der Fall. Es treten keine reflektorischen Blasenkontraktionen mehr auf. Die Blase ist dementsprechend überfüllt, hypoton, die Wände sind dünn. Es treten nur noch vereinzelte Kontraktionen wegen der Eigenreaktion der glatten Blasenwandmuskulatur bei Dehnung auf. Man könnte auch von einer sensorisch-paralytischen Blase sprechen. Das Ergebnis ist eine sogenannte Überlaufblase. Außer bei Tabes können auch eine perniziöse Anämie, ein Diabetes, eine multiple Sklerose und eine Syringomyelie eine solche Blasenstörung erzeugen.
- *Deefferenzierte Blase:* Nur der motorische Schenkel des Blasenreflexbogens ist zerstört. Man könnte von einer motorisch-paralytischen Blase sprechen. Eine solche Störung kommt zum Beispiel bei der Poliomyelitis, eventuell bei der Polyradikulitis vor. Meist erholen sich diese Patienten nach der akuten Phase, sonst kommt es auch hier zu einer Überlaufblase.
- *Denervierte Blase („autonome Blase"):* Beide Schenkel des Reflexbogens sind entweder peripher oder durch eine Läsion des spinalen Blasenzentrums im Conus terminalis lädiert. Es kommt zu einer schlaffen, gedehnten Überlaufblase. Mit der Zeit kommt es zu kleinen

Kontraktionen der autonom gewordenen Blasenmuskeln. Gelegentlich kommt es dann zu Schrumpfung und Hypertrophie der Blasenwände. Sie unterscheidet sich also durch eine gewisse Hyperaktivität von der deafferenzierten Blase, was auf eine denervationsbedingte Hypersensibilität der Blasenmuskulatur hindeutet. Diese Störung kann nach Trauma, Entzündungen, Arachnitis, Myelomalazie und bei Spina bifida und Kaudatumoren vorkommen. Der Bulbokavernosusreflex (s. Tab. 19) ist nützlich für die Diagnose einer Läsion der Segmente S 2/S 3 im Konus bzw. der dazugehörigen Afferenzen und Efferenzen und dient zur Unterscheidung gewisser neurogener Miktionsstörungen von solchen aus urologischen Gründen.

Klinik der traumatischen Rückenmarkläsionen

(222, 429, 475, 543, 559)

Bei Rückentraumata, gelegentlich auch bei Gewalteinwirkung in der Achsenrichtung (S. 192) kann es mit oder ohne faßbare Schädigung der Wirbelsäule, der Bandscheiben oder des ligamentären Apparates zu einer Rückenmarksläsion kommen.

Als Commotio spinalis wird ein unmittelbar bei einem Trauma auftretendes, vollständiges Querschnittssyndrom bezeichnet, das nicht von der Schockphase einer vollständigen Rückenmarkdurchtrennung zu unterscheiden ist. Kennzeichnend ist aber die innerhalb von Stunden (bis Tagen?) erfolgende vollständige Rückbildung der Symptome. *Eine Contusio spinalis* liegt dann vor, wenn eine traumatische Zerstörung von Rückenmarksgewebe durch direkte Quetschung bzw. durch eine Blutung stattgefunden hat. Dies kann durch eine dislozierte Wirbelfraktur, durch ein abgesprengtes Knochenfragment, durch einen luxierten Diskus oder durch eine (wieder vollständig reponierte) Subluxation zweier Wirbel zustande kommen, so daß röntgenologisch unter Umständen nichts zu erkennen ist. Je nach dem Ausmaß des Schadens bzw. nach dem Weiterwirken des schädigenden mechanischen Momentes wird sich die initiale Symptomatologie – meist ein vollständiges Querschnittssyndrom – mehr oder weniger weitgehend zurückbilden. Die Höhe des lädierten spinalen Niveaus entspricht nicht immer der Höhe der Schädigung der Wirbelsäule. Das spinale Niveau liegt besonders oft bei C 5, D 4, D 10 und L 1, selbst wenn die ossäre Läsion zwei oder mehr Segmente davon entfernt ist. Man muß deshalb das Hinzukommen vaskulärer Mechanismen annehmen (543). Im Rahmen der Rückbildung der Symptome sinkt das obere Niveau der Läsion nicht selten um einige Segmente. Solche zirkulatorische Momente machen es auch verständlich, daß eine *Myelomalazie* mit einer Latenz von Stunden bis Tagen nach einem Trauma sekundär sich einstellen kann. Als eine pathogenetisch nicht erklärte Spätkomplikation kann sich Monate bis Jahre nach einem traumatischen Querschnittssyndrom eine Syringomyelie kranial von der ursprünglichen Läsionsstelle mit zunehmender Behinderung ausbilden (476). Dies rechtfertigt ein neurochirurgisches Vorgehen.

Als Compressio spinalis kann die weiter andauernde mechanische Kompression durch einen dislozierten Diskus, durch Knochensplitter, vor allem aber auch durch ein *epidurales spinales Hämatom* bezeichnet werden. Letzteres kann auch spontan bzw. nach unbedeutenden Traumata oder Anstrengungen auftreten: Es stellen sich heftige lokale Rückenschmerzen ein und mit einer Latenz von Stunden bis Tagen tritt ein Querschnittssyndrom auf (357). Nicht selten tritt es an Orten auf, wo eine Mißbildung der Wirbelsäule, zum Beispiel ein KLIPPEL-FEIL-Syndrom, vorliegt.

Als Hämatomyelie bezeichnet man eine zusammenhängende Blutung in die Zentralregion des Rückenmarkes, die meistens über mehrere Segmente in der Längsrichtung sich erstreckt. Charakteristisch ist ein partielles Querschnittssyndrom, nicht selten mit einer dissoziierten Sensibilitätsstörung in den betreffenden Segmenten und spastischen Zeichen kaudal davon oder einem BROWN-SÉQUARD-Syndrom (S. 190). Am häufigsten sind die posttraumatischen Fälle, wobei auch Traumata in Achsenrichtung (Sturz aufs Gesäß, Kopfsprung in zu seichtes Wasser) in Frage kommen. Die Symptome nehmen im Verlauf von Stunden und Tagen oft noch zu, wobei das Niveau der Läsion anzusteigen pflegt. Lokale Schmerzen sind häufig. Bevorzugt wird das untere Halsmark. Der Liquor ist meist, aber keineswegs immer blutig oder xanthochrom. Der viel selteneren *spontanen Hämatomyelie* liegt vielfach ein spinales Angiom zugrunde (S. 203).

Ein Schleudertrauma der Wirbelsäule („Whiplash-injury") (208, 404) ist meist Folge einer Auffahrkollision. Besonders gefährdet ist der von hinten Angefahrene. Mit oder ohne medulläre Symptome hat es bei Halswirbelsäuleläsion meist sehr langwierige Zervikobrachialgien und Kopfschmerzen zur Folge (vgl. S. 284). Oft finden sich auch lästige vegetative Symptome, Impotenz und sehr lange andauernde neurasthenische Erscheinungen. Der Röntgenbefund kann hierbei ganz normal sein oder lediglich eine Gestreckthaltung und eine Blokkierung von Bewegungssegmenten sowie unfallfremde spondylotische Veränderungen zeigen. Gelegentlich wird aber auch ein akutes zentrales Halsmarksyndrom beobachtet, das sich anfänglich von der Hämatomyelie nicht unterscheidet, aber eine bessere Rückbildungstendenz hat. Nicht selten besteht auch ohne direkte Kontusion des Schädels eine Bewußtseinsstörung und das Bild einer Gehirnerschütterung oder gar einer kontusionellen Gehirnschädigung.

Auch eine isolierte Läsion des *Conus medullaris* kommt vor. Dieser liegt auf der Höhe des ersten Lumbalwirbels. Das so entstehende reine *Konussyndrom* ist gekennzeichnet durch Störungen der Miktion (denervierte autonome Blase, s. S. 190), der Defäkation und der Sexualfunktionen mit Sphinkterparese. Gelegentlich finden sich dissoziierte Sensibilitätsstörungen der letzten 3–4 sakralen und der kokzygealen Segmente oder eine Störung aller Sensibilitätsqualitäten dieser Segmente (Reithosenanästhesie), während die Motorik intakt sein kann (eventuell Glutäusparese) und auch keine Pyramidenzeichen vorzuliegen brauchen. Der Bulbokavernosusreflex (s. Tab. 19) fehlt. Neben den traumatischen Fällen kommen Konussyndrome bei Neoplasien, aber auch auf dem Boden einer vaskulären Insuffizienz vor (zum Beispiel Aorten-Aneurysma).

Ein reines *Kaudasyndrom* entsteht bei Frakturen, vor allem aber bei traumatischer Luxation des Bandscheibengewebes in der Lendenwirbelsäule unterhalb von L 1/L 2. Es kommt – im Gegensatz zu den Konusläsionen – oft unter Schmerzen zu einer schlaffen Lähmung der unteren Extremitäten mit Störung aller sensiblen Qualitäten (meist im Sinne einer Reithosenanästhesie), Areflexie, Sphinkterparese, aber ohne Pyramidenzeichen. Die Symptomatologie ist im einzelnen davon abhängig, welche Wurzeln betroffen sind bzw. oberhalb der Läsionsstelle schon den Spinalkanal verlassen haben (s. Tab. 26 und Abb. 1). Die Rückbildungstendenz der Parese ist sehr schlecht und um so aussichtsloser, je länger die komprimierende Ursache eingewirkt hat.

Praktisches Vorgehen bei akuten traumatischen Querschnittslähmungen

Als Richtlinien können folgende Grundsätze festgehalten werden:

- Exakte neurologische Untersuchung mit Feststellung des lädierten Segmentes (Vorsicht beim Bewegen des Verletzten)
- Klinische Untersuchung der Wirbelsäule zur Erfassung allfälliger Wirbelverschiebungen, Gibbusbildungen usw.
- Röntgenuntersuchung der Wirbelsäule entsprechend dem vermuteten Läsionsort, vor allem seitlich
- Lumbalpunktion mit sorgfältiger Ausführung des QUECKENSTEDT-Versuches. Der Blutgehalt des Liquors sagt nichts über die Schwere der Läsion oder die Prognose
- Eine Myelographie wird beim Fehlen einer röntgenologisch sichtbaren Einengung des Wirbelkanals, bei frei ansteigendem QUECKENSTEDT-Versuch weder bei einem vollständigen, noch bei einem unvollständigen Querschnittssyndrom am Platze sein. Sie wird hingegen vorzunehmen sein, wenn:
  - Eine röntgenologisch faßbare Einengung des Wirbelkanals vorliegt (erst eine Dislokation eines Wirbelkörpers um mindestens ein Drittel seines sagittalen Durchmessers bewirkt eine Rückenmarkkompression)
  - Der QUECKENSTEDT-Versuch auf einen Liquorstop schließen läßt
- Eine durch das Myelogramm bestätigte Passagebehinderung wird unter Umständen durch Laminektomie angegangen werden, sofern es sich um eine *frische* vollständige Querschnittsläsion handelt oder um eine ältere unvollständige. Fast immer wird eine

Rückenmarkkontusion vorliegen und der Eingriff nicht wirksam sein. Man kann aber immerhin einmal ein epidurales Hämatom vorfinden oder die sekundäre Beeinträchtigung der spinalen Durchblutung durch ein Knochenfragment beheben

– Die nicht notfallmäßige, sondern sekundäre operative Exploration ist bei verspätetem Auftreten oder eindeutiger Zunahme von Symptomen und dem Nachweis eines Passagehindernisses im Myelogramm am Platze. Auch hier wird allerdings meistens eine Myelomalazie oder eine Rückenmarkkontusion mit Schwellung vorliegen und somit der Eingriff wertlos sein.

Es werden zahlreiche wertlose, einige möglicherweise nützliche und kaum je sicher wirksame Explorationen ausgeführt. Die Statik der für den Paraplegiker so wichtigen Wirbelsäule wird durch den Eingriff manchmal beeinträchtigt und der Beginn der Rehabilitation verzögert. Man begreift deshalb, daß erfahrene Fachleute die operative Exploration der Paraplegien ablehnen.

Rehabilitation der Querschnittsgelähmten

Diese beginnt im Moment der Verletzung (475). Von allem Anfang an muß durch richtige Lagerung und zweistündiges Umlagern ein Dekubitus vermieden werden. Die Verhinderung einer Blaseninfektion, einer Blasenüberdehnung und später einer Blasenentzündung mit Steinbildung sind wesentlich. Auf die eigentliche Rehabilitation der Motorik kann hier nicht eingegangen werden (222).

Tumoren des Rückenmarkes und andere komprimierende Rückenmarkprozesse

Allgemeine Hinweise

Ein das Rückenmark komprimierender Prozeß führt zu einer zunehmenden Beeinträchtigung gewisser Rückenmarkfunktionen und zwar in erster Linie der Motorik. Über lange Zeit kann beispielsweise bei einem langsam wachsenden raumfordernden Prozeß eine rein motorische Paraparese mit Pyramidenzeichen ganz im Vordergrund stehen. Bei genauer Untersuchung wird man allerdings distal betonte Sensibilitätsstörungen (besonders epikritische Berührungsempfindung und Vibrationssinn) meist doch nachweisen können. Später kommen Miktionsstörungen hinzu. Ein sicher faßbares sensibles Niveau ist aber keineswegs immer vorhanden. Gelegentlich weisen radikuläre gürtelförmige Sensationen auf die Läsionshöhe hin, selten das Fehlen einzelner Bauchhautreflexe oder von Sehnenreflexen an den oberen Extremitäten. In gewissen Fällen können bei Hals- und Brustmarktumoren ischialgiforme Schmerzen an den unteren Extremitäten vorkommen. Die Hirnnerven sind naturgemäß bei rein spinalen Prozessen nicht befallen. Stauungspapillen können allerdings unter Umständen bei stark erhöhtem Liquoreiweiß vorkommen. Gewisse Schwankungen in der Intensität der Symptome kommen vor, eine eigentliche Rückbildung aber nicht.

Man untersuche immer zuerst klinisch die Wirbelsäule (Deformation, Gibbus, Klopfdolenz einzelner Dornfortsätze). Die Lumbalpunktion kann Eiweißerhöhung bis zu extrem hohen Werten des Sperrliquors aufweisen (FROIN-Syndrom). Der QUECKENSTEDT-Versuch zeigt unter Umständen kein Ansteigen. Die Leeraufnahmen der Wirbelsäule können Knochendestruktionen, eine Ausweitung des Wirbelkanals, eine Destruktion der Bogenwurzeln oder Dornfortsätze oder ein Wirbelhämangiom zeigen. Entscheidend ist die Myelographie (S. 59).

Besondere Formen der Rückenmarkkompression

Unter den *Neubildungen* (384, 571) seien besonders die zwei häufigsten intraduralen extramedullären gutartigen Tumoren erwähnt, die bei rechtzeitiger Erkennung somit heilbar sind. Das *Neurinom*, das etwa ein Drittel der spinalen Tumoren ausmacht, ist bereits auf S. 78 erwähnt worden. Das *Meningeom* macht auch fast ein Drittel der spinalen Tumoren aus und kann über Jahre zu einer hochgradigen Kompression des Rückenmarkes führen. Der häufigste Sitz ist die Brustwirbelsäule, während das Neurinom am häufigsten weiter kaudal sitzt. Die *Metastasen* anderer Primärtumoren sitzen fast immer extradural und bewirken praktisch immer rasch zunehmende Symptome. An erster Stelle stehen die Metastasen eines Bronchuskarzinoms, im weiteren des Hypernephroms, Plasmozytoms und Mammakarzinoms. Eine besondere Form stellt die *Karzinose der Meningen* (523) dar, wobei die weichen Hirnhäute diffus und über viele Segmente von Tumorgewebe durchsetzt sind. Neben Rückenmarksymptomen finden sich hierbei immer starke Schmerzen und Zeichen einer Polyradikulopathie. Im Liquor Eiweiß- und Zellzahlvermehrung und vor allem auch erniedrigter Liquorzucker, im Sediment Tumorzellen. Die *Sarkomatose der Meningen* ist vielleicht eine besondere Form des Medulloblastoms (134).

Das *raumfordernd wirkende epidurale Hämatom* wurde schon erwähnt. Ähnlich kann auch ein *epiduraler spinaler Abszeß* (17) wirken. Unter den Wirbelsäuleerkrankungen kann das *Wirbelhämangiom* lokale Schmerzen mit Klopfdolenz der Dornfortsätze, aber auch radikuläre Schmerzen sowie eine Rückenmarkkompression bewirken. Es tritt am häufigsten in der mittleren Brustwirbelsäule auf.

Die *Chondrodystrophie*, Wirbeldeformitäten bei *Pseudohypoparathyreoidismus*, eine *Osteoporose* mit Kyphose (297), vor allem aber die *Kyphoskoliose* (479) können zu einer langsam fortschreitenden Markkompression führen. Diese letzteren Fälle sind übrigens einer chirurgisch-orthopädischen Therapie unter bestimmten Umständen zugänglich (219).

Die *Myelopathie* ist eine der möglichen pathologischen Folgen der röntgenologisch sehr häufig nachweisbaren *zervikalen Spondylose*

(81, 135, 136, 540). Im Rahmen des *zervikalen Vertebralsyndromes* (Syndrom des oberen Körperviertels, Syndrome sympathique cervical postérieur) (26, 136) kommen eine Reihe von charakteristischen Beschwerden vor: Nackenschmerzen, vor allem okzipital lokalisiert und nach frontal ausstrahlende oft halbseitige Kopfschmerzen (Migraine cervicale [30], s. S. 283), Brachialgien mit oder ohne radikuläre Ausfälle (S. 293) halbseitiges Schwitzen im Gesicht, brennende Gesichtsschmerzen, unbestimmte Mißempfindungen im Rachen, Flimmern vor den Augen, Schwindelgefühl, Ohrensausen, Präkordialschmerzen und eventuell sogar Bewußtseinsstörungen (S. 123). Hier interessieren uns vor allem die Rückenmarksymptome im Sinne der *Myelopathie bei Spondylosis cervicalis.* Vielleicht spielt auch der Spannungszustand des Rückenmarkes in einem zu engen Wirbelkanal eine Rolle, wobei ein angespanntes Rückenmark bei jeder Flexions- und Extensionsbewegung der HWS mikrotraumatisiert wird. Die Symptome entstehen dadurch, daß hintere spondylotische Randwülste direkt komprimierend auf das Rückenmark wirken oder daß durch dieselben eine Beeinträchtigung der Zirkulation in der A. spinalis anterior oder den Aa. radiculares zustandekommt. Röntgenologisch weist der Wirbelkanal im Seitenbild an der engsten Stelle einen Sagittaldurchmesser von 13 mm oder weniger auf. Klinisch ist das Syndrom wie folgt charakterisiert:

- Radikuläre motorische Ausfälle, unter Umständen mehrere Segmente betreffend, weil schon im Zervikalkanal mehrere der schräg abwärts verlaufenden Wurzeln mechanisch auf ein und derselben Höhe lädiert werden können
- Oft unbestimmte Sensibilitätsausfälle, u. U. fleckig oder handschuhförmig (Rückenmarksbahnen betroffen) und nicht etwa immer radikulär. Besonders deutliche Beeinträchtigung des Temperatur- und Schmerzsinnes
- Ataktische Störungen durch Läsion der spinozerebellären Bahnen
- Spastizität vor allem der Beine mit Pyramidenzeichen
- Spastizität der Arme, gelegentlich auch bei tiefer zervikaler Spondylose durch Beeinträchtigung der A. spinalis anterior

Die Lumbalpunktion ergibt meist keine Liquorpassagebehinderung (Queckenstedt-Versuch in maximaler Extensions- und Flexionsstellung des Kopfes ausführen!) und das Eiweiß ist normal oder geringgradig erhöht. Im Myelogramm läßt sich im Seitenbild in Bauchlage eine Einengung des Zervikalkanals nachweisen: Der sagittale Durchmesser von der ventralen Grenze des Kontrastmittels bis zur dorsalen Begrenzung des Wirbelkanals beträgt im Mittel 9,5 mm gegenüber 16–17 mm beim Normalen. Auch nach *Densfraktur* kann mit einer Latenz von Jahren oder gar Jahrzehnten eine Spätmyelopathie auftreten (289).

Therapeutisch wird in diagnostisch gesicherten Fällen eine großzügige Dekompression durch Abtragen mehrerer Wirbelbögen oder die Fusion von Wirbeln von ventral her empfohlen (42). Man hüte sich allerdings, bei jedem chronischen progredienten paraspastischen Syndrom älterer Patienten, bei welchen naturgemäß häufig auch eine spondylotische Veränderung der Halswirbelsäule mit eingeengtem Wirbelkanal vorliegt, eine Myelopathie bei Spondylosis cervicalis zu diagnostizieren. Nicht selten wird ein anderes Leiden vorliegen, so zum Beispiel eine multiple Sklerose (373).

Differentialdiagnose der Rückenmarkkompressionen

Die Differentialdiagnose der Rückenmarkkompressionen umfaßt vor allem die multiple Sklerose, (familiäre) spastische Spinalparalysen, die Syringomyelie und gewisse stoffwechselbedingte Störungen, zum Beispiel die funikuläre Myelose. Die vaskulären spinalen Syndrome und die Myelitiden verlaufen in der Regel akut, gelegentlich allerdings können auch diese subakut bis chronisch sich entwickeln.

Entzündliche und allergische Erkrankungen des Rückenmarkes und seiner Hüllen

Myelitis

Als Myelitis werden jene Erkrankungen bezeichnet, die isoliert oder im Rahmen einer Infektionskrankheit, einer allergischen Reaktion oder einer (allergischen) demyelinisierenden Erkrankung zu einem Befall des Rückenmarkes führen. Die meisten Myelitiden betreffen, mit oder ohne enzephalitische Beteiligung, verschiedene Stränge des Rückenmarkes und können zu einem mehr oder weniger ausgedehnten – eventuell multilokulären – Befall des Rückenmarksquerschnittes führen. Im Extremfall kommt es zu einer *Querschnittsmyelitis*. Myelitiden werden selten nach Leptospirosen, Rickettsiosen, bei Masern, Mumps und anderen Virusaffektionen beobachtet. Sie treten auch nach Schutzimpfungen (Pocken, Lyssa), sowie metakarzinomatös auf (71) und man findet sie im Rahmen der multiplen Sklerose (S. 218). Manche Fälle bleiben ätiologisch ungeklärt.

Die zentralnervöse Erkrankung beginnt meist mit Rückenschmerzen, eventuell mit einem Gürtelgefühl, dann mit Parästhesien und Sensibilitätsstörungen der Extremitäten und zunehmenden, zunächst schlaffen Paresen, sowie mit Miktionsstörungen. Etwas besonderes stellt die *Myelitis transversa,* die akute Querschnittsmyelitis, dar (17). Sie kann in jedem Alter, bei Männern und Frauen etwa gleich häufig, auftreten. Nur bei etwa einem Viertel ist eine bestimmte Affektion vorausgegangen. Die oft mit Rückenschmerzen und Gürtelgefühl beginnenden Symptome weiten sich bei etwa der Hälfte der Fälle innerhalb 24 Stunden zu einem mehr oder weniger vollständigen Querschnittssyndrom aus, wobei allerdings Zeiten zwischen 5 Minuten und 8 Wochen vorkommen. Das Niveau ist in zwei Dritteln der Fälle im Bereiche des Thorakalmarkes. Im Liquor finden sich meist, aber nicht immer, eine Zellzahlvermehrung bis zu mehr als $^{1000}/_3$ und eine Eiweißerhöhung. Die Prognose ist bei einem Drittel der Fälle gut, bei den übrigen tritt entweder keine oder eine unvollständige Erholung ein. Kommt eine Optikusneuritis hinzu, so spricht man von einer *Neuromyelitis optica* (Devic) (S. 224). Die Abgrenzung einer *akuten nekrotisierenden Myelopathie* mit sehr schlechter Prognose von den Querschnittsmyelitiden bei demyelinisierender Erkrankung ist wohl nicht berechtigt.

Septische Rückenmarkerkrankungen

Zu den eigentlichen septischen Erkrankungen des Rückenmarkes gehören der *Epiduralabszeß* (S. 195) und der intramedulläre Abszeß.

Der *subdurale spinale Abszeß* ist durch Rückenschmerzen, Wurzelsyndrome, eine Querschnittsymptomatologie und schließlich eine plötzlich einsetzende Paraplegie gekennzeichnet. Eine Infektion in der Vorgeschichte ist häufig, nicht selten findet sich eine Osteomyelitis eines Wirbels. Die Blutsenkungsgeschwindigkeit ist meist erhöht. Die frühzeitige Erkennung und Operation ist für die Prognose entscheidend.

Poliomyelitis anterior acuta

Die Poliomyelitis anterior acuta (125, 268, 489) (spinale Kinderlähmung, Heine-Medin-Krankheit) ist in den Ländern, in welchen die aktive Schutzimpfung auf breiter Basis durchgeführt wird, eine Seltenheit geworden. Diese endemisch und epidemisch auf dem Wege über Schmier- und Schmutzinfektion übertragene Virusaffektion erzeugt nur bei 1–2 % der betroffenen Individuen neurologische Symptome. Sie beruht auf einem Befall der grauen Substanz, besonders der Vorderhornganglienzellen des Rückenmarkes. Nach einer Inkubationszeit von 3–20 Tagen spielt sich – allerdings nicht immer – zunächst eine unspezifische febrile Vorkrankheit ab, der sich mit einer Latenz von Tagen die ebenfalls febrile Hauptphase anschließt. Diese geht zunächst mit allgemeinem Krankheitsgefühl, Kopfweh und Meningismus einher, worauf sich nach 1–4 Tagen die Paresen einstellen. Die Lähmungen schreiten anfänglich während einiger Stunden und bis zu wenigen Tagen weiter. Parästhesien oder eindeutige Sensibilitätsstörungen gehören nicht zum Bild der Poliomyelitis, hingegen gelegentlich Schmerzen und Druckdolenz der betroffenen Muskeln. Neben der häufigeren spinalen Form finden sich auch Fälle mit eventuell sogar ausschließlichem Befall bulbärer und pontiner Muskeln, also zum Beispiel mit Schluckparesen, Fazialislähmung und Augenmotilitätsstörungen. Die enzephalitische Form ist äußerst selten. Der Liquorbefund ist zu Beginn der zweiten Phase durch eine Zellzahlerhöhung von einigen Hundert Drittel Zellen und gelegentlich mehr, wovon ein guter Teil polymorphkernige, charakterisiert. Bald nehmen aber die Rundzelligen zu. Im Verlauf von 1–2 Wochen sinkt die Zellzahl und das Eiweiß nimmt zu, so daß eine gewisse Dissociation albumino-cytologique auftreten kann. Die Differenzierung gegenüber der Polyradikulitis Guillain-Barré wird auf S. 298 besprochen. Die Prognose ist in den Fällen mit bulbären Symptomen und Atemlähmung schlecht, wobei diese eine Mortalität bis zu 50 % aufweisen. Die Rückbildungsphase kann sich unmittelbar an den Höhepunkt der Lähmungen anschließen, wobei schon innert Wochen eine weitgehende oder gar vollständige Rückbildung der Paresen möglich ist. Prognostisch günstig ist das Vorhandensein einer auch noch so geringfügigen Restfunktion. Nach einigen Monaten sind die Chancen nennenswerter weiterer Restitution wesentlich geringer. Die aktive orale Schutzimpfung mit einer Lebendvakzine (Sabin) hat in vielen Ländern bereits zu einem praktisch vollständigen Verschwinden von paralytischen Fällen geführt. Die seltenen Impfkomplikationen wurden auf S. 174 schon besprochen und fallen im Hinblick auf die praktische Ausrottung dieser schweren Krankheit sozialmedizinisch nicht ins Gewicht. Selten kann viele Jahre nach abgelaufener Poliomyelitis eine Zunahme der zurückgebliebenen motorischen Paresen beobachtet werden. Hierfür ist entweder ein Untergang lädierter Vorderhornganglienzellen oder eine sekundäre Begleitmyopathie der partiell denervierten Muskelanteile verantwortlich.

Zirkulatorische Störungen des Rückenmarkes

Gefäßversorgung des Rückenmarkes

Die Gefäßversorgung des Rückenmarkes (191, 341, 593) ist in Abb. 44 u. 45 schematisch dargestellt. Die beim Feten in jedem Segment vorhandenen Aa. radiculares reduzieren sich beim Erwachsenen auf 6–8 vordere und hintere Segmentalarterien zum Rückenmark. Die dickste ist die A. radicularis magna (Adamkiewicz), die zwischen Th 10 und L 2 — häufiger links als rechts — in den Wirbelkanal eintritt. Diese Arterien dringen durch die Foramina intervertebralia in den Spinalkanal und durch die Wurzeltaschen in den Intraduralraum ein. Sie werden am Rückenmark untereinander durch die A. spinalis anterior bzw. die paarigen Aa. spinales dorsales verbunden. Diese drei in der Längsrichtung des Rückenmarks verlaufenden Blutleiter stellen gewissermaßen eine fortlaufende Anastomosierung der segmental zuführenden Radikulararterien dar und sind untereinander wiederum durch die Vasokorona verbunden. Wesentlich ist die Tatsache, daß der Blutstrom in den längsverlaufenden Blutleitern je nach lokaler Beschaffenheit der Gefäße und allgemeinen Druckverhältnissen unterschiedliche Richtung haben kann. Die Grenzzonen (593) scheinen für die Entstehung einer Ischämie besonders gefährdet zu sein.

Störungen der arteriellen Blutzufuhr zum Rückenmark

(29, 36, 53, 62, 111, 269, 286, 341, 446 a1, 482)

Ähnlich wie es am Gehirn zu ischämischen Erweichungen kommt, kann auf einer analogen pathogenetischen Grundlage auch eine

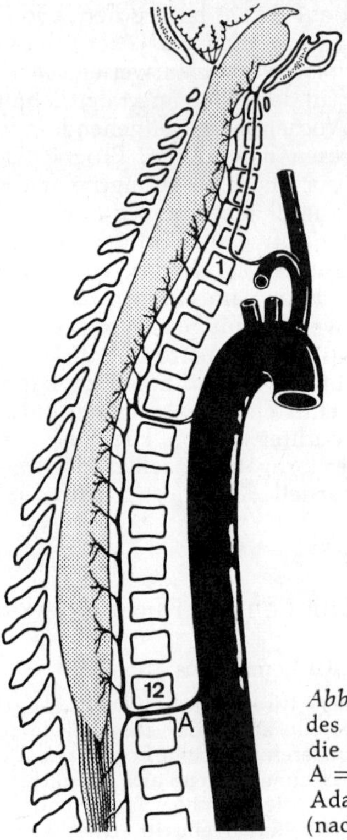

Abb. 44. Blutversorgung des Rückenmarkes durch die Aa. radiculares. A = A. radicularis magna Adamkiewicz (nach LAZORTHES).

ischämische Erweichung des Rückenmarkes, eine *Myelomalazie*, entstehen. Ursächlich kommt für die ungenügende Blutzufuhr in Frage: Ein Prozeß der Aorta abdominalis (Aneurysma dissecans, spindeliges Aneurysma, schwere Atheromatose, luische Arteriitis, Thrombose der Aorta), ein iatrogener Verschluß einer großen A. lumbalis durch einen Katheter bei Aortographie bzw. durch die Kontrastmittelinjektion, eine mechanische Läsion einer radikulären Arterie, zum Beispiel bei einer Sympathektomie, eventuell auch eine Kompression einer solchen Arterie bei einer Spondylosis mit Einengung eines Foramen intervertebrale (besonders thorakolumbal [111]), eine lokale Atheromatose, eventuell Thrombose einer radikulären Arterie, eine allgemeine Blutdrucksenkung, beispielsweise bei Kollaps oder peroperativ, eine Anoxämie, zum Beispiel bei Herzinsuffizienz, Cor pulmonale oder CO-Intoxikation, eventuell mit zusätzlicher lokaler Einengung

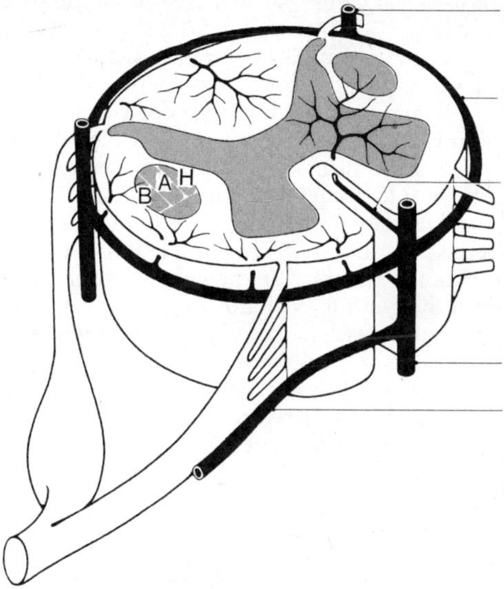

Abb. 45. Blutversorgung des Rückenmarks im Querschnitt (aus Mumenthaler [410 c]).

einer radikulären oder spinalen Arterie. Die Rückenmarksgefäße selber sind so gut wie nie arteriosklerotisch verändert. Eine Adventitialfibrose findet sich zwar, führt aber nicht zu Erweichungen. Je nach Ausmaß und Dauer der Ischämie können sehr unterschiedliche klinische Syndrome resultieren:

- Als *intermittierende spinale Durchblutungsinsuffizienz* bezeichnen wir wiederholte, rückbildungsfähige, ischämische Symptome, u. a. mit Paraparesen, Pyramidenzeichen, Parästhesien der Beine und Sensibilitätsstörungen. Diese Erscheinungen können zum Beispiel in Abhängigkeit vom Kompensationsgrad einer Herzinsuffizienz auftreten (29, 62). Sie können aber auch auf dem Boden einer Gefäßwandveränderung beim Gehen in Erscheinung treten und stellen dann die *Claudicatio intermittens des Rückenmarkes* im engeren Sinne des Wortes dar. In diesen Fällen sind fast immer ältere Männer betroffen. Es kommt vor, daß ein während Tagen (oder Wochen?) bestehendes vollständiges vaskuläres Querschnittssyndrom sich mehr oder weniger vollständig zurückbilden kann. Andererseits ist es möglich, daß eine zunächst intermittierend auftretende Durchblutungsinsuffizienz mit rückbildungsfähigen Symptomen schließlich zu Dauerausfällen führt.

— Als *Arteria-spinalis-anterior-Syndrom* (36, 53, 191, 446 a1) wird eine Ischämie des Rückenmarkes bezeichnet, die sich auf das Ausbreitungsgebiet der erwähnten Arterie beschränkt. Gewisse Prodrome (Schmerzen und gürtelförmige Parästhesien auf der Höhe der späteren Läsion) können Stunden bis Tage der Lähmung vorausgehen. Innerhalb mehrerer Minuten bis zu einer Stunde stellt sich dann aber rasch, jedoch nicht apoplektiform, eine anfänglich schlaffe Paraplegie ein. Es findet sich eine rein dissoziierte Sensibilitätsstörung, so daß also die Bewegungsempfindung, der Lagesinn und der Vibrationssinn intakt sind und lediglich der Schmerz und der Temperatursinn gestört erscheinen. Werden diese letzteren Qualitäten nicht geprüft, so kann zu Unrecht eine psychogene Lähmung vermutet werden, da Pyramidenzeichen anfänglich noch fehlen. Es bestehen außerdem Sphinkterstörungen. Die neurologische Symptomatologie erklärt sich aus dem Verteilungsgebiete der A. spinalis anterior bzw. der Aa. sulcocommissurales. Ursächlich kann irgendeine der weiter oben angeführten Gefäß- oder Kreislaufstörungen im Spiele sein. In Frage kommt auch eine direkte Kompression der A. spinalis anterior durch einen raumfordernden Prozeß, zum Beispiel eine luxierte Diskushernie. Gelegentlich kommt es zu einer teilweisen, sehr selten zu einer vollständigen Rückbildung der Symptome.

– Eine größere Seltenheit stellt eine *Erweichung im Ausbreitungsgebiete der Aa. spinales posteriores* dar (482), die im Gegensatz zum letztgenannten Syndrom einen totalen Ausfall der Hinterstrangsensibilität, aber auch eine schwere Paraparese zur Folge hat.

– Die Myelomalazie im restriktiven Sinne, nämlich die *ischämische Erweichung des ganzen Rückenmarksquerschnittes,* tritt oft mit Schmerzen, rasch, aber keineswegs immer apoplektiform auf. Ein Fortschreiten der Symptome ist manchmal über Tage zu beobachten. Die Lähmung bleibt praktisch immer mehr oder weniger vollständig bestehen, wobei weiter oben Ausnahmen schon erwähnt wurden. Gelegentlich finden sich unterhalb des Querschnittsniveaus eine dauernde – d. h. über das Stadium des spinalen Schocks hinaus – Areflexie und eine (spinale) Muskelatrophie. Dies ist wohl Ausdruck einer über viele Segmente sich erstreckenden Erweichung im Gebiet der A. spinalis anterior. Die Ursachen wurden ebenfalls schon angeführt. Sicher gehört mancher als nekrotisierende Myelitis oder akute Querschnittsmyelitis bezeichneter Fall hierher. Die Läsion kann auch einmal im Bereiche des Conus terminalis liegen (s. S. 192).

— Gelegentlich ist eine Erweichung des Rückenmarksquerschnittes auf einer bestimmten Höhe (mit entsprechendem Querschnittssyndrom, ev. dissoziiertem sensiblen Niveau) *kombiniert* mit einer zentro-medullären Erweichung des caudal daran anschließenden übrigen Rückenmarkes. Die dadurch bedingte Ausschaltung des peripheren motorischen Neurons führt zu einem Querschnittssyndrom mit permanent schlaffer Paraplegie (414 b).

- Die *Hämatomyelien* wurden auf S. 192 schon erwähnt.
- Die *chronische progrediente vaskuläre Myelopathie* wird auf Seite 209 erwähnt.

Angiodysgenetische Myelomalazie und Varicosis spinalis

Als angiodysgenetische Myelomalazie (Varicosis spinalis, Myelitis necroticans Foix-Alajouanine) wird eine Zirkulationsstörung des Rückenmarkes auf dem Boden einer extra- und intramedullären angiomatösen Gefäßmißbildung (Angioma racemosum venosum) bezeichnet (341, 445, 482, 495). Sie ist am häufigsten am thorakolumbalen Übergang lokalisiert. Klinisch sind Männer wesentlich häufiger als Frauen betroffen. Die Symptome beginnen meist zwischen dem 2. und dem 4. Lebensjahrzehnt. Sie setzen in der Regel plötzlich oder subakut, seltener aber auch ganz allmählich progredient ein. Oft bestehen zu Beginn lokale und radikuläre Schmerzen, auf die mehr oder weniger rasch eine Querschnittssymptomatik folgt. Diese kann total sein, oder aber zum Beispiel einem Brown-Séquard-Syndrom entsprechen. Nicht selten ist ein schubweiser Verlauf mit mehr oder weniger vollständigen Remissionen. Der neue Schub wird sich dann auf dem gleichen Rückenmarksniveau abspielen, was die Differenzierung gegenüber Schüben einer multiplen Sklerose erleichtert. Als auslösender Faktor kommt gelegentlich ein Trauma in Frage. Im Liquor finden sich manchmal eine Pleozytose und Eiweißerhöhung, seltener eine Xanthochromie. Ein spinales Angiom und ausnahmsweise ein spinaler Tumor können selten einmal auch Ursache einer *akuten Subarachnoidalblutung* sein (s. S. 128). Rückenweh und eine medulläre Symptomatologie ermöglichen die Differenzierung gegenüber einem intrakraniellen Aneurysma. Im Pantopaquemyelogramm lassen sich die varikös geschlängelten oberflächlichen Rückenmarksvenen nachweisen (Fehlinterpretation bei subduraler Kontrastmittelinjektion), neuerdings auch in der Arteriographie. Die Prognose ist in den meisten Fällen schlecht. Die operative Exstirpation der oberflächlichen Venen wird von einzelnen Autoren befürwortet. Die Mikrochirurgie mit dem Operationsmikroskop eröffnet hier neue Möglichkeiten (588). Als *spinale Phlebitis* sind Fälle von Querschnittsläsion des Rückenmarkes mit entzündlichen Veränderungen der venösen Strombahn beschrieben worden.

Degenerative und heredodegenerative Leiden mit vorwiegendem Befall des Rückenmarkes

Befall der Vorderhornganglienzellen

Ein chronisch-degenerativer Prozeß mit Befall der Vorderhornganglien ist klinisch durch die Trias

- schlaffe, rein motorische Lähmung,
- Muskelatrophie
- und Faszikulationen

charakterisiert. Die Sehnenreflexe sind vermindert oder fehlen, es finden sich keine Pyramidenzeichen, die Sensibilität ist intakt. Die periphere Aussprossung noch intakter Axone und Reinnervation denervierter Muskelfasern hat eine Vergrößerung der betreffenden motorischen Einheit zur Folge. Dies bewirkt nebst dem entsprechenden Bild im Elektromyogramm (Riesenpotentiale und Synchronisierung bei simultaner Ableitung aus entfernten Stellen des Muskels) zum Beispiel auch ein durch den Einsatz solch großer Einheiten bewirktes unregelmäßiges Zucken der ausgestreckt gehaltenen Finger zur Folge („signe de l'index", „contraction fasciculation"). Die Serumenzyme sind normal. Der Liquor ist in der Regel ebenfalls normal, ausnahmsweise findet sich eine Eiweißvermehrung. Die Muskelbiopsie ergibt das typische Bild der neurogenen Muskelatrophie mit Gruppen gleichstark atrophischer Fasern (S. 74).

Die hier zu besprechenden „degenerativen", zum Beispiel familiären Krankheitsbilder sind rein klinisch oft nicht von den selteneren symptomatischen Formen spinaler Muskelatrophien bei Malignomen, Dysproteinämien, gewissen Intoxikationen und Zuckerstoffwechselstörungen zu unterscheiden. Auch sind spinale Muskelatrophien Teilsymptome einer ganzen Reihe von Erkrankungen, die an anderer Stelle besprochen werden: Myatrophische Lateralsklerose, Parkinsonismus-Dementia-Komplex, CREUTZFELDT-JAKOB-Krankheit, FRIEDREICH-Ataxie, intraspinale raumfordernde Prozesse, orthostatische Hypotonie und andere mehr.

Die *Faszikulationen* bei chronischem Vorderhornganglienzelluntergang können durch die Injektion von 10 mg Tensilon intravenös provoziert bzw. stark gesteigert werden. Es ist allerdings nicht gesichert, daß dies ein spezifisches Zeichen eines Befalles der Vorderhornganglienzellen ist. Sie sind von den *gutartigen Faszikulationen* (462) nach Infekten bzw. ohne faßbare Ursache, oft schwer, meist nur durch die Begleitsymptome oder den Verlauf zu unterscheiden.

Infantile spinale Muskelatrophie WERDNIG-HOFFMANN (89, 144, 215, 302). Es handelt sich um eine genetisch verankerte, wahrscheinlich autosomal rezessiv erbliche Erkrankung. Es sind gelegentlich mehrere Individuen einer Geschwisterschaft befallen, jedoch keine Fälle in der Aszendenz. Die Erkrankung manifestiert sich selten schon intrauterin durch verminderte Kindsbewegungen. Unter Umständen kann sie einmal auch die Ursache einer Arthrogryposis multiplex congenita sein. Sie kann in den übrigen Fällen unmittelbar nach der Geburt am häufigsten in der zweiten Hälfte des ersten Lebensjahres klinisch manifest werden. Das Kind ist dann schlaff-paretisch, liegt mit angewinkelten Armen (Henkelstellung) und schlaff gespreizten Beinen da, zeigt distal noch einige Restbewegungen, weint nur leise, hat eine paradoxe Atmung und zeigt später auch Schluckstörungen, als Ausdruck eines Befalles der bulbären Kerngebiete. Es finden sich Faszikulationen besonders an der Zunge, während an den Extremitäten dieselben ebenso wie die Atrophien wegen des kindlichen Fettpolsters kaum je sichtbar sind, unter Umständen können sie allerdings mit dem Stethoskop gehört werden. Der Tod erfolgt meist vor Ende des vierten Jahres, in vielen Fällen auch schon früher. Es sind allerdings auch Fälle mit wesentlich langsamerer Progredienz und Überlebenszeiten bis über das 20. Altersjahr hinaus bekannt (144). Solche Fälle stellen dann – wenn sie nicht im ersten Lebensjahr, sondern später erst manifest werden – Übergänge zu der zervikal und skapulohumeral lokalisierten Form nach VULPIAN-BERNHARDT dar, sowie zu der *Atrophia musculorum spinalis pseudomyopathica* (KUGELBERG-WELANDER), die weiter unten besprochen werden soll. Eine Therapie ist nicht bekannt.

Die bei der Geburt oder in den ersten Lebensmonaten auffällige Hypotonie und Bewegungsarmut wurde als *Amyotonia congenita* (OPPENHEIM) bezeichnet, was aber eine ätiologisch völlig heterogene Gruppe zusammenfaßt. Eine katamnestische Verfolgung solcher Fälle und die Anwendung von Hilfsmethoden, wie Elektromyographie und Muskelbiopsie (553) zeigt, daß neben einem großen Teil von spinalen infantilen Muskelatrophien, zum Beispiel auch Muskeldystrophien, Fälle von astatisch-atonischem Syndrom FÖRSTER, zerebrale Kinderlähmung und seltene, zum Teil gutartige Myopathien vorkommen.

Als Atrophia musculorum spinalis pseudomyopathica (KUGELBERG-WELANDER-*Krankheit*) (38, 302, 327, 579) wird eine nicht seltene spinale Muskelatrophie mit unregelmäßig dominantem Erbgang bezeichnet. Derartige Fälle sind früher vielfach als Dystrophia musculorum progressiva verkannt worden. Die Krankheit beginnt meist bei Kindern zwischen dem 2. und dem 10. Lebensjahr oder bei Jugendlichen, so daß die Patienten im Gegensatz zu den Fällen von WERDNIG-HOFFMANN-Erkrankung zunächst normal gehen lernen. Es treten proximale Paresen und Muskelatrophien, in der Regel zunächst an den unteren Extremitäten, auf. Der Patellarsehnenreflex erlischt schon früh, Faszikulationen kommen häufig vor. Die Progredienz ist nur langsam und es treten in der Regel keine Pyramidenzeichen und keine bulbären Symptome auf. Ausnahmen kommen allerdings vor und es kann auch einmal eine Ophthalmoplegie hinzukommen (1). Die elektromyographischen und muskelbioptischen Untersuchungen, die eine neurogene Muskelatrophie nachzuweisen erlauben, sind für die Diagnose entscheidend. Allerdings kommen gerade hier, wie auch bei anderen chronischen Denervationen, gelegentlich „myopathische" Veränderungen in der Biopsie im Sinne einer Begleitmyopathie vor.

Die *spinale Muskelatrophie des Erwachsenen vom Typus* ARAN-DUCHENNE tritt meistens isoliert auf und familiäre Fälle sind sehr selten. Die Krankheit beginnt mit 20–30 Jahren oder sogar später. Sie ist durch eine *distal*, insbesondere an den Händen beginnende, von Faszikulationen begleitete Muskelatrophie gekennzeichnet. Diese schreitet langsam an den Armen nach proximal zu fort und befällt später auch Rumpf und Beine. Der Verlauf kann sich über Jahrzehnte erstrecken.

Man spricht auch von einer Poliomyelitis chronica und es gibt Fälle von progredienten spinalen Muskelatrophien bei Patienten im Erwachsenenalter, die in der Jugend eine Poliomyelitis anterior acuta mit Atrophien und Paresen durchgemacht hatten. Die symptomatischen Formen (S. 199) sowie die später in eine myatrophische Lateralsklerose ausmündenden Formen müssen unterschieden werden. Tab. 21 gibt einen Überblick über die Differentialdiagnose der hauptsächlichsten chronischen Vorderhornprozesse und ihrer Symptome.

Spastische Spinalparalyse

Als spastische Spinalparalyse bezeichnet man Fälle von chronischem Pyramidenbahnbefall mit progredienter Paraspastik (seltener Tetraspastik), gesteigerten Sehnenreflexen und Pyramidenzeichen. Bei isolierten Fällen verbergen sich hinter diesem Syndrom eine Reihe von ätiologisch uneinheitlichen Gruppen (373), so zum Beispiel eine beginnende myatrophische Lateralsklerose, ein Rückenmarkstumor, eine Myelopathie bei Zervikalspondylose, eine chronische vaskuläre Myelopathie, ein portokavaler Shunt oder die paraspastische Form der multiplen Sklerose. Eine Reihe allerdings bleibt ätiologisch auch im weiteren Verlauf ungeklärt und wird dann rein beschreibend als spastische Spinalparalyse bezeichnet. Daneben gibt es die *familiäre spastische Spinalparalyse* (93), deren Vererbung bei den meisten Familien dominant ist. Das Manifestationsalter ist von Familie zu Familie sehr unterschiedlich, innerhalb ein und derselben Familie aber ziemlich konstant. Beginnend im Kindesalter bis zum Involutionsalter tritt eine in der Regel sehr langsam progrediente Spastizität der unteren Extremitäten auf, wobei vielfach die Arbeitsfähigkeit trotz hochgradiger Spastik nur wenig beeinträchtigt wird. Die Lebenserwartung ist nicht verkürzt. Selten ist diese rein spastische Parese mit Myatrophien, Faszikulationen, Ataxien, extrapyramidalen Symptomen, Optikusatrophie oder Demenz verbunden. Histopathologisch (215) findet sich in den meisten Fällen lediglich eine unterhalb der Pyramidenkreuzung beginnende Degeneration der Pyramidenseitenstränge („primäre Seitenstrangsklerose" STRÜMPELL), seltener der Pyramidenvorderstränge und der Hinterstränge.

Myatrophische Lateralsklerose

Die myatrophische Lateralsklerose („maladie de CHARCOT", amyotrophische Lateralsklerose, ALS) (65 a, 164, 332, 364) stellt gewissermaßen eine Kombination einer spinalen Muskelatrophie mit einer spastischen Spinalparalyse dar. Sie ist gekennzeichnet durch das gemeinsame Vorhandensein von Muskelatrophien mit Faszikulationen als Ausdruck eines Befalles von Vorderhornganglienzellen und der motorischen Kerne in der Oblongata zugleich mit Reflexsteigerung und Pyramidenzeichen infolge Befall der Pyramidenbahnen bzw. der kortikobulbären Bahnen. Bei der spinalen Form beschränken sich die Symptome auf Rumpf und

Tabelle 21. Hauptsächlichste Erkrankungen mit chronischem Vorderhornganglienzellbefall

Name	Befallene Strukturen	Symptome	Besonderheiten	Ätiologie
Infantile spinale Muskelatrophie *(Werdnig-Hoffmann)*	Vorderhornganglienzellen des Rückenmarks	Muskelatrophie und -parese. Hypotonie. Faszikulationen der Zunge	Säuglinge oder Kleinkinder. Rasch letal	Autosomal-rezessives (?) Erbleiden
Atrophia musculorum spinalis pseudomyopathica *(Kugelberg-Welander)*	Vorderhornganglienzellen des Rückenmarks	Muskelatrophien und Faszikulationen. Progrediente Gehstörungen. Keine bulbäre Symptome	Kinder und Jugendliche. Proximal, meist an den unteren Extremitäten beginnend. Langsame Progredienz	Unregelmäßig dominant
Spinale Muskelatrophie des Erwachsenen *(Aran-Duchenne)*	Vorderhornganglienzellen des Rückenmarks	Muskelatrophien und Paresen sowie Faszikulationen	Jüngere Erwachsene. Distal (Hände!) beginnend	Meist isoliert, ätiologisch ungeklärt. Gelegentlich Lues
Proximale spinale Muskelatrophie des Schultergürtelbereiches *(Vulpian-Bernhardt)*	Vorderhornganglienzellen des Rückenmarks	Muskelatrophien und Paresen sowie Faszikulationen im Schultergürtelbereich	Erwachsene, langsam progredient	Unbekannt, gelegentlich Lues
Myatrophische Lateralsklerose (eventuell mit echter Bulbärparalyse)	Vorderhornganglienzellen des Rückenmarks, eventuell auch bulbäre motorische Kerngebiete. Pyramidenbahnen und kortikobulbäre Bahnen	Muskelatrophien und Paresen, Faszikulationen. Bulbäre Paresen mit Schluck- und Sprachstörungen. Spastik und Pyramidenzeichen	Erwachsene, rasch progredient und letal. Selten juvenile (familiäre) relativ gutartige Fälle	Meist isolierte Formen. Selten genetisch bedingt

Verschiedene seltenere Affektionen mit Vorderhornganglienzellbefall als Teilsymptom: *Creutzfeldt-Jakob*-Krankheit, orthostatische Hypotonie, diabetische Amyotrophie (?), metakarzinomatöse Myelopathie, organische Quecksilberintoxikationen usw.

Extremitäten, bei der bulbären Form kommt es zum Bilde der *echten Bulbärparalyse* mit Atrophien und Faszikulationen der Zunge sowie der Mund- und Schlundmuskulatur. Entsprechend ist die Sprache (bulbär) verändert und schlecht artikuliert (S. 176) und es finden sich Schluckstörungen. Die Eigenreflexe im Gesicht sind – wie bei der Pseudobulbärparalyse (S. 127) – gesteigert. Meist treten zunächst die spinalen Symptome und dann erst später die Zeichen der Bulbärparalyse auf. In etwa einem Viertel der Fälle können letztere aber von Anfang an im Vordergrund stehen, was stets ein infaustes Zeichen ist. Die myatrophische Lateralsklerose ist die häufigste der hier angeführten Vorderhornaffektionen (332). Bei uns sind 90 % der Fälle sporadisch und es kommen ca. 4 Erkrankungsfälle auf 100 000 Einwohner vor. Das Leiden beginnt meist zwischen 40 und 65 Jahren und Männer sind dreimal so häufig befallen wie Frauen. Selten können auch Kinder erkranken. Zu Beginn finden sich zunächst oft nur Faszikulationen, manchmal subjektiv Spannen und Muskelkrämpfe. Es folgen dann Paresen und Atrophien, die gelegentlich sogar über längere Zeit einseitig oder einseitig betont sein können und entgegen einer weitverbreiteten Meinung nicht nur distal, sondern häufig auch proximal beginnen können. Die Parese kann den sichtbaren Muskelatrophien oft lange vorausgehen. Pyramidenbahnsymptome bzw. die Zeichen einer Schädigung der kortikobulbären Bahnen sind Voraussetzung für die Diagnose einer myatrophischen Lateralsklerose. Sie können den Zeichen eines Vorderhornbefalles vorauseilen, können zeitweise oder während des ganzen Krankheitsverlaufes im Vordergrund stehen, können aber auch erst später hinzukommen und diskret sein. In manchen Fällen werden sie durch die hinzutretenden spinalen Atrophien und Paresen gewissermaßen ausgelöscht („pseudoneuritische Form der myatrophischen Lateralsklerose"). Trotz ausgeprägter Pyramidenzeichen ist die Spastizität oft erstaunlich gering oder fehlt ganz. Gelegentlich findet sich ein myasthenisches Verhalten der Muskeln, das durch Cholinesterasehemmer gebessert wird (407). Die Augenmuskeln bleiben intakt, in der Regel auch die Sphinkterfunktionen. Hingegen kommt es nicht ganz selten zu einer muskulären Ateminsuffizienz. Gelegentlich finden sich pathologisches Lachen und Weinen im Rahmen der pseudobulbären Symptome. Der Liquor ist normal. Die Elektromyographie liefert einen wichtigen Beitrag zur Diagnose durch den Nachweis von Faszikulationen und von Fibrillationspotentialen, einer Verminderung der Zahl motorischer Einheiten bei Vergrößerung der Potentiale und einer praktisch normalen Erregungsleitungsgeschwindigkeit des peripheren Nerven. Eine gelegentlich diskutierte Störung der Pancreasfunktion konnte durch sorgfältige Untersuchungen nicht bestätigt werden (550 a). Der Verlauf ist unaufhaltsam progredient und 80 % der Patienten sterben innerhalb 3 Jahren. Bei den Fällen von Bulbärparalyse kommen 60 % der Patienten innerhalb eines Jahres ad exitum. Immerhin gibt es auch protrahierte Verläufe und 6 % der Patienten sind noch nach 10 Jahren am Leben.

Die *sporadischen Fälle* sind meist kryptogenetisch und Ausdruck einer Abiotrophie der erwähnten Zellen bzw. Bahnen des Zentralnervensystemes. *Symptomatische Formen* kommen als metakarzinomatöse Manifestationen eines Neoplasmas vor (71) und haben einen meist langsameren Verlauf. Es wurden Fälle bei Diabetes mellitus beobachtet (525), bei Intoxikation mit organischen Quecksilberverbindungen, bei Bleiexposition (90 c), nach Traumata, Elektrotraumata (243) und nach Magenresektion. Eine chronische Durchblutungsinsuffizienz des Rückenmarkes im Rahmen einer Arteriosklerose kann zu einer chronisch progredienten Myelopathie führen, welche zum Beispiel eine Paraspastik verursachen kann. Sie kann aber auch in ihrer Symptomatologie nicht von einer myatrophischen Lateralsklerose unterscheidbar sein (286). *Besondere Formen* der Erkrankung stellen die mit dem Bild einer Creutzfeldt-Jakob-Krankheit einhergehenden Fälle und diejenigen mit Hinterstrangbefall dar. Unter den *genetisch bedingten Formen* der myatrophischen Lateralsklerose wurden Familien mit dominantem Erbgang beschrieben. Es sind einige Familien mit *juveniler familiärer, relativ gutartiger myatrophischer Lateralsklerose* bekannt, die in der Kindheit beginnt und über Jahrzehnte langsam progredient verlaufen kann. Eine erbliche Form kommt unter den Gomoros auf der Marianeninsel Guam vor (332), wobei hier die myatrophische Lateralsklerose hundertmal häufiger als bei uns ist. Die Kombination mit Parkinsonismus und Demenz wurde schon erwähnt (S. 142). Es wurde allerdings die Frage einer Intoxikation aufgeworfen.

Spinozerebellare Heredoataxie

Unter den spinozerebellaren Heredoataxien sind einige vorwiegend zerebellär lokalisierte Formen besprochen worden (S. 157). Hier seien die vorwiegend – aber keineswegs ausschließlich – am Rückenmark lokalisierten Formen noch erwähnt. Die Friedreich-*Ataxie (180, 214)* ist durch eine familiär auftretende, progressive Degeneration der spinozerebellären und der kortikospinalen Bahnen sowie der Hinterstränge gekennzeichnet. Dieses über Generationen verfolgbare Erbleiden scheint keiner einfachen Mendel-Regel zu folgen. Männer sind häufiger als Frauen betroffen. In der gleichen Generation beginnt das Leiden etwa im gleichen Alter, aber von Generation zu Generation sehr unterschiedlich. In der Regel gehen die Symptome auf die Kindheit zurück, wobei gelegentlich das Gehenlernen schon erschwert war oder später erst eine zunehmende Gehbehinderung sich bemerkbar macht. Immer sind ein unsicherer, breitspuriger, tappiger Gang und häufiges Hinfallen die ersten Zeichen des Leidens. Im Laufe der Jahre gesellen sich dann eine Ungeschicklichkeit der Hände und zunehmende Artikulationsschwierigkeiten beim Sprechen hinzu. Man findet in den fortgeschrittenen Fällen eine Ataxie bei den Bewegungen, den breitspurig-unsicheren Gang, eine explosive Sprache mit unregelmäßigem Rhythmus, eine Veränderung bis Aufhebung des Lage- und Bewegungssinnes sowie des Vibrationssinnes bei kaum gestörter Oberflächensensibilität, einen typischen „Friedreich-Fuß" im Sinne eines Hohlfußes mit Hammerzehe (Abb. 46), eine Skoliose, eventuell einen Nystagmus, eine Hypotonie der Muskulatur, ein Fehlen der Sehnen-

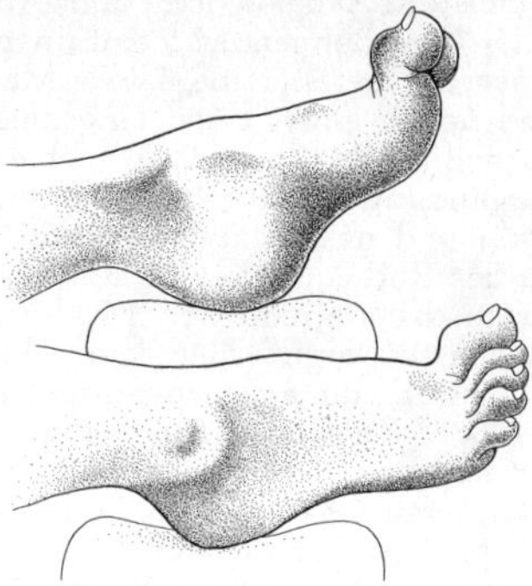

Abb. 46. Friedreich-Fuß.

reflexe und in späteren Stadien einen Babinski-Reflex, Muskelatrophien, Dysphagien und bulbäre Zeichen. Selten sind auch Optikusatrophien und eine Demenz vorhanden. Im Elektrokardiogramm können Zeichen eines Myokardschadens vorkommen, wobei eine oft ausgedehnte interstitielle Fibrose des Herzens mit fokaler Degeneration von Muskelfasern nachweisbar ist (251). Die Behinderung nimmt meist innerhalb mehrerer Jahre bis zur Invalidität zu, aber es kommen auch sehr langsam progrediente Fälle vor. Auch in dieser Beziehung ähneln sich die Verläufe innerhalb einer Sippe.

Neben den reinen Formen finden sich Kombinationsformen bzw. Übergänge zu anderen Krankheitsbildern, so zur neuralen Muskelatrophie Charcot-Marie-Tooth (S. 383). Unter den *Alipoproteinämien* (sehr tiefe Cholesterinwerte!) kann die A-Betalipoproteinämie, das Bassen-Kornzweig-Syndrom, mit einer Akanthozytose einhergehen und von einer zentralnervösen progredienten Symptomatologie begleitet sein (372). Diese ist durch Ataxie und Areflexie, gelegentlich durch Pyramidenzeichen gekennzeichnet, so daß eine Verwechslung mit einer Friedreich-Ataxie oder gar einer multiplen Sklerose möglich ist. Die An-Alphalipoproteinämie, die Tangier-Erkrankung (riesige getigerte Tonsillen, Milztumor, Schaumzellen), kann selten einmal mit einer Polyneuropathie einhergehen. Die von Roussy und Levy beschriebene, wohl dominant erbliche „Dystasie aréfléxique héréditaire" ist durch Hohlfüße, Gangstörungen und fehlende Sehnenreflexe gekennzeichnet, hingegen fehlen Sensibilitätsstörungen, Amyotrophien und Sprachstörungen. Als *familiärer Klumpfuß mit fehlenden Sehnenreflexen* wurde eine erbliche Anomalie bezeichnet, die sich auf die erwähnten Zeichen beschränkt (566). Beide Erkrankungen führen kaum zu einer nennenswerten Behinderung. Eine erbliche *reine Hinterstrangataxie* ist selten.

Als Sensory radicular neuropathy (acropathie ulcéro-mutilante Thévenard, acrodystrophic neuropathy) wurde ein Krankheitsbild bezeichnet (132, 290 520), bei welchem vor allem Veränderungen der Spinalganglien, daneben aber auch der Hinterwurzeln, der peripheren Nerven und der Hinterstränge vorhanden sind. Klinisch handelt es sich um ein autosomal dominant erbliches Syndrom, das manchmal schon in der Kindheit sich manifestieren kann, meist aber im zweiten bis vierten Lebensjahrzehnt auftritt. Es liegen eine dissoziierte Sensibilitätsstörung und torpide Ulzera der Füße als Leitsymptome vor. Akzessorisch finden sich aber auch Störungen der anderen sensiblen Qualitäten, lanzinierende Schmerzen, fehlende Sehnenreflexe, Taubheit, Muskelatrophien und Befall der oberen Extremitäten. Eine Differenzierung gegenüber Syringomyelie, der neuralen Muskelatrophie und der kongenitalen Schmerzunempfindlichkeit ist notwendig.

Stoffwechselstörungen mit Beteiligung des Rückenmarkes

Funikuläre Spinalerkrankung (funikuläre Myelose) (213, 385)

Das Vitamin B_{12} wird mit der Nahrung, vor allem der Leber und rohem Fleisch, zugeführt. Es nimmt an zahlreichen Stoffwechselvorgängen im Organismus teil, vor allem an der Synthese von Nukleinsäure. Das Vitamin B_{12} (Extrinsic factor) verbindet sich mit einem Sekretionsprodukt der Schleimhautdrüsen des Magenfundus (Intrinsic factor) zu einem hämatopoetischen Faktor. Nur in dieser Verbindung kann das Vitamin B_{12} durch die Schleimhaut des Darmes aufgenommen und seiner Bestimmung im Stoffwechselgeschehen zugeführt werden. Wenn eine Resorptionsstörung dieses exogen zugeführten Vitamins einen Mangelzustand im Organismus hervorruft, so wirkt sich dies u. a. in einer megaloblastären hyperchromen Anämie, dann aber auch in neurologischen Symptomen aus.

Die Symptome des B_{12}-Mangels auf *allgemeinmedizinischem und hämatologischem Gebiete* seien hier nur am Rande erwähnt: Magenbeschwerden, allgemeine Müdigkeit, Zungenbrennen, Glossitis, eventuell Leber- und Milzvergrößerung. Eine hyperchrome megaloblastäre Anämie mit Makrozytose, Leukopenie, relativer Lymphozytose und Thrombopenie, gelbliches Serum, strohgelbes Kolorit. Es besteht bei allen Fällen von echter Perniziosa mit neurologischen Symptomen eine histaminrefraktäre Achylie mit Ausnahme einiger kindlicher Fälle.

Die *neurologische Symptomatologie* geht keineswegs parallel zu den hämatologischen Veränderungen und es kann auch ohne jegliche Anämie zu schweren neurologischen Ausfällen kommen. Der *Beginn* kann rasch progredient sein, so daß der Patient innerhalb weniger Wochen schon nicht mehr gehfähig ist. In anderen Fällen ist die Progredienz sehr langsam, wobei die ersten Mißempfindungen der unteren Extremitäten schon Monate den motorischen Symptomen vorausgehen können. Vielfach bestehen zunächst symmetrische, zum Teil schmerzhafte Parästhesien der unteren Extremitäten. Bald stellen sich ataktische Gehstörungen ein. Objektiv ist vor allem der Lagesinn oft hochgradig gestört, ebenso der Vibrationssinn. Daneben finden sich taktile Hypästhesien und Hypalgesien, die aber rasch bis zur vollständigen Analgesie fortschreiten können. Die Sehnenreflexe sind abgeschwächt und es finden sich Pyramidenzeichen. Diese können aber auch fehlen, so daß man von einer „tabischen", einer „polyneuritischen" Form des Leidens gesprochen hat. Vor allem bei Männern können selten auch Visusabnahme und ein Zentralskotom vorkommen. Auch bei der sogenannten Tabak-Alkohol-Amblyopie spielt ein B_{12}-Mangel eine entscheidende Rolle (s. S. 233). In ca. 4 % der Fälle treten – immer kombiniert mit objektivierbaren neurologischen Ausfällen – *psychische Störungen* auf: Neurasthenische Symptome, Depressionen, Verwirrtheitszustände, paranoide Psychosen, amnestische Syndrome und Demenz sowie gelegentlich epileptische Anfälle. Der *Liquor* ist meist normal. Im *Elektroenzephalogramm* finden sich in mehr als der Hälfte der Fälle unspezifische Anomalien ohne Parallelität zur Schwere des klinischen Bildes.

Eine wichtige Rolle für die Diagnose spielt der *Vitamin B_{12}-Resorptionstest nach* Schilling. Nachdem peroral 0,1–0,5 μCi mit ^{57}Co markiertes Vitamin B_{12} verabreicht wurden, appliziert man frühestens eine und spätestens zwei Stunden später 1000 μg B_{12} (zur Sättigung der Bindungskapazität des Plasmas) intramuskulär. Beim Normalen wird das B_{12} aus dem Darm resorbiert und zu 10–30 % innerhalb 24 Stunden im Urin ausgeschieden, wo es auf Grund seiner Radioaktivität nachgewiesen wird. Liegt irgendeine Form einer Resorptionsstörung vor, so geht das oral verabreichte markierte B_{12} durch den Darm ab und im Urin erscheint weniger als 10 % der verabreichten Menge, bei echter Perniziosa in der Regel sogar weniger als 5 %. Liegt ein Mangel an Intrinsic factor und keine lokal bedingte Störung der Darmresorption vor, dann normalisiert sich die Resorption (und die Urinausscheidung), wenn gleichzeitig mit dem markierten B_{12} auch Intrinsic factor oral zugeführt wird. Der Test kann auch nach erfolgter B_{12}-Behandlung ausgeführt werden und ist bei echter Perniziosa auch weiterhin positiv.

Pathologisch-anatomisch (215) findet sich zunächst ein reversibler Untergang der Myelinscheiden, später ein irreversibler Zerfall der Axone mit sekundärer Neurogliazunahme. Die Veränderungen sind am Rückenmark zunächst an den Hintersträngen, zu Beginn vor allem im mittleren Thorakalbereich zu finden, dann aber auch in den Pyramidenbahnen und den anderen Rückenmarkssträngen. Im Gehirn finden sich kleine perivaskuläre Demyelinisationen.

Die *Ursachen* des B_{12}-Mangels sind meist in einer *gestörten Resorption*, zum Beispiel bei fehlendem Intrinsic factor (Magenschleimhautatrophie, Karzinom, totale Gastrektomie) oder bei Dünndarmaffektion (Sprue, Steatorrhoe, Zöliakie, Ileitis terminalis, ausgedehnte Dünndarmresektion) zu suchen. Ein *abnormer Verbrauch* von B_{12} im Dünndarm besteht bei Trägern von Bothriocephalus latus und bei einer abnormen Bakterienbesiedlung des Dünndarmes. Eine *ungenügende Zufuhr* kommt nur ganz ausnahmsweise, zum Beispiel bei extrem vegetarischer Kost vor.

Die *Prognose* ist bei frühem Beginn der Therapie, sofern nur die subjektiven Mißempfindungen und die leichten ataktischen und spastisch-paretischen Symptome bestehen, gut. In späteren Stadien sind irreversible Veränderungen vorhanden. Es ist deshalb ein Gebot, bei Verdacht auf funikuläre Spinalerkrankung sofort die Therapie zu beginnen. Anfänglich sollten täglich während 2 Wochen 1000 μg B_{12} injiziert werden. Toxische Nebenwirkungen sind nicht bekannt.

Selten findet sich bei *Hypokalzämie* (zum Beispiel renal bedingt) eine Strangerkrankung des Rückenmarkes mit Störungen der Tiefensensibilität, Spastizität und Pyramidenzeichen (310), ebenso ausnahmsweise bei *portokavalen Shunt* (s. S. 271).

Syringomyelie und Syringobulbie (145, 193, 215, 495 a)

Bei der Syringomyelie findet sich im Rückenmark ein über mehrere Segmente reichender röhrenförmiger bzw. spaltförmiger Hohlraum. Bei der Syringobulbie ist der gleiche Prozeß im Bereiche der Oblongata vorhanden und kann bis hinauf zur Brücke reichen. Diese Lokalisation macht nur wenige Prozent der Höhlenbildung aus (518 a). Diese Höhlen sind mit gelblicher Flüssigkeit gefüllt. Sie reichen auf dem Rückenmarksquerschnitt am häufigsten quer von einem Hinterhorn zum anderen mit Ausdehnung gegen die Commissura anterior zu. Im Brustmark sind sie nicht selten einseitig im Hinterhornbereich. Im Bulbus reicht häufig ein Schlitz vom Boden des 4. Ventrikels nach ventrolateral. Die Wände der Höhlen sind oft unregelmäßig. In ihrer Umgebung finden sich degenerative Veränderungen der Ganglienzellen und der Neuroglia und eine schlechte Anfärbbarkeit des Myelins. Später tritt eine Fasergliose hinzu. Nur wenn eine Verbindung zum Zentralkanal besteht, sind Teile der Höhlenwand mit Ependym ausgekleidet. Im Gegensatz hierzu ist bei der *Hydromyelie*, die eine bloße Ausweitung des Zentralkanals darstellt, der Hohlraum von Ependym ausgekleidet. Bei der Syringomyelie finden sich sekundäre Degenerationen der auf- und absteigenden Bahnen wegen der Druckwirkung der Syrinx auf die Axone. Statt einer Höhle findet sich gelegentlich nur ein Gliastift.

Die *erste Krankheitsmanifestation* ist in der Regel im zweiten bis dritten Lebensjahrzehnt. Eine Ausnahme machen hier die Fälle von *kindlicher Syringobulbie* (145), bei welchen ein Stridor oder Trink- und Schluckstörungen schon bald nach der Geburt auf das Leiden hinweisen können. Diese sind übrigens sehr oft mit anderen Anomalien, wie Spina bifida oder einer Mißbildung des kraniozervikalen Überganges, kombiniert. Die *klinische Symptomatologie* ergibt sich aus der Lokalisation und Ausdehnung der intramedullären Höhlen. Grundsätzlich sind folgende Symptomengruppen möglich:

- Druck der Höhle auf die längsverlaufenden langen Rückenmarksbahnen bzw. Zerstörung solcher Fasern und somit: spastische Paresen mit Pyramidenzeichen, Sensibilitätsstörungen mit Niveau in Höhe der Läsion. Diese können isoliert je nach lädierter Bahn die verschiedenen Qualitäten betreffen, also auch dissoziiert sein.
- Druck der Höhle auf benachbarte Vorderhornganglienzellen und somit Muskelatrophien und nukleäre Paresen, eventuell auch

Faszikulationen. Da besonders auch die posterolaterale Zellgruppe der Vorderhörner im unteren Halsmark betroffen ist, sind häufig Muskelatrophien der Hände zu beobachten.

- Durch Zerstörung der kreuzenden Schmerz- und Temperaturfasern in der Commissura anterior kommt es zu segmental angeordneten (vgl. aber oben) dissoziierten Sensibilitätsstörungen (vgl. Abb. 43, S. 183).

- Bei Läsion aller eintretender sensibler Hinterwurzelfasern durch Höhlenbildungen im Hinterhornbereich finden sich segmentale Störungen aller sensibler Qualitäten in den entsprechenden Segmenten.

- Wegen Zerstörung des Tractus intermediolateralis im oberen Thorakalmark kommt es zu ausgeprägten vegetativen Störungen, zum Beispiel Störung der Schweißsekretion, ödematöse Schwellung der Hände usw. Letzteres, verbunden mit den häufigen (schmerzlosen) Verletzungen und Eiterungen, führt zu einer sukkulenten Hand mit Mutilation der Finger (MORVAN-Typus).

- Ebenfalls durch Störung vegetativer und trophischer Funktionen erklären sich die Arthropathien, die bei ca. 20 % der Patienten vorkommen. Es kann bis zur schmerzlos ablaufenden Destruktion der intrakapsulären Gelenksenden, zum Beispiel eines ganzen Humeruskopfes, kommen. Auch Spontanfrakturen kommen vor. Es findet sich eine besonders intensive Spondylosis cervicalis. Der Spinalkanal ist übrigens bei Patienten mit relativ frühem Beginn der Symptome im sagittalen Durchmesser fast immer erweitert, wohl wegen Anpassung des Wirbelwachstums an den Inhalt. Eine Kyphoskoliose tritt meist sekundär auf.

- Oft stehen lange Zeit Schmerzen im Vordergrund, die nicht selten ein Initialsymptom der Syringomyelie sein können. Sie sind meist elektiv im Zervikobrachialgebiet lokalisiert. Immer finden sich bei genauer Untersuchung auch objektive Sensibilitätsstörungen, vielfach aber während Monaten bis Jahren keine anderen neurologischen Ausfälle.

- Als häufige assoziierte Nebenbefunde kommen eine Spina bifida, eine basale Impression, eine Dolichozephalie, ein Spitzgaumen usw. vor.

Der *Verlauf* ist entweder allmählich progredient oder während längerer Zeit stationär. Eine Rückbildung kommt nicht vor, hingegen kann das Leiden jederzeit, wenn auch selten, zum Stillstand kommen. Die Progredienz der Symptome erklärt sich zum Teil aus der zunehmenden Spannung der Flüssigkeit innerhalb der Höhlen und der Vergrößerung derselben.

Die *Ursache* ist wohl auf entwicklungsgeschichtlicher Basis zu suchen (gewisse Konstanz der topographischen Verteilung der Höhlen entlang der Nahtlinie zwischen Lamina alaris und Lamina basalis, Kombination mit anderen Mißbildungen). Eine Entstehung bulbozervikaler Höhlenbildungen bei Behinderung des normalen Liquorabflusses aus dem 4. Ventrikel kommt vor (193), gelegentlich zugleich mit einer Anomalie des kraniozervikalen Überganges und oft mit einem ARNOLD-CHIARI-Syndrom. Die Fälle sind einer Shunt-Operation, bzw. einer direkten chirurgischen Wiederherstellung des Liquorabflusses zugänglich (365). Es ist weiter oben schon auf die spät nach Traumata auftretende, höher als der Ort des Traumas liegende Syringomyelie hingewiesen worden (S. 191). *Differentialdiagnostisch* müssen andere intramedulläre Prozesse, im besonderen Tumoren, eine Hämatomyelie und die Myelopathie nach Röntgenbestrahlung erwogen werden.

Die *Therapie* besteht in Fällen mit zervikaler Höhlenbildung in einer neurochirurgischen Exploration des kraniozervikalen Überganges, eventuell mit Eröffnung verschlossener Foramina Luschkae und Magendii. In einzelnen Fällen kann die POUSSEPP-*Operation,* d. h. die Eröffnung einer großen, unter Druck stehenden Höhle von dorsal her ausgeführt werden. Bei Schmerzen bewährt sich die Röntgenbestrahlung.

Andere Rückenmarkläsionen

Im folgenden seien ergänzend noch einige andere Affektionen des Rückenmarkes kurz angeführt.

Myelopathie nach Röntgenbestrahlung (65, 94 b, 174, 430)

Analog den Rontgenschäden des Gehirns (S. 172) kann am Rückenmark nach konventioneller Röntgenbestrahlung und nach Bestrahlung mit schnellen Elektronen (174) eine Myelopathie auftreten. In der Regel ist dies erst nach Applikation von mehr als 3500 r innerhalb 28 Tagen der Fall. Es werden Fälle nach Bestrahlung von Pharynx- und Halstumoren, Lymphomen, malignen Mediastinalgeschwülsten und Bronchialtumoren beschrieben. Die Latenz zwischen der Bestrahlung und dem Auftreten klinischer Symptome beträgt zwischen 2 Monaten und 5 Jahren, selten auch länger, am häufigsten aber etwa 1 Jahr. Das *klinische Bild* kann sehr unterschiedlich sein. In den allermeisten Fällen handelt es sich um eine zervikale Myelopathie. In der Regel treten zunächst Parästhesien der Beine auf. In einzelnen Fällen bleiben lediglich diese Parästhesien oder ein Nackenbeugezeichen (S. 221) bestehen. Bei anderen Patienten bildet sich eine progrediente Paraparese bzw. Tetraparese aus. In fast der Hälfte der Fälle entwickelt sich auch ein mehr oder weniger reines BROWN-SÉQUARD-Syndrom. Die Tiefensensibilität ist häufiger gestört als die Oberflächensensibilität. Die Rolle einer Röntgenbestrahlung bei der Auslösung einer Myelitis mit Myokloni der unteren Extremitäten wird diskutiert. Der Prozeß kann in einem frühen Stadium stationär werden, meist aber schreitet er im Sinne eines progredienten Querschnittssyndromes im Verlauf von Wochen bis zu vielen Monaten fort. Etwa die Hälfte der Patienten sterben meist Monate bis Jahre später an den Folgen der Myelopathie, während andere über Jahre stationär bleiben oder nur vorübergehende Symptome aufweisen.

Schädigung des Nervensystems durch Elektrizität (312)

Die Einwirkung von technischer Elektrizität und Blitzschlag auf das Nervensystem hängt von der Stromstärke, der Kontaktdauer und dem Orte des Stromein- und -austrittes ab. Die Stromstärke selber ist wiederum eine Funktion von Spannung zu Widerstand, wobei der Widerstand von der Größe, der Form und dem Hautwiderstand an der Eintrittskontaktstelle abhängt.

Es kommt unter bestimmten Voraussetzungen an der Stromeintrittsstelle zu Wärmeschäden, d. h. zu *Verbrennungen*, die auch das darunterliegende Nervensystem direkt mitbetreffen können. In der Regel kommen diese bei Blitzschlag oder bei Kontakt mit Hochspannungsstrom von über 5000 Volt vor. Je geringer der Hautwiderstand jedoch ist (feuchte Haut!) und je länger der Stromdurchfluß, desto niedrigere Spannungen können schon zu Verbrennungen führen, u. U. sogar ein Wechselstrom der Hausleitung. Das Nervensystem ist ein relativ guter Stromleiter. Eine Schädigung des Nervensystemes außerhalb der direkten Verbrennungen und Koagulationsnekrosen kann stattfinden, wenn dasselbe sich auf der Strecke des Stromdurchflusses durch den Organismus befindet. Liegt das *Gehirn* im Stromkreis, so können Bewußtlosigkeit und tonisch-klonische Krämpfe auftreten. Findet eine hohe Wärmeströmung statt, so können Dauerschäden im Sinne einer herdförmigen zerebralen Läsion auftreten, so zum Beispiel eine Hemiplegie, Tetraparesen, zerebelläre Symptome, aber auch ein PARKINSON-Syndrom und später eine symptomatische Epilepsie. Bei Stromdurchfluß durch das *Rückenmark* (zum Beispiel das Halsmark bei Stromfluß von Arm zu Arm) kann es zu einem mehr oder weniger vollständigen Querschnittssyndrom kommen. Es sind auch myatrophisch-spastische Bilder beschrieben worden und auch der Zusammenhang einer klassisch verlaufenden myatrophischen Lateralsklerose mit Elektrotraumata ist diskutiert worden. Die Schädigung *peripherer Nerven* findet im Rahmen einer lokalen Verbrennung statt und erfahrene Fachleute kennen keine „Neuritis“ nach Stromeinwirkung (312). Die neurologischen Symptome nach Elektrotrauma können sich vielfach zurückbilden, es sind aber auch Dauerschäden bekannt.

Die Annahme eines Kausalzusammenhanges ist berechtigt, wenn sich die krankhaften Erscheinungen topographisch an den Ort einer nachweisbaren Stromeintrittsstelle anlehnen. Er ist näher zu prüfen, wenn die Symptome sich unmittelbar nach dem Elektrotrauma einstellen, um so mehr, wenn sich die entsprechende Stelle des Nervensystemes in der Stromdurchflußzone befand. Ein Zusammenhang muß äußerst zurückhaltend beurteilt werden, wenn kein unmittelbarer zeitlicher Zusammenhang besteht, wenn die Symptome diejenigen einer auch sonst vorkommenden Nervenkrankheit sind und wenn auch später noch eine Progredienz zu verzeichnen ist. Allgemeine nervöse Symptome, wie zum Beispiel Kopfweh, vegetative Labilität, neurastheniforme Beschwerden usw., sind vielfach Folgen des Schreckerlebnisses.

Demyelinisierende Erkrankungen

Die hierher gehörenden Affektionen weisen als gemeinsames Merkmal eine krankhafte Veränderung und einen Untergang von Myelinscheiden ganz vorwiegend im Bereiche des zentralen Nervensystemes auf. Teilweise liegt dem ein angeborener Defekt im enzymatischen System zugrunde, welches den Aufbau und den Stoffwechsel des Myelins steuert. Zum anderen Teil handelt es sich um sekundäre, im Laufe des Lebens erworbene Störungen, deren Ursache wir im einzelnen nicht sicher kennen, und die zu sehr unterschiedlichen neurologischen Ausfällen führen.

Grundsätzliches zur Entstehung, Bedeutung und Stoffwechsel des Myelins (119, 315, 380, 484)

Um die peripheren Axone wird durch die SCHWANNschen Zellen, um die Axone im zentralen Nervensystem durch die Gliazellen eine Myelinscheide aufgebaut. Das Axon sinkt gewissermaßen in eine SCHWANNsche Zelle ein, wodurch sich zunächst die Membran der Zelle als Hülle um das Axon legt. Anschließend wird es in das eine doppelte Zellmembran („unit membrane") darstellende „Mesaxon" eingewickelt, wodurch allmählich eine vielschichtige Myelinscheide entsteht (Abb. 47). Die SCHWANNsche Zelle scheint die aktive Rolle zu spielen. Eine solche 75 Å dicke einfache Zellmembran besteht aus vier monomolekularen Schichten, von denen zwei Lipoide (zum Beispiel Cholesterin) und zwei Nichtlipoide (Proteine) sind, die Phosphatide und Zerebroside enthalten. Jede Veränderung in der molekularen Struktur der Membran bzw. in der Ladung der monomolekularen Proteinschicht kann zu einer Alteration der Membranfunktion und zu einem Zerfall derselben führen. Hier mögen allergische Prozesse, Autoimmunvorgänge oder lipotrope Substanzen eine Rolle spielen. Da aber die Myelinhülle bei der Reizleitung im Axon eine Rolle spielt, hat ein solcher Myelinzerfall eine Veränderung in der Erregungsleitung zur Folge. Es kann so klinisch zu Ausfallserscheinungen, zum Beispiel zu Lähmungen oder Sensibilitätsstörungen, kommen, die solange reversibel sind, als das Axon selber intakt bleibt und eine Remyelinisation stattfinden kann.

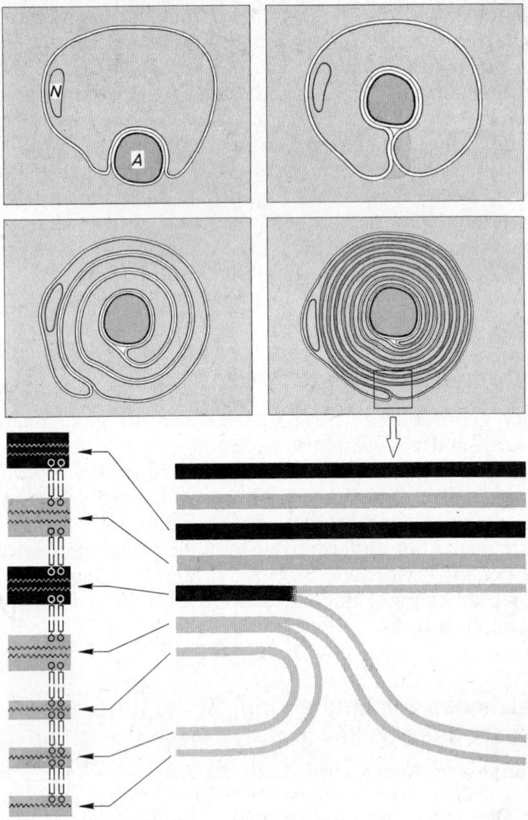

Abb. 47. Entstehung einer Myelinscheide. Das Axon (A) sinkt in eine Schwann-Zelle ein und wird im Mesaxon eingehüllt. Unten ist die lamelläre molekulare Zusammensetzung der einzelnen Schichten aus Lipoid- ( ) und Protein-( )molekülen dargestellt (Nach Schadé und Robertson).

Klinik der demyelinisierenden Erkrankungen

Multiple Sklerose (15, 79, 380)

Pathologisch-anatomisch (215) ist die multiple Sklerose charakterisiert durch herdförmige Demyelinisationen ohne Destruktion der Axone, außer in sehr akuten Herden. Derartige Veränderungen können überall im zentralen Nervensystem vorkommen, besonders häufig aber um den Aquädukt, am Boden des vierten Ventrikels, im Rückenmark mit der Basis subpial. Die völlig demyelinisierten Herde erscheinen oft scharf begrenzt, daneben finden sich Erbleichungen. In der grauen Substanz sind die Ganglienzellen oft intakt, die Astrozyten leicht vermehrt. In der weißen Substanz findet sich in älteren Plaques eine starke Zunahme der Neuroglia mit ausgeprägter Fasergliose und Retikulinfaserzunahme, wodurch die Herde grau und verhärtet erscheinen. Diese „multiplen" und harten „sklerotischen" Herde haben der Erkrankung den Namen gegeben.

Die *allgemeinen klinischen Charakteristika* der Erkrankung sind in typischen Fällen die folgenden:

- *Multiple, zeitlich gestaffelte Schübe,* mit vollständiger oder partieller Rückbildung der Symptome zwischen einem Schub und dem nächsten
- *Multiple topische Lokalisation* der Krankheitsherde im zentralen Nervensystem, was der sehr unterschiedlichen klinischen Symptomatologie zugrunde liegt. Hierbei können *zur selben Zeit* Symptome von seiten verschiedener Lokalisationen vorhanden sein (zum Beispiel ein Sehnervenbefall, zugleich mit einem Querschnittssyndrom des Rückenmarkes). Andererseits können auch *anläßlich verschiedener Krankheitsschübe,* also *nacheinander* verschiedene Systeme betroffen sein, zum Beispiel zunächst eine Augenmuskelparese und 1 Jahr später eine Miktionsstörung.

Sind diese Kriterien erfüllt, so ist die Diagnose einer multiplen Sklerose das weitaus Wahrscheinlichste. In etwa einem Drittel der Fälle allerdings verläuft die Krankheit nicht schubartig, sondern langsam progredient, oder es können mehrere Schübe mit gleichartigen Symptomen auftreten. Bei anderen Kranken lassen sich alle Symptome topographisch auf ein und denselben Herd beziehen. Auch dann kann eine multiple Sklerose vorliegen, die differentialdiagnostische Abgrenzung gegenüber anderen Affektionen ist aber in solchen Fällen besonders sorgfältig und unter Anwendung von Hilfsuntersuchungen vorzunehmen. Die multiple Sklerose ist in unseren Breiten die häufigste neurologische Erkrankung. In der Schweiz treffen 5 Fälle auf 10 000 Einwohner, in England sogar etwas mehr. Sie macht in der Schweiz und in Deutschland über 1 ‰ aller Sektionsfälle aus, wobei die Häufigkeit in den vergangenen Jahrzehnten wahrscheinlich zugenommen hat. Frauen erkranken etwa doppelt so häufig wie Männer. 65 % der Ersterkrankungen spielen sich zwischen dem 20. und dem 40. Altersjahr ab. Nur selten erkranken erstmals Kinder und Jugendliche unter 20 Jahren (276, 298) oder Menschen von über 50 Jahren. Eine familiäre Häufung wird unterschiedlich häufig angegeben (zwischen 3 und 12 %). Immerhin ist das Risiko eines Multiple-Sklerose-Befalles 15mal größer, wenn ein Krankheitsfall in der nächsten Verwandtschaft vorkommt.

Die *Symptomatologie* kann im Prinzip außerordentlich mannigfaltig sein. Es gibt allerdings einige besonders häufige Krankheitssymptome, nach denen deswegen anamnestisch und bei der neurologischen Untersuchung ausdrücklich gefahndet werden muß. Das Vorhandensein eines einzelnen dieser Symptome rechtfertigt allerdings grundsätzlich nicht die Diagnose einer multiplen Sklerose.

Die Retrobulbärneuritis (178, 298, 562) ist durch einen meist (zunächst) einseitigen, innerhalb Tagen auftretenden, sehr starken Visusabfall gekennzeichnet. Die Patienten vermögen vielfach nicht einmal mehr Finger vor den Augen zu zählen. Vielfach treten Bulbusschmerzen und Lichtsensationen bei Augenbewegungen auf. Der Fundus und die Sehnervenpapille sind zunächst unauffällig („der Patient und der Arzt sehen nichts"). Ist der Entzündungsvorgang distal im Sehnerven, dann kann es zum Bild der Papillitis kommen. Nach 3–4 Wochen kann dann eine Optikusatrophie, vor allem eine temporale Blässe der Papille auftreten. Letztere wird erfahrungsgemäß vom Nichtspezialisten allerdings zu oft diagnostiziert. Die Sehschärfe beginnt meist schon nach 1–2 Wochen sich zu bessern und kann wieder völlig normal werden. Bei ca. $^1/_3$ der Patienten entwickeln sich in den darauffolgenden Jahren andere Symptome einer multiplen Sklerose. Bei ca. 15 % der Patienten mit multipler Sklerose war eine Retrobulbärneuritis ein isoliertes erstes Symptom. Seltener ist eine *Uveitis* (S. 223). *Doppelbilder* sind ein häufiges Symptom einer multiplen Sklerose, zum Beispiel durch eine Abduzensparese bedingt. Unbestimmter *Schwindel* und Unsicherheit beim Gehen, objektiv vor allem ein *Nystagmus,* sind wichtige Elemente der Diagnose, wobei letzterer sich in der Regel nicht wieder zurückbildet. Besonders verdächtig ist ein dissoziierter Nystagmus (S. 24). Eine *doppelseitige Trigeminusneuralgie* ist bei multipler Sklerose doppelt so häufig wie bei anderen Patienten. Eine plötzliche *Ertaubung* oder eine akute *Schwindelattacke,* ähnlich einer akuten Vestibulariskrise, sind seltene Initialsymptome einer multiplen Sklerose. Echte *epileptische Anfälle* kommen bei zirka 0,5 % der Patienten mit Multipler Sklerose vor, sowohl generalisiert wie fokal. Sie sind gelegentlich sogar erstes Symptom der Erkrankung (164 a, 263 b). Die *tonischen Hirnstammanfälle,* die bei jüngeren Individuen besonders verdächtig auf Multiple Sklerose sind (411), werden auf Seite 268 besprochen. Die *Sprache* ist meist erst in fortgeschrittenen Fällen als skandierende Sprache (S. 176) verändert. Im Finger-Nase-Versuch fällt besonders oft ein *Intentionstremor* (S. 27) auf. Meist zugleich mit einer Spastizität mit gesteigerten Sehnenreflexen findet sich eine *Dysdiadochokinese* und eine *Dysmetrie* der Bewegungen. Gelegentlich als Frühsymptom treten *Parästhesien* und *Dyästhesien der Extremitäten* auf. An den Händen ist manchmal eine schwere *Stereognosestörung* vorhanden. *Fehlende Bauchhautreflexe* können wohl ein Ausdruck der Spastizität sein, werden aber auch bei etwa 20 % der gesunden Erwachsenen angetroffen, so daß dies als Einzelsymptom wertlos ist. Bedeutsam sind sie erst, wenn zugleich eine deutliche Steigerung der

Eigenreflexe der Bauchmuskulatur (s. S. 33) vorhanden ist. Bei über 80 % der Multiple-Sklerose-Patienten findet sich eine *spastische Paraparese* bzw. beidseitige Pyramidenzeichen und Reflexsteigerungen. Sehr selten werden allerdings auch Fälle von *peripherer Neuropathie* bei multipler Sklerose mit Muskelatrophie, Areflexie und sogar Faszikulationen beschrieben. Beim *hemiplegischen Typus* (99) kann, besonders bei jungen Patienten, innerhalb von Stunden ohne Koma und ohne Schmerzen eine Halbseitenlähmung auftreten, die sich innerhalb Tagen oder Wochen vollständig zurückbildet. *Verschiedene Sensibilitätsstörungen* kommen vor, so gut wie nie dissoziiert. *Miktionsstörungen* sind häufig, besonders ein imperativer Harndrang oder eine Inkontinenz. Der *Gang* ist entweder nur spastisch oder aber in sehr charakteristischer Weise *spastisch-ataktisch.* Manchmal findet sich ein typisches, aber nicht pathognomonisches *Nackenbeugezeichen* (signe de Lhermitte), d. h. ein Gefühl wie eine elektrische Entladung entlang der Wirbelsäule, eventuell bis in die Beine und Arme beim kräftigen Beugen des Nackens nach vorne. *Psychisch* fallen die Patienten oft durch eine unangemessene Euphorie und Kritiklosigkeit ihrer Krankheit gegenüber auf. Die „Charcot-*Trias*" (Nystagmus, Intentionstremor und skandierende Sprache) findet sich selten und dann meist in sehr weit fortgeschrittenen Fällen.

Von den *Hilfsuntersuchungen* kommt im wesentlichen nur der Liquoruntersuchung eine nennenswerte positive diagnostische Bedeutung zu. Die Lumbalpunktion soll immer ausgeführt werden, wenn dies für die diagnostische Sicherung notwendig erscheint. Nachteilige Folgen auf den Krankheitsverlauf sind nicht erwiesen. Etwa 1/3 der Fälle haben ein erhöhtes Gesamteiweiß, nur selten aber über 75mg%. 2/3 der Patienten hingegen haben eine relative Vermehrung der γ-Globuline, die entweder durch die (Immuno-) elektrophorese oder – weniger regelmäßig – durch eine Linkssenke in den Kolloidkurven erfaßt werden kann. Hochgradig charakteristisch für die multiple Sklerose ist also wenig erhöhtes oder gar normales Liquoreiweiß bei „Parenchymkurven" in den Kolloidreaktionen. Pathognomonisch ist dies allerdings nicht, da es zum Beispiel auch bei Lues des Nervensystemes oder bei chronischen Enzephalitiden vorkommt. Die Gesamtzellzahl ist in nicht ganz der Hälfte der Fälle leicht erhöht, kaum je über 100/3, während das Vorkommen von Plasmazellen, die im normalen Liquor fehlen, bei fast 2/3 der Fälle beobachtet wird. Es besteht keine regelmäßige Korrelation zwischen den einzelnen pathologischen Liquorbefunden. Die übrigen Hilfsuntersuchungen sind bei der Diagnose der multiplen Sklerose in der Regel entbehrlich. Das Elektroenzephalogramm zeigt in einem guten Drittel der Fälle unspezifische Anomalien ohne Korrelation zu psychischen Symptomen. Im Serum lassen sich lediglich im akuten Krankheitsschub γ-Globulinvermehrungen und immunoelektrophoretisch noch weitere Veränderungen nachweisen (499). Serologische Teste sind zur Zeit klinisch-diagnostisch noch nicht brauchbar, da zwar in einem Viertel bis einem Drittel der Fälle im Serum Gehirnantikörper nachzuweisen sind, diese aber nicht spezifisch sind und auch bei anderen Krankheiten mit Abbau von Gehirngewebe positiv ausfallen (470). Signifikant häufiger als bei Vergleichspersonen findet man im Serum hohe Antikörpertiter gegen Masernvirus (3).

Die *Ursache* der multiplen Sklerose ist nicht bekannt. Es sind hierüber zahllose Hypothesen formuliert worden, so zum Beispiel die Annahme eines Virus, einer Spirochätose, eines Effektes zu reichlicher Nahrungsfettzufuhr, Mikrothrombosen im zentralen Nervensystem, eine Leberstoffwechselstörung, ein Kupfermangel, eine Quecksilberallergie, ein Erbfaktor (familiäre Fälle) (S. 219) usw. Experimentell am ernsthaftesten fundiert sind die Annahmen einer „Slow-Virus"-Infektion und diejenige eines Autoimmungeschehens (32 a). Die Inokulation von Gehirngewebe von MS-Patienten auf Schafe (in Island) hat bei diesen Tieren mit einer Latenz von etwa 18 Monaten zum Ausbruch einer Scrapie — eine den Schafen eigene übertragbare Erkrankung des zentralen Nervensystems — geführt. Übrigens konnten auch zwei andere chronisch-progrediente Erkrankungen des Nervensystems beim Menschen — Kuru (S. 160) und CREUTZFELDT-JACOBsche Krankheit (S. 162) — auf den Schimpansen übertragen werden. Zu dieser „Slow-Virus"-Theorie der MS-Pathogenese kommt zum Teil als Gegensatz, zum Teil als Ergänzung die Annahme von Autoimmunmechanismen. Hierfür spricht das Modell der experimentellen allergischen Encephalomyelitis (EAE) beim Tier. Hierbei findet eine verzögerte Sensibilisierung auf „enzephalitogene Proteine" des ZNS statt mit einer zellgebundenen Immunreaktion. Sensibilisierte Lymphozyten sind wichtige Träger dieses Vorganges. Schließlich ist es denkbar, daß eine zunächst folgenlos abgelaufene Virusinfektion in der Kindheit stattgefunden hat. Diese könnte entweder zu einer klinisch stummen Viruspersistenz oder aber zu einer abnormen, zunächst latenten immunologischen Konstellation geführt haben. Zusätzliche, später einwirkende Faktoren könnten auslösend auf das Aufflackern des Virusinfektes bzw. auf den Ablauf einer Autoimmunreaktion wirken. Diese Unkenntnis der eigentlichen Ursachen macht es verständlich, daß immer wieder die *Auslösung der Krankheit* oder zumindest eines Krankheitsschubes durch äußere Noxen und Einwirkungen diskutiert worden ist. Ein Zusammenhang mit Einwirkungen während des Wehrdienstes wird in der Regel abgelehnt. Ausnahmsweise wird man bei außergewöhnlichen traumatischen Einwirkungen mit entsprechender Lokalisation und zeitlich enger Koinzidenz einen Zusammenhang mit einem Schub einer multiplen Sklerose ernstlich diskutieren müssen (394). Direkte Gehirntraumata können für die Lokalisation eines Herdes bestimmend sein. Durch eine Gravidität und Geburt scheint eine Antizipation des ersten Krankheitsschubes möglich zu sein, jedoch keine Vermehrung der zu erwartenden Schübe selber (344). So kann nur in seltenen Ausnahmefällen eine Indikation zur Schwangerschaftsunterbrechung bejaht werden.

Die *Prognose* der multiplen Sklerose ist im ganzen gesehen schlecht. 10 Jahre nach dem ersten Schub leben noch 80 % der Patienten, verglichen mit 100 % einer gleichstrukturierten Normalbevölkerung. Nach 25 Jahren sind es gar nur noch 6 %. Eine ungünstige Prognose in bezug auf Besserung haben die Paraparesen mit beidseitigem Babinski-Reflex. Vereinzelt kommen auch perakute Verläufe vor, die innerhalb von Wochen ad exitum führen, so besonders bei der Neuromyelitis optica (s. unten) und die Fälle mit rasch progredienten Hirnstammsymptomen. Immerhin sind etwa 1/3 der Patienten noch 10 Jahre nach dem ersten Krankheitsschub nicht nennenswert behindert und wenige Prozent auch noch nach 25 Jahren. Im Einzelfall ist die Prognose quo ad vitam sehr von der Pflege abhängig.

Unter den zahlreichen vorgeschlagenen *Therapien* (79) scheint die Behandlung mit Kortikosteroiden – auch intrathekal – und vor allem die ACTH-Behandlung als einzige einen nachweisbaren Effekt auf den einzelnen Krankheitsschub zu haben (15, 186, 380, 394, 485). Tatsächlich läßt sich eine Normalisierung der Erregungsleitungsgeschwindigkeit motorischer Nerven bei der multiplen Sklerose unter Kortikosteroid-Medikation nachweisen (263). Vielfach wird die fettarme Evers-Diät verschrieben. Daneben spielt die physikalische Therapie und besonders die Heilgymnastik sowie die sorgfältige Pflege und Behandlung sekundärer Komplikationen (Dekubitus, Blaseninfekte) eine wichtige Rolle.

Die *Differentialdiagnose* umfaßt je nach Symptomatologie sehr zahlreiche Affektionen. Die Formen mit Hirnnervenausfällen müssen gegenüber einem Hirntumor, zum Beispiel einem Dermoid der Schädelbasis, einem Kleinhirntumor mit Ataxie und Nystagmus, einem Optikusgliom oder Keilbeinflügelmeningeom mit Optikusatrophie usw. abgegrenzt werden. Die hemiplegischen Formen erfordern eine Differenzierung gegenüber Hemisphärentumoren oder einer Gehirnarterienthrombose. Bei paraspastischen Formen muß immer an einen Rückenmarktumor oder eine Myelopathie bei Zervikalspondylose gedacht werden. Bei rezidivierenden Paraparesen kommt einmal eine angiodysgenetische Myelomalazie in Frage. Fast regelmäßig werden Tumoren und Mißbildungen des kraniozervikalen Überganges als multiple Sklerose verkannt. Systemaffektionen, Vaskulopathien sowie entzündliche und toxische Enzephalomyelitiden müssen erwogen werden, ebenso eine Hypothyreose (311). Besonders auch funikuläre Spinalerkrankungen mit dem Befall mehrerer Systeme können irreführend sein.

Das Vorhandensein einer Uveitis zusammen mit neurologischen Symptomen wirft die Frage nach einer *Uveoenzephalomyelitis* (Vogt-Koyanagi-Harada-Syndrom) auf (205, 307, 432). Diese seltene, wohl virale Affektion weist außer einer Uveitis noch Gehörstörungen, Leukodermie, stellenweise weißes Haar sowie enzephalitische und wechselnde meningitische Zeichen auf. Auch die Behçet-Krankheit kann nebst den Aphthen und Augensymptomen zentralnervöse Erscheinungen, im besonderen eine Hirnstammenzephalitis aufweisen (549). Sie ist gelegentlich auch von einer Myopathie begleitet (192).

Andere demyelinisierende Erkrankungen

Unter den anderen demyelinisierenden Erkrankungen sei die *konzentrische Sklerose* (Encephalitis periaxialis concentrica Balo) erwähnt, (215, 380, 551). Bei dieser Krankheit gruppieren sich Entmarkungszonen schalenartig um ein Zentrum, wobei dazwischen immer wieder myelinisierte Schichten erhalten bleiben. Außerdem sind kleine Entmarkungszonen wie bei multipler Sklerose vorhanden. Die Krankheit ist durch allmähliche Progredienz, ähnlich wie die *diffuse Sklerose* Schilder beim Kind gekennzeichnet. Sie beginnt nicht selten mit fokalen Anfällen, dann mit zunehmenden Paresen und Demenz, gelegentlich mit Hirndruckzeichen. Beide Geschlechter und jede Altersgruppe können betroffen werden.

Als Encephalomyelitis acuta disseminata wird eine Erkrankung bezeichnet, die einer akut verlaufenden multiplen Sklerose entspricht. Die Entmarkungsherde im Gehirn und im Rückenmark zeigen auch einen Untergang der Achsenzylinder und perivaskuläre Rundzelleninfiltrate. Der Krankheitsbeginn ist akut, unter Umständen mit Fieber, Leukozytose und Liquorzellzahlerhöhung bis 1000/3 Zellen. Die Progression ist rasch und führt innerhalb weniger Wochen zum Tode.

Die Neuromyelitis optica (Dévic) ist durch den zeitlich rasch aufeinanderfolgenden Befall des Rückenmarksquerschnittes und des N. opticus gekennzeichnet. Auch sie kann als besondere Lokalisation einer akuten multiplen Sklerose bezeichnet werden. Die Erkrankung setzt meist bei Kindern oder Jugendlichen sehr rasch ein, entweder zugleich am Rückenmark und N. opticus oder in zeitlicher Reihenfolge, aber rasch nacheinander am einen oder anderen Ort beginnend. Meist sind beide Nn. optici im Sinne einer Retrobulbärneuritis oder Papillitis betroffen. Das Niveau der Myelitis steigt bis zum Halsmark und nicht selten bis zu den bulbären Zentren auf. Die Prognose ist schlecht, immerhin ist selten ein Überleben möglich.

Japanische Autoren beschreiben eine in jenem Lande nicht seltene *subakute myelo-optische Neuropathie* (SMON) (295 b). Tage bis Wochen nach gastro-intestinalen Symptomen, selten nach abdominal-chirurgischen Eingriffen, treten aufsteigende Parästhesien, motorische Schwäche der unteren Extremitäten und in zirka einem Drittel der Fälle auch die Zeichen einer Optikusneuritis auf. Heilung ist selten, ebenso ein letaler Ausgang. Die meisten Patienten bleiben nennenswert behindert und auch Rezidive wurden beschrieben. Ein Zusammenhang mit der Einnahme von Oxychinolinpräparaten wird diskutiert, ebenso die pathogene Rolle eines Virus (418 a).

Die angeborenen Entmarkungskrankheiten sind auf S. 165 schon besprochen worden.

Lues des Nervensystemes

Allgemeines zur Lues des Nervensystemes

In jedem der drei Stadien der Lues kann das Nervensystem betroffen werden. Etwa 10 % der Luiker – auch bei der konnatalen Lues – entwickeln klinische Symptome eines Befalles des Nervensystemes. Die Häufigkeit der Lues cerebrospinalis, verglichen mit der Tabes und der progressiven Paralyse, beträgt 4 : 3 : 5. Sind lediglich die Seroreaktionen positiv, findet sich aber weder klinisch, noch im Liquor ein Hinweis für eine Beteiligung des Nervensystemes, so spricht man von einer *Lues latens seropositiva.* Die Spirochäten erreichen unter Umständen aber schon vor dem Exanthem, also vor den generalisierten Erscheinungen der in der 5. bis 12. Woche nach der Infektion beginnenden Sekundärperiode, das Nervensystem, so daß fast 10 % der Fälle in dieser Phase schon eine Lymphozytose des Liquors aufweisen. Man spricht dann von einer *Lues latens liquorpositiva.* Treten dann klinische Symptome hinzu, wird man von einer eigentlichen *Neurolues* sprechen können.

Man kann diese letztere in drei Haupttypen unterteilen:

- Die *Lues cerebrospinalis,* die vorwiegend durch entzündliche Veränderungen der Meningen und der Gefäße charakterisiert ist, wobei einmal akute exsudative, dann wieder mehr proliferative Aspekte im Vordergrund stehen können.

Tabelle 22. Liquorbefunde und Serologie bei drei Formen der Neurolues (Nach *Brain*)

	Lues cerebrospinalis	Tabes dorsalis	Progressive Paralyse
Liquor:			
Zellen	50/3—500/3, Mononukleäre	bis 200/3 Mononukleäre	bis 300/3 Mononukleäre
Eiweiß	50—150 mg%	normal bis 100 mg%	50—100 mg%
Kolloidkurven	pathologisch	in 90% pathologisch	fast immer pathologisch
WaR	mehr als 90% positiv	75% positiv (10% **nur** im Liquor positiv)	fast immer positiv
Besonderes	eventuell spinaler Stopliquor	Druck oft erhöht	Druck oft erhöht
Blut: WaR	60—70% positiv	70% positiv (5% **nur** im Blut positiv) WaR in 20% sowohl im Blut wie im Liquor negativ	mehr als 90% positiv
Treponemen-Immobilisationstest	immer positiv	immer positiv	immer positiv

- Die zwei als *metaluische Erkrankungen* definierte Manifestationsformen, nämlich die *Tabes dorsalis* mit ihren systematisierten, vor allem im Rückenmark lokalisierten Veränderungen, und die *progressive Paralyse* mit den vorwiegend zerebralen Symptomen.

Es gibt vielfach Übergänge und Kombinationen dieser verschiedenen Manifestationsformen und die unten angeführte systematische Beschreibung hat vor allem didaktische Hintergründe. Tab. 22 gibt Liquorbefunde und serologische Teste bei den drei Formen der Neurolues wieder.

Klinische Formen der Lues des Nervensystemes

Lues cerebrospinalis

In der Sekundärperiode kann eine fatale akute *syphilitische Meningoenzephalitis* mit zelligen Infiltraten der Meningen, Endarteriitis der meningealen und zerebralen Gefäße, Hirnnervenausfällen, zentralen Lähmungen, Krampfanfällen und Koma auftreten. Die Zellzahl im Liquor ist stark erhöht. Gelegentlich werden in dieser Phase auch Polyneuritiden beschrieben. In der *Tertiärperiode*, d. h. zwei oder mehr Jahre nach der Infektion, gehen die *verschiedenen Erscheinungsformen der Lues cerebrospinalis* auf vaskuläre und perivaskuläre Entzündungen mit obliterierender Endarteriitis zurück. Dies erzeugt Nekrosen mit Kaseifizierungen, andererseits aber auch proliferative, granulomatöse Veränderungen, d. h. Gummata.

- *Die gummöse zerebrale Leptomeningitis* ist vorwiegend basal lokalisiert und durch die membranartige Verdickung der Meningen charakterisiert. Klinisch bestehen Kopfschmerzen, oft Pupillenanomalien, eventuell Hirnnervenausfälle, Chiasmasymptome, Anfälle und psychische Symptome

- *Eine luische zerebrale Arteriitis* kann zu apoplektischen Insulten mit Erweichungen führen

- *Zerebrale Gummata* sind selten groß und können dann als raumfordernder Prozeß wirken. Meist sind sie subkortikal in den Hemisphären lokalisiert

  Die Pachymeningitis spinalis (hypertrophica) geht entweder von einer Ostitis des Wirbelkanals aus oder sie kann sich unabhängig davon entwickeln. Am häufigsten ist sie im Zervikalbereich lokalisiert. Die Dura ist verdickt und mit der Arachnoidea verwachsen. Die Gefäße sind entzündlich verändert. Im Vordergrund stehen starke Schmerzen, Muskelatrophien an den oberen Extremitäten, radikuläre Sensibilitätsstörungen, aber auch Querschnittssymptome (s. unten)

- Bei der *syphilitischen Myelitis* und Meningomyelitis sind Meningen und Blutgefäße verändert und führen zu teils oberflächlichen Rückenmarksveränderungen, aber auch zu Erweichungen ganzer Rückenmarkssegmente. Es treten zunächst gürtelförmige Schmerzen und nach Wochen Rückenmarksquerschnittssymptome auf

- Bei der von Erb beschriebenen *luischen Spinalparalyse* entwickeln sich die soeben beschriebenen Symptome sehr viel langsamer, zugleich mit Blasenstörungen, aber praktisch ohne Sensibilitätsausfälle
- Im Rahmen der luischen Meningomyelitiden können die Muskelatrophien ganz im Vordergrund stehen, so daß man von *luischen Myatrophien* spricht. Bei der *Radiculitis luica* stellen Schmerzen und Sensibilitätsstörungen, eventuell zusammen mit einem Zoster, das Hauptsymptom dar
- *Die Optikusatrophie* kann sowohl im Rahmen der Lues cerebrospinalis, sei es auf arteriitischer, sei es auf mechanisch-arachnitischer Basis auftreten. Sie ist aber auch ein Symptom der metaluischen Erkrankungen.

Tabes dorsalis

Zu den metaluischen Manifestationen am Nervensystem gehört die *Tabes dorsalis*. Sie tritt 8–12 Jahre nach der Infektion auf, manchmal aber früher, gelegentlich erst 20 oder mehr Jahre später. Die Tabiker machen etwa 30 % der Patienten mit Neurolues aus, wobei Männer viermal häufiger als Frauen betroffen werden. Schon makroskopisch sind eine Verdünnung und eine Sklerosierung der Hinterstränge des Rückenmarkes sichtbar. Mikroskopisch findet sich eine Degeneration der durch die Hinterwurzel eintretenden exogenen Fasern des Rückenmarkes. Die Hinterstrangfasern sind demyelinisiert, vereinzelt gehen auch die Axone zugrunde und die Glia proliferiert.

Unter den *klinischen Erscheinungen* stellen die Schmerzen ein Frühsymptom dar. Diese treten plötzlich auf, dauern Sekunden bis Minuten, schießen meist „lanzinierend" in die Beine oder andere Körperstellen ein. Es finden sich schmerzhafte *tabische Krisen* im Epigastrium, Rektum, Penis, Blase usw. Ebenfalls häufig sind *Parästhesien und Sensibilitätsstörungen* und dadurch bedingte Gehbehinderungen („Gehen wie auf Watte"), sowie die Gangstörungen wegen der *Ataxie*. Bei der *Untersuchung* lassen sich immer zunächst *Störungen der Sensibilität* nachweisen. Anfänglich ist zumindest der Vibrationssinn, später der Lagesinn herabgesetzt oder aufgehoben. Die Schmerzempfindung ist besonders in tieferen Strukturen vermindert (fehlender Hodendruckschmerz und Achillessehnendruckschmerz). Die (perineale) Schmerzempfindung erfolgt verzögert. Zum Teil auf Grund der Tiefensensibilitätsstörung findet sich in etwa 1/3 der Fälle eine Ataxie, die bis zu einer schweren Gehbehinderung führen kann. Sie wird besonders deutlich beim Augenschluß oder in der Dämmerung. Der Strichgang und der Romberg-Versuch sind entsprechend pathologisch. Die Störung der Muskelafferenzen durch die Hinterwurzeln hat eine oft ausgeprägte Hypotonie mit abnorm ausgiebiger Beweglichkeit der Gelenke zur Folge. Aus dem gleichen Grunde verschwinden bei mehr als der Hälfte der Patienten die *Sehnenreflexe*, meist zunächst die Achillessehnenreflexe und dann die Patellarsehnenreflexe. Selten kommen Pyramidenzeichen hinzu. Meist *irreversible Blasenstörungen* treten unter Umständen frühzeitig auf, im besonderen eine große, atonische Blase mit viel Restharn, aber ohne Schmerzen. Früh stellt sich auch *Impotenz* ein. Früher oder später kommen bei etwa 90 % der Tabiker *Pupillenanomalien* hinzu. Meist finden sich anisokore, enge, entrundete Pupillen, die auf Licht schlecht oder gar nicht reagieren. Es sind alle Übergänge bis zur voll ausgebildeten reflektorischen Pupillenstarre (ARGYLL ROBERTSON), die bei etwa 20 % der Tabiker vorkommt, zu beobachten (S. 17 u. 247). Etwa jeder zehnte Patient hat eine *Optikusatrophie*, die meist auch bei energischer Therapie bis zur Amaurose fortschreitet. Seltener finden sich *Augenmotilitätsstörungen. Trophische Störungen* können sich als chronisches *Ulcus perforans* der Fußsohle oder als *tabische Arthropathie* mit schweren Gelenkdestruktionen (CHARCOT-Gelenk) manifestieren.

Der Liquorbefund und die keineswegs immer positive WASSERMANN-Reaktion sind in Tab. 22 dargestellt worden.

Der spontane *Verlauf* ist sehr unterschiedlich. Eine stetige Progredienz ist die Regel, aber es kommen auch abortive Fälle, die zum Beispiel nur Pupillenanomalien und eine Areflexie aufweisen, vor.

Differentialdiagnostisch muß vor allem die Ataxie mit Gehstörungen gegen eine Pseudotabes bei Polyneuropathie abgegrenzt werden. Die Pupillenanomalien müssen von einer ADIE-Pupille sowie Pupillenstörungen bei Diabetes unterschieden werden. Schmerzzustände sind vieldeutig. Die Areflexie kann bei Polyneuritis vorkommen oder auch kongenital und bedeutungslos sein. Schwere schmerzlose Arthropathien kommen auch bei der Syringomyelie vor. Blasenatonie wird auch bei Diabetes beobachtet.

Progressive Paralyse (587)

Die progressive Paralyse macht etwa 45 % der Fälle von Neurolues aus. Männer werden 4mal so häufig wie Frauen befallen. Sie tritt 10–15 Jahre nach der Primärinfektion, gelegentlich auch viel später auf, um so früher, je älter der Patient im Zeitpunkt der Infektion war. Das Gehirn erscheint makroskopisch verkleinert und seine Konsistenz ist erhöht. Die weichen Hirnhäute sind verdickt, vor allem frontotemporal sind die Windungen atrophisch. Die Ventrikel sind erweitert. Mikroskopisch besteht das Bild einer subakuten Enzephalitis. Vor allem im Kortex, im Striatum und im Hypothalamus finden sich ein Ganglienzellverlust sowie eine Zunahme von Astrozyten und Mikroglia. Die Gefäßwände sind verdickt und es liegen zellige perivaskuläre Infiltrate vor. Im Gehirn lassen sich zahlreiche Spirochäten nachweisen.

Die *klinischen Erscheinungen* werden oft durch uncharakteristische Symptome, wie Kopfschmerzen, allgemeine Ermüdbarkeit und Schlafstörungen eingeleitet. Unter den *neurologischen Symptomen* sind die bei etwa 10 % der Patienten auftretenden epileptischen Anfälle zu erwähnen. Vereinzelte Kranke weisen rasch rückbildungsfähige Hemiparesen oder andere fokale Symptome auf (LISSAUER-Typus, Anfallsparalyse). Weniger als die Hälfte der Patienten zeigen die bei der Tabes beschriebenen Pupillenstörungen. Charakteristisch ist eine dysarthrische, „verschmierte" Sprache, ein „Silbenstolpern" besonders bei gewissen Testworten (zum Beispiel „Dritte reitende Artilleriebrigade", „Liebe Lilly Lehmann"). Besonders um die Mundregion zeigen sich Muskelzuckungen als „Wetterleuchten". Die Reflexe sind oft gesteigert, nicht selten finden sich Pyramidenzeichen. Gelegentlich besteht eine Optikusatrophie oder es finden sich Hinterstrangsymptome und andere Zeichen einer Tabes, so daß man von „Taboparalyse" spricht. Die *psychische Symptomatologie* ist nicht selten eindrücklicher als die neurologischen Störungen. Am häufigsten ist eine allmählich progrediente Demenz mit Gedächtnisabnahme, Affektstörungen, vermindertem Kritikvermögen und entsprechenden ethischen Entgleisungen und sozialem Abstieg. Seltener ist der erregte oder der expansive Typus, wobei groteske Selbstüberschätzungen mit fantastischen Unternehmungen vorkommen.

Der Liquorbefund und die serologischen Reaktionen sind praktisch immer pathologisch (vgl. Tab. 22).

Die *Prognose* ist ohne Therapie innerhalb etwa 3 Jahren infaust und spontane Besserungen kommen nur als Seltenheit vor.

Therapie und Therapiekontrolle der Neurolues (2, 590)

Die Indikation zur Behandlung der Neurolues und gleichzeitig den Maßstab für die Erfolgsbeurteilung stellen die Aktivitätszeichen im Liquor cerebrospinalis dar. Dabei ist die Zellzahlerhöhung das wesentliche Element und begründet die Indikation zur Penicillinkur mit 15–20 Mill. E im Verlauf von 2–8 Wochen. Eine Kombination mit anderen Behandlungsmethoden bietet keine Vorteile. Selten wird man bei progressiver Paralyse in Fällen, die trotz mehrerer Penicillinkuren noch humorale Zeichen einer Aktivität aufweisen, mit einer Malariakur kombinieren. Wesentlich ist die regelmäßige Liquorkontrolle, im ersten Jahr nach der Behandlung alle 3 Monate, im zweiten und dritten Jahr alle 6 Monate und dann einmal jährlich bis zum 5. Jahr. Bei erfolgreicher Kur wird sich innerhalb 6 Monaten die Zellzahl normalisieren und der Eiweißwert deutlich zurückgehen. Eine Wiederholung der Kur nach 6 Monaten – bzw. später – ist nur dann indiziert, wenn die Zahl der Zellen $^{15}/_{3}$ noch übersteigt. Im Laufe der Jahre werden auch die anderen Liquorveränderungen, namentlich die Eiweißwerte, die Gammaglobulinvermehrung bzw. die pathologischen Kolloidkurven, und zuletzt auch die WASSERMANN-Reaktion im Liquor und Serum in manchen Fällen normalisiert. In anderen bleiben gewisse Normabweichungen weiterhin bestehen, was aber *nicht* als Aktivitätszeichen gewertet werden darf. Der Treponemen-Immobilisationstest nach NELSON gar bleibt im Serum immer, im Liquor fast immer auch nach Heilung einer Neurolues positiv. Bei Patienten, die unter Antibiotika stehen, kann er falsch positiv sein.

Hirnnervensymptome und Erkrankungen der Hirnnerven

In diesem Abschnitt werden vor allem differentialdiagnostische Angaben gemacht. Ausfälle einzelner Hirnnerven dienen hierbei als Leitsymptom. Die Abb. 48–50 stellen die Gehirnnerven und ihre Kerngebiete in Beziehung zu Hirnstamm, Gehirnbasis und Schädelbasis dar.

Geruchssinnstörungen (170, 309, 592)

Von den 10–20 Millionen Rezeptorzellen der Riechschleimhaut gehen die Axone in den Nn. olfactorii durch die Lamina cribrosa hindurch zum Bulbus olfactorius. Hier endet das erste Neuron an den Dendriten der Mitralzellen, von welchen aus das zweite Neuron durch Vermittlung der Striae olfactoriae zum Corpus amygdaloideum und anderen Zonen des Schläfenlappens gelangt. Eine Geruchswahrnehmung erfolgt nur, wenn die Riechstoffe in einer Flüssigkeitsschicht über den Sinneszellen gelöst sind. Das Vorgehen beim Prüfen des Geruchssinnes ist auf S. 13 geschildert worden. Eine Verminderung *(Hyposmie)* oder ein Fehlen von Geruchswahrnehmungen *(Anosmie)* kommen bei *Nasenaffektionen,* zum Beispiel Rhinitis sicca, oder einseitig bei fehlender Ventilation vor. Eine nicht rhinogen bedingte Anosmie kann isoliert als Ausdruck eines Olfaktoriusmeningeomes (371) vorkommen. Die häufigste Ursache einer Anosmie ist das *Schädeltrauma,* wobei ein Abriß der Nn. olfactorii oder Kontusionen des Bulbus olfactorius vorliegen können (308, 309). Meist werden derartige posttraumatische Geruchssinnstörungen mit einer Latenz von Wochen bis Monaten bemerkt. Möglicherweise spielen hier sekundäre narbige Veränderungen der Meningen mit eine Rolle. Hierbei, gelegentlich auch bei Morbus Paget, nach grippalen Infekten, nach Rhinitiden oder ohne faßbare Ursachen, können *Parosmien* und *Kakosmien,* also Geruchsmißempfindungen, eventuell mit unangenehmem Charakter auftreten. Eine Geruchssinnstörung tritt gelegentlich bei Diabetes mellitus auf und eine Hyposmie wird nach Laryngektomie beschrieben.

Die oft zugleich mit einer Anosmie geäußerte Beeinträchtigung der Geschmacksempfindungen ist meist indirekt und lediglich auf den Wegfall der für die Geschmacksempfindung so wichtigen Geruchswahrnehmungen zurückzuführen. Eine Ageusie kann durch lokale Einwirkungen toxischer Substanzen auf die Zungenschleimhaut (Anfeuchten eines Schreibgerätes) verursacht werden. Eine vorübergehende Ageusie tritt manchmal nach peroraler Einnahme gewisser Medikamente ein, z. B. Penicillamin, L-Dopa, Phenindion und das Koronartherapeutikum Ildamen (452). Hypogeusie wird auch bei Diabetes mellitus, SHEEHAN-Syndrom und Hypothyreose beschrieben.

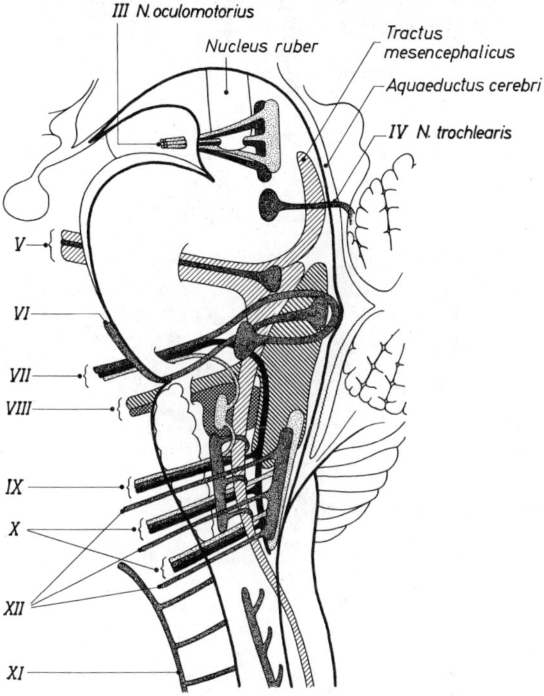

Abb. 48. Die Gehirnnerven. Lage ihrer Kerngebiete im Hirnstamm (Nach Braus und Elze).

Motorische Kerne	Sensible Kerne
Parasympathische Kerne	Vestibuläre Kerne
Viszerale Efferenzen	Kochleäre Kerne

Seltener findet sich aber nach Schädeltrauma eine echte *Kombination von Anosmie und Ageusie* (170, 536), ausnahmsweise auch eine isolierte Ageusie, was auf eine kontusionelle Schädigung des Zwischenhirnes in der Wand des dritten Ventrikels zurückgeführt wird. Störungen des Geschmackssinnes kommen nicht selten bei alten Personen oder im Rahmen einer Arteriitis (232) vor. Spontane, anfallartige, meist unangenehme Geruchssensationen (Kakosmien) treten bei Reizung des Bulbus olfactorius, des Corpus amygdaloideum oder des Unkus auf. Sie können auch als Aura einem epileptischen Anfall vorausgehen (Unzinatuskrisen) und weisen dann auf einen Prozeß der vorderen und basalen Schläfenlappenregion hin (S. 263).

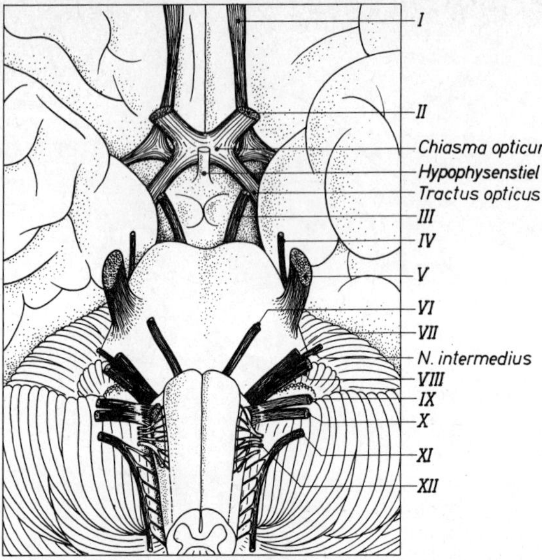

Abb. 49. Die Hirnnerven in ihrer Beziehung zur Basis des Gehirnes.

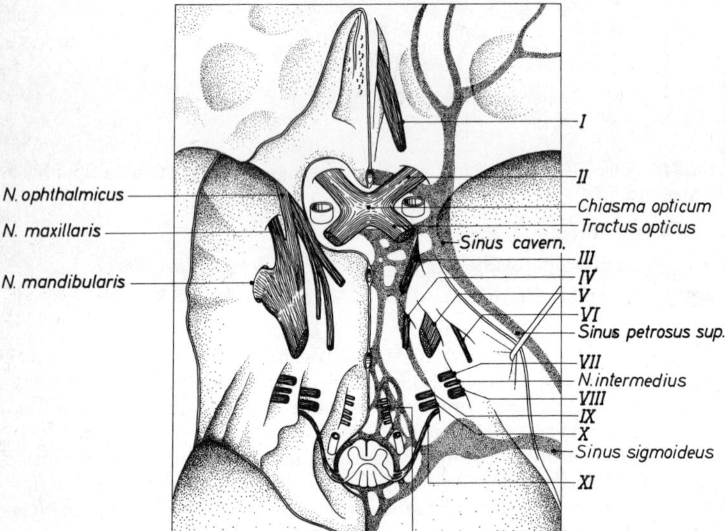

Abb. 50. Die Hirnnerven in ihrer Beziehung zur Schädelbasis. Links ist die Dura entfernt, rechts sind die Blutleiter in der Dura sichtbar.

Sehstörungen als neurologisches Problem

Aus dem großen Gebiete der Neuroophthalmologie (105, 235, 265, 562) seien hier nur einige wenige Probleme kurz angeführt, die sich für den Neurologen besonders häufig stellen.

Visusstörungen

Der *plötzlich auftretende einseitige Visusverlust* kann als Traumafolge bei einer Fraktur in den Canalis opticus hinein auftreten (Aufnahmen nach Rhese, S. 50). Als Amaurosis fugax wird er bei Karotisverschlüssen beobachtet. Auf sklerotischer Basis führen Veränderungen der Arteriolen des N. opticus zu ischämischen Optikusneuropathien oder Optikusmalazien, die eine Pseudostauungspapille erzeugen können. Ein plötzlicher Blutdruckabfall oder Blutverlust kann auslösend wirken. Gleichartige Symptome kommen bei Arteriitis cranialis (S. 283) vor. Der Visusabfall im Rahmen einer echten Retrobulbärneuritis ist in der Regel nicht plötzlich, sondern stellt sich innerhalb ein bis mehrerer Tage ein. Ein *beidseitiger plötzlicher Visusverlust* kann u. a. selten einmal Ausdruck einer beidseitigen Retinaischämie, zum Beispiel im Rahmen eines Aortenbogensyndromes sein. Meistens aber ist er Folge einer Ischämie der Okzipitalrinde bei basilärer Durchblutungsinsuffizienz. Charakteristisch sind oft Prodrome mit Verlust des Farbsehens, hemianopische Episoden, das relative Erhaltenbleiben des zentralen Sehens und manchmal das Leugnen einer Sehstörung trotz offensichtlicher schwerer Behinderung. Die plötzliche Entlastung eines Hydrozephalus, vor allem am sitzenden Patienten, kann zu einer sofortigen irreversiblen Erblindung – wohl durch Optikusischämie – führen. Der nicht plötzlich, sondern *rasch oder allmählich auftretende Visusverlust* eines oder beider Augen kann sehr verschiedene Ursachen haben. Bei *Retrobulbärneuritis* und bei *Papillitis* tritt der Visusabfall innerhalb mehrerer Tage auf und erholt sich nach einigen Wochen, wobei aber Ausnahmen möglich sind. Auch simultan auftretende beidseitige Retrobulbärneuritiden kommen vor. Auch die erwähnten Vaskulopathien des N. opticus können allmählich zunehmend Visusstörungen erzeugen. Unter den *toxischen Ursachen* seien die Methylalkoholvergiftung und die Tabak-Alkohol-Amblyopie erwähnt. Bei letzterer findet sich eine beidseitige Visusabnahme, wobei frühzeitig rot und grün nicht mehr unterschieden werden können. Ursächlich scheint ein B_{12}-Mangel eine wichtige Rolle zu spielen. Bei *Kompression des N. opticus* durch einen raumfordernden Prozeß (Tumor, Karotisaneurysma) werden ein Gesichtsfeldausfall und eine Optikusatrophie den langsam fortschreitenden Visusabfall begleiten. Ein *Optikusgliom* führt – gehäuft bei Kindern und besonders bei Mädchen – allmählich zu Visusabfall, zu einer Ausweitung des Canalis opticus (Rhese-Aufnahmen) und eventuell zu einer Protrusio bulbi.

Bei *Stauungspapillen* kann sich einerseits ein allmählich innerhalb von Wochen bis Monaten zunehmender Visusabfall bemerkbar machen,

Tabelle 23. Papillenödem und

Erkrankung	Papillenbefund	Visus
Stauungspapille	Unscharfe Ränder, Papille vergrößert, eventuell Prominenz, Hyperämie, verdickte Venen, eventuell streifige Blutungen der Papille oder ihrer unmittelbaren Umgebung. Retina sonst unauffällig	Meist lange noch normal
Maligne Hypertonie mit Retinopathie	Befund an der Papille selber ähnlich wie oben. Aber: Gefäßveränderung der ganzen Retina mit Kreuzungsphänomen, Kaliberschwankungen, Silberdrahtarterien, gelblichweißlichen Exsudaten. Blutungen weit hinaus in die Peripherie	u. U. vermindert
Zentralvenenthrombose	Papille unscharf, ödematös und prominent. Venen enorm verdickt, korkzieherartig geschlängelt. Blutungen bis weit in die Peripherie, zum Teil flächig	Sehr rascher, aber nicht abrupter Visusverlust
Papillitis	Ophthalmoskopisch oft nicht von Stauungspapille zu unterscheiden. Papille weniger prominent, Venen weniger erweitert	Hochgradiger Visuszerfall innerhalb weniger Tage. Erholung nach ein bis einigen Wochen
Retrobulbärneuritis	Analog der Papillitis, aber	
Drusenpapillen	Vergrößert, prominent, unscharfe Ränder. Papille jedoch gelblich verfärbt. Venen unauffällig, keine Blutungen. Bei oberflächlicher Lage der Drusen Papille höckerig mit sagoartigen, glitzernden Körnern	Normal
Persistierende markhaltige Fasern	Einlagerung von schneeweißen, flammigen Markfasern von der Papille peripheriewärts. Papille sonst unauffällig	Normal
Pseudopapillenödem (= Pseudoneuritis)	Optikusfasern angehoben. Papille prominent, verbreitert. Grauweiße, trübe Farbe ohne Hyperämie. Eventuell Vene geschlängelt, aber nicht verbreitert	Normal

es kann aber auch zu amblyopen Attacken mit vorübergehender Erblindung kommen. Letztere können auch in dauernde Blindheit übergehen. Die *homonymen Gesichtsfeldstörungen* und sogar die vollständigen homonymen Hemianopsien können vom Patienten völlig unbemerkt bleiben.

seine Differentialdiagnose

Gesichtsfeld	Weitere Symptome	Ursachen	Seite
Blinder Fleck vergrößert	Kurzdauernde amblyopische Attacken	Hirntumor in 75%. Venenthrombose. Andere intrakranielle Drucksteigerungen S. 96	Fast immer beidseitig
Normal	Hypertoniebeschwerden (zum Teil ähnlich den Symptomen eines Hirntumors), Blutdruckerhöhung, Nierenbefund	Hypertonie. Nephropathie	Fast immer beidseitig
Wechselnd	Bulbusschmerzen	Hyperkoagulabilität	Meist einseitig
Frühzeitig Zentral- und Parazentralskotom. Eventuell sektorartige periphere Skotome	Schmerzen im Augenbereich, besonders bei Bulbusbewegungen. Hierbei evtl. Lichtsensationen	Fokalinfekt? Multiple Sklerose	Fast immer zunächst einseitig. Mit Latenz von Wochen gelegentlich beidseitig

bei normalem Papillenbefund

Gesichtsfeld	Weitere Symptome	Ursachen	Seite
Gelegentlich leichte Defekte	Keine	Kongenitale Einlagerung von hyalinen Substanzen (oft erblich)	Meist beidseitig
Normal	Eventuell auch in der Retina, unabhängig von der Papille	Kongenitale Störung	In 20% beidseitig
Normal	Oft Hyperopie	Kongenitale übermäßige Wucherung der Glia. Gelegentlich familiär	Beidseitig und einseitig möglich

Pathologische Befunde an den Sehnervenpapillen

Beim Vorliegen eines *Papillenödems* werden differentialdiagnostisch vor allem die Stauungspapille, die entzündliche Papillitis und die vaskuläre Papillitis bei Hypertonie erwogen werden müssen. Die Merk-

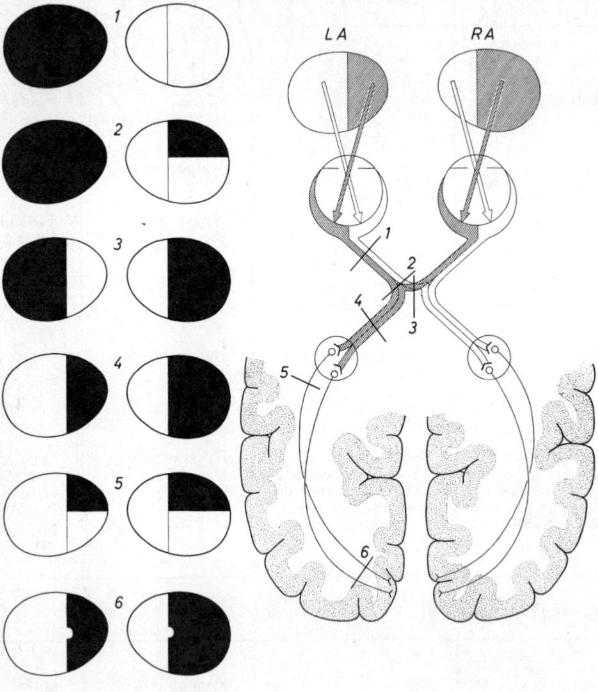

Abb. 51. **Gesichtsfeldstörungen, bezogen auf den Läsionsort der Sehbahnen.**

male sind in Tab. 23 dargestellt. Im Zweifelsfalle leistet die Fluoreszenzangiographie gute Dienste. Liegt eine *Optikusatrophie* vor – deren Ausmaß keineswegs parallel zur Visusverminderung gehen muß –, so kommt ursächlich vor allem ein Optikustumor oder eine Optikuskompression durch einen raumfordernden Prozeß der Nachbarschaft in Frage, eine traumatische Optikusläsion, eine durchgemachte Retrobulbärneuritis (temporale Abblassung), ein Status nach Stauungspapille, eine Lues oder auch eine bei Männern vorkommende LEBERsche familiäre Optikusatrophie. Bei der zuletzt genannten Affektion wurde neuerdings eine konkomitierende Enzephalitis beschrieben. Es wurde deshalb die Hypothese eines von der Mutter auf den Sohn übertragenen Slow virus formuliert, dessen Auswirkung von der genetisch bedingten Resistenz des Kindes abhängen soll (561 a). Optikusatrophien, auch beidseitige, kommen bei Turmschädel vor. Eine Arachnitis opticochiasmatica – also eine mechanische Läsion des Optikus durch arachnoidale Stränge – wird wohl zu häufig diagnostiziert (160). Beim FOSTER-KENNEDY-*Syndrom* besteht eine (kompressionsbedingte) Optikusatrophie auf der einen Seite, sowie eine (hirndruckbedingte) Stauungspapille der Gegenseite bei einem Tumor der mittleren Schädelgrube. Die *Gesichtsfeldstörungen* sind in Abb. 51 schematisch in ihrer lokalisatorischen Bedeutung dargestellt. Hieraus sowie unter Berücksichtigung der übrigen klinischen Befunde und der anamnestischen Angaben wird man Rückschlüsse auf die Ätiologie ziehen können. Die Chiasma-Syndrome sind im besonderen auf S. 99 dargestellt worden.

Augenmotilitätsstörungen (102, 105, 415, 436, 562)

Allgemeines zur Symptomatologie der Augenmotilitätsstörungen

Beim paralytischen Schielen infolge Ausfalles eines Augenmuskelnerven bzw. eines Augenmuskels finden sich

- eine abnorme Stellung des gelähmten Bulbus
- eine Einschränkung der Beweglichkeit desselben
- eine kompensatorische Schiefhaltung des Kopfes.

Die *abnorme Stellung* des gelähmten Auges ist zu Beginn lediglich als Folge des Muskelausfalles zu verstehen. Sehr bald aber tritt

- ein Überwiegen des gleichseitigen Antagonisten, für welchen das Gegengewicht weggefallen ist, hinzu
- eine Überfunktion des Synergisten am kontralateralen Auge, da der forcierte Innervationsimpuls des gelähmten Muskels zu einer entsprechenden stärkeren Innervation des noch funktionstüchtigen Synergisten führt
- eine entsprechende sekundäre Unterfunktion des Antagonisten des kontralateralen Auges
- und eine relative Überfunktion der ipsilateralen Synergisten im Bestreben, den Bewegungsausfall zu kompensieren.

Diese Verhältnisse sind in Abb. 52 schematisch dargestellt.

Die *Einschränkung der Beweglichkeit* des gelähmten Muskels erfolgt gemäß Abb. 3 und wird deutlich, wenn der Blick in die Richtung der maximalen Wirksamkeit des gelähmten Muskels gewendet wird. Bei nicht sehr ausgeprägten Paresen kann der Patient das Auftreten von Doppelbildern dadurch vermindern, daß er eine *kompensatorische*

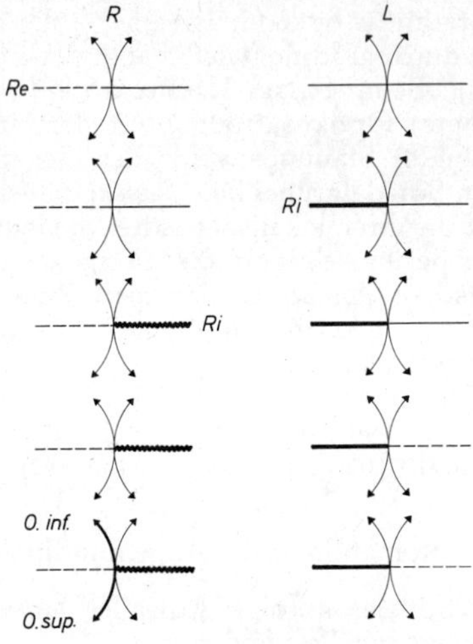

Abb. 52. Rechtsseitige Parese des Rectus externus (Abduzensparese). Reihenfolge der Funktionsstörungen von oben nach unten: Ausfall des M. rectus externus rechts. Übermäßige Innervierung des M. rectus internus links (Synergist des rechten M. rectus externus bei der konjugierten Bewegung). Verkürzung des M. rectus internus rechts wegen dauerndem Ausfall seines Antagonisten. Verminderte Innervation des M. rectus externus links (wegen dauernder übermäßiger Innervation seines Antagonisten, des linken M. rectus internus). Übermäßige Innervation der Mm. obliquus inferior und obliquus superior rechts als Synergisten des ausgefallenen M. rectus externus rechts (Nach HAMBURGER).

Kopfhaltung einnimmt, in welcher in reduziertem Ausmaß Blickbewegungen ohne ständige Doppelbilder noch möglich sind. Dieses Phänomen ist bei Kindern (jenseits des dritten und vierten Altersjahres) besonders deutlich. Der Kopf wird nach derjenigen Richtung gewendet, in welche der gelähmte Muskel wirkt. Charakteristisch ist u. a. auch der *Torticollis bei Trochlearisparesen* mit Ausfall des M. obliquus superior: Bei rechtsseitiger Lähmung wird der Kopf nach links geneigt, das Gesicht nach links gewendet und das Kinn gesenkt.

Auf den nicht paralytischen *konkomitierenden Strabismus* wurde auf S. 19 schon hingewiesen. In Tab. 24 sind die Symptome bei Ausfall der einzelnen Augenmuskeln zusammenfassend dargestellt.

Die *konjugierten Blicklähmungen* sind eine Folge von Läsionen der supranukleären Bahnen und Zentren der Augenmotilität (415).

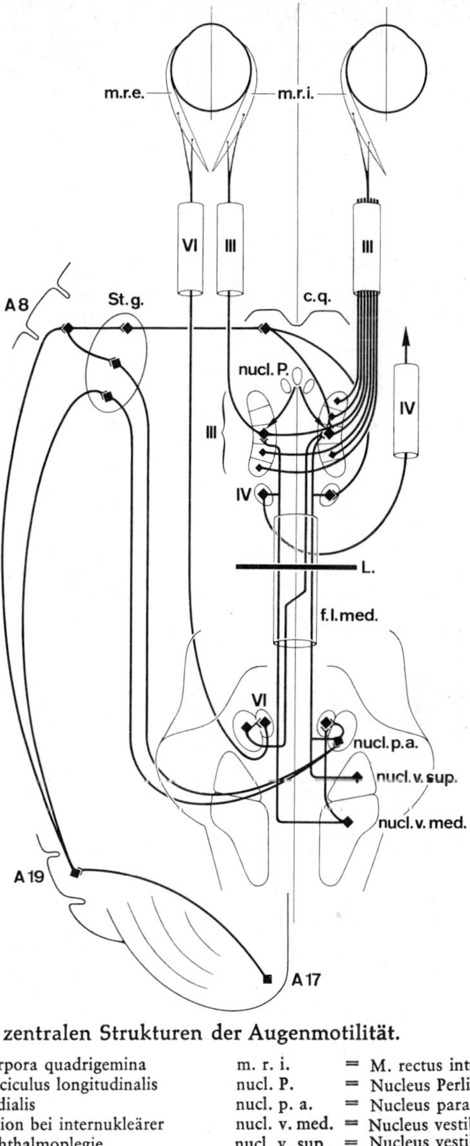

Abb. 53 Die zentralen Strukturen der Augenmotilität.

c. q.	= Corpora quadrigemina	m. r. i.	= M. rectus internus
f. l. med.	= Fasciculus longitudinalis medialis	nucl. P.	= Nucleus Perliae
		nucl. p. a.	= Nucleus paraabducens
L.	= Läsion bei internukleärer Ophthalmoplegie	nucl. v. med.	= Nucleus vestibularis medialis
		nucl. v. sup.	= Nucleus vestibularis superior
m. r. e.	= M. rectus externus	St. g.	= Stammganglien

Im Kern des III: von rostral nach kaudal M. levator palpebrae, M. rectus superior, M. rectus medialis, M. obliquus inferior, M. rectus inferior

Tabelle 24. Symptome beim Ausfall der einzelnen Muskeln des rechten Auges (vgl. Abb. 3 und 4)

Nerv	Muskel	Stellung des paretischen Bulbus nach . . . (primäre Abweichung)	Maximum der Doppelbilder beim Blick nach . . .	Stellung und Art der Doppelbilder
N. oculomotorius	M. rectus internus	temporal	nasal	nebeneinander, gekreuzt
	M. rectus superior	unten und temporal	temporal und oben (größte Schrägstellung: nasal und oben)	schräg
	M. rectus inferior	oben und temporal	temporal und unten (größte Schrägstellung: nasal und oben)	schräg
	M. obliquus inferior	unten und nasal	Nasal und oben (größte Schrägstellung: temporal und oben)	schräg
N. trochlearis	M. obliquus superior	oben und nasal	Nasal und unten (größte Schrägstellung: temporal und unten)	schräg
N. abducens	M. rectus lateralis	nasal	temporal	nebeneinander, ungekreuzt

Als *Kommandobewegung* bezeichnen wir die gewollt konjugierte Wendung des Blickes nach einer bestimmten Richtung. Das Zentrum liegt in der Area 6 und 8 der zweiten Stirnhirnwindung. Die Bahn für den Blick auf die Seite verläuft über den vorderen Schenkel der inneren Kapsel, den Pedunculus cerebri, kreuzt dann auf die Gegenseite und endet im Hirnstamm im Nucleus paraabducens. Dieser letztere empfängt u. a. auch Afferenzen von den Vestibularkernen. Von hier werden über den Abduzenskern der gleichseitige M. rectus externus und durch Vermittlung des Fasciculus longitudinalis medialis und des gegenseitigen Okulomotoriuskernes der M. rectus internus des kontralateralen Auges innerviert. Diese Störungen sind durch ein dauerndes koordiniertes Abweichen der Bulbi auf eine Seite bzw. durch die Unfähigkeit über die Mittellinie nach der anderen Seite zu blicken, gekennzeichnet.

Das Zentrum für *vertikale Blickbewegungen* befindet sich im Bereiche der Corpora quadrigemina, für den Blick nach oben im rostralen, für den Blick nach unten im kaudalen Anteil. Durch tektoökulomotorische Bahnen stehen sie mit dem Okulomotorius in Verbindung.

Die *Einstell- oder Spähbewegungen* können optisch oder akustisch gesteuert werden. Retinale Reize werden durch die Sehbahn und die Kalkarina in das okzipitale Blickzentrum in der optomotorischen Area 19 geleitet. Von hier aus gelangen Impulse über den medialen Teil der Sehstrahlung einerseits zu der Vierhügelregion (vertikale Einstellbewegungen), andererseits durch kortikotegmentale Bahnen zum Nucleus paraabducens der Gegenseite. Auch akustische Reize können zu reflektorischen Blickwendungen auf die Schallquelle hin führen. Vom akustischen Blickzentrum in der hinteren und temporalen Querwindung der Insel gelangen Fasern durch das retrolentikuläre Feld der inneren Kapsel zum System der konjugierten Blickbewegungen. Eine Störung äußert sich im Ausfall der reflektorischen Einstellbewegungen auf Gegenstände, die im Blickfeld sich bewegen. So fällt vor allem auch der optokinetische Nystagmus aus, d. h. das Mitgehen und ruckartige Zurückschnellen der Bulbi, wenn ein Gegenstand oder zum Beispiel ein bewegtes Meßband vor den Augen des Patienten vorbeizieht.

Als *Führungsbewegung* bezeichnen wir das Folgen des Blickes bei Fixation eines langsam bewegten Objektes. Dies setzt die Intaktheit der kortikalen Blickzentren voraus. *Vestibuläre kompensatorische Blickbewegungen* ermöglichen bei jeder Kopfbewegung eine reflektorische Gegenbewegung des Auges, wodurch eine unveränderte optische Perzeption gewährleistet ist. Von den Vestibulariskernen gelangen Fasern zum homolateralen und kontralateralen Fasciculus longitudinalis medialis, zugleich aber auch zum Tractus vestibulospinalis. Dadurch werden bei Vestibularisreizung nicht nur reflektorische Augenbewegungen, sondern auch entsprechende Kopf- und Rumpfbewegungen ausgelöst. Diese Reflexe können auch beim Bewußtlosen geprüft werden (27). Wenn bei raschen Kopfdrehungen die Bulbi in der ursprünglichen Stellung verbleiben, ist damit die Intaktheit des vestibulären Apparates und der vestibulookulären Verbindungen bewiesen, ebenso zum Beispiel auch eine periphere Augenmuskellähmung ausgeschlossen. (Vergleiche aber das Puppenaugenphänomen S. 41).

Tangiert der Herd die Verbindungen zwischen Abduzens- und Okulomotoriuskernen, den *Fasciculus longitudinalis medialis* (s. Abb. 53), so entsteht die *internukleäre Ophthalmoplegie* (415). Am häufigsten liegt eine beidseitige Läsion vor. Beim Versuch, nach einer Seite zu blicken, kann das kontralaterale Auge nicht über die Mittellinie hinaus bewegt werden, während bei der Nahakkommodation die Konvergenz (also auch die Kontraktion beider Musculi recti interni) funktioniert. Liegt die Läsion kaudal im Fasciculus longitudinalis medialis, dann tritt auch ein deutlicher Nystagmus auf, evtl. auch eine Lähmung des Musculus rectus externus. Nach wie vor bleibt die Konvergenz intakt. Wegen des Ausfalles des Musculus rectus internus ist der horizontale Nystagmus am abduzierten Auge ausgeprägter. Bei Schädigung der rostralen Partie des Fasciculus longitudinalis medialis kann auch die Konvergenz herabgesetzt sein, der Musculus rectus externus ist nie ausgefallen und ein Nystagmus kommt hier nicht vor.

Klinik der Augenmotilitätsstörungen

Okulomotoriusparesen. Bei vollständiger Okulomotoriuslähmung liegt eine Ptose, eine Parese der Mm. rectus internus, superior und inferior sowie des M. obliquus inferior vor, dazu als Ausdruck der Ophthalmoplegia interna eine weite, weder auf Licht, noch auf Konvergenz reagierende Pupille. Das paretische Auge weicht nach außen und unten ab. Eine solche totale Okulomotoriusparese kommt bei Läsionen des peripheren Nerven vor, so zum Beispiel bei Schädelbasisfrakturen, bei traumatischem Abriß, bei Tumoren der Schädelbasis, bei basalen entzündlichen Prozessen (zum Beispiel Tbc.-Meningitis, Lues), bei einem infraklinoidalen Karotisaneurysma bzw. einem Aneurysma der A. communicans posterior, bei einer arteriovenösen Fistel oder einer septischen Thrombose im Sinus cavernosus oder aber als Ausdruck einer Druckschädigung des N. oculomotorius gegen die Klivuskante bei Hirndruck. Gelegentlich kommt sie auch bei vaskulären Läsionen des Nervenstammes, zum Beispiel im Rahmen einer Arteriitis cranialis oder bei einer diabetischen Neuropathie vor. Das *Syndrom der Fissura orbitalis superior* kann nebst einer Okulomotoriusparese auch eine Lähmung des N. trochlearis und abducens umfassen, sowie eine Sensibilitätsstörung des ersten Trigeminusastes. Eine häufige Ursache einer (nukleären) Okulomotoriuslähmung ist die multiple Sklerose. Eine Lähmung des Okulomotorius oder anderer Augenmuskeln kann parainfektiös bei Sinusitis sphenoidalis oder ethmoidalis auftreten. Eine Mukozele des Sinus sphenoidalis geht etwa in der Hälfte der Fälle mit Augenmuskellähmungen einher und ist außerdem gelegentlich durch Optikusbeteiligung, fronto-faziale Schmerzen und einen Exophthalmus gekennzeichnet (184 a). Enzephalitiden, die Encephalitis haemorrhagica superior Wernicke, gewisse Infektionskrankheiten (Diphtherie) und Intoxikationen (Botulismus) können mit einer Okulomotoriusparese einhergehen. Wenn das Okulomotoriuskerngebiet in der Brückenhaube lädiert ist, sind die Paresen der einzelnen durch den N. oculomotorius innervierten Muskeln nicht immer total und oft sehr unterschiedlich ausgeprägt. Die mit einer nukleären Okulomotoriusparese einhergehenden (vaskulären) Hirnstammsyndrome sind in Tab. 12 aufgeführt worden (NOTHNAGEL-Syndrom, BENEDIKT-Lähmung, WEBER-Lähmung). Eine progrediente Läsion des N. oculomotorius nach seinem Durchtritt durch die Dura führt in der Regel zuerst zu einer Ptose und erst später zu Augenmotilitätsstörungen. Bei nukleären Läsionen ist die umgekehrte Reihenfolge die Regel.

Trochlearisparese. Sie ist durch den Ausfall des M. obliquus superior, also einer Behinderung der Blickwendung nach außen und unten, gekennzeichnet. Die Kopfhaltung wurde oben erwähnt (S. 238). Eine Trochlearislähmung tritt selten, gelegentlich zum Beispiel bei multipler Sklerose, isoliert auf. Meist sind andere Hirnnerven bzw. Augenmuskelnerven mitbetroffen, so bei Hirnstammprozessen, bei Tumoren oder Entzündungen der Schädelbasis oder bei dem Fissura-orbitalis-superior-Syndrom.

Abduzensparese. Der Ausfall des vom N. abducens innervierten M. rectus lateralis erzeugt am betroffenen Auge einen Ausfall des Blickes nach der Seite mit entsprechenden horizontalen Doppelbildern. Die Abduzensparese ist die häufigste Augenmuskellähmung, wohl wegen des langen intrakraniellen Verlaufes des Nervenstammes. Ursächlich kommen Schädelbasisfrakturen, Hirntumoren, basale Meningitiden, Prozesse im Sinus cavernosus oder in der Fissura orbitalis superior sowie Sinusitiden in Frage. Eine Abduzensparese kann aber auch ganz allgemein Ausdruck einer Hirndrucksteigerung ohne lokalisatorische Bedeutung sein. Das GRADENIGO-*Syndrom,* vor allem bei entzündlichen Prozessen der Pyramidenspitze nach Otitiden, ist durch Abduzensparese, Schwerhörigkeit sowie Schmerzen im ersten Trigeminusast gekennzeichnet. Hirnstammprozesse, vor allem Erweichungen, können zum FOVILLE-*Syndrom* (Abduzensparese und kontralaterale Hemiparese) führen. Gelegentlich tritt einige Tage nach einer *Lumbalpunktion* eine Abduzensparese auf, die sich meist innerhalb von 6 Wochen zurückbildet. Bei Kindern kann 1 bis 3 Wochen nach einem *febrilen Infekt* eine isolierte Abduzensparese mit spontaner Rückbildung innerhalb von 1 bis 3 Monaten in Erscheinung treten.

Supranukleäre Augenmotilitätsstörungen (vgl. Abb. 53) führen zu *konjugierten Blicklähmungen,* wobei also beide Augen gleichsinnig von der Bewegungsstörung betroffen sind. Dies ist nur ganz ausnahmsweise ein isoliertes Symptom (410 b). Bei einer akuten *Läsion des frontalen Blickzentrums* in der Area 8 werden der Blick (und der Kopf) anfänglich auf die Seite der Läsion hin gewendet gehalten (déviation conjuguée). Der Patient „schaut sich die Bescherung an". Nach Stunden bis Tagen ist eine Blickwendung bis zur Medianlinie, aber nicht auf die Gegenseite hin, wieder möglich. Erst später ist die Blickwendung völlig frei, wobei aber lange noch als letztes Zeichen der durchgemachten Schädigung ein unregelmäßiger Nystagmus bei extremer Blickwendung nach der Gegenseite hin nachweisbar bleibt. Eine *Schädigung der Area 18,* dem *okzipitalen Blickzentrum* und seiner Efferenzen bewirkt eine Beeinträchtigung der Folgebewegungen bei erhaltenen Willkürbewegungen. Vor allem ist der *optokinetische Nystagmus* (91, 123) (S. 241) gestört, wenn der fortlaufende Fixationsreiz aus der der Läsion entgegengesetzten Seite eintrifft. Eine Hemianopsie ist hierfür keineswegs Voraussetzung. Eine *Läsion in der Vierhügelplatte* hat eine Aufhebung der vertikalen Blickbewegungen zur Folge. Bei dem *Parinaudsyndrom* liegt eine konjugierte Lähmung für den Blick nach oben, zugleich mit Konvergenzschwäche und oft aufgehobener Lichtreaktion der Pupillen vor. Das BELLsche Phänomen ist allerdings erhalten. Ursächlich kommen Tumoren, vor allem Pinealome, in Frage, dann aber auch vaskuläre Prozesse und Enzephalitiden. Nach Enzephalitiden mit Lokalisation im Hirnstamm und in den *Stammganglien*, aber auch bei degenerativen supranukleären progressiven Lähmungen (S. 144) kommt es zu einer zunehmenden Limitierung aller willkürlichen Blickbewegungen. Hingegen bleibt oft der Blick bei passiver Bewegung des Kopfes auf einen gegebenen Fixationspunkt gerichtet, so daß sich die Bulbi relativ zur Orbita doch bewegen *(Puppenkopfphänomen)*. Bei *Läsionen des pontinen Blickzentrums* (Nucleus paraabducens, s. Abb. 53) kann der Blick nicht auf die Läsionsseite hin gewendet werden. Ein weiterer Unterschied zur frontalen Blickparese liegt im Fehlen einer déviation conjuguée. Meist ist auch eine Schädigung anderer Strukturen der Brücke vorhanden, so z. B. eine Abduzensparese, ein Nystagmus oder Pyramidenzeichen. Eine *internukleäre Ophthalmoplegie* (S. 241) kommt bei vaskulären Prozessen, bei multipler Sklerose oder bei Tumoren vor.

Bei postenzephalitischen Zuständen – viel seltener bei Mittelhirntumoren – kommt es zu konjugierten *Blickkrämpfen*, namentlich Konvergenzspasmen und vor allem zu *okulogyren Krisen* (S. 142). Als paraneoplastisches Syndrom, insbesondere bei Neuroblastomen des Kindes, finden sich regellose, repetitive Augenbewegungen, die als *Opsoklonus* („dancing eye“) bezeichnet werden (423 a). Bei der *kongenitalen okulären Apraxie* sind — bei intakter Bulbusmotilität — die willkürlichen Kommandobewegungen und Spähbewegungen nach der Seite gestört. Soll ein neuer Gegenstand fixiert werden, so wird zunächst der Kopf über das Ziel hinaus gewendet, bis das Objekt in der Sehachse zu liegen kommt. Dann erst wird unter Beibehaltung der Fixation der Kopf zurückgedreht. Dies führt zu überschießenden Bewegungen des Kopfes. Die Patienten, fast immer Knaben, haben vor allem Leseschwierigkeiten.

Ein alternierender, reziproker Vertikalnystagmus der beiden Bulbi (Aufwärtsbewegung des einen zugleich mit Abwärtsbewegung des anderen) wird als *see-saw-Nystagmus* bezeichnet (459 b). Die verantwortliche Läsion scheint im Bereich des rostralen Hirnstammes und des Dienzephalon zu liegen. Ätiologisch finden sich paraselläre Prozesse, Syringobulbien, Stammganglientumoren und vaskuläre Prozesse.

Differentialdiagnose der Augenmotilitätsstörungen

Raumfordernde Prozesse der Orbita können auf rein mechanischem Wege zu Störungen der Bulbusmotilität führen. Sie sind immer auch durch eine Dislokation des Bulbus mit oder ohne Exophthalmus gekennzeichnet. Beim Vorliegen eines retrobulbären Varixknotens kann der Exophthalmus bei Kopftieflagern eventuell zunehmen. Er ist bei A-V-Fisteln im Sinus cavernosus pulsierend (128). Eine mehr oder weniger ausgeprägte Protrusio bulbi mit Augenmotilitätsstörung kann als Ausdruck eines *Pseudotumor orbitae* auftreten, d. h. einer entzündlichen Affektion des Orbitainhaltes mit Myositis der äußeren Augenmuskeln (166, 386, 387). Ein *muskeldystrophischer Prozeß* der äußeren Augenmuskeln führt zu einer langsam progredienten Augenmotilitätsstörung (305), gelegentlich mit Schluckstörungen verbunden (80, 554). Die *Myasthenia gravis* führt nicht selten zunächst zu wechselnden Störungen der Augenmotilität (167). Eine *Hyperthyreose* kann von Augenmuskelparesen begleitet sein. Als MOEBIUS-*Syndrom* (6, 424 a) wird eine angeborene Augenmuskelparese (meist eine Abduzensparese), zusammen mit Fazialislähmung und gelegentlich anderen Ausfällen bezeichnet. Auch in Extremitätenmuskeln können elektromyographisch und bioptisch Zeichen einer Läsion peripherer motorischer Ganglienzellen gefunden werden (424 a). Eine Reihe von Anomalien der Innervation der Augenmuskeln und anderer Kopfmuskeln — zum Teil bei kongenitaler fehlerhafter internukleärer Verbindung zum Teil infolge Fehlregeneration nach peripheren Läsionen eines Augenmuskelnerven — führt zu abnormen Mitbewegungen. Beim MARKUS-GUN-*Phänomen* („Jaw-Winking") besteht in Ruhe eine Ptose, die beim Öffnen des Mundes, oder Verschiebung des Unterkiefers behoben wird. Bei in Rückbildung begriffenen Okulomotoriuslähmungen kann es zu einem *Pseudo*-GRAEFE-*Zeichen* kommen, wobei das Augenlid bei Blicksenkung gehoben wird. Auch das Zurückbleiben des Oberlides bei Blicksenkung im Anschluß an längeres Aufwärtsblicken im Rahmen des myotonen Syndromes (s. S. 369) bezeichnen wir als *Pseudo*-GRAEFE-*Zeichen*. Beim DUANE-*Sydrom* liegt eine mehr oder weniger ausgeprägte Parese des M. rectus externus vor, wobei zugleich mit der Adduktion des betreffenden Auges eine Retraktion des Bulbus mit Verengerung der Lidspalte in Erscheinung tritt. Hierbei wurde elektromyographisch eine simultane Innervation der Mm. rectus internus und externus nachgewiesen. Die *kongenitale Ptose* kann ein- oder doppelseitig auch familiär vorkommen.

Kongenitaler Nystagmus

Der kongenitale Nystagmus ist fast immer erblich und wird sofort nach der Geburt oder seltener erst in den ersten Lebensmonaten festgestellt. Er ist meist rasch, nach beiden Seiten, synchron an beiden Augen und oft auf beide Seiten gleich rasch (Pendelnystagmus). Die Ausschläge nehmen beim Seitwärtsblicken zu. Gelegentlich treten rhythmische Kopfbewegungen hinzu. Er bleibt meist das ganze Leben bestehen.

Spasmus nutans

Der Spasmus nutans ist ein selbständiges Krankheitsbild und tritt bei Kleinkindern zwischen dem 4. und dem 18. Monat (180) – meist im Winter – auf. Charakteristisch sind ein horizontaler, vertikaler oder rotatorischer, ein-

oder beidseitiger, meist rascher und feinschlägiger Nystagmus. Dazu kommen unregelmäßige, wackelnde Kopfbewegungen, wobei der Kopf außerdem oft auf die Seite gewendet gehalten wird. Die Ursache ist nicht bekannt und die Symptome verschwinden meist innerhalb weniger Monate.

Pupillenstörungen (s. Tab. 4 und Abb. 53 a)

Liegt eine Anomalie der Pupillenreaktion (S. 18) vor, so muß zunächst eine lokale Augenaffektion (hintere Synechien, Glaukom) ausgeschlossen werden. Die amaurotische Pupille ist weit und lichtstarr, reagiert aber konsensuell normal. Bei Okulomotoriusläsionen kann als erstes Zeichen auch ohne Störung der Augenmotilität eine weite Pupille mit fehlender direkter oder konsensueller Licht- und Konvergenzreaktion vorhanden sein. Die *reflektorische Pupillenstarre* (ARGYLL ROBERTSON) ist durch enge, oft entrundete, beidseits nicht auf Licht, jedoch auf Konvergenz reagierende Pupillen gekennzeichnet. Sie ist in der Regel Ausdruck einer luischen Affektion des zentralen Nervensystemes, kann aber in ähnlicher Ausprägung zum Beispiel auch bei einem Diabetes mellitus vorkommen. Die ADIE-*Pupille* (Pupillotonie) ist meist nur einseitig. Sie ist eher weit, reagiert erst auf langes Belichten, gut jedoch auf Konvergenz. Charakteristisch ist die anschließende langsame tonische Erweiterung. Zu dem meist bei Frauen vorkommenden Syndrom gehört oft, jedoch nicht in obligater Weise, das Fehlen einzelner Reflexe. Es kann Ausdruck eines möglicherweise entzündlichen, mesodienzephal lokalisierten Prozesses sein (477). Eine leichte *chronische Okulomotoriusschädigung* (z. B. durch ein Aneurysma oder einen anderen langsam wachsenden raumfordernden oder entzündlichen Prozeß) kann eine der Adie-Pupille ähnliche Störung verursachen. Bei weiten lichtstarren Pupillen denke man immer auch an medikamentöse Effekte (Homatropinsalben) und an toxische Wirkungen (Botulismus, Diphtherie, Encephalopathia haemorrhagica superior WERNICKE usw.). Die *Ganglionitis ciliaris acuta* (533) tritt meist einige Tage nach einem Infekt, manchmal nach einem Trauma der Orbita auf. Sie ist durch eine weite, auf Licht und Konvergenz nicht reagierende Pupille gekennzeichnet. Initial bestehen auch vorübergehende Akkomodationsstörungen mit Leseschwierigkeiten. Die Pupillenanomalie ohne Augenmotilitätsstörung (Differenzierung gegenüber der Okulomotoriusparese) bleibt in der Folgezeit bestehen. Dem Krankheitsbild liegt eine Affektion des Ganglion ciliare zu Grunde. *Abbildung 53 a* zeigt synoptisch die verschiedenen Anomalien der Pupillenreaktion.

Trigeminusstörungen

Die idiopathische Trigeminusneuralgie ist die häufigste Gesichtsneuralgie überhaupt und wird zusammen mit den anderen Gesichtsneuralgien auf S. 286 geschildert werden.

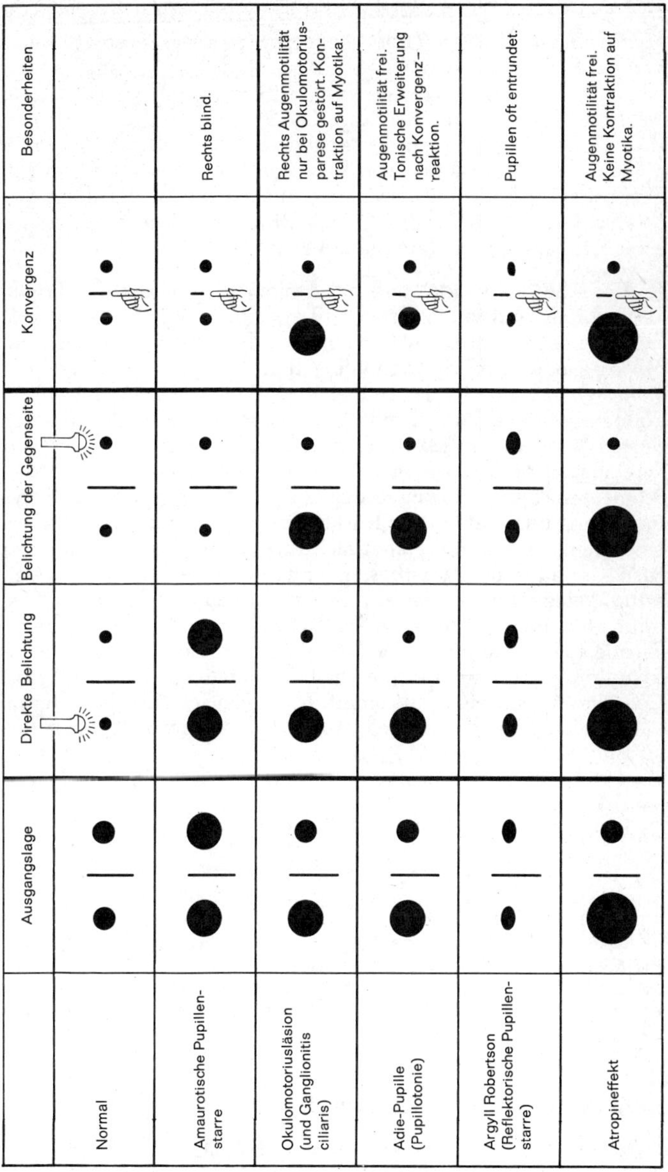

Abb. 53 a. Störungen der Pupillenreaktion (rechts pathologisch).

Die peripheren Äste des N. trigeminus können durch Schädelfrakturen, Meningitiden, Tumoren oder Aneurysmen lädiert werden. Beim seltenen Trigeminusneurinom stehen diese Ausfälle ganz im Vordergrund, beim Kleinhirnbrückenwinkeltumor (S. 97) ergänzen sie die übrigen Ausfälle. Prozesse im Bereiche des Sinus cavernosus, zum Beispiel eine Thrombose, können den ersten und den zweiten Ast zusammen mit den Augenmuskelnerven betreffen und haben meist auch einen Exophthalmus mit Lidschwellung zur Folge. Gelegentlich wird der N. alveolaris durch die Nadel anläßlich einer Leitungsanästhesie bei einer Zahnextraktion dauernd lädiert.

Im Bereiche der Brücke und der Oblongata können die Trigeminuskerngebiete und die zentralen Trigeminusbahnen durch vaskuläre Prozesse, aber auch durch Tumoren, Enzephalitiden, eine multiple Sklerose oder eine Syringobulbie betroffen werden. *Trigeminusparästhesien,* eventuell als Teil einer Polyneuritis cranialis (s. S. 255) können bei Vergiftungen mit Trichloräthylen (58) oder anderen chlorierten Acethylenen (82 a) auftreten. Sie können aber auch ohne andere Begleitsymptome meist im zweiten oder dritten Ast, ohne Schmerzen, ohne Störungen des Geschmackssinnes oder der Motorik in Erscheinung treten. Die Rückbildung kann innerhalb von Wochen geschehen, in anderen Fällen allerdings bleibt ein Sensibilitätsausfall zurück. Dauernde Parästhesien und Schmerzen, einseitig oder beidseitig, gelegentlich auf zwei Äste des Trigeminus beschränkt, können recht früh im Verlauf gewisser Kollagenosen, vor allem bei Sklerodermie, in Erscheinung treten (19 b). *Zungenbrennen* ist ein vieldeutiges Symptom, das zum Beispiel bei Eisenmangel, bei B_{12}-Mangel, bei Colistine-Medikation vorkommt. Man sieht es auch bei älteren Menschen, vielleicht im Rahmen von Durchblutungsstörungen im Hirnstamm (510).

Fazialissymptome

Die Differenzierung einer peripheren von einer zentralen Fazialisparese wurde auf S. 21 beschrieben. Ist der Augenschluß nur unvollständig möglich, so liegt immer eine periphere Fazialisparese vor. Ist er vollständig, so kann es sich um eine zentrale oder um eine unvollständige periphere Fazialislähmung handeln. Die anderen Zeichen einer peripheren Fazialisparese wurden auf S. 21 beschrieben. Diese sowohl das Fehlen anderer Hinweise auf eine zentrale Parese erlauben wohl immer eine sichere Differenzierung.

Kryptogenetische periphere Fazialisparese (405)

Diese weitaus häufigste periphere Nervenlähmung ist ein in seinem Verlauf und seiner Symptomatologie äußerst charakteristisches Krankheitsbild. Meist innerhalb von Stunden, selten erst im Verlauf von

1–3 Tagen, stellt sich eine einseitige Lähmung aller vom N. facialis versorgten Gesichtsmuskeln ein. Oft ist die Parese am Morgen beim Erwachen voll ausgebildet. Eine auslösende Ursache ist meist nicht faßbar, gelegentlich geht ein Zoster oticus voraus. Das Allgemeinbefinden ist nicht gestört. In etwa der Hälfte der Fälle werden retroaurikuläre Schmerzen angegeben. Beide Geschlechter erkranken etwa gleich häufig und alle Altersstufen werden befallen, vor allem aber Patienten im mittleren Erwachsenenalter. Etwa 10 % der Patienten erleben später ein Rezidiv. Auch familiäre Häufung kommt vor. Die Untersuchungsbefunde sind auf S. 21 dargelegt worden, die Geschmackssinnstörungen auf S. 21. Elektronystagmographisch lassen sich vestibuläre Funktionsstörungen objektivieren, ohne daß dieselben sich subjektiv störend auswirken (471 a). In den günstigen Fällen kann innert 4—6 Wochen vollständige Heilung eintreten, bei anderen jedoch wird eine Besserung erst nach 3–9 Monaten sichtbar und wird zu einer meist nur partiellen Erholung führen. Rund 80 % der Fälle weisen ein gutes Heilungsresultat auf und nur etwa 5–8 % ein schlechtes mit störenden Restsymptomen. Bei genauer Untersuchung wird man bei nicht wenigen Patienten auch später noch leichte Kontrakturen der Gesichtsmuskulatur in Ruhe, vor allem aber eine durch fehlerhafte Regeneration bedingte synergistische Masseninnervation finden: So wird zum Beispiel beim Zähnezeigen auch das Lid zugekniffen oder beim Backenaufblasen die ursprünglich paretische Backe zugleich mit dem Lippenschluß fest kontrahiert und dadurch weniger stark aufgeblasen. Selten ist das Phänomen der Krokodilstränen, eine abnorme Tränensekretion beim Essen durch sekretorische Fasern der Speicheldrüse, die fehlerhaft in die Gl. lacrimalis eingesproßt sind. *Ursächlich* dürfte in manchen Fällen ein Virusinfekt (pathologische Zellzahl im Liquor), in anderen eine primäre Ischämie des Nerven im Canalis Falloppii (Canalis facialis) vorliegen. Die *Behandlung* wird in der Regel mit Prednison durchgeführt. Die operative Dekompression durch den Otochirurgen (390, 391) wird nach 3–4 Wochen beim Fehlen jeglicher klinischer Erholung und beim Vorhandensein von Denervationszeichen im Elektromyogramm empfohlen, neuerdings auch schon früher.

Symptomatologisch der soeben beschriebenen Form analog ist die Fazialisparese im Rahmen des MELKERSSON-ROSENTHAL-*Syndromes* (11, 405, 527). Es ist durch die Trias: Fazialisparese, Gesichtsschwellung und Lingua plicata (wie bei der Cheilitis granulomatosa MIESCHER) gekennzeichnet. Rezidive und beidseitige Fazialisparesen sind hier besonders häufig.

Andere periphere Fazialisparesen

Im Rahmen von Infektionskrankheiten durch neurotrope Viren kommen nicht selten auch nukleäre oder periphere Fazialisparesen vor, so bei der Poliomyelitis, im Rahmen von Echo- und Coxsackie-Infektionen, bei der

Zecken-Radikulomyelomeningoenzephalitis (S. 108) usw. Die Polyradikulitis GUILLAIN-BARRÉ (S. 298) kann mit Fazialisparesen einhergehen. Beim Morbus BESNIER-BOECK-SCHAUMANN kann im Rahmen eines HEERFORDT-Syndromes zusammen mit der Parotisschwellung und den Augensymptomen eine oft doppelseitige Fazialisparese auftreten.

Im Rahmen von *Schädelbasisfrakturen* kommt es bei Pyramidenquerfrakturen in fast der Hälfte der Fälle, bei Längsfrakturen in etwa 10–30 % der Fälle zu Fazialisparesen. 70 % der Frühlähmungen und etwa 90 % der verzögert aufgetretenen Spätlähmungen erholen sich spontan. Die Prognose ist bei der Querfraktur allerdings deutlich schlechter. Am besten ist sie in den Fällen von Spätlähmungen bei den Längsfrakturen, wenn infolge von Ödem oder Sickerblutungen die Parese erst nach 1–14 Tagen auftritt. Bei den äußeren Querbrüchen und den Längsbrüchen mit sofortiger Lähmung wird die operative Dekompression am Platz sein, ebenso aber auch bei den Längsbrüchen mit Spätlähmung, wenn nach 2 Monaten elektromyographisch noch eine vollständige Denervation nachzuweisen ist.

Bei Mittelohrprozessen, eitrigen Otitiden und Tumoren kann eine Fazialisparese, zugleich mit Gehörstörungen und anderen Lokalsymptomen vorkommen. Von den intrakraniellen Tumoren führen die Kleinhirnbrückenwinkeltumoren nicht selten auch zu einer peripheren Fazialislähmung. Durch den ESMARCH-Handgriff während der Narkose können anschließend Paresen des Ramus marginalis mandibulae des Fazialis mit Schwäche der oralen Muskulatur auftreten. Das Ausgespartbleiben des Stirn- und Augenastes verleitet zur Diagnose einer zentralen (zerebralen) Parese.

Im Rahmen des schon erwähnten MÖBIUS-Syndromes (6) finden sich kongenitale Fazialisparesen, wobei auch zahlreiche Fälle von kongenitaler beidseitiger Gesichtslähmung (Diplegia facialis) beschrieben wurden (246).

Gesichtstic

Als Gesichtstic bezeichnen wir unwillkürliche, in ihrer Lokalisation wechselnde, plötzliche Kontraktionen der Gesichtsmuskulatur, die meist bei nervösen oder neurotischen Individuen vorhanden sind. Eine Sonderstellung nimmt der *Blepharospasmus* ein (S. 154), der oft oligosymptomatisch Ausdruck einer organischen extrapyramidalen Störung ist.

Hemifazialer Spasmus

Der hemifaziale Spasmus (47, 151 a, 566) besteht in einer unwillkürlichen synchronen plötzlichen tonischen Kontraktion aller vom N. facialis innervierten Muskeln einer Gesichtsseite. Diese tonische, krampfartige Kontraktion dauert mehrere Sekunden. Sie kann gelegentlich durch gewisse Willkürbewegungen ausgelöst werden, tritt aber meist ohne faßbare äußere Ursache auf. Die Spasmen können sich alle paar Minuten wiederholen. Gelegentlich stellt sich die Störung im Anschluß an eine durchgemachte periphere Fazialisparese ein, meist aber ohne vorausgegangene Lähmung. Ursächlich kann in vereinzelten Fällen eine Anomalie des kraniozervikalen Überganges (S. 87) nachgewiesen werden, oder aber ein intrakranieller den Fazialisstamm komprimierender Prozeß, auffallend häufig eine Gefäßanomalie (151 a), im Kleinhirnbrückenwinkel. In gewissen Fällen kann eine operative Exploration und „Neurolyse" die Heilung bewirken. Die Gefahr einer postoperativen einseitigen Ertaubung ist aber groß, so daß eine partielle Durchtrennung des extrakraniellen Fazialisstammes vorgezogen wird. In anderen Fällen dauert die hartnäckige Störung Monate oder Jahre unverändert weiter an. Ein *andauernder* hemifazialer Spasmus kommt bei Gliomen des Hirnstammes vor.

Als *faziale Myokymie* wird ein dauerndes Wogen der Muskeln einer Gesichtsseite bezeichnet. Es tritt bei multipler Sklerose (ohne begleitende Fazialisschwäche) auf oder bei Hirnstammtumoren, dann aber zugleich mit Paresen der Gesichtsmuskeln (221).

Hemiatrophia facialis progressiva

Als Hemiatrophia facialis progressiva (11, 255) wird eine gelegentlich auch erbliche Atrophie des Gesichtes bezeichnet, die vielfach mit einer „sclérodermie en coup de sabre" in der Medianlinie von Gesicht und Stirne beginnt. Auch Knochen und Knorpel atrophieren, ebenso das Gehirn. Sie geht oft mit einem homolateralen HORNER-Syndrom und Augenmotilitätsstörungen einher, sowie mit kontralateralen JACKSON-Anfällen oder einer generalisierten Epilepsie.

Symptome von seiten des N. vestibulocochlearis (statoacusticus) (457)

Gehörstörungen in neurologischer Sicht

Gelegentlich wird auch der Neurologe mit Fällen von *plötzlich aufgetretener, ein- oder beidseitiger Ertaubung* (419) sich abzugeben haben. Ursächlich kommen hierfür infektiöse Prozesse, im besonderen ein Befall durch das Mumpsvirus (auch ohne Parotisschwellung) und ein Zoster (auch ohne sichtbare Bläscheneruptionen) in Frage. Seltener sind es vaskuläre Störungen im Gebiete der A. labyrinthi (A. auditiva interna), die einmal zu einer Apoplexia cochleae (meist zugleich mit einem Labyrinthausfall) führen können. Ausnahmsweise kann eine multiple Sklerose mit einer doppelseitigen Ertaubung beginnen. Pyramidenquerfrakturen können zu einer traumatischen Zerreißung des N. vestibulocochlearis führen. Nur etwa 50% der Fälle erholen sich.

Häufiger wird *eine progrediente Schwerhörigkeit* als Teilsymptom einer neurologischen Affektion sich manifestieren. Eine Ostitis deformans und Tumoren der Schädelbasis (s. GARCIN-Syndrom, S. 254) oder des Kleinhirnbrückenwinkels (S. 97) kommen in Frage, im besonderen das Akustikusneurinom. Meist gehen hier Ohrgeräusche lange der Ertaubung voraus. Eine zunehmende Schwerhörigkeit ist nicht selten Teilsymptom genetisch bedingter Stoffwechselanomalien (REFSUM-Krankheit, S. 165; NIEMANN-PICK-Krankheit, S. 164) und anderer Systemerkrankungen. (FRIEDREICH-Ataxie, S. 209). Basale Meningitiden und Lues, besonders die konnatale Lues, können eine Gehörstörung hinterlassen. Als COGAN-Syndrom (25) wird eine nicht syphilitische interstitielle Keratitis mit beidseitiger allmählicher Ertaubung und Gleichgewichtsstörungen bezeichnet. Dies dürfte Ausdruck einer Kollagenkrankheit sein, wahrscheinlich einer Periarteriitis nodosa (S. 173). Die Gehörstörungen im Rahmen vestibulärer Erkrankungen werden weiter unten abgehandelt.

Vestibularisausfälle und Schwindel (s. a. S. 23) (457)

Ein akuter Drehschwindelanfall (212, 444) kann bei einer Schädigung der zentralen Vestibularisstrukturen zum Beispiel im Rahmen eines vaskulären WALLENBERG-Syndromes (S. 122) auftreten. Die plötzliche Ausschaltung eines peripheren Vestibularapparates bei einer Durchblutungsstörung der A. labyrinthi kann zu einer Apoplexia labyrinthi führen mit einem über Tage anhaltenden Drehschwindel. Der Ausfall wird dann im Verlauf von Wochen zentral kompensiert. Analog verhält sich der totale Vestibularisausfall bei Schädelbasisfrakturen. Allerdings kann nach einem Schädeltrauma auch eine Reihe anderer, vor allem zentraler Vestibularisstörungen mit viel hartnäckigerem Schwindel auftreten.

Der Morbus MENIÈRE ist durch regellos rezidivierende, urplötzlich auftretende, über Stunden andauernde Drehschwindelanfälle gekennzeichnet, die innerhalb einiger weiterer Stunden stetig abklingen. Meist tritt Brechreiz oder Erbrechen auf, und der Patient kann nicht mehr stehen. So gut wie immer ist der Anfall von Ohrgeräuschen, Hypakusis oder auch nur einem Gefühl von verstopftem Ohr begleitet. Nur nach den ersten Anfällen bleiben keine Symptome zurück, während später eine zunehmende Schwerhörigkeit und Untererregbarkeit des Vestibularapparates auftreten, die schließlich zur völligen Labyrinthzerstörung und damit zum Aufhören der Anfälle führen. Ein Verwandter des Morbus MENIÈRE ist das LERMOYEZ-*Syndrom* („le vertige qui fait entendre"). Nach einer über Tage fortschreitenden einseitigen Gehörabnahme mit Ohrgeräuschen tritt plötzlich ein Schwindelanfall analog einem Morbus MENIÈRE auf. Daran anschließend hört der Patient wieder viel besser. Sehr viel kürzer, oft nur wenige Sekunden dauernd, können die *Schwindelanfälle bei Spondylosis cervicalis* in Abhängigkeit von der Kopfstellung sein und durchaus nicht immer als Drehschwindel imponieren. Als *Neuronitis vestibu-*

laris (31, 236) wird ein plötzlich einsetzender Drehschwindel bezeichnet, der oft in Abhängigkeit von Kopfbewegungen während Tagen anhalten kann, um dann allmählich abzuklingen. Die Patienten ten erbrechen und sind anfänglich oft ans Bett gefesselt. Gehörsensationen oder Gehörabnahme bestehen im Gegensatz zum Morbus MENIÈRE nicht. Anfänglich besteht ein Nystagmus und die kalorische Erregbarkeit des Vestibularapparates ist herabgesetzt. Meist findet sich ein allgemeiner oder am Schädel lokalisierter infektiöser Prozeß, bei dessen Beseitigung auch die Vestibularisstörungen zurückgehen. In anderen Fällen bleibt noch während Jahren eine Anfälligkeit für Schwindelattacken, bzw. während Monaten eine gewisse Unsicherheit beim Stehen und Gehen zurück. *(Trigger-Labyrinth)*. In der Symptomatologie ganz ähnlich können die gehäuft auftretenden Fälle im Rahmen einer *Vertigo epidemica* sein (236, 435). Analoge Erscheinungen können auch nach Zeckenbiß auftreten. Ein durch Lärm ausgelöster Schwindel wird als *Tullio-Phänomen* bezeichnet.

Die *Differentialdiagnose* des vestibulären Schwindels umfaßt die unbestimmten Schwindelsensationen bei vegetativer Dystonie und im Rahmen des Syndromes des oberen Körperviertels bei Zervikalspondylose (S. 196). Schwindel kann als Aura bei epileptischen Anfällen vorkommen. Als Schwindel werden von manchen Patienten auch die Erscheinungen vor einem Kollaps, bei zerebraler Durchblutungsstörung oder bei der Hyperventilationstetanie sowie die Gehschwierigkeiten bei Kleinhirnprozessen, bei Polyneuropathien oder Hinterstrangaffektionen bezeichnet.

Glossopharyngikusausfälle und Vagusausfälle

Die Symptomatologie wurde auf S. 24 dargestellt. Eine Parese der zwei genannten Hirnnerven tritt – als Teil einer komplexeren Symptomatologie – bei vaskulären Störungen, bei Tumoren, bei enzephalitischen Prozessen oder Herden einer multiplen Sklerose im Oblongatagebiet auf (s. Tab. 12). Ein isolierter Befall dieser Nerven ohne andere neurologische Symptome deutet immer auf eine extrazerebrale Läsion der Nervenstämme hin. Diese kann im Rahmen einer basalen Impression oder durch einen Tumor der Schädelbasis bewirkt werden, zum Beispiel im besonderen auch durch einen extrakraniellen, aus dem Epipharynx einwachsenden Tumor. Bei einer Schädelbasisfraktur, die in das Foramen jugulare reicht, können die durch dieses Foramen durchtretenden Hirnnerven (IX, X, XI) ausfallen (syndrome du trou déchiré postérieur; SIEBENMANN-Syndrom). Eine ähnliche Symptomatologie kann selten auch bei Sinusthrombosen und nach Torticollis auftreten. Ein Tapia-Syndrom (s. S. 120), ein Befall des IX., X. und XII. Hirnnerven, kann auch bei einem (extrakraniellen) Aneurysma der A. carotis zustandekommen.

In der *Differentialdiagnose* dieser Hirnnervenlähmungen muß die Gaumensegellähmung bei Diphtherie, vor allem aber auch die Myasthenia gravis pseudoparalytica erwogen werden. Die Glossopharyngeusneuralgie wird auf S. 287 beschrieben.

Akzessoriusparese (s. auch S. 25)

Eine Lähmung des N. accessorius kommt bei Anomalien des kraniozervikalen Überganges, bei Tumoren in der Nähe des Foramen magnum und beim oben erwähnten Syndrom des Foramen jugulare vor. Sie ist von anderen neurologischen Ausfällen begleitet. Die häufigste Ursache einer isolierten Akzessoriusparese ist aber die iatrogene Schädigung bei einer *Drüsenbiopsie am Hinterrand des M. sternocleidomastoideus* (415). Meist bemerkt der Patient erst einige Wochen später, wenn er den Arm wieder belastet, eine gewisse motorische Behinderung oder Schulterschmerzen bei Arm- und Schulterbewegungen. Man findet einen Schultertiefstand, eine Schaukelstellung der Skapula und einen atrophischen oberen Trapeziusrand ohne Sensibilitätsausfall und bei intakter Funktion des M. sternocleidomastoideus.

Hypoglossusparese (s. auch S. 26)

Eine zentrale Zungenlähmung kann zum Beispiel bei frischen Apoplexien auftreten und ist von anderen Zeichen einer Hemiparese begleitet. Sie wird funktionell sehr bald wieder kompensiert. Eine beidseitige zentrale Zungenlähmung, zum Beispiel im Rahmen einer Pseudobulbärparalyse (S. 127), stellt allerdings eine schwerwiegende Behinderung mit hochgradigen Sprach- und Schluckstörungen dar. Atrophien fehlen in diesen Fällen.

Eine bulbäre Hypoglossuslähmung kommt zum Beispiel bei der echten Bulbärparalyse vor (S. 208). Zusammen mit einer gekreuzten Hemiparese bei einseitigen vaskulären Oblongataprozessen stellt sie die JACKSON-Lähmung dar.

Eine Läsion des peripheren Hypoglossusstammes kann bei Schädelbasisfrakturen in der hinteren Schädelgrube, bei basaler Impression oder bei Hirnstammtumoren vorkommen, ebenso bei extramedullären Tumoren der Schädelbasis. Die Zungenhälfte ist atrophisch, die Schleimhaut gefältelt, und die Zunge weicht beim Herausstrecken nach der paretischen Seite ab. Im Gegensatz zu den chronischen nukleären Lähmungen finden sich aber keine Faszikulationen.

Multiple Ausfälle kaudaler Hirnnerven

An *Besonderheiten* sei noch der multiple Ausfall der kaudalen Hirnnerven auf einer Seite, das GARCIN-Syndrom, erwähnt. Es beruht meist auf einem

Tumor der Schädelbasis. Ein progredienter Ausfall kaudaler Hirnnerven zusammen mit Zeichen neurovegetativer Dysregulation (bei Karotissinus- und Grenzstrangläsion) tritt Jahre nach einer Karotisangiographie mit Thorotrast als Ausdruck eines Thorotrastoms auf (47 a). Kaudale Hirnnervenausfälle bei Osteomyelitis der Schädelbasis s. S. 111. Als *Polyradiculitis cranialis* können Fälle bezeichnet werden, bei welchen nebst der Beteiligung spinaler Nervenwurzeln auch kaudale Hirnnerven, insbesondere der N. facialis, betroffen werden. Sie werden zu den mehr oder weniger typischen GUILLAIN-BARRÉ-Syndromen gerechnet. Als Prodrom finden sich langdauernde Kopfschmerzen, dann die multiplen Hirnnervenlähmungen mit guter Spontanprognose. Nicht selten treten nach Monaten oder Jahren Rezidive auf. Es wurden granulomatöse Entzündungen der perineuralen Meningen beobachtet (523 b). Hierher gehört wohl auch das als *Fisher-Syndrom* (179 a) bezeichnete Krankheitsbild, welches gehäuft bei Jugendlichen vorkommt. Es ist durch eine Ophthalmoplegie mit Ataxie, Areflexie, evtl. mit Pupillenbeteiligung und Facialisparese sowie durch erhöhte Liquoreiweißwerte gekennzeichnet. Die Prognose ist gut (42 a, 70). *Rezidivierende multiple Hirnnervenparesen* werden u. a. als Ausdruck eines BOECK-Sarkoids und einer Paraproteinämie oder Dysproteinämie (BING-NEEL-Sydrom) (321) beschrieben. Die Syringobulbie kann zu ein- oder beidseitigem Ausfall kaudaler Hirnnervenkerne führen, eine chronische Meningitis oder eine Syphilis zu multiplen Hirnnervenlähmungen. Im Rahmen eines schlecht eingestellten Diabetes werden beidseitige Hirnnervenausfälle beschrieben. Knochenerkrankungen, wie die PAGET-Krankheit oder die ALBERS-SCHÖNBERGsche Marmorknochenkrankheit können von Hirnnervenausfällen begleitet sein. Trigeminusausfälle und andere Hirnnervensymptome wurden bei Trichloraethylenvergiftungen beschrieben (s. S. 248). Vereinzelte Fälle von gutartigen, rezidivierenden, multiplen Hirnnervenlähmungen (Augenmuskelnerven, aber auch V, VII, VIII, XII) mit vollständiger Rückbildung sind bekannt.

Epilepsien und andere Erkrankungen mit anfallartigen Erscheinungen und(oder) Bewußtseinsstörungen

(23, 128, 195, 203, 281, 347, 438, 529, 533)

Epilepsie

Als Epilepsie bezeichnen wir eine Erkrankung, die meist mit einer anfallweise auftretenden Bewußtseinsstörung einhergeht, meist von abnormen motorischen Phänomenen begleitet ist und auf einer gestörten Funktion zerebraler Ganglienzellen beruht. Elektrophysiologisch liegt eine abnorme synchrone Entladung von Ganglienzellgruppen vor, was vielfach, aber keineswegs immer durch das Elektroenzephalogramm erfaßt werden kann. Ätiologisch kann in manchen Fällen eine morphologische Anomalie (zum Beispiel Narben, Tumoren, Mißbildungen) erfaßt werden, in anderen eine metabolische Störung (zum Beispiel Hypoglykämien). Vielfach aber ist eine Ursache nicht faßbar. Die Epilepsien sind eine häufige Erkrankung und betreffen etwa 0,5 % der Bevölkerung.

Allgemeines zur Untersuchung bei Epilepsie

Die Diagnose einer epileptischen Störung stützt sich in allererster Linie auf die *Anamnese:* Man frage nach einer *familiären Belastung,* nach einer Störung der *Schwangerschaft und Geburt* sowie nach einer verzögerten *frühkindlichen Entwicklung.* Verlängertes Bettnässen kann Ausdruck kindlicher nächtlicher epileptischer Anfälle sein. Man frage im weiteren nach Hirnhautentzündungen, Enzephalitiden und Schädeltraumata. Mit Bezug auf die *Anfälle* ist immer auch die Schilderung durch Drittpersonen anzustreben. Wichtig ist der Zeitpunkt des erstmaligen Auftretens der Anfälle, deren Häufigkeit und der Zeitpunkt des letzten Anfalles. Ferner sind auslösende Momente (Schlafentzug, Alkohol, optische Stimuli, wie Fernsehen, Schreckerlebnisse, Reflexepilepsie bei gewissen Bewegungen usw.), Zeit des Auftretens (Schlafepilepsie, Aufwachepilepsie) und die Dauer des einzelnen Anfalles wichtig. Die Anfallsart wird durch Aura, Bewußtseinsstörung, motorische Phänomene, Beginn derselben in einem gewissen Körperteil, allfälliger Zungenbiß, sonstige Verletzungen, Sphinkterinsuffizienz und eventuelle anschließende postiktale Phänomene (Verwirrtheitszustand, Paresen, besondere Müdigkeit oder Amnesie) charakterisiert. Die Art der Medikationen, deren Dosierung und die Regelmäßigkeit der Einnahme sind oft auch diagnostisch wichtig.

Bei der *Untersuchung* wird man nach Hirndruckzeichen und nach Hinweisen für eine herdförmige zerebrale Läsion suchen. Schädelauskultation wegen eines arteriovenösen Aneurysmas, Schädelleeraufnahmen (Hirndruck, Kalottendefekte, pathologische Verkalkungen usw.) und ein Elektroenzephalogramm sollten bei jedem Fall von frisch aufgetretener Epilepsie gemacht werden, obgleich hiervon selbstverständlich die Diagnose nicht abhängig gemacht werden darf: Eine Epilepsie hat nicht selten (s. unten) ein normales Elektroenzephalogramm. Die Anwendung weiterer neuroradiologischer Untersuchungen ist in allen frischen Fällen von fokaler Epilepsie, bei allen generalisierten Epilepsien mit einem Herdbefund im Elektroenzephalogramm und bei allen Patienten mit neurologischen Ausfällen am Platze, wenn diese nicht schon lange unverändert bestehen oder sonstwie eindeutig geklärt sind.

Einteilung der Epilepsien

Die Epilepsieformen können nach verschiedenen Gesichtspunkten eingeteilt werden. Im Prinzip kommen die Klassifizierungen nach der Ätiologie, nach dem Erscheinungsbild des klinischen Anfalles oder nach elektroenzephalographischen Kriterien in Frage. Es besteht jedoch keine konstante Beziehung zwischen den Charakteristika nach diesen verschiedenen Kriterien, so daß zum Beispiel durchaus eine klinisch identisch erscheinende, generalisierte Epilepsie Ausdruck einer genuinen Epilepsie oder aber eines lokalisierten Hirntumors sein kann, ein solcher Tumor aber ein anderes Mal eine fokale JACKSON-Epilepsie verursacht. Im folgenden soll das klinische Bild für die Einteilung und Besprechung der Epilepsien wegleitend sein.

Klinik der einzelnen Epilepsieformen

Grand-mal-Epilepsie. Es ist dies die klassische, auch dem Laien wohlbekannte Form der Epilepsie mit dem großen, generalisierten Krampfanfall und der Bewußtlosigkeit. Dem Anfall kann eine prämonitorische, subjektive Empfindung vorausgehen, die als „Aura" bezeichnet wird. Es tritt dann plötzlich, mit einem Hinstürzen verbunden, eventuell mit einem Schrei, ein tonischer generalisierter Krampf mit Atemstillstand auf. Dieser wird nach 10 oder mehr Sekunden von klonischen generalisierten Zuckungen gefolgt. Es tritt Schaum vor den Mund, vielfach kommt es zu einem Zungenbiß und zu Urin- oder Stuhlabgang. Die klonischen Zuckungen dauern bis zu Minuten und anschließend bleibt eine Bewußtlosigkeit bestehen, die allmählich von einem Zustand der postiktalen Verwirrtheit und schließlich von normalem Bewußtsein abgelöst wird. Für den Anfall und die postiktale Phase, die 10 oder mehr Minuten andauern kann, besteht eine Amnesie. Bei gehäuften Anfällen kommt es zu einer Veränderung der Persönlichkeit, die durch ein verlangsamtes, umständliches, überpräzises „klebriges" Wesen charakterisiert ist, wobei aber auch Zustände abnormer Unruhe und Gereiztheit auftreten können. Bei guter therapeutischer Einstellung des Patienten sind derartige Veränderungen aber die Ausnahme.

Das Elektroenzephalogramm ist bei klinisch generalisierten Epilepsien im Wachzustand bei fast einem Viertel der Fälle normal und zeigt nur bei 50 % die Charakteristika einer Epilepsie. Das typische Bild ist durch das episodische Auftreten von hohen langsamen Wellen über allen Ableitungen mit einzelnen scharfen Krampfwellen und Spitzen gekennzeichnet (Abb. 55). Während eines Anfalles ist das Elektroenzephalogramm dauernd gestört. Selbstverständlich kann bei einer klinisch gesicherten Grand-mal-Epilepsie auch einmal im Elektroenzephalogramm eine fokale epileptische Veränderung nachgewiesen

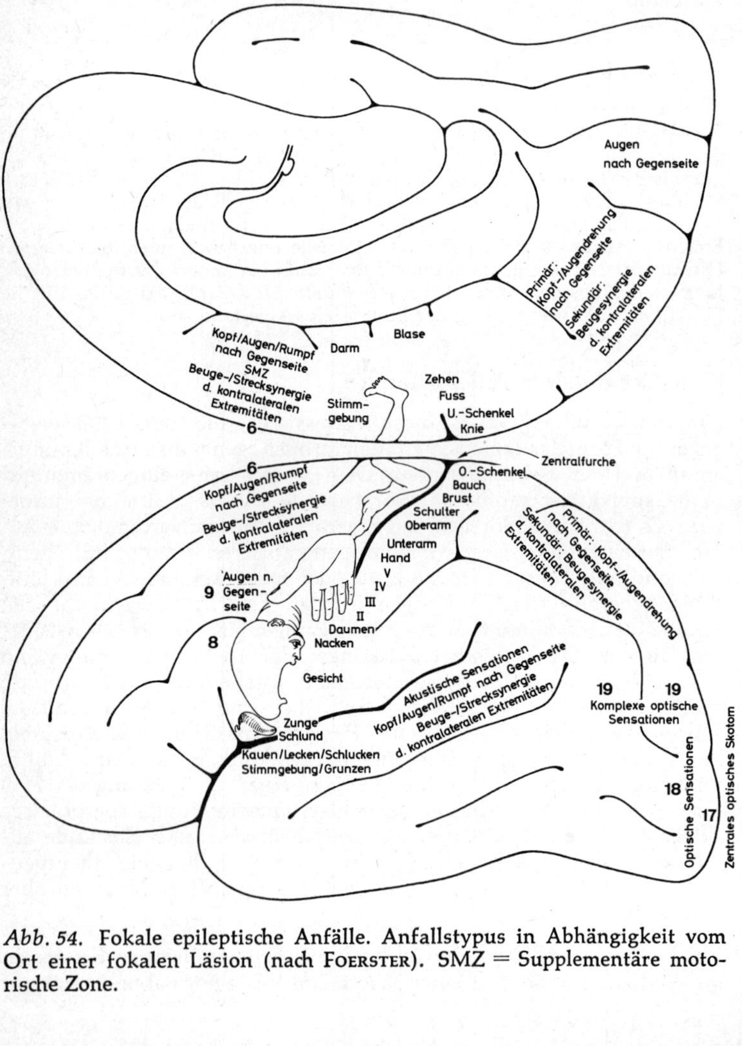

Abb. 54. Fokale epileptische Anfälle. Anfallstypus in Abhängigkeit vom Ort einer fokalen Läsion (nach FOERSTER). SMZ = Supplementäre motorische Zone.

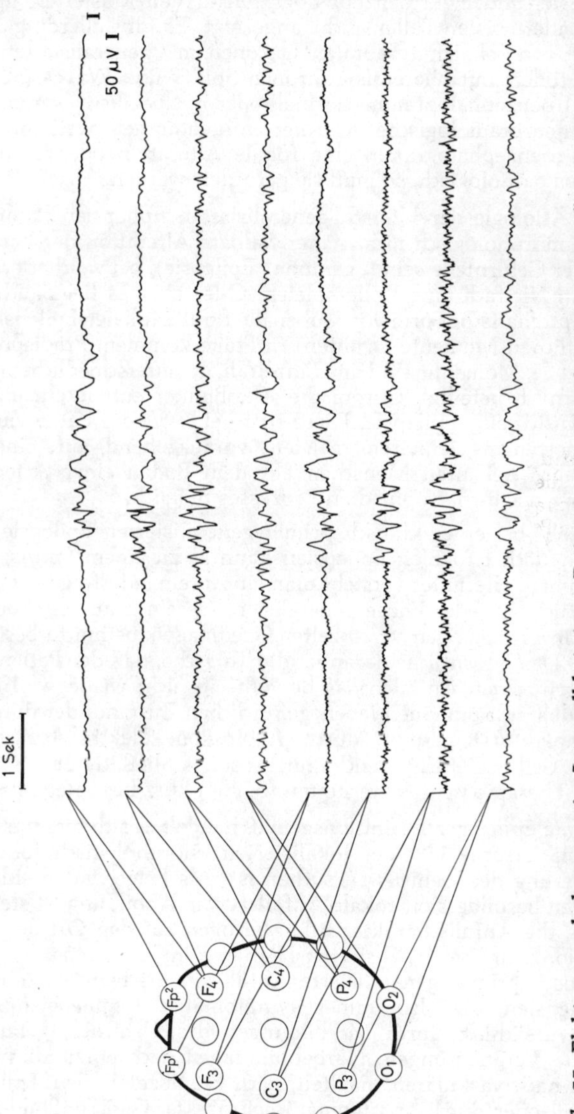

Abb. 55. **Elektroenzephalogramm im Intervall bei einem Patienten mit Grand-mal-Anfällen. Über allen Ableitungen findet sich gleichzeitig der generalisierte Ausbruch paroxysmaler, zum Teil atypischer Spikes und Waves.**

werden (s. unten). Eine neuroradiologische Abklärung ist bei einer klinisch und elektroenzephalographisch generalisierten Epilepsie in den allermeisten Fällen nicht angezeigt. Es gibt allerdings gesicherte Fälle von fokalen zerebralen Läsionen mit generalisierten Anfällen, und (oder) mit bilateralsynchronen Spikes und Waves (529). Ist das Elektroenzephalogramm normal oder unspezifisch verändert, kann die neuroradiologische Klärung vorgenommen werden. Zeigt das Elektroenzephalogramm eine fokale Alteration oder ist der Neurostatus pathologisch, so muß sie gefordert werden.

Die Ätiologie der klinisch generalisierten Epilepsien kann entweder eine morphologisch nicht näher faßbare Alteration der Funktion einzelner Gehirnteile sein („genuine" Epilepsie), bei welcher erbliche Momente vielfach eine Rolle spielen. Oder aber es liegt auch hier eine symptomatische Form vor, wobei alle für die fokalen Epilepsien verantwortlichen Momente (s. unten) in Frage kommen. Prädisposition und exogene Momente sind im Einzelfall in unterschiedlichem Ausmaße ursächlich beteiligt. Chronische Alkoholiker entwickeln im Alter gelegentlich eine Epilepsie. Diese tritt bei 30% der Patienten mit Delirium tremens, letzterem meistens vorausgehend, auf. Eine Epilepsie ist auch bei alten Menschen auf dem Boden einer Arteriosklerose oder eines hirnatrophischen Prozesses möglich.

Sowohl bei einer klinisch primär-generalisierten Epilepsie, wie auch bei zunächst fokalen Epilepsien kann es zu einem *Status epilepticus* kommen. Hierunter versteht man ein Aufeinanderfolgen von Anfällen, die nicht in jeder Phase generalisiert zu sein brauchen, sondern auch in Einzelzuckungen vereinzelter Gliedmaßenabschnitte bestehen können. Das wesentliche daran ist die Tatsache, daß der Patient zwischen den einzelnen Anfällen das Bewußtsein nicht wieder voll erlangt. Es handelt sich um einen lebensgefährlichen Zustand, der durch zentrale Temperatursteigerung, durch Aspiration, Elektrolytstörungen und hypoxische Gehirnparenchymnekrosen schließlich zum Tode führt. Die Therapie wird weiter unten (S. 264) kurz beschrieben werden.

Fokale Epilepsie. Definitionsgemäß handelt es sich hier um Epilepsien, deren Ursache in einer lokalisierten, morphologisch faßbaren Veränderung des Gehirns zu suchen ist. Als Folge finden sich in diesen Fällen besonders oft fokale Anfallstypen. Abbildung 54 stellt schematisch die Anfallscharakteristika, bezogen auf den Ort der zerebralen Läsion, dar. Bei lokalisierten Herden können aber auch, wie gasagt, klinisch primär generalisierte Anfälle in Erscheinung treten. Fokale Epilepsien, die also immer symptomatische Epilepsien sind, können ursächlich durch Mißbildungen des Gehirnes, geburtstraumatische Veränderungen, Narbenbildungen nach entzündlichen Prozessen, nach vaskulären Insulten, nach kraniozerebralen Traumata auftreten oder durch granulomatöse Prozesse, Gefäßmißbildungen oder raumfordernde Prozesse bedingt sein. Daß ein Hirntumor aber auch andere Formen einer Epilepsie verursachen kann, wurde auf Seite 95 betont. Stellt man auf Grund des Anfallstypus, des Elektroenzephalogramms oder der neurologischen Befunde eine fokale Epilepsie fest, die nicht ätiologisch durch die Vorgeschichte geklärt ist, so verpflichtet dies zur weiteren neuroradiologischen Untersuchung.

Die traumatische Epilepsie nach Schädel-Hirn-Verletzungen soll speziell erwähnt werden (168, 353, 561). Sie tritt besonders häufig nach offenen Gehirnverletzungen auf, kann sich aber auch nach geschlossenen Schädeltraumata einstellen, hier um so eher, je länger die Bewußtlosigkeit andauerte. Bei Kindern in den beiden ersten Lebensjahren kann sich allerdings auch nach leichtem Schädelhirntrauma eine posttraumatische Frühepilepsie manifestieren. Das Intervall zwischen Trauma und erstem epileptischen Anfall variiert zwischen Minuten und vielen Jahren. Innerhalb von 6 Monaten sind aber fast die Hälfte, innerhalb von 2 Jahren etwa 80% der Fälle manifest geworden. Der Anfallstypus ist gemäß der primären lokalen Ursache in etwa 10% der Fälle rein fokal, in den übrigen wird er dann generalisiert und ist in mehr als einem Viertel von Anfang an generalisiert. Das Auftreten von posttraumatischen typischen Absenzen (s. unten) ist nicht eindeutig erwiesen, wird aber immer wieder diskutiert, ebenso wie die Möglichkeit eines posttraumatisch in Erscheinung tretenden myoklonisch-astatischen petit mal (siehe unten). Bei korrekter Behandlung ist die Prognose nicht schlecht.

Die JACKSON-*Epilepsie* ist durch einen lokalisiert beginnenden Anfall gekennzeichnet, der sich allmählich auf benachbarte Körperregionen ausbreitet (march of convulsion) und schließlich eine ganze Körperhälfte erfaßt oder gar in einen generalisierten Grand-mal-Anfall ausmündet. Meist ist der Beginn in der Hand, entsprechend der großen Repräsentation derselben in der vorderen Zentralwindung, seltener im Gesicht und ausnahmsweise im Fuß. Letzteres kommt bei Prozessen in der Mantelkante vor (zum Beispiel parasagittales Meningeom). Der Anfallsbeginn kann motorisch mit klonischen Zuckungen sein oder auch in Parästhesien bestehen. Selten sind andere Initialsymptome, wie zum Beispiel Lichtsensationen oder optische Halluzinationen bei herdförmigen Läsionen im Okzipitallappen. Die Anfälle können Bruchteile von Minuten bis zu mehreren Minuten dauern. Sie gehen oft ohne Bewußtseinsstörung einher oder sind erst spät, zum Beispiel bei einer Generalisierung des Anfalles, von einer solchen begleitet. Es kann anschließend zu einer allmählich sich wieder zurückbildenden *postiktalen Hemiparese* kommen (152). Der Neurostatus kann entsprechend der fokalen Natur der Störung unter Umständen Ausfälle zeigen. Im Elektroenzephalogramm findet sich im Intervall entweder ein epileptogener Fokus oder auch ein Deltaherd, in manchen Fällen aber nichts Pathologisches. Im Anfall ist immer ein epileptogener Fokus zu sehen (Abb. 56). Es kann auch zu einem *fokalen Status epilepticus* mit rasch nacheinander auftretenden fokalen Anfällen kommen. Als *Epilepsia partialis continua* (KOSHEWNIKOFF) bezeichnet man klonische oder myoklonische Zuckungen, die kontinuierlich während Stunden oder Tagen und auch im Schlaf andauern. Bei der Differentialdiagnose muß vor allem auch an eine Migraine accompagnée gedacht werden (S. 280).

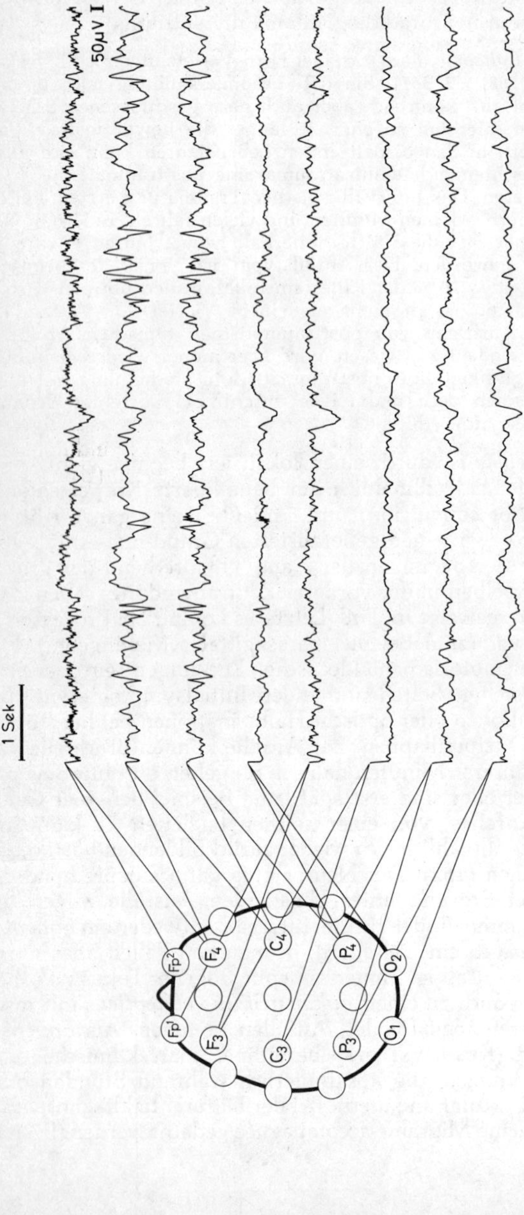

Abb. 56. Elektroenzephalogramm bei fokalem Anfall. 3jähriges Mädchen. Epileptogener Fokus rechts zentral mit Spikes sowie Sharp und Slow waves. Phasenumkehr in C 4.

Adversiv-Anfälle sind durch eine tonische Wendung von Augen, Kopf, oft auch Arm oder gar Schulter auf die Gegenseite des Herdes hin gekennzeichnet. Dieser sitzt präzentral im Stirnhirn oder in der supplementären motorischen Zone an der Medianfläche des Frontalhirnes (s. Abb. 54). Das Bewußtsein bleibt zunächst erhalten, kann aber im Rahmen einer Generalisierung des Anfalles sekundär erlöschen. Bei einem im Temporal-, Okzipital- oder Parietalgebiet liegenden Herd kann der Anfall mit einer sensiblen Aura beginnen und noch vor dem Auftreten der Adversivbewegung zu einer Bewußtseinsstörung führen.

Auch die *Schläfenlappenepilepsie* (171, 336, 534) ist definitionsgemäß eine fokale Epilepsie. Diese Epilepsieform, auch als temporale Epilepsie oder psychomotorische Epilepsie bezeichnet, bietet das mannigfaltigste klinische Erscheinungsbild und die größten diagnostischen Schwierigkeiten. Die Elemente eines Anfalles können sehr verschieden miteinander kombiniert sein. Wir unterscheiden etwas schematisierend folgende Gruppen:

- *Sensorische Störungen*, die isoliert auftreten oder als Aura einem Anfall vorausgehen. Hierzu gehören Schwindelsensationen, Dysmorphopsien (Makropsie, Mikropsie), Geschmacksempfindungen oder die Wahrnehmung meist unangenehmer Gerüche (Unzinatuskrisen, s. S. 231)
- *Autonome Phänomene*, so zum Beispiel Herzklopfen, Nausea, Speichelfluß, Trockenheitsgefühl im Mund, Hungergefühl oder Harndrang. Auch paroxysmale Abdominalschmerzen sind als Anfallsäquivalent besonders bei Kindern beschrieben
- *Motorische Phänomene*, die einerseits in tonisch-klonischen Zuckungen, vor allem aber in komplexen motorischen Handlungen bestehen können: Stereotype Wiederholung einer Geste, Herumnesteln an den Kleidern, reibende oder wischende Bewegungen, dann motorische Erscheinungen aus der vegetativen Sphäre mit abnormem Atmen, Kaubewegungen, Schlecken, Schmatzen, Würgen und Schlucken, Urinieren usw. Jeder Schläfenlappenanfall kann allmählich auch in einen generalisierten epileptischen Anfall ausmünden
- *Psychische und psychomotorische Manifestationen*. Die Patienten können verschiedenste Alterationen des Bewußtseins aufweisen. Manchmal erleben sie einen unwirklichen, traumhaften Zustand oder sie empfinden Zwangsdenken, bzw. eine abnorme Denkklarheit. Dann wieder scheint ihnen die Gegenwart schon früher einmal sich abgespielt zu haben („Déjà-vu-Erlebnis"). Sie können auch unbegründete Angst- oder Wutempfindungen und sonstige Affekte spüren (534) oder gar eigentliche Halluzinationen erleben. Berücksichtigt man nicht die anfallartige Natur dieser Störungen, so wird es zu Verwechslungen mit einer schizophrenen Psychose kommen

- Charakteristisch und für die Bezeichnung als psychomotorische Epilepsie maßgebend sind *Dämmerzustände*, während welchen die Patienten scheinbar geordnet und bei klarem Bewußtsein komplexe Handlungen ausführen. Diese können relativ kurz sein und in das sonstige Geschehen sich mehr oder weniger unauffällig einfügen *(Dämmerattacke)*. Ein Dämmerzustand kann aber auch während Stunden oder gar Tagen andauern, wobei die Patienten komplexe Handlungen, wie zum Beispiel eine Reise, unternehmen können, eine eigentliche „fugue epileptique“. Für diese Episoden besteht Amnesie.

- Als *temporale Ohnmachten* werden kurze Bewußtseinsverluste mit Zusammensacken, aber ohne motorische Manifestationen bei Schläfenlappenepilepsie bezeichnet

- Auch bei Schläfenlappenepilepsie kann es zu einem *Status psychomotorischer Anfälle* kommen (324).

Der neurologische Befund ist meist normal; kann aber je nach Grundprozeß Störungen, zum Beispiel einen homonymen Gesichtsfeldausfall, aufweisen. Im Pneumoenzephalogramm kann sich eine Ausweitung eines Unterhornes zeigen. Das Elektroenzephalogramm ist im Wachzustand nur bei 30 % der Patienten abnorm, im Schlafzustand hingegen bei über 70 %. Charakteristisch ist ein Fokus im vorderen Schläfenlappen, oft mit hohen Theta- und Deltawellen, aber auch fokalen steilen Krampfpotentialen.

Die *Therapie der generalisierten und der fokalen Epilepsie* ist immer zunächst medikamentös (23, 83, 250). Wichtig ist eine genaue Aufzeichnung der Anfallshäufigkeit, der erhaltenen Medikamente und der Dosierung. Es soll in der Regel zuerst Phenobarbital (zum Beispiel 3×0,05) besonders bei Aufwach- und Wachepilepsie oder ein Hydantoin-Präparat (zum Beispiel 3×0,1 Diphenylhydantoin) speziell bei Schlafepilepsie angewendet werden, dann auch Primidone. Bei fokalen Anfällen und Schläfenlappenepilepsie bewährt sich Tegretal (in der Schweiz Tegretol). Das Einzelpräparat soll bis zur gewünschten Wirksamkeit oder bis zum Auftreten von unangenehmen Nebenwirkungen gesteigert werden, bevor ganz allmählich auf ein anderes Präparat und eventuell auf eine Kombination übergegangen wird. Wichtig ist auch immer das Meiden von Alkohol und genügend Schlaf. Die Symptome bei Überdosierung von Hydantoinen sind auf S. 171 beschrieben worden. In Fällen von fokaler Epilepsie, die nicht befriedigend auf die Medikamente ansprechen, kann beim Vorliegen eines auch elektrokortikographisch isolierten Fokus eine neurochirurgische Exzision vorgenommen werden (438). Der Grand-mal-Status ist lebensgefährlich und sollte durch intravenöse Barbiturat-Injektion oder intravenöses Diazepam kupiert werden.

Unter den Begriff der *petit-mal-Trias* faßt man mehrere klinisch, elektroenzephalographisch, prognostisch und therapeutisch recht unterschiedliche Anfallstypen zusammen. Das einzig Gemeinsame ist die wenig dramatische Natur und die große Häufigkeit dieser „kleinen Anfälle" und ihre Altersgebundenheit.

Die *infantilen petit-mal-Epilepsien.* Die *Blitz-Nick- und Salaamkrämpfe* (BNS-Krämpfe; Propulsiv-petit-mal; West-Syndrom) (23, 143, 281) sind durch rasche, nach vorn gerichtete, ruckartige Bewegungen gekennzeichnet. Man beobachtet Nicken mit dem Kopf, eventuell mit gleichzeitigem Werfen der Arme nach vorne und nach der Seite oder blitzartiges Zusammenzucken des ganzen Körpers mit Beugen und Heben der Arme sowie Anziehen der Beine. Die Anfälle treten sehr häufig, bis zu 100 Mal in einer Stunde auf. Das Elektroenzephalogramm ist durch eine charakteristische Mischung von hohen langsamen Wellen mit wechselnd lokalisierten steilen Abläufen und Krampfspitzen (Hypsarrhythmie; gemischte Krampfpotentiale) (23, 146, 249, 281) gekennzeichnet. Die Erkrankung tritt meist im 1. Lebensjahr auf. Sie scheint einer altersspezifischen Reaktionsform des Gehirnes zu entsprechen und kann durch verschiedenste Noxen verursacht werden (Mißbildungen, perinatale Läsionen, kongenitale Gehirnerkrankungen, Leukodystrophie) (287 a). Therapeutisch wird Nitrazepam empfohlen. Die Erkrankung führt, wenn sie dank einer ACTH-Behandlung überlebt wird, fast immer zu einem bleibenden geistigen Defekt. Es sind Übergänge in ein myoklonisch-astatisches petit mal (s. unten) beschrieben worden.

Das *myoklonisch-astatische petit mal* („akinetic seizures"; LENNOX-Syndrom) (23, 195, 281, 326, 497 a) betrifft vor allem Knaben im Alter zwischen 1 und 9 Jahren mit einem Maximum zwischen dem 2. und 4. Lebensjahr. Der Anfall kann in einem bloßen kurzen Nicken bestehen, die Kinder können aber auch entsprechend der Lage ihres Schwerpunktes einfach in sich zusammensinken oder aber sie stürzen heftig mit einer myoklonischen Komponente zu Boden. Das Bewußtsein ist bei kurzen Anfällen nicht merklich gestört, es können aber auch ohne Sturz kurze Absenzen oder gar längere Benommenheiten auftreten. Zu den Sturzanfällen treten in drei Viertel der Fälle tonisch-klonische oder nur klonische Krämpfe hinzu. Ein Status myoklonisch-astatischer Anfälle kommt bei einem Viertel der Patienten vor. Das EEG zeigt ein generalisiertes, etwas unregelmäßiges, etwa 2 pro Sekunde spike-wave-Muster („petit mal variant") (195, 295 d). Die typischen EEG-Veränderungen liegen allerdings zu Beginn der Erkrankung oft noch nicht vor (295 d). Symptomatische Fälle sind etwas weniger häufig als beim Propulsiv-petit-mal (497 a). Die Prognose ist besser als bei der letzteren Erkrankung. Die Therapie besteht in Dionen, Nitrazepam oder ACTH sowie Phenytoin.

Die *petit-mal-Epilepsie des Schulalters.* Die *Absenzen,* von manchen restriktiv als eigentliches „petit mal" bezeichnet, sind durch Bewußtseinsstörungen von meist wenigen Sekunden Dauer gekennzeichnet, während welchen die Patienten in ihrem Tun oder Reden plötzlich innehalten. Sie blicken starr vor sich hin und nehmen dann ihre Tätigkeit dort wieder auf, wo sie sie kurz vorher unterbrochen hatten. Diese Störungen werden gelegentlich als „Zerstreutheit" bei Schulkindern verkannt. Eine eigentliche Bewußtlosigkeit, ein Hinstürzen oder gröbere motorische Phänomene gehören nicht zum typischen Bild der Absenzen. Immerhin kommen Mund- und Zungenbewegungen, Herumnesteln mit den Fingern oder andere diskrete motorische Entäußerungen vor, so daß von *Petit-mal-Automatismen* gesprochen wird und eine Differenzierung gegenüber Schläfenlappenanfällen notwendig ist. Die Absenzen treten aber wesentlich häufiger auf als die Temporallappenanfälle, oft Dutzende von Anfällen in einer Stunde. In der Regel dauern sie auch viel kürzer. Sie können durch Hyperventilation provoziert werden. Es erkranken mehr Mädchen als Knaben im Alter zwischen 4 und 14 Jahren. Der neurologische Befund ist normal. Das Elektroenzephalogramm zeigt die typischen 3–4/sec Spikes und Waves, die primär generalisiert über allen Ableitungen aus einer normalen Kurve heraus plötzlich auftreten (Abb. 57). Dauern die Ausbrüche weniger als 3 Sekunden, so kommt es nicht zu einer klinisch manifesten Absenz. Dies ist mit ein Grund, warum das Elektroenzephalogramm für die Absenzendiagnose entscheidend ist, wobei es unter Hyperventilation in 90 % der Fälle pathologisch ist. Analoge EEG-Veränderungen werden – wenn auch selten – bei herdförmigen zerebralen Läsionen beschrieben (529), was für eine Altersabhängigkeit der EEG-Charakteristika spricht.

Wenn die Absenzen der einzige Anfallstypus des Patienten sind, so spricht man von *Pyknolepsie* (378). Diese Erscheinung macht weniger als 10 % der Epilepsien im Kindesalter aus. Bei rund einem Drittel der Patienten findet sich in der Verwandtschaft eine Belastung mit Epilepsie. Wahrscheinlich handelt es sich um eine genetisch determinierte, metabolisch bedingte Epilepsieform (378). Das Erkrankungsalter liegt zwischen dem zweiten und dem vierzehnten Jahr. Die psychische Entwicklung des Kindes ist nicht beeinträchtigt. Etwa ein Viertel wird um die Zeit der Pubertät und etwas später völlig anfallsfrei, andere weisen weiterhin Absenzen auf und bei fast der Hälfte treten zusätzlich Grand-mal-Anfälle hinzu. Man spricht dann von einer *Mischepilepsie,* die auch primär schon als solche auftreten kann. Im Elektroenzephalogramm finden sich entsprechende Zeichen beider Anfallstypen. Als *petit-mal-variant* wird das EEG-Muster des myoklonisch-astatischen petit mal bezeichnet (s. oben).

Für die klinisch nicht leichte Diagnose des *Absenzenstatus* (Petit-mal-Status, Status pycnolepticus) ist oft das Elektroenzephalogramm notwendig. Die Patienten erscheinen wie benommen oder in einem Traumzustand. Sie reagieren verlangsamt, antworten daneben, handeln aber oft einigermaßen sinnvoll.

Die *Therapie* wird mit Suxinimiden oder Oxazolidinen durchgeführt, wobei gegen eine gleichzeitige Grand-mal-Komponente, bzw. um den Ausbruch von Grand-mal-Anfällen zu vermeiden, gleichzeitig eines der oben angeführten klassischen Antiepileptika gegeben werden sollte.

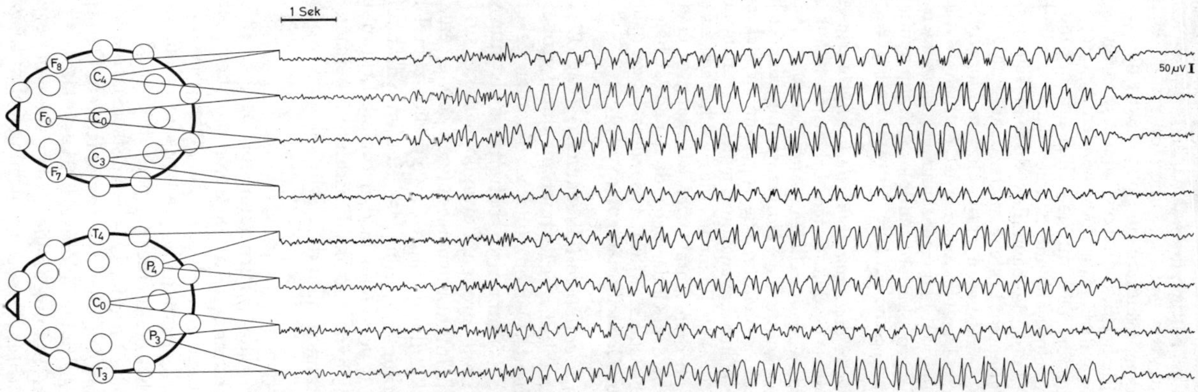

Abb. 57. **Elektroenzephalogramm bei Absenzenepilepsie. Bei Hyperventilation generalisierte 3–4/sec Spikes und Waves.**

Als *myoklonische Epilepsie* (Impulsiv-petit-mal) (23, 143, 347) werden kurze, ruckartige, heftige, unsystematisierte Zuckungen bezeichnet. Sie können einzeln oder salvenartig, isoliert oder symmetrisch auftreten. Besonders sind Nacken, Schultern und obere Extremitäten betroffen. Eine Häufung findet sich bei Schlafentzug oder nach dem Erwachen. Schreck oder Emotionen sowie flackerndes Licht können auslösend wirken. Das Bewußtsein ist nicht gestört. Die Anfälle stellen sich im Kindesalter, meist im zweiten Lebensjahrzehnt, ein und nehmen dann an Häufigkeit ab, so daß die myoklonische Epilepsie beim Erwachsenen selten ist. Bei mehr als der Hälfte der Patienten besteht später eine Kombination mit Grand-mal-Anfällen. Diese sind besonders häufig am Morgen beim Erwachen („Aufwachepilepsie"). Der Neurostatus ist normal. Psychopathische Züge sind auffallend häufig. Im Elektroenzephalogramm finden sich im Anfall besonders bei Flickerprovokation multiple Spitzenpotentiale, in die hohe langsame Wellen eingeschoben sind. Nitrazepam ist besonders wirksam.

Es seien hier kurz die *Krampfanfälle bei Pyridoxin-Abhängigkeit* erwähnt (369). Sie treten in den ersten Lebenstagen auf und werden prompt durch Pyridoxin-Gaben behoben. Auch bei später auftretenden myoklonischen Anfällen wurde eine Normalisierung des Elektroenzephalogramms unter Pyridoxin beobachtet Die sogenannten *Fieberkrämpfe* (128) treten innerhalb der ersten Lebensjahre, meist bei einem fieberhaften Infekt der oberen Luftwege, auf. Phänomenologisch handelt es sich um einen generalisierten epileptischen Anfall. Der Übergang in eine echte Epilepsie wird bei 10 bis 20% der Kinder beobachtet und ist häufiger, wenn der Anfall im ersten Lebensjahr auftrat, besonders lange dauerte, sich wiederholte oder wenn eine Geburtsschädigung vorlag.

Als Myoklonusepilepsie (UNVERRICHT) (229, 473, 505, 507) wird eine familiäre Erkrankung bezeichnet, die durch große epileptische Anfälle, eine progrediente Demenz und Myoklonien gekennzeichnet ist. Diese letzteren sind asymmetrisch, betreffen meist nur Muskelteile bis Muskelgruppen ohne großen Bewegungseffekt, sind unrhythmisch und werden durch Intentionsbewegungen sowie sensorische Reize provoziert. Die Erkrankung führt unweigerlich zum Tode. Es liegt ihr eine genetisch bedingte Störung des Kohlenhydratstoffwechsels zugrunde (507), die sich vor allem in den für die Erkrankung typischen intrazytoplasmatischen LAFORA-Einschlußkörperchen manifestiert. Der Fremdstoff kann u. a. auch in Muskel- und Leberzellen nachgewiesen werden.

Hirnstammanfälle („Hirnstammepilepsie") (335, 411). Die in diese Kategorie gehörenden Anfälle treten plötzlich vielfach durch Bewegung oder einen Lagewechsel oder durch Hyperventilation ausgelöst auf. Der Anfall selber ist durch eine tonische, fast immer schmerzhafte Kontraktion der Muskeln einer Körperseite charakterisiert und dauert meist weniger als eine Minute. Das Bewußtsein ist hierbei erhalten. Es können Dutzende von Anfällen pro Tag auftreten. Derartige tonische Anfälle werden bei multipler Sklerose, bei vaskulären Hirnstammläsionen, bei Tumoren der Stammganglien, aber auch ohne ein faßbares Grundleiden beobachtet. Der Untersuchungsbefund ist in der Regel normal oder aber durch das Grundleiden gegeben, das Elektroenzephalogramm zeigt keine epileptischen Veränderungen. Differentialdiagnostisch müssen diese Anfälle gegenüber einer metabolischen Hyperventilationstetanie sowie einer Reflexepilepsie, zum Beispiel bei Mantelkantenprozessen, abgegrenzt werden. Die antiepileptische Medikation ist meist wirksam.

Die paroxysmale Choreoathetose (299) ist eine familiäre, in der Kindheit beginnende Erkrankung. Es treten anfallsweise choreoathetotische Bewegungen auf, die distal in den Extremitäten beginnen und schließlich den ganzen Körper ergreifen können. Die Anfälle dauern oft nur Bruchteile von Minuten. Sie werden nicht von Bewußtseinsstörungen begleitet und sind von einer refraktären Phase von mehreren Minuten Dauer gefolgt. Plötzliche Bewegungen, besonders nach längerdauerndem ruhigen Sitzen oder Liegen, wirken auslösend. Es bestehen Übergänge und Beziehungen zu der oben geschilderten Hirnstammepilepsie. Auch hier sind Antiepileptika wirksam.

Nichtepileptische Bewußtseinsstörungen

Es sollen hier vor allem jene anfallartigen Störungen angeführt werden, die nicht ohne weiteres von einer epileptisch bedingten Bewußtseinsstörung abzugrenzen sind.

Zirkulatorisch bedingte Bewußtseinsstörungen

Bei vorübergehenden zerebralen Durchblutungsstörungen – insbesondere auch bei Basilarisinsuffizienz – kann es zu einer Bewußtlosigkeit ohne bleibende neurologische Ausfälle kommen. Dauert die Störung nur wenige Augenblicke, so spricht man von „drop-seizures". Wenn zugleich auch zirkulatorisch bedingte (fokale) Krampfanfälle auftreten, ist die primäre Störungsursache besonders schwierig zu erkennen. Die akute Bewußtseinsstörung bei intrazerebralen Hämatomen oder extrazerebralen Hämatomen wird auf Grund der Schmerzen und der neurologischen Begleiterscheinungen zu diagnostizieren sein.

Unter den *kardiovaskulären Erkrankungen* (227) bewirken eine ganze Reihe durch eine Senkung des Minutenvolumens und (oder) des Blutdruckes synkopale Anfälle mit Bewußtlosigkeit: ADAMS-STOKES-Anfälle, z. B. mit Kammerstillstand, Tachykardien, Aorten- und Mitralstenosen, Aortenisthmusstenosen, Herzinfarkt, Karotissinussyndrom, Aortenbogensyndrom. Bei Hypovolämie oder bei *gestörter vasomotorischer Regulation* kann es zu einer akuten zerebralen Ischämie und zu Bewußtlosigkeit kommen. Grundsätzlich kann es in all diesen Fällen auch zu epileptiformen Krämpfen kommen, besonders wenn die bewußtlosen Patienten aufgesetzt werden. Die klassische Form ist der vegetative *orthostatische Kollaps.* Als Ausdruck einer *pressorisch-postpressorischen Gehirnischämie* sind der „Lachschlag" (Geloplexie) und der „Hustenschlag" (Ictus laryngis) zu interpretieren. Sie kommen besonders bei Pyknikern und Emphysematikern vor und beruhen darauf, daß durch erhöhten intrathorakalen Druck etwa im Sinne des VALSALVA-Manövers der Blutdruck und die Herzfrequenz sinken, andererseits durch Drosselung der V. cava inferior im Zwerchfell der Blutrückfluß zum rechten Herzen vermindert und dadurch das Herzminutenvolumen herabgesetzt wird (147, 359). Diesen Mechanismus machen sich schulmüde Buben zunutze, um gewollt Synkopen zu provozieren („fainting lark"). Einen teilweise ähnlichen Mechanismus der Vena-cava-Kompression muß man bei den Ohnmachten schwangerer Frauen in Rückenlage annehmen (supine hypotensive syndrome). *Miktionssynkopen* treten auf, wenn der Patient stehend, meist schlaftrunken bei überfüllter Blase und oft nach Alkoholkonsum unmittelbar nach dem Aufstehen Wasser löst. Durch eine Abnahme des sympathischen Vasokonstriktorentonus kommt es zum Blutdruckabfall und zum Kollaps.

Die zerebralen vegetativen Anfälle (82, 501) treten bei organisch Gesunden im Zusammenhang mit besonderen auslösenden Faktoren auf (Orthostase, Schreck, Blutsehen usw.). Als Initialsymptome finden sich Schwarzwerden vor den Augen, Schwindel und Übelkeit. Der Patient wird dann bewußtlos, wobei er umsinkt oder in sich zusammensackt und nicht mit Wucht wie bei einem epileptischen Anfall zu Boden stürzt. Gelegentlich nehmen die Patienten die Umgebung noch wahr, ohne aber reagieren zu können. Manchmal werden diskrete, unsystematisierte Bewegungen ausgeführt oder die Patienten zittern. Ausnahmsweise kann es sogar zum Einnässen kommen. Charakteristisch sind eine blasse Gesichtsfarbe, kalter Schweiß, weite, aber auf Licht reagierende Pupillen. Die Bewußtlosigkeit dauert Sekunden bis zu 10 Minuten. Eine länger dauernde Bewußtlosigkeit ist allerdings immer auf eine andere Anfallsart verdächtig. Nach einem solchen Anfall sind die Patienten entweder sofort wieder munter oder noch eine zeitlang müde und erschöpft. Es fehlt aber der vorübergehende Verwirrtheitszustand, wie er nach einem epileptischen Anfall beobachtet wird. Die vegetativen Anfälle treten gehäuft im Schulalter, mit einem Gipfel um das 6. und einem weiteren Gipfel um das 11. oder 12. Jahr auf. Sie nehmen dann an Häufigkeit mit zunehmendem Alter ab.

Stoffwechselbedingte Bewußtseinsstörungen

Unter den anfallartigen, zu Bewußtseinsstörung führenden Stoffwechselanomalien muß vor allem die *Hypoglykämie* erwähnt werden, deren Symptome auf S. 167 beschrieben wurden. Besonders mit einer Schläfenlappenepilepsie kann eine täuschende Ähnlichkeit bestehen und andererseits kann sich auf den Boden wiederholter hypoglykämischer Anfälle auch eine diese überdauernde epileptische Störung aufpfropfen. Die Bewußtseinsstörungen bei *Elektrolytstörungen* und diejenigen bei *Hypothyreose* sind auf S. 169 beschrieben worden, wobei auch besonders auf das Vorkommen epileptischer Manifestationen hingewiesen wurde (285). Auch beim *Hypoparathyreoidismus* (S. 169) kommen epileptische Anfälle vor (442). Bei *Leberaffektionen* mit erhöhtem Ammoniakgehalt im Blute, insbesondere beim Vorliegen eines spontanen *portokavalen Shunts* oder bei einer operativen Anastomose kommt es zu einer *portokavalen Enzephalopathie* (67, 342, 545). Die Patienten zeigen wechselnd intensive Bewußtseinsstörungen mit Somnolenz und Verwirrtheit, gelegentlich mit Halluzinationen. Manchmal treten eigentliche Dämmerzustände mit komplexen Handlungen auf. Auch epileptische Manifestationen sollen vorkommen. Somatisch finden sich ein distal betonter, unregelmäßiger Tremor („Flügelschlagen", „flapping tremor"), selten eine Choreoathetose, gelegentlich ein Hypertonus der Muskulatur, gesteigerte Reflexe und vorübergehend Pyramidenzeichen. Das Elektroenzephalogramm ist meist verändert. Selten tritt eine rein spinale Symptomatologie mit Hinterstrang- und Seitenstrangsymptomen auf, allenfalls mit dem Bild einer spastischen Spinalparalyse. Die Behandlung kann diätetisch durch Umstellung der Darmflora sein oder in der operativen Ausschaltung des Kolons bestehen. Bei *akuter Pankreatitis* können Erregungszustände wie auch Pyramidenzeichen, Rigor, Myoklonien, Ataxien und epileptische Anfälle auftreten (211, 510 a). Bei dieser *pankreatitischen Encephalopathie* mit erhöhten Amylasewerten im Serum finden sich herdförmige Demyelinisationen im Gehirn. Die Verabreichung von Anti-Enzymen wird empfohlen (510 a).

Psychisch bedingte Bewußtseinsstörungen

Das psychogene Koma ist durch das Fehlen objektiver neurologischer Ausfälle sowie normales Elektroenzephalogramm und normalen Liquorbefund gekennzeichnet. Allerdings kann das Elektroenzephalogramm auch bei gewissen Hirnstammprozessen normal sein. Der erhaltene Schluckreflex (Bewegungen des Kehlkopfes) und das Lidflattern kontrastieren mit dem angeblich tiefen Koma. Daneben gibt es besonders bei Kindern Zustände, die phänomenologisch zunächst wie ein hysterischer Zustand mit theatralischem Gebaren imponieren, jedoch im Elektroenzephalogramm für eine Epilepsie charakteristische Veränderungen aufweisen. Derartige *Hysteroepilepsien* (9) müssen zugleich antiepileptisch und psychotherapeutisch behandelt werden.

Die *Schreikrämpfe* (respiratorische Affektkrämpfe) beobachtet man meist bei trotzigen und aktiven Kindern im Alter von 6—18 Monaten. Sie verlieren sich in der Regel gegen das 6. Jahr hin. Schreck, Wut, Schmerz oder andere besondere Momente lösen ein erregtes Schreien und Weinen aus. In der Exspirationsphase setzt die Atmung dann plötzlich aus, das Kind wird zyanotisch, schlägt unkoordiniert um sich oder wird steif, um nach 5–30 Sekunden wieder tief Atem zu holen. Gelegentlich ist es etwas verwirrt, selten kommt es zu einer eigentlichen Bewußtlosigkeit oder zu klonischen Zuckungen. Die Prognose ist gut, eine Beziehung zur Epilepsie besteht wohl nicht.

Andere Formen von Bewußtseinsstörungen

Als *Pickwick-Syndrom* (195 a) wird eine episodische Somnolenz und Benommenheit mit unregelmäßiger Atmung, gelegentlich mit Kopfweh und Papillenödem bezeichnet, die bei extrem adipösen Patienten auftreten kann. Das Elektroenzephalogramm ist pathologisch (196). Die Narkolepsie und das Kleine-Levin-Syndrom sollen auf S. 272 und 273 beschrieben werden. (176, 410 a, 550)

Anfallartige motorische oder sensible nichtepileptische Störungen

Das tetanische Syndrom (14) kann als Ausdruck einer *Hypokalzämie* (223), bei metabolischer Störung des Calciumstoffwechsels, bei Hypoparathyreoidismus (S. 169) oder zum Beispiel auch bei Sprue auftreten. Es besteht eine metabolische Alkalose und der Serumphosphor ist erhöht. Die *normokalzämische Tetanie* geht immer auch mit einem normalen Phosphorspiegel im Serum einher. Sie kann von einer metabolischen Alkalose (zum Beispiel bei Bikarbonat-Zufuhr) oder von einer respiratorischen Alkalose begleitet sein. Diese letztere, die eigentliche *Hyperventilationstetanie*, spielt in der Differentialdiagnose der Epilepsien immer wieder eine Rolle.

Zu den *Symptomen der Tetanie* gehört vor allem der *tetanische Anfall*: Zu Beginn bestehen nicht selten eine unbestimmte Angst und Muskelschmerzen. Dann treten zunächst Parästhesien der Finger und der Mundregion auf und vor allem tonische Muskelkontraktionen. Die Finger werden aneinandergepreßt, der Daumen stark adduziert (Geburtshelferstellung), die Hand- und Ellenbogengelenke sind gebeugt (Pfötchenstellung). Die Beine sind gestreckt, die Füße plantarflektiert und supiniert, die Zehen flektiert (Karpopedalspasmus). Die Lippen sind gespitzt. Selten finden sich Stimmritzenkrämpfe, Kardiospasmus und Bronchospasmen sowie Gefäßkrämpfe. Die Anfälle können Bruchteile von Minuten bis zu Stunden andauern und sehr beunruhigend wirken. *Zwischen den Anfällen* sind Zeichen der latenten Tetanie vorhanden: Mechanische Übererregbarkeit der Nervenstämme, so zum Beispiel die Kontraktion der Gesichtsmuskulatur beim Beklopfen des Fazialisstammes (Chvostek-Phänomen), die Dorsalextension und Abduktion des Fußes beim Beklopfen des N. peronaeus am Fibulaköpfchen (Lust-Zeichen) oder das Auftreten der Geburtshelferstellung der Finger beim kräftigen Druck auf die Nervenstämme des Oberarmes mittels eines Stauschlauches (Trousseau-Phänomen). Bei der elektrischen Untersuchung findet sich eine galvanische Übererregbarkeit von Nerv und Muskel, bei der Nadelelektromyographie treten eventuell unter einer der oben genannten Provokationsmethoden repetitive Entladungen motorischer Einheiten, vor allem als sogenannte Doubletten oder Tripletten auf. Die Tetanie muß gegenüber den Hirnstammanfällen (S. 268) abgegrenzt werden, zu der wohl recht komplexe Beziehungen bestehen.

Eine weitere anfallartige motorische Störung, die oft mit einer (fokalen) Epilepsie verwechselt wird, ist die *Migraine accompagnée* S. 280).

Narkoleptisches Syndrom (131, 248)

Narkolepsie und Epilepsie haben weder elektroenzephalographisch, noch pathogenetisch, prognostisch oder therapeutisch etwas Gemeinsames. Lediglich klinisch und im Hinblick auf die Differentialdiagnose der Epilepsie werden die beiden Erkrankungen immer wieder nebeneinandergestellt. Das narkoleptische Syndrom umfaßt die folgenden Elemente:

- *Schlafanfälle* treten selbst bei ausgeruhten Patienten besonders in schlafférdernden Situationen (behagliche Wärme, bequeme Lage, Sattheit, Langeweile) auf. Sie sind durch den Willen nicht bezwingbar und dauern meist höchstens 10–15 Minuten, selten 1 Stunde oder mehr. Die Patienten sind normal weckbar.
- *Anfallsweiser (affektiver) Tonusverlust* (kataplektischer Anfall). Er kommt nicht bei jedem Patienten mit Schlafanfällen vor, jedoch kaum je ohne diese. Plötzlich verlieren einzelne Muskelgruppen oder gar die ganze Körpermuskulatur den normalen Tonus, so daß es zum schlaffen Herabfallen eines Körperteiles oder gar zum Hinstürzen kommt. Die Patienten sind dann kurzdauernd, meist während weniger als einer Minute, unfähig, die schlaffen Körperteile zu bewegen. Auslösend wirken meist überraschende Momente und Affekte, besonders aber herzhaftes Lachen. Das Bewußtsein ist während der Anfälle erhalten.
- Als *Schlaflähmung* wird die vollständige Unfähigkeit, sich zu bewegen, die die Patienten in der Aufwachphase befällt (*„Wachanfälle"*), bezeichnet. Die Kranken sind zwar bereits wach, jedoch wie gelähmt. Der Zustand dauert meist nur wenige Sekunden bis Minuten. Er verschwindet sofort, wenn der Patient berührt oder angesprochen wird.
- Unter den *selteneren Symptomen* seien hypnagoge Halluzinationen, eigentliche psychotische Zustände, Somnambulismus, Doppeltsehen während einer Schlaflähmung und Störungen des Nachtschlafes erwähnt.

Die neurologischen *Untersuchungsbefunde* sind normal bis auf die seltenen symptomatischen Fälle (s. unten). Meist handelt es sich um pyknische Patienten und es finden sich oft eine Adipositas, erniedrigter Grundumsatz, Vasolabilität, Lymphozytose und Hypogenitalismus. Das Elektroenzephalogramm wurde früher immer als praktisch normal bezeichnet. In neuerer Zeit wurde aber darauf hingewiesen, daß im Schlafanfall bei den Narkoleptikern, die auch eine Kataplexie aufweisen, die Kurve derjenigen des „paradoxen Schlafes" mit Augenbewegungen entspricht (131). Auch sonst zeigen Narkoleptiker im Schlaf einen größeren Anteil dieser elektroenzephalographischen Schlaf-Charakteristika als der Normale.

Die *Ursache* der Narkolepsie ist nicht bekannt. Neben den selteneren symptomatischen Formen nach Enzephalitis steht die große Zahl der kryptogenetischen Fälle. Familiäres Vorkommen ist beschrieben, ebenso familiäre Fälle von Kataplexie. Die *Therapie* besteht vor allem in der Gabe von Weckaminen sowie Imipramin.

Es ist fraglich, wie weit das KLEINE-LEVIN-*Syndrom* von der Narkolepsie scharf zu trennen ist (114). Es ist durch periodisch wiederkehrende Schlafzustände von mehrtägiger Dauer gekennzeichnet, die zugleich mit abnormem Freßtrieb (Polyphagie, Bulimie) und psychischen Störungen mit Verwirrtheit und Erregungen auftreten. Die Störung wurde bisher ausschließlich bei jungen Männern beschrieben, die Ursache ist unbekannt. Der neurologische Untersuchungsbefund ist normal. Die Anfälle werden im Laufe der Jahre immer seltener und von kürzerer Dauer.

Kopf- und Gesichtsschmerzen (176, 252, 584)

Schmerzempfindliche Strukturen im Kopf- und Gesichtsbereich sind alle extrakraniellen Anteile und im intrakraniellen Raum Teile der basalen Dura und Pia, die venösen Sinus und deren unmittelbare Zuflüsse, die Arterien der Dura, die basalen Gehirnarterien sowie die Nerven mit sensiblen Afferenzen. Das Gehirn selber ist nicht schmerzempfindlich. Grundsätzlich können also Schmerzen im Kopf- oder Gesichtsbereich durch Druck oder Zug an den oben genannten schmerzempfindlichen intrakraniellen Strukturen, insbesondere durch Dehnung der intrakraniellen extrazerebralen Arterien oder durch Vorgänge am extrakraniellen Anteil des Kopfes zustande kommen.

Manchmal vermag schon eine präzise Schilderung der Kopfschmerzen dem Arzt die richtige ätiologische Diagnose zu vermitteln. Es ist deshalb der *Anamnese* besondere Bedeutung beizumessen. Systematisch müssen folgende Punkte erfragt werden:

- Familiäre Belastung mit Kopfschmerzen (Art derselben) oder Epilepsie
- Seit wann bestehen Kopfschmerzen
- Art derselben: Beginn zu welcher Tageszeit, Raschheit der Zunahme, „Anfall", Lokalisation, Schmerzcharakter, auslösende und begünstigende Momente, Beziehung der Schmerzintensität zu Tageszeiten, Dauer der Schmerzperioden, Begleiterscheinungen vor bzw. während des Anfalles, im besonderen Augensymptome, Parästhesien, Gesichtsrötung, Augentränen, Blässe, Übelkeit, Erbrechen, Polyurie
- Häufigkeit
- Bisherige Therapie und andere Gegenmaßnahmen und deren Wirksamkeit. Schmerzmittelabusus
- Beeinträchtigung der beruflichen Tätigkeit und des Alltages
- Allgemeine Symptome außerhalb des Kopfwehanfalles (Gedächtnisstörungen, neurologische Störungen, Gewichtsabnahme, Müdigkeit, Herz- und Kreislaufbeschwerden, Nierenleiden, epileptische Anfälle usw.)
- Allgemeines zur Persönlichkeit und Lebensweise des Patienten (Charakter, berufliche Belastung, Konflikte, Lebensgewohnheiten, Gifte und Genußmittel).

„Gefährliche Kopfschmerzen", die einer eingehenden Abklärung rufen, sind jene, die in sehr frühem oder in hohem Lebensalter erstmals auftreten, die dauernd bestehen, die als Dauerschmerz streng lokalisiert sind, die an Intensität über Tage oder Wochen zunehmen und die von anderen

Symptomen (Erbrechen, Bewußtseinsstörungen, neurologische Ausfälle, epileptische Erscheinungen) begleitet sind. *Tabelle 25* gibt einen Überblick über die Differentialdiagnose der Kopf- und Gesichtsschmerzen.

Vaskuläre Kopfschmerzen

Cephalaea vasomotorica (252, 584)

Im angelsächsischen Sprachbereich wird diese Kopfwehform auch als „common migraine" bezeichnet und zum Teil auch unter das „tension headache", den Spannungskopfschmerz, subsumiert. Es ist dies die häufigste der chronischen Kopfwehformen. Es handelt sich um das „gewöhnliche Kopfweh", einen meist diffusen Schmerz, mit gelegentlichem Maximum über Stirne, Schläfe oder Scheitel, von oft dumpfem, eventuell pulsierendem Charakter. Er nimmt beim Bücken oder Pressen zu. Der Schmerz tritt zu unbestimmten Tageszeiten auf, jedoch besonders häufig am Morgen beim Erwachen oder bald nach dem Aufstehen. In der Regel finden sich keine Begleitsymptome. Allerdings kommen auch Übergänge zur Migräne (s. unten) vor. Es werden vor allem Personen im jüngeren oder mittleren Lebensalter betroffen, beide Geschlechter etwa gleich häufig, aber Frauen oft subjektiv schwerer. Auslösend wirken oft Wetterwechsel, Schlafmanko, Alkoholabusus („Katerkopfweh") und psychische Spannungen.
Eine besondere Form von wahrscheinlich vasomotorischen Kopfschmerzen wird als *„Ice-cream-headache"* bezeichnet (518 c). Kältereize am Gaumen lösen nach 20—30 Sekunden meist temporal lokalisierte, unter Umständen intensive Kopfschmerzen aus, die nach ca. 20 Sekunden wieder abklingen.
Den gleichen Charakter wie der vasomotorische Kopfschmerz hat das gewöhnliche *postkommotionelle Kopfweh* nach einem Schädeltrauma. Hier ist die Verschlimmerung durch Bücken, Erschutterungen, Lärmeinwirkung, Alkohol und Sonnenbestrahlung besonders eindrücklich. Allerdings kommen nach Schädeltrauma auch andere Kopfwehformen vor.
Die neurologischen Untersuchungsbefunde sind bei der gewöhnlichen vasomotorischen Cephalaea normal. Es findet sich recht oft eine vegetative Dystonie, Obstipation, eventuell tetaniforme Züge. Pathogenetisch nimmt man eine gestörte Funktion der Vasomotoren an. Die *Therapie* besteht in einer Regulierung der Lebensweise, im Bekämpfen äußerer oder innerer Spannungsursachen und auf der medikamentösen Ebene vor allem in der Anwendung von Sekalealkaloiden und eventuell Sedativa.

Echte Migräne (50, 252, 584)

Der Migräniker ist in mehr als der Hälfte der Fälle sicher familiär mit Kopfweh, nicht immer aber mit typischer Migräne belastet. Er weist meist eine ganz bestimmte Persönlichkeitsstruktur auf mit perfektionistischen Zügen, ehrgeizig, streng mit sich selber, ein Leistungstyp. Frauen erkranken häufiger oder suchen zumindest häufiger ärztliche Hilfe als Männer. Die ersten Symptome finden sich nicht selten im frühen Kindesalter (50), am häufigsten treten sie aber zwischen dem 10. und dem 30. Altersjahr auf. Die Diagnose stützt sich auf das Vor-

Tabelle 25. Differentialdiagnostik

Charakteristika	Diagnose	Lokalisation	Dauer
Wiederholte, anfallsartige (akute) Kopfschmerzen	Migräne (S. 275)	Oft halbseitig, Kopf und Schläfe, Seite wechselnd	Stunden bis Tage
	Erythroprosopalgie (Horton-Neuralgie) (S. 282)	Schläfen-Augen-Region. Immer einseitig und gleiche Seite	1/2 Stunde bis wenige Stunden
	Hochdruckkrisen	Diffus	Minuten bis Stunden
Wiederholte, anfallsartige, intensive Gesichtsschmerzen	Trigeminusneuralgie (S. 286)	II—III. Trigeminusast, immer gleiche Seite	Sekunden
	Auriculotemporalis-Neuralgie (S. 286)	Präaurikulär	Minuten
	Nasociliarisneuralgie (S. 287)	Innerer Augenwinkel	Minuten bis Stunden
	Sluder-Neuralgie (S. 287)	Innerer Augenwinkel	Minuten
	Glossopharyngicus-Neuralgie (S. 287)	Zungengrund und Tonsillarnische	Sekunden
	Neuralgie des Ganglion geniculi (S. 287)	Gehörgang und Gaumendach	Sekunden
	Atypische Gesichtsschmerzen	Halbe Gesichtsseite, diffus	Mehr oder weniger Dauerschmerz
Schlagartig auftretende Kopfschmerzen	Subarachnoidalblutung (S. 128)	Diffus (selten okzipital oder halbseitig)	Tagelang
	Intrazerebrale Blutung (S. 125)	Halbseitig	Tagelang
	Liquorabflußbehinderung, intermittierende (S. 284)	Diffus (eventuell halbseitig)	Minuten bis Stunden
	Hustenkopfschmerz (S. 285)	Diffus	

handensein eines oder mehrerer der für diese Kopfwehform charakteristischen Merkmale, d. h. halbseitiger Kopfschmerz, Übelkeit bzw. Erbrechen und vasospastische Begleiterscheinungen. Diese Elemente sind keineswegs immer alle vorhanden. Wir unterscheiden demnach verschiedene Typen von Migräne.

der Kopf- und Gesichtsschmerztypen

Zeitpunkt des Auftretens und Auslösung	Begleiterscheinungen	Befunde	Bemerkungen
Wetter, Spannung, Menses	Erbrechen, Flimmerskotome, ev. fokale Symptome	Neurologisch o. B., EEG ev. pathologisch	u. U. Zunahme unter Ovulationshemmern
Oft „Fahrplan“, oft nachts	Rötung Gesicht, Augentränen Erbrechen	o. B.	DD: Nasociliarisneuralgie
Unregelmäßig	Ev. Erbrechen, Verwirrtheit	Hypertonie, Fundusveränderungen. Insulte	Beachte Phäochromozytom
Trigger-Punkt (Berühren, Kauen, Sprechen)	Verziehen des Gesichtes	o. B.	
Kauen	Lokales Schwitzen und Hautrötung	o. B.	Oft nach Parotiserkrankungen
Lokaler Druck, Kauen	Konjunktivitis, Tränen	o. B.	Ev. Dauerschmerz. DD: Sluder, Horton
	Niesreiz	Gelegentlich Sinusitis	DD: Nasociliarisneuralgie
Schluckakt. Trigger-Punkt		o. B.	
Oft nach Herpes oticus	Ev. Geschmacksempfindungen und Speichelfluß	o. B.	
	Gelegentlich Rötung und Schwitzen	o. B.	Oft brennender Charakter, sehr therapieresistent
Beim Pressen	Ev. Bewußtseinsstörung, Erbrechen	Meningismus, ev. Herdsymptome	LP!
	Ev. Erbrechen	Herdsymptome	
Ev. plötzlich bei Lagewechsel	Erbrechen, Benommenheit, Verwirrtheit	Ev. Meningismus	u. U. Verschwinden bei Lagewechsel
Husten, Pressen		Ev. Prozeß hintere Schädelgrube	Ev. nach Trauma

Tabelle 25.

Charakteristika	Diagnose	Lokalisation	Dauer
Chronische, meist diffuse Kopfschmerzen	Vasomotorisches Kopfweh (S. 275)	Diffus	Stunden bis Tage
	Kopfweh bei Hypertonie (S. 283)	Diffus	Stunden bis Tage
	Kopfweh bei intrakraniellem raumforderndem Prozeß (S. 284)	Diffus, seltener lokalisiert	Dauerkopfweh
	Posttraumatische Kopfschmerzen (S. 89)	Diffus	Tage
	Toxisch-medikamentös	Diffus	Mehr oder weniger dauernd
Subakute, meist langdauernde, diffuse Kopfschmerzen	Meningitis, Enzephalitis (S. 101 u. 104)	Diffus	Mehr oder weniger andauernd
	Zerebrale Zirkulationsstörungen (S. 112)	Diffus oder lokalisiert	Stunden bis Tage
	Postinfektiöse Kopfschmerzen (S. 285)	Diffus	Tage
	Liquorunterdrucksyndrom (S. 285)	Diffus	Stunden
Chronische, lokalisierte Kopfschmerzen	Kopfschmerzen bei Zervikalspondylose (S. 283)	Okzipital, eventuell halbseitig, nach vorne ausstrahlend	Stunden bis Tage
	Arteriitis cranialis (S. 283)	Oft temporal	Dauernd
	Augenaffektionen (S. 285)	Fronto-temporal	Stunden und Tage
	ORL-Erkrankungen (S. 285)	Je nach Ursache	Oft morgens
	Dentogene Kopfschmerzen	Gesicht, Temporalregion	Mehr oder weniger andauernd

Fortsetzung

Zeitpunkt des Auftretens und Auslösung	Begleit-erscheinungen	Befunde	Bemerkungen
Spannung, Alkohol			Ev. posttraumatisch
Maximum am Morgen	Ev. intermittierende neurologische Symptome	Hypertonie	
	Ev. Erbrechen und Hirndruckzeichen	Ev. Herdsymptome Stauungspapillen	
Zunehmend nach Alkoholgenuß, Sonnenexposition, Erschütterungen		Meist o. B.	Anamnese!
	Je nach Ätiologie		CO, Blei, Brom, Ovulationshemmer
	Je nach Grundleiden	Meningismus, ev. Herdsymptome	
	Ev. Erbrechen oder Bewußtseinsstörungen	ev. Herdsymptome	
			Vorkrankheit beachten
Beim Stehen oder Sitzen	Ev. Erbrechen	LP! Druckmessung, ev. Aspirieren. Elweiß im Liquor erhöht	Verschwindet beim Liegen und beim Druck auf Jugularvenen
Langdauernde gleiche Kopfhaltung, Lesen, Nachtruhe	Nackenschmerzen, ev. Brachialgien	Dolenz Okzipitalpunkte, ev. zervikale radikuläre Ausfälle	Meist ältere Patienten, ev. nach Schleudertrauma HWS. Zu oft diagnostiziert!
		Dolenz Temporalarterien, hohe Senkung	Meist alte Personen
Nach Lesen, am Abend	Je nach Grunderkrankung		
Kauakt, Kalt- oder Warm-Einwirkung			z. B. Costen-Syndrom (S. 290)

- *Das Migränekopfweh* ist bei etwa der Hälfte der Migräniker das einzige Symptom der Krankheit. Der Kopfschmerz ist bei nur etwa 65 % der Fälle wirklich „hemikraniell". Meist beginnt er in der Frontotemporalgegend und breitet sich dann auf die ganze Schädelhälfte aus. Er ist oft pochend, tiefsitzend, bohrend und wird durch äußere Reize, wie Licht und Lärm, verstärkt. Die Patienten sind blaß, die Temporalarterie ist druckdolent. Der Schmerz erreicht rasch innerhalb einer bis mehrerer Stunden sein Maximum und in 60 % der Fälle führt er zu Nausea und Erbrechen. Die Seite des Kopfwehanfalles ist bei vielen Patienten fast immer die gleiche, aber eine absolute Seitenkonstanz ist immer verdächtig auf eine symptomatische Form. Nicht selten finden sich andere vegetative Symptome, wie Schwitzen, Bauchkoliken, Durchfälle, Tachykardie, Trockenheit im Mund, Oligurie und nach dem Anfall eine Harnflut. Die Anfallsdauer beträgt meist einige bis viele Stunden und die Anfallshäufigkeit kann von einigen wenigen pro Jahr bis zu fast täglichen Anfällen variieren
- *Die ophthalmische Migräne* ist dadurch gekennzeichnet, daß dem eigentlichen Kopfwehanfall visuelle Symptome vorausgehen. Dies ist bei etwa einem Drittel der Migräniker der Fall. Typisch sind die Flimmerskotome, wobei die Patienten zunächst farbige, blitzende, von einem Zentrum zur Peripherie des homonymen Gesichtsfeldes fortschreitende, zackig begrenzte Figuren sehen (Fortifikationsspektren). Diese breiten sich innerhalb von 5–15 Minuten bis zur Peripherie aus und hinterlassen ein vorübergehendes Skotom. Seltener sind durch retinale Ischämie bedingte horizontale Gesichtsfeldausfälle. Auf derartige Flimmerskotome folgt dann der oben beschriebene Kopfwehanfall. Selten bleibt das Flimmerskotom einzige Manifestation des Anfalles ohne andere Erscheinungen und ohne Kopfweh. Wahrscheinlich kann auch eine Amaurosis fugax (s. S. 124) ohne gleichzeitiges Kopfweh als Migraine-Manifestation auftreten. In diesem Rahmen ist auch einmal eine dauernde Optikusschädigung möglich.
- *Als ophthalmoplegische Migräne* wird das Auftreten von Augenmuskelparesen, meist eine Okulomotoriuslähmung, homolateral zum Kopfwehanfall bezeichnet. Die Rückbildung der Parese benötigt bis zu Monaten. Hinter diesem Bild dürften sich wohl meistens symptomatische Kopfwehformen verbergen, zum Beispiel ein Aneurysma der A. communicans posterior (S. 130) oder ein Prozeß im Sinus cavernosus
- Unter einer *Migraine accompagnée* verstehen wir eine Hemikranie, die von anderen als den oben schon beschriebenen zerebralen Reiz- oder Ausfallserscheinungen begleitet bzw. eingeleitet wird. Es kommen Parästhesien vor, meist an den oberen Extremitäten, jedoch auch im Gesicht. Diese können auch während des gleichen

Anfalles die Seite wechseln bzw. beide Seiten zugleich betreffen. Es finden sich motorische Mono- und Hemiparesen („hemiplegische Migräne"), Aphasien, homonyme Gesichtsfelddefekte und Sensibilitätsstörungen, aber auch motorische JACKSON-Anfälle. Meist folgt den erwähnten Störungen bald der typische Kopfwehanfall, der dann die ätiologische Diagnose erlaubt. Die neurologischen Ausfälle bilden sich meist innerhalb einer Stunde oder rascher zurück. Gelegentlich bleiben sie aber wesentlich länger bestehen und es kann ausnahmsweise auch zu Dauerausfällen kommen

– Selten kommen neurologische Ausfälle (bei Migränepatienten) ohne gleichzeitige Kopfwehattacke vor. Man kann von einer *Migraine accompagnée ohne Migräne* sprechen (573).

– *Als Migräne des Basilarisgebietes* (48) können jene Fälle bezeichnet werden, bei welchen die vasospastischen Begleiterscheinungen der meist okzipitalen Kopfwehattacken sich im Ausbreitungsgebiete der A. basilaris abspielen. Sicher sind hier manche Fälle von ophthalmischer Migräne oder von beidseitigem Visusverlust einzuordnen, dann aber auch jene mit Schwindel, Gangataxie, Dysarthrie oder Tinnitus. Auch beidseits auftretende Parästhesien der Hände, des Kopfes und der Zunge gehören möglicherweise hierher. In dieser Kategorie finden sich auffallend viele junge Mädchen

– Unter den *besonderen Symptomen* der Migräne seien hier die vor allem bei Kindern nicht seltenen abdominellen Krisen erwähnt, dann die psychischen Begleiterscheinungen, wie abnorme Stimmungsschwankungen (Angst, Depressionen), Denkstörungen, Verwirrtheits- und Erregungszustände, die bis zu eigentlichen „Migränepsychosen" führen können. Außer den schon erwähnten JACKSON-Anfällen können auch außerhalb der Migräneattacke bei diesen Patienten gehäuft – in etwa 5–6 % der Fälle – echte epileptische Manifestationen, so zum Beispiel Grand-mal-Anfälle, vorkommen.

Für Migräneattacken bzw. für andere Manifestationen *auslösend* können atmosphärische Einflüsse sein, dann aber auch photische Einflüsse, Menses, Entspannung und längere Bettruhe (Sonntagsmigräne, Ferienmigräne), sowie vor allem auch psychische Belastungen (Verantwortungen, Sorgen, Überforderungen, „stress"). Auffallend oft wirkt die Einnahme von *Ovulationshemmern* auslösend für migräniforme Kopfschmerzen mit gewissen elektroenzephalographischen Anomalien. Letztere bleiben auch nach dem Absetzen der Medikation bestehen, so daß eine Prädisposition angenommen werden muß. Vereinzelt wirkt das pressorische Tyramin – das zum Beispiel in gewissen Käsesorten enthalten ist und bei Einnahme von Monoaminooxydasehemmern zu Blutdruckkrisen führen kann – auslösend für Migräneanfälle *(diätetische Migräne)*.

Die neurologischen Untersuchungsbefunde sind – abgesehen von den symptomatischen Formen und den akuten Erscheinungen im Rahmen der Migraine accompagnée – normal. Das Elektroenzephalogramm ist nur bei der Hälfte der Migräniker wirklich unauffällig. Die anderen zeigen unspezfische dysrhythmische Erscheinungen, fokale Störungen (meist jene mit Lähmungserscheinungen) und etwa 16 % paroxysmale Hypersynchronien mit Thetawellen und eingestreuten Sharp waves, wie sie auch bei klinischer Epilepsie vorkommen. Für diese Form wurde der Begriff der *hypersynchronen Cephalaea* angewendet. Pathogenetisch wird von einzelnen Autoren (584) zunächst ein Gefäßspasmus als Ursache der ischämischen Zerebralsymptome, eine Gefäßdilatation als Ursache des Schmerzes angenommen. Andere (252) nehmen die passagere Eröffnung von arteriovenösen Anastomosen an, wobei das Blut durch die Kurzschlüsse vorzeitig abfließt und die distal davon gelegenen Kapillaren nicht mehr versorgt.

Die *Therapie* ist in ihren Grundzügen ähnlich derjenigen bei der vasomotorischen Cephalaea. Im Anfall besonders wirksam ist das Dihydroergotamin. Speziell die Fälle mit Hypersynchronie im Elektroenzephalogramm, aber nicht nur diese, können auf Antiepileptika ansprechen. Wichtig ist die Vermeidung von Exzitantien und von Spannungen.

Horton-Neuralgie (Erythroprosopalgie, Histaminkopfweh, Cluster-Headache) (184, 253)

Diese Kopfwehform hat manche Ähnlichkeit mit der Migräne, aber auch gewisse eigene Charakteristika. Gelegentlich finden sich schwer zuzuordnende Übergangsformen zwischen den beiden Affektionen. Bei 20 % der Patienten finden sich andere Kopfwehfälle in der Familie. Die Kopfwehattacken treten sehr rasch auf, erreichen schon nach etwa 20 Minuten ihr Maximum und klingen innerhalb von 1—2 Stunden vollständig ab. Es handelt sich um einen sehr intensiven, stechenden, recht umschrieben lokalisierten Schmerz in der Orbital- und Supraorbitalregion. Er tritt konstant immer auf der gleichen Seite auf. Die Anfälle sind in typischer Weise von einer Rötung des homolateralen Auges, Tränenfluß sowie einer verstopften Nase und oft einer Gesichtsrötung begleitet. Manchmal besteht Photophobie und Nausea. Etwa ⅓ der Patienten werden durch die Anfälle zu ganz bestimmten Zeiten nachts aus dem Schlaf geweckt und die meisten haben zeitweise 1—3 Anfälle innerhalb 24 Stunden. Perioden von einer bis mehreren Wochen mit gehäuften Anfällen („cluster" = Haufen, Büschel) wechseln ab mit monatelangen oder jahrelangen beschwerdefreien Intervallen.

Dieses Beschwerdebild muß im besonderen gegenüber gewissen Gesichtsneuralgien abgegrenzt werden (Nasoziliarisneuralgie, S. 287; Sluder-Neuralgie, S. 287). *Therapeutisch* sind neben den Mutterkornalkaloiden Serotoninhemmer besonders wirksam. Man beachte aber die Gefahr einer retroperitonäalen Fibrose bei langdauernder Medikation.

Arteriitis temporalis bzw. cranialis („Horton-Syndrom") (115, 293)

Bei der Arteriitis temporalis ist Kopfweh oft zunächst das einzige Symptom. Da es sich aber um eine generalisierte Form der Riesenzellarteriitis handelt mit multiplen Lokalisationen, können sehr wohl auch Erkrankungen ohne Kopfweh (363), aber mit anderen Symptomen vorkommen, insbesondere Optikusbefall (Amaurosis fugax, S. 233), retinale Arterienverschlüsse, Augenmuskelparesen, Polyneuropathien usw. (115) Auch die *Polymyalgia rheumatica* kann Ausdruck einer Riesenzellarteriitis sein (232). Ob Fälle von granulomatöser Riesenzellarteriitis mit Befall des zentralen Nervensystemes zur Gruppe der Arteriitis cranialis gehören, ist zweifelhaft. Das Kopfweh bei der Arteriitis temporalis ist äußerst intensiv, meist in der Schläfen- und Stirnregion lokalisiert, ein- oder häufiger beidseitig. Es handelt sich um einen zermürbenden Dauerschmerz oder um Schmerzen beim Kauakt („intermittent claudication of the jaw"). Vielfach erscheinen die Temporalarterien dick und geschlängelt, sind dolent und pulsieren meist nicht. In Ausnahmefällen allerdings können die Gefäße durchaus unauffällig sein und normale Pulsation aufweisen. Es handelt sich praktisch immer um ältere Patienten und die Blutsenkungsgeschwindigkeit zeigt eine charakteristische starke Beschleunigung. Entscheidend ist die Biopsie aus der A. temporalis, die auch bei normal pulsierendem Gefäß bei entsprechendem klinischem Verdacht gerechtfertigt ist. Das Abwarten des Biopsiebefundes sollte aber – im Hinblick auf die oft plötzlich auftretenden, schweren Augenkomplikationen – den Beginn der *Therapie* mit Cortison nicht hinauszögern.

Kopfschmerzen bei Arterienverschlüssen und Hypertonie

Meist lassen sich diese Kopfschmerzen vom vasomotorischen Kopfweh in ihrer Erscheinungsform nicht unterscheiden. Sie treten beim Hypertoniker oft schon in den frühen Morgenstunden beim Erwachen auf und sind dann meist diffus den ganzen Tag mehr oder weniger ausgeprägt vorhanden. Für die Diagnose entscheidend sind die Blutdruckmessung und die allgemeine neurologische und internistische Untersuchung. Das Auftreten von Papillenödem bei Hypertonie erfordert die Abgrenzung gegenüber Kopfschmerzen bei Hirntumoren.

Spondylogene Kopfschmerzen und Migraine cervicale (30)

Bei zervikaler Spondylose kann es nebst den zahlreichen anderen Erscheinungen im Rahmen des Syndromes des oberen Körperviertels (S. 196) auch zu Kopfschmerzen kommen. Im Hinblick auf die große Häufigkeit spondylotischer Veränderungen der Halswirbelsäule im Röntgenbild wird die Diagnose spondylogener Kopfschmerzen wahrscheinlich oft zu Unrecht gestellt. Es sollte hierfür gefordert werden:

– Gleichzeitiges Vorkommen anderer lokaler, radikulärer oder vegetativer Symptome einer Spondylose (S. 293)

- oder ein Schleudertrauma der Halswirbelsäule (whiplash injury) zum Beispiel im Rahmen einer Autokollision (S. 192)
- zumindest aber eine charakteristische Art des Kopfschmerzes.

Der typische spondylogene Kopfschmerz ist meist, aber nicht immer halbseitig. Er ist entweder im Nacken lokalisiert oder strahlt von okzipital nach frontal aus und die Patienten machen bei der Beschreibung die Bewegung des „Helmabstreifens". Die Schmerzen können auch im Gesicht empfunden werden. Sie treten nicht selten bei bestimmten Kopfbewegungen und Kopfstellungen (langes Lesen) oder nachts bei ungünstiger Lagerung des Kopfes auf. In der Anamnese findet sich oft ein akuter Torticollis. Objektiv stellt man bei den meist älteren Patienten eine Druckdolenz der Halswirbelsäule und der paravertebralen Nackenmuskulatur fest sowie eine Einschränkung der Beweglichkeit des Kopfes. Im Röntgenbild lassen sich eine Spondylose und Spondylarthrose sowie eine Deformierung der Unkovertebralgelenke nachweisen. Die *Therapie* besteht in Extensionsbehandlung (der sofortige Erfolg einer kurzen manuellen Extension kann auch differentialdiagnostisch verwertet werden), in Ruhigstellung der Halswirbelsäule mit einem Filz- oder Plastikkragen, richtiger Lagerung des Kopfes in der Nacht, lokale Wärme, Myotonolytika und Antirheumatika.

Andere (symptomatische) Kopfwehformen

Einige weitere Kopfwehformen sollen nur kurz erwähnt werden. Als *Spannungskopfweh* (584) wird nicht immer ganz zwanglos eine Gruppe von vorwiegend okzipitalen Kopfschmerzen isoliert, die man auf eine mehr oder weniger dauernde krampfhafte Kontraktion der Nackenmuskeln, vor allem bei psychischen Spannungszuständen, zurückführt. Eine Abgrenzung gegenüber einer echten *Okzipitalneuralgie* ist nicht immer leicht, wobei diese letztere wohl auch zu oft diagnostiziert wird. Die operative Exhairese des N. occipitalis major ist hier selten erfolgreich (252). Die *Kopfschmerzen bei intrakraniellen raumfordernden Prozessen* sind als Früh- oder Leitsymptome bei rund der Hälfte aller Tumorpatienten vorhanden, jedoch besonders häufig bei Tumoren der hinteren Schädelgrube. Es besteht bei Großhirntumoren eine häufige, aber nicht absolute Übereinstimmung zwischen der Seite des pathologischen Prozesses und der Seite des Kopfschmerzes. Die ätiologische Diagnose muß sich auf die übrigen Untersuchungsbefunde stützen. Charakteristisch ist der *Kopfschmerz bei intermittierender Liquorabflußbehinderung* (s. auch S. 98): Der Schmerz tritt meist schlagartig mit maximaler Intensität auf, ist von Übelkeit und Erbrechen und manchmal von einem kurzen Bewußtseinsverlust begleitet. Gelegentlich besteht Opisthotonus. Der Anfall kann Sekunden oder Minuten dauern, selten länger, und klingt meist etwas weniger rasch als er einsetzte wieder ab. Jeder Prozeß, der intermittierend den Liquorabfluß im Sinne eines Ventilmechanismus behindert, kann zu solchen Attacken führen. Besonders charakteristisch allerdings ist dies bei den *Kolloidzysten des dritten Ventrikels* und anderer intraventrikulärer Tumoren. Hier können auch kurzdauernde Zustände plötzlicher Beinschwäche mit Hinstürzen auftreten („drop seizures"), die ohne Kopfschmerzen oder Bewußtseinsverlust einhergehen können. Differentialdiagnostisch muß hier besonders auch ein *Phäochromozytom* erwogen werden, das ebenfalls mit abrupt einsetzenden Kopfwehattacken von wenigen Minuten bis höchstens einer Stunde Dauer einhergehen kann. Diese sind meist von Schwitzen, Herzklopfen und Blässe begleitet und werden nicht selten durch Bücken, Drehen, Anstrengungen oder Aufregungen ausgelöst. Die Blutdruckmessung im Anfall wird auf die richtige Fährte lenken. Die *Hustenkopfschmerzen* werden durch Husten, manchmal durch Pressen und Bücken ausgelöst. Sie dauern jeweils nur wenige Sekunden und sind meist Ausdruck eines raumfordernden oder anderen (zum Beispiel arachnitischen) Prozesses in der hinteren Schädelgrube. Auch sonst kann beim Hirndruck der Kopfschmerz durch Husten verstärkt werden. Als *Aliquorrhoe* (Hypoliquorrhoe, akute Pseudomeningitis) wird ein *Liquorunterdrucksyndrom* (s. S. 47) bezeichnet, das entweder nach Schädeltraumata, bei subduralem Hämatom und Hygrom oder auch spontan auftreten kann (294, 535). Letzteres kommt besonders oft bei Frauen vor. Charakteristisch ist ein sehr intensives Kopfweh, das bei Orthostase auftritt und beim Abliegen abnimmt und auch bei Druck auf die Jugularvenen verschwinden kann. Es treten nicht selten Benommenheit und Erbrechen hinzu. Man findet einen unter Umständen sehr ausgeprägten Meningismus bei sonst normalem Neurostatus. Bei der Lumbalpunktion am liegenden Patienten ist der Druck unter 5 cm Wasser und unter Umständen so niedrig, daß der Liquor nicht spontan abtropft. Man muß aspirieren. Die Liquorfarbe ist oft xanthochrom, das Eiweiß auf Werte bis zu 1000 mg% vermehrt.

Die *augenbedingte Cephalaea* findet sich bei Brechungsanomalien, vor allem aber bei Heterophorien im Kindesalter. Sie tritt im Laufe des Tages auf und verschwindet auf entsprechende augenärztliche Maßnahmen hin. Beim *akuten Glaukomanfall* ist der intensive, vor allem frontale Kopfschmerz von Erbrechen, Bradykardie und Sehstörungen begleitet. Infekte im Bereiche der *Nebenhöhlen* können zu hartnäckigen, oft lokalisierten Kopfschmerzen führen. Nicht zu vergessen ist das *Kopfweh bei Allgemeinerkrankungen*, das besonders bei gewissen Infektionskrankheiten sehr ausgeprägt sein kann, zum Beispiel beim Q-Fieber. Es kann den eigentlichen akuten Infekt recht lange überdauern. Chronischer *Eisenmangel*, z. B. bei Blutungsanämie, kann mit hartnäckigem Kopfweh einhergehen. Beim ätiologisch ungeklärten und wohl uneinheitlichen MORGAGNI-MOREL-*Syndrom* älterer Frauen ist eine Hyperostosis frontalis interna mit Adipositas, Hirsutismus, Störungen des Kohlenhydratstoffwechsels mit Diabetes mellitus, Kopfschmerzen sowie Schlaf- und Gleichgewichtstörungen kombiniert.

Gesichtsneuralgien (176, 410 a, 550)

Das Charakteristische einer Neuralgie ist die Schmerzlokalisation im Ausbreitungsgebiete eines bestimmten peripheren Nerven. Die Schmerzen haben in der Regel einen reißenden und bohrenden Charakter. Gerade im Gesichtsbereich treten oft langdauernde, intensive Schmerzattacken auf. Diese können nicht selten durch Berühren bestimmter Stellen in der Peripherie („Trigger-Punkt") oder durch bestimmte Handlungen, wie Sprechen, Schlucken, Kauen usw., ausgelöst werden. Neben den häufigeren idiopathischen Fällen ohne faßbare Ursache stehen die symptomatischen Formen, die lediglich Ausdruck eines pathologischen Prozesses (Tumor, Entzündung, Verwachsungen usw.) in der Umgebung eines peripheren sensiblen Nerven sind. Nur bei diesen letzteren und keineswegs bei allen ist das Schmerzsyndrom von objektivierbaren neurologischen Symptomen begleitet. Im übrigen aber ist für die Diagnosestellung eine peinlich genaue Anamnese das entscheidende.

Die Trigeminusneuralgie ist die häufigste Gesichtsneuralgie. Die Schmerzen sind meistens im zweiten oder dritten Trigeminusast, also im Oberkiefer- und Unterkieferbereich (Mandibularisneuralgie) lokalisiert. Aus diesem Grunde suchen die Patienten oft auch den Zahnarzt auf. Bei der idiopathischen, der weitaus häufigsten Form, ist der neurologische Befund normal, so daß eine genaue Schilderung der charakteristischen Schmerzattacken entscheidend ist. Die Schmerzen sind zunächst immer einseitig und immer in der gleichen Zone lokalisiert. Sie schießen blitzartig ein, dauern meist nur wenige Sekunden und sind von kaum erträglicher Intensität. Sie können sich alle paar Minuten, also bis zu 100mal täglich, wiederholen. Manche Patienten werden dadurch an den Rand des Selbstmordes getrieben. Während zu Beginn zwischen den einzelnen Schmerzattacken die Patienten vollständig beschwerdefrei sind, kann nach längerer Krankheitsdauer auch zwischen den Anfällen ein dumpfer Schmerz bestehen bleiben und die Attacken können auch länger dauern. Oft werden die Schmerzperioden durch Kauen oder Sprechen oder durch Berührung einer bestimmten Stelle im Gesichts- oder Mundbereich ausgelöst (Trigger-Punkte). Manche Patienten wagen deshalb kaum mehr den Mund aufzutun, essen nicht mehr und wagen nicht mehr zu sprechen. Aus letzterem Grunde bringen manche einen geschriebenen Bericht mit zum Arzt. Nach Perioden gehäufter Schmerzanfälle kann der Patient wiederum Monate bis Jahre beschwerdefrei sein. Rückfälle kommen im gleichen, aber auch in einem anderen Trigeminusast vor und bei ca. 3 % der Fälle werden – meist zeitlich gestaffelt – doppelseitige Neuralgien beobachtet. Letztere sind besonders auf eine multiple Sklerose verdächtig, vor allem wenn sie bei jüngeren Patienten auftreten, da die eigentliche idiopathische Trigeminusneuralgie ja vor allem im mittleren und höheren Lebensalter vorkommt. Pathophysiologisch nimmt man an, daß wegen lädierter Myelinscheiden Erregungen von taktilen auf Schmerzfasern überspringen. *Therapeutisch* sind alle Eingriffe an der Peripherie praktisch immer wirkungslos. In vielen Fällen erreicht man mit Antiepileptika ein Verschwinden der Attacken. Manchmal bringt wiederholtes manuelles Zurückdrängen der Mandibula langdauernde Erleichterung. Oft muß ein neurochirurgischer Eingriff (Infiltration des Ganglion Gasseri [Ganglion semilunare], Elektrokoagulation nach KIRSCHNER, retroganglionäre Neurotomie nach SPILLER-FRAZIER usw.) durchgeführt werden.

Die Aurikulotemporalis-Neuralgie ist wesentlich seltener. Sie tritt in der Regel mit einer Latenz von Tagen bis Monaten nach einer Erkrankung oder einer anderen Läsion der Parotis auf, gelegentlich aber auch ohne eine solche. Man nimmt an, daß infolge einer Schädigung des Nerven durch Fehlregenerationen parasympathische Fasern für die Parotis in die sensiblen Hautäste und die Schweißdrüsen einwachsen. Durch den Kauakt bzw. durch gustatorische Reize, besonders durch saure oder heiße Speisen, treten brennende Schmerzen, eine Hautrötung und profuses Schwitzen im Ausbreitungsgebiete des Nerven (Geschmacksschwitzen), also vor allem präaurikulär, auf. Da die Schmerzen beim Kauen an Intensität zunehmen, ist eine Verwechslung mit einer Mandibularneuralgie (s. oben) und mit einem COSTEN-Syndrom (s. unten) naheliegend.

Die Nasoziliaris-Neuralgie ist ebenfalls nicht häufig. Die Schmerzursache wird in einer Veränderung im Ganglion ciliare gesucht. Es treten entweder anfallartige oder dauernde Schmerzen im Nasenbereich, im inneren Augenwinkel und im Augapfel auf, mit Rötung der Stirne, Schwellung der Nasenschleimhaut und eventuell mit Konjunktivitis und Tränenfluß. Die Schmerzen können von Trigger-Zonen, zum Beispiel im inneren Augenwinkel, oder durch Kauen provoziert werden, so daß nicht selten zu Unrecht eine Trigeminusneuralgie angenommen wird. Das Schmerzsyndrom kann auch einmal symptomatisch bei Karotisaneurysma vorkommen. Eine lokale Applikation von 5%igem Kokain an der Nasenmuschel kupiert gelegentlich schlagartig die Schmerzen und kann deshalb auch als Diagnostikum dienen. Da gelegentlich lokale Entzündungen vorliegen, ist ein Therapieversuch mit Antibiotika und Cortison berechtigt.

Als SLUDER-*Neuralgie* wird ein dem soeben beschriebenen ähnliches Schmerzsyndrom bezeichnet, das auf Veränderungen des Ganglion pterygopalatinum zurückgeht. Man findet gelegentlich Entzündungsprozesse in der Keilbeinhöhle, den Siebbeinzellen oder dem Sinus maxillaris. Charakteristisch ist der in vielen Fällen auftretende anfallartige Niesreiz.

Die Glossopharyngeus-Neuralgie ist ebenfalls selten und muß gegenüber Mandibularneuralgien abgegrenzt werden. Sie ist durch blitzartig auftretende, intensive Schmerzattacken und seltener durch Dauerschmerzen charakterisiert. Diese sind streng einseitig und werden im Zungengrund, in der Tonsillargegend und im Hypopharynx empfunden. Es kommt aber zu Irradiationen gegen das Ohr zu, so daß eine Differenzierung gegenüber der Aurikulotemporalis-Neuralgie notwendig ist. Das Schlucken, besonders kalter Flüssigkeiten, kann intensive Schmerzanfälle auslösen, ebenso das Reden oder das Herausstrecken der Zunge. Trigger-Punkte finden sich im Tonsillar- und Rachenbereich.

Die Neuralgie des Ganglion geniculi wurde ursprünglich als Folge einer Herpesinfektion dieses Ganglions mit Bläscheneruption im Bereiche des Tragus und des Mastoids sowie peripherer Faziallähmung beschrieben (RAMSAY HUNT). Die Genikulatumneuralgie kann aber sehr wohl auch ohne Herpesbläschen und ohne gleichzeitige Fazialislähmung auftreten. Die Schmerzen werden präaurikulär und im äußeren Gehörgang lokalisiert, aber auch tief im Gaumendach, im Oberkiefer sowie retroaurikulär im Mastoid. Sie treten lanzinierend anfallartig auf und können von abnormen Geschmacksempfindungen der vorderen Zungenhälfte sowie starkem Speichelfluß begleitet sein.

Eine *Neuralgie des Nervus laryngicus superior* verursacht heftige, anfallartige, einseitige Schmerzen über der Membrana hyothyreoidea. Eine *Neu-*

Tabelle 26. Radikuläre Innervation von Arm- und Beinmuskeln

(Aus *Bing*, R.: Kompendium der topischen Gehirn- und Rückenmarksdiagnostik. Schwabe, Basel 1953)

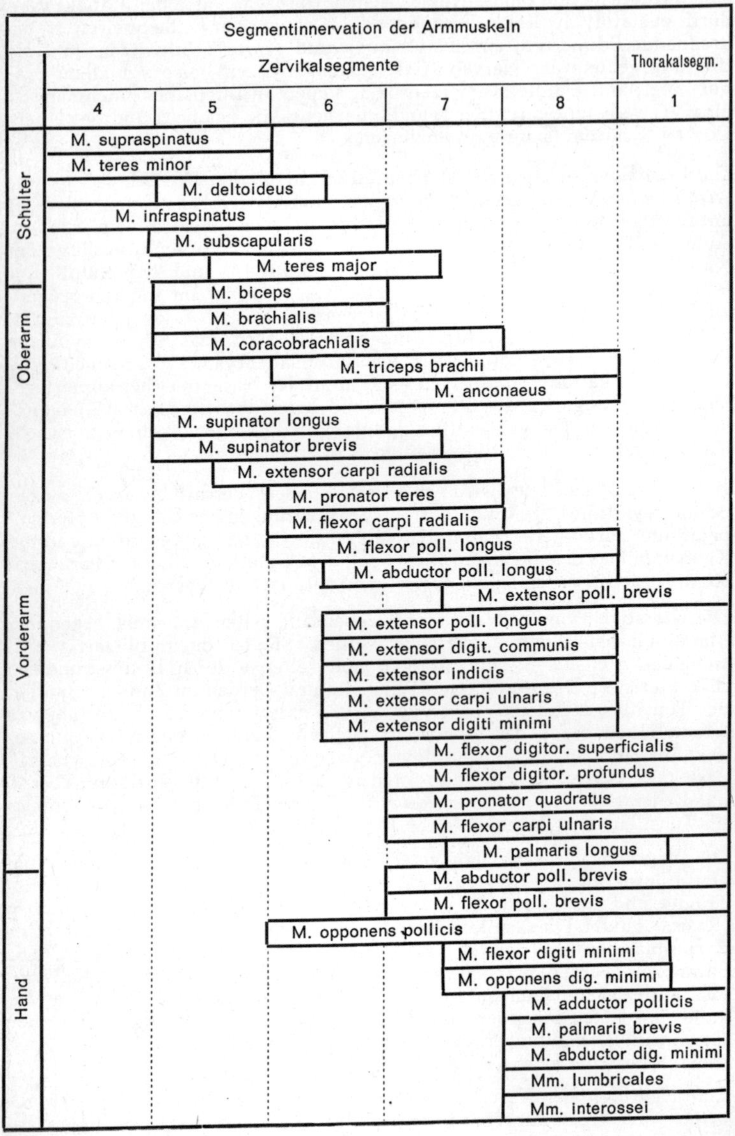

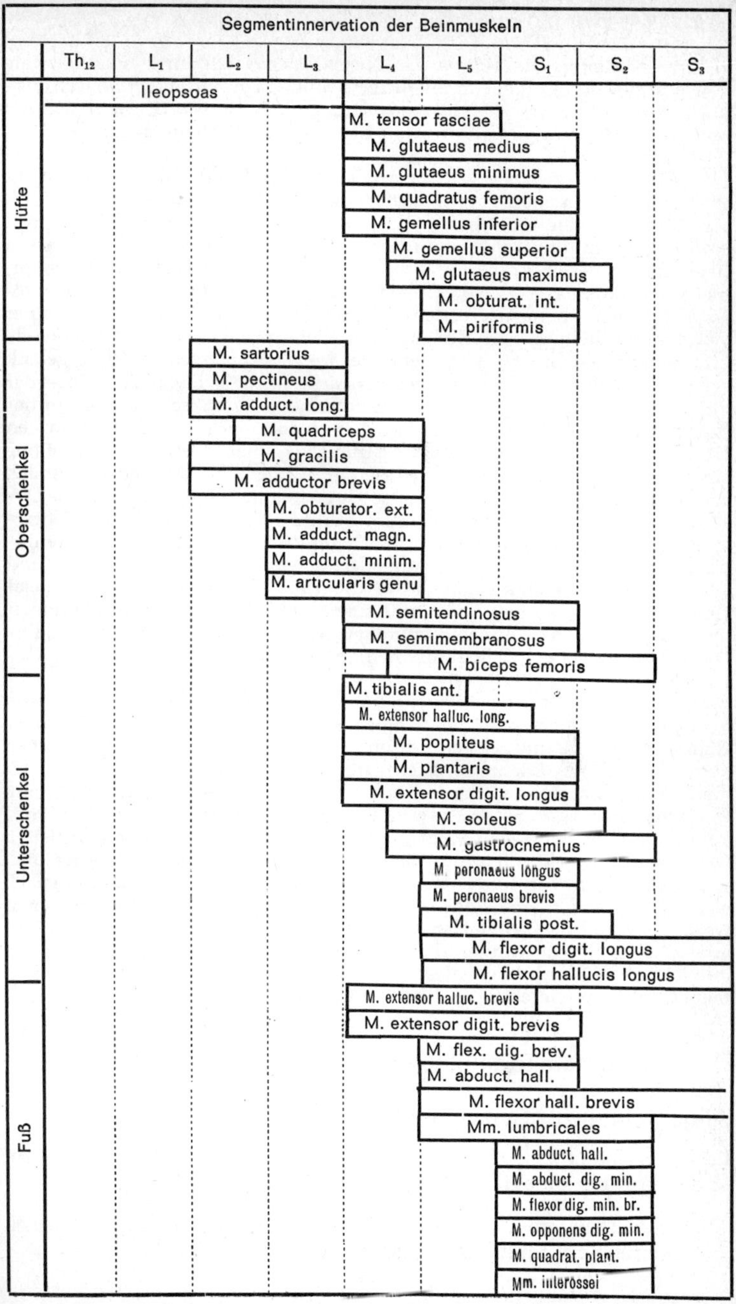
Segmentinnervation der Beinmuskeln
Th12
L1
L2
L3
L4
L5
S1
S2
S3
Hüfte
Ileopsoas
M. tensor fasciae
M. glutaeus medius
M. glutaeus minimus
M. quadratus femoris
M. gemellus inferior
M. gemellus superior
M. glutaeus maximus
M. obturat. int.
M. piriformis
Oberschenkel
M. sartorius
M. pectineus
M. adduct. long.
M. quadriceps
M. gracilis
M. adductor brevis
M. obturator. ext.
M. adduct. magn.
M. adduct. minim.
M. articularis genu
M. semitendinosus
M. semimembranosus
M. biceps femoris
Unterschenkel
M. tibialis ant.
M. extensor halluc. long.
M. popliteus
M. plantaris
M. extensor digit. longus
M. soleus
M. gastrocnemius
M. peronaeus longus
M. peronaeus brevis
M. tibialis post.
M. flexor digit. longus
M. flexor hallucis longus
Fuß
M. extensor halluc. brevis
M. extensor digit. brevis
M. flex. dig. brev.
M. abduct. hall.
M. flexor hall. brevis
Mm. lumbricales
M. abduct. hall.
M. abduct. dig. min.
M. flexor dig. min. br.
M. opponens dig. min.
M. quadrat. plant.
Mm. interossei

ralgie des Ramus auricularis des Nervus vagus ist durch subokzipitale sowie in der Schultergegend lokalisierte Schmerzen und durch akute retroaurikuläre Schmerzen bei lokalem Druck charakterisiert. Die Diagnose einer *Subokzipitalneuralgie* wird zu häufig bei Hinterhaupts- und Nackenschmerzen gestellt.

Die Mandibulargelenks-Neuralgie (COSTEN-Syndrom) (185, 550) nimmt ihren Ausgang in einer Funktionsstörung des Kiefergelenkes, die ursächlich vor allem auf eine fehlerhafte Okklusion des Gebisses zurückgeht. Meist sind Frauen im jüngeren und mittleren Lebensalter betroffen. Gelegentlich liegt eine primäre Erkrankung des Kiefergelenkes oder der Muskulatur vor, meist aber kommt es zu vorzeitigen Zahnkontakten und dadurch reflektorisch zu einer kompensierenden Adaptation des Muskelspiels und einer veränderten Stellung und Mechanik der Kiefergelenke. Dies hat knackende und reibende Geräusche, vor allem aber lokale Schmerzen im Kiefergelenk selber zur Folge, die beim Kauen verstärkt werden. Etwa die Hälfte der Patienten klagen auch über Gesichts- und Kopfschmerzen, die wohl in der Präaurikulargegend ihr Maximum haben, jedoch auch nach frontal, in den Unterkiefer und nach okzipital ausstrahlen können. Derartige Symptome sind in der Mehrzahl der Fälle einseitig. Weniger häufig sind Schwindel, Tinnitus oder Gehörverminderung sowie Augenflimmern, Bucco-faziale Dystonien (S. 148), Zahnschmerzen oder Schluckbeschwerden. Bei der Untersuchung steht eine Druckdolenz des Kiefergelenkes, eventuell eine Behinderung im Mundöffnen und -schließen sowie der zahnärztliche Befund einer fehlerhaften Okklusion im Vordergrund. Die Therapie wird kausal eine odontologische sein. Anästhesierungen und Hydrocortison-Injektionen in das Kiefergelenk können symptomatisch wirksam sein. Auch bei habituellem *Brutzismus* (Zähneknirschen) können Muskelschmerzen im Gesicht auftreten.

Wir verstehen unter den *atypischen Gesichtsneuralgien* eine etwas diffus lokalisierte Schmerzsymptomatologie von brennendem und quälendem Charakter. Dies kann gelegentlich ohne faßbare Ursachen, manchmal aber nach kleinen und unkomplizierten zahnärztlichen Eingriffen auftreten. Es handelt sich um einen wechselnd intensiven, einseitigen Dauerschmerz mit Exazerbationen, der besonders bei Frauen im mittleren Lebensalter vorkommt und in der Regel nicht von objektivierbaren Befunden begleitet wird. Selten besteht allerdings eine Rötung des Gesichts, ein Horner und eine Druckdolenz der Arteria carotis, so daß auch von „*Sympathalgien*" und „*Karotidynien*" die Rede ist. Ergotamintartrat und Serotoninhemmer werden versucht, aber meist trotzen die Beschwerden jeder Therapie und werden durch zahnärztliche und kieferchirurgische Eingriffe eher intensiviert. Vielfach eilen diese Patienten von Arzt zu Arzt und werden immer tiefgreifenderen Operationen unterworfen.

Spinale radikuläre Syndrome (233, 415)

Allgemeines zur Symptomatologie

Läsionen einzelner spinaler Nervenwurzeln sind in der Regel durch folgende Symptome charakterisiert:

- Schmerzen im Ausbreitungsgebiete der betreffenden Wurzel (können ausnahmsweise auch fehlen)

- Radikuläre Sensibilitätsausfälle gemäß den Dermatomen in Abb. 1, die mit Vorteil durch Prüfung des Schmerzsinnes (und nicht der Berührungsempfindung) abgegrenzt werden. Sie sind nicht immer nachweisbar
- Motorische Ausfälle gemäß der radikulären Innervation der einzelnen Muskeln. Dies ist in Tab. 26 dargestellt, wobei in der Tab. 27 die für einzelne Wurzeln charakteristischen Kennmuskeln angegeben sind. Es kann auch zu Muskelatrophien kommen
- Je nach betroffener Wurzel können Reflexstörungen auftreten, gemäß Tab. 19 und Tab. 27
- Eventuell ein vertebrales Syndrom als Ausdruck des intra- oder paraspinalen Sitzes des Prozesses (Tumor? Diskushernie?)
- Wenn die Wurzel vor Abgang des Ramus dorsalis, d. h. spätestens im Foramen intervertebrale (zum Beispiel durch eine Diskushernie) lädiert wird, so kann manchmal auch eine paravertebrale Sensibilitätsstörung nachgewiesen werden.

Tabelle 27. Synopsis der Wurzelsyndrome
(Aus *Mumenthaler*, M., H. *Schliack*: Läsionen peripherer Nerven. Thieme, Stuttgart, 2. Aufl., 1972)

Segment	Sensibilität	Kennmuskel	Muskeldehnungsreflexe	Bemerkungen
C 3/4	Schmerz bzw. Hypalgesie im Bereich der Schulter (siehe Abb. 1)	partielle oder totale Zwerchfellparese	keine faßbaren Reflexstörungen	partielle Zwerchfellparesen C 3 liegen mehr ventral, C 4 mehr dorsal
C 5	Schmerz bzw. Hypalgesie lateral über der Schulter, etwa den M. deltoideus bedeckend	Innervationsstörungen im M. deltoideus und M. biceps brachii	Abschwächung des Bizepsreflexes	
C 6	Dermatom an der Radialseite des Ober- und Vorderarmes bis zum Daumen abwärts ziehend	Paresen des M. biceps brachii und des M. brachioradialis	Abschwächung oder Ausfall des Bizepsreflexes	
C 7	Dermatom lateral-dorsal vom C 6-Dermatom, zum 2. bis 4. Finger ziehend	Parese des M. triceps brachii, des M. pronator teres und gelegentlich der Fingerbeuger; oft sichtbare Atrophie des Daumenballens	Abschwächung oder Ausfall des Trizepsreflexes	Differentialdiagnose gegen das Karpaltunnel-Syndrom: Beachtung des Trizepsreflexes
C 8	Dermatom lehnt sich dorsal an C 7 an, zieht zum Kleinfinger	kleine Handmuskeln, sichtbare Atrophie, besonders im Kleinfingerballen	Abschwächung des Trizepsreflexes	Differentialdiagnose gegenüber der Ulnarislähmung: Beachtung des Trizepsreflexes

Tabelle 27 (Fortsetzung)

Segment	Sensibilität	Kennmuskel	Muskeldehnungsreflexe	Bemerkungen
L 3	Dermatom vom Trochanter major über die Streckseite zur Innenseite des Oberschenkels über das Knie ziehend	Parese des M. quadriceps femoris	Ausfall des Quadrizepsreflexes (Patellarsehnenreflex)	Differentialdiagnose gegen die Femoralislähmung: das Innervationsareal des N. saphenus bleibt intakt
L 4	Dermatom von der Außenseite des Oberschenkels über die Patella zum vorderen inneren Quadranten des Unterschenkels bis zum inneren Fußrand reichend	Parese des M. quadriceps femoris und des M. tibialis anterior	Abschwächung des Quadrizepsreflexes (Patellarsehnenreflex)	Differentialdiagnose gegen Femoralislähmung: Beteiligung des M. tibialis anterior
L 5	Dermatom oberhalb des Knies am lateralen Kondylus beginnend, abwärts ziehend über den vorderen äußeren Quadranten des Unterschenkels bis zur Großzehe	Parese und Atrophie des M. extensor hallucis longus, oft auch des M. extensor digitorum brevis	Ausfall des Tibialis-posterior-Reflexes – nur verwertbar, wenn dieser Reflex an der Gegenseite eindeutig auslösbar ist	
S 1	das Dermatom zieht von der Beugeseite des Oberschenkels im hinteren äußeren Quadranten des Unterschenkels über den äußeren Malleolus zur Kleinzehe	Parese der Mm. peronaei, nicht selten auch Innervationsstörungen im M. triceps surae	Ausfall des Triceps-surae-Reflexes (Achillessehnenreflex)	
Komb. L 4/5	Dermatom L 4 und L 5	alle Streckmuskeln am Unterschenkel; Innervationsstörungen auch im M. quadriceps femoris	Abschwächung des Quadrizepsreflexes, Ausfall des Tibialis-posterior-Reflexes	Differentialdiagnose gegen die Peronäuslähmung: Freibleiben der Mm. peronaei, Beachtung des Patellarsehnen- und Tibialis-posterior-Reflexes
Komb. L 5/S 1	Dermatom L 5 und S 1	Zehenstrecker, Mm. peronaei, gelegentlich auch Innervationsstörungen im M. triceps surae	Ausfall des Tibialis-posterior-Reflexes und des Triceps-surae-Reflexes (ASR)	Differentialdiagnose gegen die Peronäuslähmung: Freibleiben des M. tibialis anterior. Beachtung des Reflexbefundes

Eine Differenzierung von Wurzel- und Plexusläsionen ist manchmal nicht ganz leicht. Die Differentialdiagnose der radikulären Schmerzen umfaßt zum Teil die auf S. 356 aufgeführten Schmerzsyndrome.

Klinik der radikulären Syndrome

Radikuläre Syndrome bei Diskopathien und Spondylosen

Bandscheibenerkrankungen können entweder als akute Diskushernien oder aber durch die sekundäre spondylotische Reaktion der Wirbel zu einer Schädigung der Nervenwurzeln führen. Es ist dies die allerhäufigste Ursache der radikulären Syndrome. Liegt der Wurzelschädigung eine *weiche Diskushernie*, ein eigentlicher Nucleus-pulposus-Prolaps zugrunde, dann wird die charakteristische Symptomatologie voll ausgeprägt sein:

- Akutes Einsetzen der Beschwerden, meist in Zusammenhang mit Trauma oder brüsker Bewegung
- Intensives Schmerzsyndrom mit Projektion der Schmerzen mehr oder weniger weit in das Ausbreitungsgebiet der betroffenen Wurzel
- Exazerbation der Schmerzen bei gewissen Bewegungen, vor allem auch beim Pressen, Husten oder Niesen
- Vertebrales Syndrom mit Blockierung der entsprechenden Wirbelsäuleabschnitte und skoliotischer Verkrümmung derselben
- Dehnungsschmerz der entsprechenden Wurzel bzw. des peripheren Nervenstammes, zum Beispiel als positives LASÈGUE-Zeichen (s. S. 35)
- In der akuten Phase sind neurologische Ausfälle keineswegs obligat, so daß objektivierbare Sensibilitätsstörungen, Paresen oder Reflexanomalien auch fehlen können
- Luxiert eine Diskushernie in den Wirbelkanal hinein, dann kann es oberhalb von L 1 zu einer Rückenmarkkompression, unterhalb zur Schädigung mehrerer Wurzeln bis zu einem Kauda-Syndrom kommen.

Diskopathien und Spondylose im Zervikalbereich und deren Differentialdiagnose. Im Zervikalbereich sind Beschwerden von seiten einer reaktiven Spondylose wesentlich häufiger als Beschwerden von seiten eines eigentlichen Diskusprolapses. Letzterer ist 100mal seltener als im Lendenbereich und kann bei Kopf-Nacken-Traumen und insbesondere auch bei Schleudertraumata der Halswirbelsäule (S. 192) auftreten. Es kommt hierbei immer zu einem akuten Torticollis mit Blockierung und eventuell Zwangshaltung des Kopfes und je nach Sitz des Prolapses zu einer Wurzelschädigung mit Brachialgie und radikulären

Ausfällen sowie (oder) zu einem akuten medullären Syndrom. Dieses äußert sich nicht selten als Arteria-spinalis-anterior-Syndrom (S. 202). Diese letztere Komplikation stellt einen neurochirurgischen Notfall dar. Wesentlich häufiger ist ein zervikales Wurzelsyndrom bei Spondylose der Halswirbelsäule, die meist den Bandscheibenraum C 5/C 6 betrifft. Die Symptome treten hier nicht akut, aber doch in der Regel rasch innerhalb 1 bis weniger Tage auf, meist durch Nackenschmerzen und einen Torticollis eingeleitet. Sie bestehen entweder in einem unbestimmt lokalisierten Schulter-Arm-Syndrom oder in Schmerzen und Parästhesien mit deutlichem radikulärem Charakter. Näheres s. Tab. 27.

Die *Differentialdiagnose* umfaßt vor allem die nicht spondylogenen Wurzelläsionen (Wurzeltumoren, traumatische Wurzelabrisse), dann die nicht radikulären Brachialgien, so zum Beispiel die neuralgische Schulteramyotrophie (S. 331), das Karpaltunnel-Syndrom (S. 339), das Skalenus-Syndrom (S. 330) und die Affektionen aus dem neurologisch-rheumatologischen Grenzgebiet (S. 356). Die *Therapie* ist beim Vorliegen von akuten medullären Symptomen eine neurochirurgische. Sonst werden Extension, Ruhigstellung mit einem SCHANZschen Kragen, Wärmeapplikation, lokale Anästhesierungen und Myotonolytika am Platze sein. Chiropraktische Manöver sind kontraindiziert, da sie zu einem Massenprolaps mit Rückenmarkschädigung führen können.

Radikuläre Syndrome im Thorakalbereich sind selten und dann kaum je spondylogen. Man denke vielmehr immer zunächst an einen beginnenden Zoster (S. 297), an eine HEAD-Zone bei einer Erkrankung innerer Organe oder an einen intraspinalen Tumor.

Akuter lumbaler Bandscheibenprolaps und seine Differentialdiagnose (320). Der weitaus größte Teil der Ischiassyndrome ist eine Wurzelischias und auf einen lumbalen Diskusprolaps zurückzuführen. Die typische Anamnese umfaßt oft, aber keineswegs immer ein Verhebetrauma, eine unkontrollierte plötzliche Bewegung (Abfangen eines Sturzes) oder seltener ein direktes Rückentrauma. Gelegentlich finden sich auch schon Lumbalgien und Ischiasbeschwerden in der Vorgeschichte. Zunächst stellen sich dann schlagartig („Hexenschuß") oder innerhalb von Stunden bis Tagen zunehmende lumbale Schmerzen ein. Als Ausdruck des *vertebralen Syndromes* besteht eine Bewegungsbehinderung sowie ein Husten- und Preßschmerz. Das LASÈGUE-Zeichen ist schon in dieser Phase oft positiv. Nicht immer schließt sich das eigentliche *radikuläre Syndrom* an: Die Schmerzen verlagern sich auf die Rückseite eines Beines, strahlen bis in die Kniekehle oder den Fuß aus, so daß nunmehr von einem Ischias gesprochen wird. Die Lokalisation allfälliger Parästhesien, einer Sensibilitätsstörung oder eines ausstrahlenden Hustenschmerzes, das Auftreten bestimmter motorischer, sensibler oder Reflexausfälle erlauben eine Identifizierung der betroffenen Wurzeln. In Tab. 27 sind die am häufigsten befallenen lumbalen Wurzeln *L 5* und S 1 besonders hervorgehoben. Eine Läsion der Wurzel L 4 entspricht meist einem Bandscheibenprolaps

L 3/L 4, eine solche der Wurzel L 5 der Bandscheibe L 4/L 5, der Wurzel S 1 der Bandscheibe L 5/S 1. Ein sehr weit lateral im Wirbelloch gelegener Prolaps betrifft aber unter Umständen auch jeweils die nächsthöhere Wurzel. So kann zum Beispiel eine stark laterale Diskushernie der Bandscheibe L 5/S 1 eine Schädigung der Wurzel L 5 erzeugen. Eine durch das Lig. longitudinale posterius hindurch in den Wirbelkanal hineinluxierte Hernie kann zur Schädigung mehrerer Wurzeln oder gar zu einem *Kompressionssyndrom der Cauda equina* mit Paraplegie und Sphinkterstörungen führen. Selten einmal kann eine Harnretention ohne andere neurologische Ausfälle auf einer lumbalen Diskushernie beruhen (356).

Beim *Befragen* eines Patienten mit einer Lumboischialgie werden wir auf folgende Punkte besonders achten:

- *Frühere* Episoden von Lumbalgie, Hexenschuß oder Ischias
- Allenfalls Seitenlokalisation, Symptome, Dauer und Ansprechen auf Therapie früherer Beschwerdeschübe
- Auslösende Faktoren des *jetzigen Beschwerdeschubes*
- Dauer der jetzigen Beschwerden
- Beschwerden von seiten des Rückens
- Radikuläre Beschwerden, insbesondere Hustenschmerz, ausstrahlende Schmerzen in das Bein, deren Lokalisation, Parästhesien und deren Lokalisation, motorische Schwäche des Fußes
- Hinweise für die Schädigung mehrerer Wurzeln und allfällige Kaudaläsion: Seitenwechsel der Beschwerden, Miktionsstörungen
- Ausmaß der praktischen Behinderung (berufliche Tätigkeit, Gehfähigkeit, Ankleiden usw.)
- Bisherige Therapie, Dauer derselben und Wirksamkeit.

Beim *Untersuchen* eines Patienten mit einer Diskushernie wird man speziell auf folgendes achten:

- Form der Wirbelsäule und Haltung des Patienten, im besonderen Abflachung der Lendenlordose und Skoliosierung
- Allenfalls Einschränkung der Beweglichkeit der Wirbelsäule (verminderter SCHOBER-Index, vergrößerter Finger-Boden-Abstand)
- Druck- oder Klopfdolenz der Lendenwirbelsäule und paravertebrale Druckpunkte. Spannung des M. erector trunci
- Stellung der Glutäalfalten und Tonus der Gesäßmuskulatur
- Trophik der unteren Extremitäten (Wadenumfang)
- LASÈGUE-Zeichen („umgekehrter" LASÈGUE bei hohen lumbalen Diskushernien)
- Druckdolenz des Ischiadikusstammes (VALLEIXsche Druckpunkte) bis zur Achillessehne
- Motorische Ausfälle, insbesondere Dorsalextensionsschwäche der Großzehe (und des Fußes) bei L 5-Syndrom, Plantarflexionsschwäche des Fußes (Hüpfen auf einem Fuß!) bei S 1-Syndrom. Quadrizepsparese (Stuhlsteigen) bei L 4 (L 3)-Syndrom

- Reflexanomalien: abgeschwächter oder fehlender ASR bei S 1-Syndrom, abgeschwächter (nicht fehlender) PSR bei L 4/L 3-Syndrom
- Sensibilitätsstörungen bandförmig (lateraler Fußrand bei S 1-Syndrom, Fußrücken und Großzehe bei L 5-Syndrom) (s. Abb. 1).

Die *Therapie* des lumbalen Bandscheibenvorfalles ist zunächst praktisch immer eine konservative und besteht in Bettruhe, Flachlagerung (Brett unter die Matratze), Wärmeapplikation, lokale Anästhesierungen, Myotonolytika und Antirheumatika. Die *Indikation zum operativen Eingreifen,* ist unter folgenden Umständen gegeben:

- Eine absolute Indikation zur notfallmäßigen Operation stellt der Massenprolaps mit Paraparesen und Sphinkterstörungen dar
- Ebenso bei akut auftretender relevanter motorischer Parese (z. B. „vertebrale Peronäuslähmung")
- Die Operation ist zu empfehlen, wenn trotz korrekt ausgeführter konservativer Maßnahmen nach 6–8 Wochen noch relevante Beschwerden und Symptome bestehen
- Oder bei häufigen Rezidiven mit nennenswerten Beschwerden, besonders wenn die Seite der Beschwerden wechselt und somit für einen großen Defekt im Anulus fibrosus spricht.

Präoperativ wird man in der Regel eine lumbale Myelographie, zum Beispiel mit Abrodil durchführen („Radikulographie"). In fast 25 % der Fälle wird aber eine anatomisch vorhandene Diskushernie im Myelogramm nicht sichtbar sein. Bei 10 % zeigt sich ein falsch positives Bild (267 a). Letztlich entscheidend für die Operationsindikation ist also doch die Klinik. Das Elektromyogramm kann durch den Nachweis einer radikulär verteilten Denervation zur Diagnose beitragen (295 a).

Die *Differentialdiagnose der lumbalen Diskushernien* umfaßt vor allem die verschiedenen Schmerzsyndrome im Rücken- und Beckenbereich (s. S. 360 u. 362, alle anderen vertebralen Wurzelläsionen (Tumoren, Frakturen), dann die nicht radikulären Paresen, im besonderen Beinplexusparesen, periphere Peronäusparesen (S. 354), sowie auch die mit Schmerzen einhergehenden Lähmungen, wie zum Beispiel die proximale asymmetrische diabetische Neuropathie (S. 305) und die vaskulären Prozesse im Bereiche der A. iliaca und ihrer Äste. Beim *Syndrom des (kongenital) engen Lumbalkanals* (153) führt eine in späteren Lebensjahren hinzutretende Spondylose zu einem schmerzhaften Kaudasyndrom mit Beteiligung mehrerer Wurzeln. Der Lumbalkanal erscheint im Seitenbild zu eng (normal 22–25 mm) und das Myelogramm zeigt eine hochgradige Passagebehinderung auf mehreren Segmenten. Das Bild kann manchmal sogar eine subarachnoidale Fehlinjektion vortäuschen. Die Dekompression (mehrere Etagen!) ist notwendig. Bei lumbaler Spondylose – besonders beim erwähnten engen Spinalkanal – und bei Diskushernie kann es auch zu einem beim Gehen auftretenden Schmerzsyndrom kommen, das einer *Pseudoclaudicatio intermittens* entspricht. Erleichterung tritt allerdings oft erst beim Abliegen auf und Parästhesien im Reithosenbereich sowie radikuläre Ausfälle erleichtern die Differentialdiagnose (291).

Raumfordernde Prozesse der Wurzeln und ihrer Umgebung

Diese Prozesse führen entweder zu allmählich zunehmenden Schmerz- und Ausfallsymptomen der betreffenden Wurzeln, oder sie können sehr selten auch ohne Schmerzen – zum Beispiel bei Wurzelneurinomen – einen radikulären Ausfall bewirken. Je nach Art und Sitz des Tumors kommt es auch zu vertebralen Manifestationen (lokale Schmerzen, Deformation der Wirbelsäule, Spontanfrakturen und Bewegungsbehinderung) und bei intraspinaler Ausbreitung zu einer Rückenmark- (oder Kauda-)Kompression. Die *Wurzelneurinome* (S. 78) können als Sanduhrgeschwülste das Wirbelloch ausweiten und intraspinal zu einer Rückenmarkläsion, extraspinal zu Wurzelschädigung und anderen Kompressionssymptomen führen. Ein Tumor als Ursache eines Wurzelsyndromes muß immer dann gesucht werden, wenn allmählich progredient Schmerzen und ein radikulärer Ausfall auftreten, vor allem wenn mehr als eine Wurzel betroffen ist, die Symptome beidseitig sind und eine Rückenmarkbeteiligung oder ein Kaudasyndrom in Erscheinung treten. Das *Kaudaneurinom* entwickelt sich vor allem bei Jugendlichen. Rückenschmerzen und später Ischialgien können über Jahre bestehen, bevor radikuläre Paresen und Sphinkterstörungen hinzukommen. Oft zeigt schon die Leeraufnahme der Lendenwirbelsäule den erweiterten Spinalkanal, die verdünnten Bogenwurzeln und die eingedellte Dorsalkante der Wirbelkörper. Der lumbale Liquor ist immer pathologisch (Sperrliquor). Auch ein *lumbosakrales Lipom* (340), das äußerlich sichtbar ist, kann sich intraspinal ausdehnen (Spina bifida occulta!) und zu einem Kaudasyndrom führen. Die *Sarkomatose der Meningen*, die immer eine große Anzahl von Wurzel betrifft, ist auf S. 195 schon erwähnt.

Andere radikuläre Syndrome

Der *Zoster (Herpes zoster)* ist im Prinzip eine Allgemeininfektion mit einem ausgesprochen neurotropen Virus. Dementsprechend gehen den lokalen Symptomen vielfach, aber keineswegs immer Allgemeinerscheinungen, wie Müdigkeit, Gliederschmerzen und Fieber voraus. Im Liquor findet sich eine lymphozytäre Pleozytose bis zu $^{100}/_{3}$ Zellen bei normalem Gesamteiweiß. Dann folgen die Symptome von seiten des Befalles des Nervensystems (493), im besonderen also der Befall der Spinalganglien. Zunächst treten lokale, einseitige, etwas unbestimmt lokalisierte Schmerzen auf und erst nach 3–5 Tagen die typischen bläschenförmigen Hauteruptionen, die entsprechend einem Dermatom lokalisiert sind. Der Schmerz nimmt jetzt einen schärferen, umschriebeneren, radikulären Charakter an. Zugleich können als Begleiterscheinung motorische Ausfälle vorkommen, zum Beispiel Armplexusparesen bei Zoster colli, Fazialisparesen bei Zoster colli und vor allem beim Zoster oticus (S. 249), Polyradikulitiden (210), monoradikuläre Paresen und selten auch Querschnittssyndrome auf myelitischer Basis. Diesen akuten Erscheinungen folgen leider nicht selten die äußerst hartnäckigen und sehr schmerzhaften *Zosterneuralgien.* Beim symptomatischen Zoster bestimmt ein pathologischer Prozeß in der Nachbarschaft der Spinalganglien die Lokalisation des Virusbefalles, wobei man besonders bei älteren Leuten an Tumoren und Granulome denken muß.

Die sensorische radikuläre Neuropathie wurde bereits unter den hereditären Leiden des Rückenmarkes besprochen (S. 210).

Polyradikulitis

(GUILLAIN-BARRÉ-Syndrom) (106, 218, 241, 577)

Die von GUILLAIN, BARRÉ *und* STROHL 1916 beschriebene Polyradikulitis ist wahrscheinlich im Prinzip nicht von der LANDRY-*Paralyse* (1859) zu trennen. Auch die Abgrenzung gegenüber den Polyneuropathien (S. 272) ist nicht immer scharf, da ätiologisch und in ihrer Symptomatologie die beiden Krankheitsgruppen sich oft überschneiden. Das *klinische Bild* ist meist recht typisch: In etwa ³/₄ der Fälle gehen den neurologischen Erscheinungen uncharakteristische Allgemeinsymptome voraus, insbesondere Infekte der oberen Luftwege oder Magen-Darm-Erscheinungen. Nach 2–4 Tagen, selten erst nach einer Woche oder mehr, treten etwa bei der Hälfte der Patienten zunächst Parästhesien an den Füßen, später auch an den Händen auf. Selten bestehen auch Schmerzen. Etwa gleichzeitig oder bald darauf macht sich eine motorische Schwäche zunächst an den Beinen bemerkbar, die innerhalb von 1 oder wenigen Tagen zu einer hochgradigen Parese oder gar zu einer Tetraplegie mit Sphinkterlähmung führen kann („aszendierende LANDRY-Paralyse"). Die Lähmungserscheinungen können auch weiter aufsteigen und durch Befall der oberen zervikalen Wurzeln das Zwerchfell (C 4) ergreifen und zu Atemlähmungen führen. Bei der nicht so seltenen Mitbeteiligung der kaudalen Hirnnerven kann eine Schlucklähmung und bei Fazialisbefall meist eine Diplegia facialis hinzutreten. Solche Hirnnervenlähmungen sind prognostisch ein schlechtes Zeichen. Selten einmal treten choreiforme und athetotische Bewegungen hinzu, wohl als Ausdruck einer enzephalitischen Mitbeteiligung. Die Gesamtmortalität des Leidens beträgt etwa 15 %. Sie hängt wohl vorwiegend von der Güte der Pflege und der allenfalls notwendigen Beatmung ab. Bei den meisten Patienten tritt allmählich eine Erholung in der umgekehrten Reihenfolge des Auftretens der Symptome ein, wobei je nach Schwere der Lähmungen innerhalb von Wochen bis wenigen Monaten eine vollständige Restitution zu erwarten ist. Immerhin bleiben etwa 15 % der Patienten auch noch nach Jahren durch eine distale Schwäche deutlich behindert (446 b). Bei der *Untersuchung* findet sich eine schlaffe Parese mit Areflexie, in fortgeschrittenen Stadien auch mit Muskelatrophie. Die Sensibilität ist in nicht wenigen Fällen vollkommen intakt, so daß etwa 10 % der Patienten weder nachweisbare Sensibilitätsausfälle haben, noch anamnestisch Angaben über Parästhesien machen. Der wichtigste Befund ist die „dissociation albumino-cytologique“ (218) im Liquor, d. h. die Eiweißvermehrung, eventuell bis 300 und mehr mg%, bei normaler Zellzahl. Sie ist allerdings in manchen Fällen erst 2–3 Wochen nach Lähmungsbeginn faßbar (241), kann während vielen Wochen weiterbestehen und nimmt verzögert gegenüber der klinischen Besserung wieder ab. Nur ganz ausnahmsweise findet sich eine leichte Zellzahlerhöhung, die deshalb immer zur besonders sorfältigen Erwägung anderer Diagnosen verpflichtet. Die starke Eiweißvermehrung im Liquor kann gelegentlich auch zu Stauungspapillen führen (577). Die *Ätiologie* des Syndromes ist wohl nicht einheitlich. Es scheint sich um eine toxische oder neuroallergische Manifestation zu handeln, wobei sehr verschiedene Noxen ursächlich verantwortlich sein können. In den meisten Fällen wird keine bestimmte Ätiologie faßbar sein. In anderen Fällen wird ein dem oben geschilderten entsprechendes Krankheitsbild bei infektiöser Mononukleose, bei Zoster (210) oder Mumps auftreten. Auch familiäre Fälle wurden beschrieben. Für die pathogenetische Bedeutsamkeit immunologischer Vorgänge spricht der Nachweis von vermehrten basophilen mononukleären Zellen mit aktiver DNA-Synthese im Blut in der akuten Phase der Erkrankung (108 a).

Die *pathologisch-anatomischen Veränderungen* (215, 241) finden sich vor allem dort, wo Vorder- und Hinterwurzeln sich vereinigen, gelegentlich aber auch nur in den Vorderwurzeln, was die rein motorischen Paresen erklären kann. Je nach Krankheitsstadium liegen ein Ödem und Schwellung der Markscheiden bis zum Zerfall derselben und sogar Unterbrechung der Axone vor. Die *Therapie* besteht in der sorgfältigen Pflege und in Cortison-Behandlung.

Die *Differentialdiagnose* umfaßt vor allem gewisse akute Polyneuritiden, die beim Vorliegen einer „dissociation albumino-cytologique“ im Liquor ebenso gut als symptomatische Poly(radikulo)neuritis bezeichnet werden können. Hierzu gehören zum Beispiel Polyneuritiden bei Typhus abdominalis und rasch aszendierende Paresen bei der Porphyrie S. 308). In anderen Fällen wird weniger das klinische Bild, als vielmehr das *typische Liquorsyndrom* differentialdiagnostische Probleme aufwerfen. Es sei nochmals daran erinnert, daß dieser Liquorbefund zusammen mit einer chronischen Polyneuropathie auch bei gewissen Paraproteinämien, beim Diabetes mellitus (S. 303), bei metaneoplastischen Syndromen (S. 314) oder beim REFSUM-Syndrom (S. 159) vorkommt. Auch der Stopliquor und der Liquor bei einer Hypoliquorrhoe zeigen eine ausgeprägte Dissociation albuminocytologique. Schließlich können infektiöse Prozesse mit Vorderhornganglienzellbefall klinisch eine Polyradikulitis vortäuschen, insbesondere die Poliomyelitis anterior acuta (S. 198), vor allem wenn zu Beginn Schmerzen bestehen und nach Ablauf mehrerer Tage die initiale Zellzahlerhöhung im Liquor zurückgeht und die Eiweißwerte zunehmen. Für die Poliomyelitis sprechen u. a. der Verlauf, das akute Auftreten der Lähmungen, das Fehlen jeglicher subjektiven oder objektiven Sensibilitätsstörung und die asymmetrische Verteilung der Paresen.

Als Polyradikulitis der Cauda equina (ELSBERG-*Syndrom*) (155) sind Fälle von rasch auftretenden bilateralen Ausfällen der Sakralwurzeln mit Sphinkterstörungen beschrieben worden. Im Liquor finden sich Zellzahl- und Eiweißvermehrungen. Die Prognose ist gut. Die sorgfältige Abgrenzung gegenüber raumfordernden Prozessen ist jedoch notwendig. Möglicherweise gehören einzelne dieser Fälle zum Syndrom des zu engen Lumbalkanals (s. Seite 296).

Polyneuropathien

Allgemeines zur Symptomatologie und Diagnostik

(201, 282, 325, 574)

Unter einer Polyneuropathie verstehen wir eine polytope Erkrankung, die meist mehr oder weniger symmetrisch eine Reihe peripherer Nerven betrifft. Einen zunächst ausgesprochen asymmetrischen Befall mit dem Akzent auf dem Ausfall einzelner weniger peripherer Nerven bezeichnen wir als „Mononeuritis multiplex". Eine echte Mononeuropathie, zu welcher sich auch später keine anderen Paresen hinzugesellen, ist immer nur oder ganz vorwiegend mechanisch verursacht. Die Polyneuropathien sind in der Regel mehr oder weniger langsam progredient und entwickeln sich im Verlaufe von Wochen, Monaten oder Jahren, was eine gewisse Abgrenzung gegenüber der Polyradikulitis GUILLAIN-BARRÉ erlaubt. Es gibt allerdings Ausnahmen, so gewisse foudroyant sich entwickelnde Poly(radikulo)neuropathien bei Porphyrie, bei akuten Infektionskrankheiten (zum Beispiel Typhus, Diphtherie), nach Serumgaben oder gewisse Formen der diabetischen Polyneuropathie. Die Pathogenese der Polyneuropathien ist uneinheitlich, wobei Schädigungen durch Bakterientoxine (Diphtherie, Botulinus), biochemische Beeinträchtigung des Nervenstoffwechsels (Isoniazid), Läsionen der Vasa nervorum (Diabetes, Periarteriitis nodosa), genetisch bedingte Störung des Myelinstoffwechsels (bei metachromatischer Leukodystrophie, beim REFSUM-Syndrom), Einlagerung von Fremdstoffen (primäre Amyloidose) oder echte entzündliche Infiltrationen (Lepra) in Frage kommen. Nur bei der letztgenannten Pathogenese ist eigentlich die Bezeichnung Poly„neuritis" am Platze, weshalb man besser von Polyneuropathie spricht.

Unabhängig von der Pathogenese und der Ätiologie sind die Polyneuropathien alle durch eine mehr oder weniger *charakteristische Symptomatologie* gekennzeichnet, die im folgenden dargestellt werden soll.

Die meisten Patienten klagen zunächst über *sensible Störungen* und Parästhesien, brennende Sensationen und ziehende Mißempfindungen. Diese sind immer *distal* lokalisiert, in den allermeisten Fällen zunächst an den *unteren Extremitäten* beginnend, später manchmal auch die oberen Extremitäten und auch hier zunächst die Hände befallend. Wenn die Beschwerden manchmal auch einseitig betont beginnen können, so ist dies die Ausnahme und auch in solchen Fällen wird sehr bald auch die andere Seite betroffen. Die Mißempfindungen können von verschiedener Intensität sein, können manchmal aber sehr quälend sein und durch die Bettwärme akzentuiert werden. *Motorische Ausfälle* werden sehr viel *seltener* subjektiv empfunden. In fortgeschrittenen Fällen allerdings realisieren die Patienten im besonderen die Fußheberschwäche mit entsprechendem stepperndem Gang. Eine rasch aszendierende, vorwiegend motorische Lähmung aber gehört nicht zu den üblichen Charakteristika der Polyneuropathie, wobei weiter oben schon auf Ausnahmen hingewiesen wurde.

Unter den objektiven neurologischen *Untersuchungsbefunden* figuriert in erster Linie das *Fehlen von Reflexen*, weitaus am häufigsten das Fehlen des Achillessehnenreflexes. An den oberen Extremitäten erlöschen die Reflexe erst viel später im Krankheitsverlauf. Die *Sensibilitätsstörungen* sind ebenfalls distal socken- bzw. handschuhförmig lokalisiert und müssen bewußt und sorgfältig gesucht werden. Hier sind vor allem die epikritischen Qualitäten, im besonderen die Zweipunktdiskrimination und das Münzenerkennen beim Betasten sowie das Erkennen der auf die Haut geschriebenen Zahlen und der Vibrationssinn gestört. Wenn auch die Tiefensensibilität und der Lagesinn stark betroffen sind, kann es zum Bild der Ataxie bei Polyneuropathie, der sogenannten *Pseudotabes polyneuropathica* kommen. Selbst wenn die Reflexe fehlen und auch eindeutige Störungen der Sensibilität nachweisbar sind, vermißt man oft sichere motorische Ausfälle. In anderen selteneren Fällen – besonders auch bei metaneoplastischen Polyneuropathien – kann die motorische Parese aber im Vordergrund stehen, wobei dann die Dorsalextensoren der Füße besonders häufig betroffen sind. Es kommt dadurch zu einer „Peronäuslähmung". In fortgeschrittenen Stadien finden sich distal betonte, in schweren Fällen sogar hochgradige *Muskelatrophien*. Das zuverlässigste objektive Zeichen einer Polyneuropathie ist das symmetrische Fehlen des ASR. Eine wertvolle *Hilfsuntersuchung* für die Diagnose einer Polyneuropathie ist vor allem die *Elektromyographie*. Während die konventionelle elektrische Prüfung erst in sehr weit fortgeschrittenen Fällen, die klinisch meist schon eine Diagnose erlauben, pathologisch ausfällt, kann mit Hilfe des Elektromyogrammes schon frühzeitig das Vorhandensein von Denervationen nachgewiesen werden (407). Neben Fibrillationspotentialen finden sich auch Reinnervationszeichen und bei maximaler Willkürinnervation ein gelichtetes Interferenzmuster. Wertvoll ist die *Messung der Erregungsleitungsgeschwindigkeit*. Schon sehr frühzeitig verschwindet die sensible Erregungsleitfähigkeit. Die motorische Erregungsleitungsgeschwindigkeit nimmt unter Umständen auch dann schon sehr stark ab, wenn erst geringgradige Veränderungen der Myelinscheiden aufgetreten sind (295). Durch Bestimmung der Streubreite in der Leitgeschwindigkeit der motorischen Fasern kann man die Gruppe der Polyneuropathien mit elektromyographisch objektivierbaren Veränderungen noch vergrößern. Es gelingt mit dieser Methode auch eine Differenzierung zwischen Polyneuropathie und Polyradikulitis durchzuführen. Mittels der *Muskelbiopsie* wird man in manchen Fällen von Polyneuropathie das Bild einer neurogenen Muskelatrophie nachweisen können. Im übrigen finden sich aber in erstaunlich vielen Fällen von chronischen Polyneuropathien nebst den histologischen Zeichen einer neurogenen Parese und manchmal auch ohne diese letzteren typisch myopathische Veränderungen an einzelnen Muskelfasern, wie Strukturänderungen und Vakuolenbildung. Eine *Nervenbiopsie* wird in jenen seltenen Fällen berechtigt sein, in welchen eine primäre Amyloidose, eine hypertrophische Neuritis DEJERINE-SOTTAS oder eine Leukodystrophie zur Diskussion stehen. Die Lumbalpunktion kann sowohl normal, wie pathologisch sein, wobei in den pathologischen Fällen durchwegs lediglich eine Eiweißvermehrung auf Werte bis etwa 100 mg⁰/₀ und selten mehr vorliegt.

Die *pathologische Anatomie der Polyneuropathien* (325) sei nur kurz erwähnt. Die Schwere des klinischen Bildes braucht keineswegs mit der Schwere der nachweisbaren morphologischen Veränderungen übereinzustimmen. Eine Reihe von endogenen und exogenen Erkrankungen des peripheren Nerven zeigen die ersten morphologischen Veränderungen an den distalen Abschnitten. Erst später machen die proximalen Segmente mit und schließlich das Perikaryon. Bei der Bleineuropathie, aber auch bei der experimentellen diphtherischen Polyneuropathie kommt es zu diskontinuierlichen Zerfallsvorgängen an den Nervenfasern, die zu Entmarkungen führen. Die Veränderungen betreffen oft nur ein Segment zwischen zwei RANVIER-Schnürringen und sind oft herdförmig verteilt, so daß einzelne Nervenfasern intakt bleiben, während andere erkrankt sind. Eine weitere Gruppe ist durch primäre Veränderungen des Interstitium gekennzeichnet, so zum Beispiel die Polyneuropathie bei Amyloidose. Im weiteren finden sich Mischformen, wie zum Beispiel die akute Porphyrie, bei welcher Veränderungen sowohl des zentralen, wie des peripheren Nervensystemes vorhanden sind. Hier lassen sich in den Spinalganglien akute und chronische Zellveränderungen nachweisen, das Zentralnervensystem weist diffuse und lokalisierte, akute und chronische Schädigungen der Nervenzellen sowie herdförmige Gliose auf. Bei Thalliumvergiftung kann es zu schwerstem Nervenfaserzerfall kommen, der die ganze Faser vom Austritt aus dem Rückenmark bis zur Peripherie betreffen kann. Echte entzündliche Veränderungen des Nerven sind selten. Hierher gehört die Polyneuritis bei infektiöser Mononukleose sowie die Lepra. Gefäßwandveränderungen lassen sich beispielsweise bei der Periarteriitis nodosa, der diabetischen Polyneuropathie und der Polyneuropathie bei Lues nachweisen.

Die *Differentialdiagnose der Polyneuropathien* umfaßt einerseits die Polyradikulitis GUILLAIN-BARRÉ, deren Symptome viel rascher sich einstellen, die regelmäßig – allerdings oft erst nach 1–3 Wochen – mit einer Eiweißvermehrung im Liquor einhergeht und sich meist innerhalb von Wochen deutlich zurückbildet. Dann treten beidseitige Parästhesien und Paresen bei symmetrischer Kompression peripherer Nerven, zum Beispiel bei bettlägerigen Schwerkranken, auf und distale Muskelatrophien und Paresen bei hereditären und degenerativen Neuropathien, zum Beispiel der neuralen Muskelatrophie CHARCOT-MARIE-TOOTH, bei einer chronischen Vorderhornaffektion oder der Dystrophia myotonica STEINERT.

Die einzelnen ätiologischen Formen der Polyneuropathien

In Tab. 28 sind die häufigsten Polyneuropathien nach ätiologischen Gesichtspunkten gruppiert worden. Die Tabelle stellt keinerlei Anspruch auf Vollständigkeit und entspricht lediglich einem der möglichen Einteilungsprinzipien.

Tabelle 28. Übersicht über die häufigsten Polyneuropathien

- P. bei Stoffwechselstörungen
  - Diabetische P.
    - — Symmetrische, vorwiegend distale Form
    - — Asymmetrische, vorwiegend proximale Form
    - — „Mononeuropathie"
    - — Amyotrophie oder Myelopathie
  - P. bei Urämie
  - P. bei Porphyrie
  - P. bei Amyloidose (primäre)
  - P. bei Leberzirrhose
- P. bei Mangel- und Fehlernährungen
- P. bei B_{12}-Resorptionsstörungen
- P. bei Dysproteinämien
- P. bei Infektionskrankheiten
  - — Lepra
  - — Parotitis
  - — Mononukleose
  - — Typhus und Paratyphus
  - — Fleckfieber
  - — Diphtherie
  - — Botulismus
- P. bei Kollagenosen
  - — Periarteriitis nodosa
- P. bei Sprue und anderen Resorptionsstörungen des Darmes
- P. bei exogen-toxischen Störungen
  - — Äthyl
  - — Blei
  - — Arsen
  - — Lösungsmittel (z. B. Schwefelkohlenstoff)
  - — Triarylphosphat
  - — Thallium
  - — Medikamentöse Intoxikationen (Isoniazid, Thalidomid, Furantoin)
- Andere P.
  - — Serogenetisch
  - — Neoplasmen
  - — Ischämisch

Polyneuropathien bei Stoffwechselstörungen

Diabetische Polyneuropathien (55, 175, 202 a, 509)

Im folgenden soll über die Polyneuropathien hinaus kurz auf die praktisch so wichtigen *neurologischen Komplikationen des Diabetes mellitus* kurz eingegangen werden. Die Angaben über die Häufigkeit neurologischer Komplikationen beim Diabetes mellitus sind vom Untersuchungsaufwand abhängig. Bei Berücksichtigung von Reflexanomalien und von feineren Störungen der Sensibilität weisen 20 bis 40 % der Diabetiker in einem unselektionierten Krankengut neurologische Störungen auf. In Abb. 58 wird die Häufigkeit der einzelnen

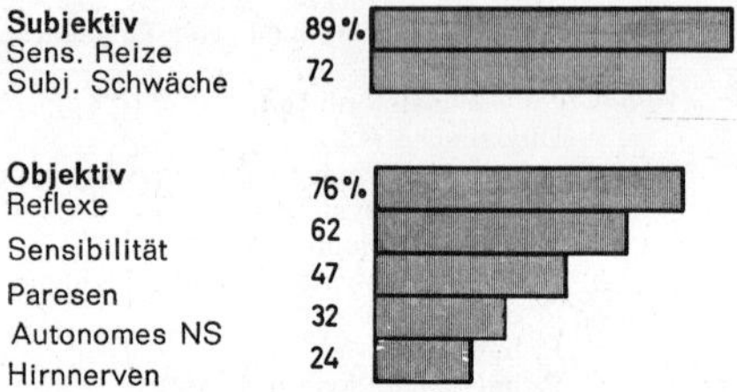

Abb. 58. Neurologische Ausfälle bei 200 Diabetikern (Nach Bischoff [55]).

Symptome bei 200 Diabetikern mit neurologischen Komplikationen dargestellt (55). Sowohl subjektiv wie objektiv stehen sensible Störungen im Vordergrund. Die Schmerzen werden entgegen einer weitverbreiteten Ansicht häufig rumpfnahe und häufiger einseitig als doppelseitig empfunden. Das Auftreten der Neuropathien ist am häufigsten in der Altersgruppe zwischen 60 und 70 Jahren, die Dauer des manifesten Diabetes beträgt dann 5–10 Jahre. Immerhin sei betont, daß bei fast 10 % der Fälle erst die Abklärung wegen der neurologischen Ausfälle zur Entdeckung des Diabetes führt. Männer und Frauen sind etwa gleich häufig betroffen.

Bevor wir die einzelnen neurologischen Syndrome bei Diabetes mellitus besprechen, sei auf einige häufige spezielle Untersuchungsbefunde hingewiesen. *Elektromyographisch* läßt sich auch beim Fehlen von klinisch faßbaren motorischen Ausfällen eine Verminderung der Erregungsleitungsgeschwindigkeit motorischer Nervenfasern nachweisen. Die Reflexzeit des Achillessehnenreflexes ist verlängert (306). Auch die Registrierung des sensiblen Nervenaktionspotentials fällt oft pathologisch aus. Die *Liquorbefunde* sind ebenfalls oft pathologisch. Etwa $^2/_3$ der Diabetiker mit einer Neuropathie zeigen eine Vermehrung des Gesamteiweißes, wobei Werte bis zu 400 mg beobachtet werden (55). Die Kolloidkurven und die Zellzahl sind immer normal, so daß eine eigentliche „dissociation albuminocytologique" vorliegt. In 75 % der Liquores kann erwartungsgemäß ein abnorm hoher Zuckerspiegel nachgewiesen werden. Bei Diabetikern kann aber auch ohne Zeichen einer peripheren Neuropathie eine Eiweißerhöhung im Liquor vorkommen.

Obwohl im Einzelfalle eine recht bunte Kombination von Einzelsymptomen vorliegen kann, sind dieselben oft zu charakteristischen Syndromen gruppiert. Es scheint deshalb statthaft, die folgenden Krankheitsbilder einzeln herauszuheben.

Sensomotorische diabetische Neuropathien. Die (symmetrische) vorwiegend distale diabetische Polyneuropathie, oft auch als Polyneuritis diabetica bezeichnet, ist die häufigste der neurologischen Komplikationen des Diabetes mellitus überhaupt. Die klinisch *diskreteste Form* findet sich meist beim Altersdiabetes. Subjektiv bestehen symmetrische Parästhesien und Brennschmerzen der unteren Extremitäten, viel seltener auch der oberen. Objektiv fehlt so gut wie immer der Achillessehnenreflex, manchmal auch andere Sehnenreflexe. Meist ist der Vibrationssinn distal gestört, seltener auch der Lagesinn. In der Regel fehlen gröbere motorische Ausfälle. Besonders bei jüngeren Diabetikern und bei schlecht eingestellter Stoffwechsellage kann eine *schwere Form* der Polyneuropathie auftreten. Diese beginnt allmählich an den unteren Extremitäten und ist manchmal einseitig betont. Bei der hyperalgetischen Form nehmen die Brennschmerzen und Dysästhesien oft einen außerordentlich intensiven Charakter an, besonders in der Nacht. Die Bettdecken werden kaum ertragen, die Patienten suchen Linderung meist durch Bewegung, seltener durch Ruhighalten. Auch Kälte wirkt oft schmerzauslösend. Unangenehme Muskelkrämpfe, besonders Wadenkrämpfe, können hinzutreten. Die distalen Sensibilitätsausfälle sind immer deutlich und manchmal kommt es zur Ataxie bis zum Bild der seltenen *Pseudotabes diabetica.* Die Sehnenreflexe sind praktisch immer gestört und manchmal läßt sich auch eine motorische Schwäche nachweisen. Diese führt beispielsweise zu Steppern oder zu Schwierigkeiten beim Treppensteigen.

Die Mononeuropathien bei Diabetikern sind entweder Folge mechanischer Faktoren, die einen durch die Stoffwechselstörung vielleicht vorgeschädigten Nerven treffen oder sie sind durch ischämische Infarkte des Nervenstammes verursacht (454). Auch die Beobachtung, daß bei einer Mononeuropathie bei Diabetikern unter Umständen lediglich der betroffene Nerv elektrische Anomalien aufweist, spricht für eine lokale (mechanische) Nervenschädigung. Man sollte in derartigen Situationen im Hinblick auf eine sinngemäße Therapie immer zunächst nach den lokalen mechanischen Momenten suchen.

Die asymmetrische (proximale) diabetische Neuropathie ist weniger häufig als die symmetrische distale Form. Die Verteilung der Ausfälle weist auf einen einseitigen Befall mehrerer Nervenwurzeln oder eines Plexus hin. Das Krankheitsbild ist durch plötzlichen Beginn mit oft sehr intensiven, nachts zunehmenden Schmerzen charakterisiert. Es ist meist proximal und viel häufiger an den unteren Extremitäten als an den oberen lokalisiert. Oft lautet die erste Diagnose auf Ischias. Zugleich wird eine motorische Schwäche, etwas später auch eine Muskelatrophie manifest, wobei Schwierigkeiten beim Treppensteigen oder Aufstehen von einem Stuhl besonders auffällig sind. Die asymmetrischen proximalen Neuropathien sind zwar bei schlecht eingestelltem Diabetes besonders häufig, aber sie können auch bei klinisch nicht manifestem Diabetes ohne Glukosurie vorkommen. Sie haben im allgemeinen eine gute Tendenz zur spontanen Besserung. Die häufige Konzentrierung der Symptome auf das Gebiet des N. femoralis ist besonders hervorgehoben worden, wobei vor allem auch der Dehnungsschmerz bei Überstrecken des Hüftgelenkes („umgekehrtes LASÈGUE-Zeichen") erwähnt sei. Der Patellarsehnenreflex fehlt in der Regel, manchmal finden sich auch Zeichen einer distalen Polyneuropathie. Dies ist jedoch keineswegs konstant, insbesondere können Sensibilitätsstörungen ganz fehlen. Pathogenetisch dürfte eine Ischämie von Plexusanteilen vorliegen.

Derartige rein motorische Lähmungen und Atrophien können auch an anderen proximalen Muskeln des Becken- und Schultergürtels vorkommen, so daß man von einer diabetischen *Myatrophie* gesprochen hat (55, 194).

Unter den Hirnnervenlähmungen bei Diabetes mellitus stehen die *Paresen der äußeren Augenmuskeln* an erster Stelle. Sie werden bei etwa 0,5 % der Diabetiker beobachtet (562). Okulomotorius und Abduzens sind etwa gleich häufig betroffen, der Trochlearis nur selten. Im Gegensatz zu den Okulomotoriusparesen anderer Ätiologie werden bei der diabetischen Form die inneren Augenmuskeln ausgespart. Die Lähmungen sind in der Regel einseitig, oft flüchtig, dissoziiert und stellen manchmal die erste klinische Manifestation eines Diabetes dar. Der Beginn ist akut, oft mit lokalen Schmerzen verbunden, die sehr intensiv sein können. Sie sind Ausdruck einer Ischämie des peripheren Nervenstammes (19 a) und bilden sich meist spontan innerhalb 2–3 Monaten zurück. *Pupillenanomalien* kommen bei 10–20 % der Diabetiker vor. Anisokorien und abnorm träge Lichtreaktion sind die häufigsten. Eine reflektorische Pupillenstarre im Sinne eines echten ARGYLL ROBERTSON-Zeichens wird nur sehr selten beobachtet und ist dann im Gegensatz zur luischen Form mit seltenen Ausnahmen nur einseitig. Andere Hirnnervenlähmungen bei Diabetikern sind selten und ihr Zusammenhang mit dem Stoffwechselleiden ist nicht immer gesichert. Es werden Geruchsstörungen, Optikusatrophien, Fazialisparesen und Gehörstörungen beschrieben.

Störungen des autonomen Nervensystemes bei Diabetikern (55, 175). Vegetative Störungen bei Diabetikern sind meist kombiniert mit anderen Ausfällen, können aber auch ohne Befall des animalen Nervensystemes vorkommen. Hierher gehören die *Blasenstörungen*, die sowohl in einer Spinkterinsuffizienz als auch einer Blasenatonie mit großen Restharnmengen beim Fehlen schmerzhafter Sensationen bestehen können. Bekannt ist ferner das anfallweise Auftreten von *Diarrhoen*, besonders nachts. Ein Viertel der jungen männlichen Diabetiker sind *impotent*. Weitere Symptome vegetativer Störungen sind Tachykardie, orthostatische Hypotonie, Ödeme am Fußrücken und Knöchel und fehlende Schweißsekretion, besonders in Zonen mit Sensibilitätsstörungen. Die *Arthropathien und Osteopathien* betreffen so gut wie ausschließlich die unteren Extremitäten. Es finden sich röntgenologisch osteolytische Herde und Destruktionen, vor allem im Bereiche des tibiotarsalen und des tarsometatarsalen Gelenkes, seltener weiter distal. Sowohl diese Knochenprozesse als auch die hartnäckigen, *perforierenden Ulzera* der Fußsohle sind in der Regel schmerzlos.

Störungen des zentralen Nervensystemes bei Diabetikern. Das Vorkommen einer *diabetischen Myelopathie* ist umstritten. Die pathologischen Veränderungen an den Vorderhornganglienzellen können sekundäre retrograde Veränderungen bei peripherer Neuropathie darstellen. *Myatrophische Lateralsklerosen* bei Diabetikern sind beobachtet worden (6, 525), der Beweis einer statistisch signifikanten Häufung derartiger Zusammenhänge steht aber noch aus. Unbestritten ist die größere Häufigkeit *vaskulärer zerebraler Insulte* bei Diabetikern als Folge diabetischer Angiopathien.

Bei der *Pathogenese der diabetischen Neuropathie* dürften sowohl Stoffwechselstörungen, wie auch angiopathische Momente eine Rolle spielen. Störungen der Durchblutung in den Vasa nervorum lassen den plötzlichen Beginn gewisser Ausfälle am ehesten verstehen. Ein besonders gewichtiges Argument für die Rolle der Angiopathie stellen die Beobachtungen von Hyalinisierungen und Ablagerung pathologischen Materials in den Gefäßwänden der Vasa nervorum dar(182), die bei Diabetikern mit Neuropathie signifikant häufiger als bei solchen ohne Neuropathie oder bei Nichtdiabetikern vorkommen. Für die pathogene Bedeutung von Stoffwechselvorgängen spricht hingegen die Tatsache, daß besonders häufig und früh die sensiblen Nervenfasern (Parästhesien, Schmerzen, Areflexie) betroffen werden, wobei diese dünnen und wenig myelinisierten Fasern gegenüber ischämischen Schädigungen besonders resistent sind. In gleichem Sinne spricht auch die Tatsache, daß viele der Störungen, zum Beispiel die Augenmuskelparesen, vollständig reversibel sind, was bei einer ischämischen Infarzierung des peripheren Nerven schwer zu verstehen wäre. Trotz der pathogenetischen Bedeutung des gestörten Stoffwechsels des peripheren Nerven für das Zustandekommen von Neuropathien besteht kein einfach quantitatives Verhältnis zwischen der Schwere der diabetischen Stoffwechselstörung und den neurologischen Symptomen. Letztere können auch bei einem leichten oder bei einem gut kompensierten Diabetes in Erscheinung treten. Wichtig ist vor allem auch die Tatsache, daß sogar ein latenter Diabetes, der sich lediglich in einem pathologischen Glukosetoleranztest äußert, von den Symptomen einer Neuropathie begleitet sein kann.

Im Vordergrund der *Therapie* steht die Behandlung des Grundleidens, d. h. die optimale Einstellung des Diabetes. Hierbei zeigen einzelne der oben geschilderten klinischen Syndrome eine gute Rückbildungstendenz, so zum Beispiel die proximalen asymmetrischen Neuropathien und die Augenmuskelparesen, während andere sehr hartnäckig sind. Zu den letzteren gehören zum Beispiel die schweren symmetrischen Polyneuropathien, deren Parästhesien und Brennschmerzen die Patienten lange erheblich quälen können. Es werden im übrigen Vitamine der B-Gruppe, Nikotinabstinenz, Vasodilatantien sowie Sedativa vorgeschlagen.

Polyneuropathie bei Urämie

Bei chronischer Niereninsuffizienz werden Polyneuropathien beschrieben (465, 539). In dem Krankengut einer Dialysestation finden sich bei 25 % der Patienten entsprechende Symptome. Ein Frühzeichen ist eine Verzögerung der Erregungsleitungsgeschwindigkeit motorischer Nerven. Neben Parästhesien und diskreten sensiblen Störungen finden sich bei schwerer Urämie hochgradige Paresen. Vereinzelte Fälle sind unter der Hämodialyse aufgetreten (539). Pathologisch-anatomisch findet sich ein distal ausgeprägterer Befall des peripheren Nerven, wobei die Markscheiden stärker als die Achsenzylinder in Mitleidenschaft gezogen werden. Eine Polyneuropathie kann mit einer interstitiellen Nephritis zusammen als Erbleiden gekoppelt vorkommen (369). Neurologische Symptome bei Niereninsuffizienz s. S. 175.

Porphyrie (37, 97, 119, 377)

Die Porphyrie geht in ihrer *akut-intermittierenden Form* oft mit den Zeichen einer akuten Polyneuropathie einher. Die zugrunde liegende, genetisch bedingte Stoffwechselstörung der Pyrole hat einen vermehrten Anfall von Delta-Amino-Lävulinsäure, Porphobilinogen sowie Uro- und Koproporphyrinen zur Folge, die im Urin ausgeschieden werden. Dort kann zum Beispiel die Umwandlung einer farblosen Leuko-Form in die tief rotbraunen Uro- und Koproporphyrine durch Lichteinwirkung die Diagnose nahelegen oder das Porphobilinogen mit dem Ehrlichschen Urobilinogenreagens nachgewiesen werden, wobei sich aber das rote Produkt nicht wie beim Urobilinogen in Chloroform löst. Die dominant-erbliche Affektion macht intermittierend – nicht selten nach Barbituratgaben – akute abdominelle Symptome (Koliken, Obstipation, Erbrechen) und Blutdrucksteigerung. Vor allem aber treten neurologische Erscheinungen auf: Im Vordergrund steht eine Polyneuropathie, entweder vom Typus der Mononeuritis multiplex (S. 300) oder vom Typus einer rasch aufsteigenden, generalisierten schweren Polyneuritis oder Polyradikulitis. Dies ergibt dann rasch eine aufsteigende Landry-Paralyse mit schlaffer Tetraplegie. Oft werden Schmerzen und Parästhesien in den Extremitäten angegeben, aber die Lähmungen selber sind meist ganz vorwiegend motorisch. Gelegentlich treten Hirnnervenlähmungen auf, vorübergehende Erblindung (Spasmen der Retinalarterien), wechselnde zentralnervöse Symptome und epileptische Anfälle. Erregungszustände, Halluzinationen, Bewußtseinstrübungen und auffallend hysteriform anmutende psychische Veränderungen können auftreten. Der Liquor ist meistens normal, ausnahmsweise findet sich eine „dissociation albumino-cytologique". Etwa ein Drittel der Patienten kommen früher oder später in einem akuten Schub ihrer Krankheit ad exitum, meist mit bulbären Symptomen und Atemlähmung. Pathologisch-anatomisch finden sich am peripheren Nerven ein fleckiger Myelinuntergang bei erhaltenen Axonen und im Zentralnervensystem gelegentlich sekundäre (retrograde) Ganglienzelluntergänge sowie vaskulär bedingte Herde. Therapeutisch ist die sorgfältige Vermeidung von Barbituraten wichtig, die Adenosin-5-Monophosphorsäure vielleicht nützlich.

Polyneuropathie bei primärer Amyloidose

Meist handelt es sich bei der nicht häufigen primären Amyloidose um familiäre, seltener um isolierte Fälle. Etwa 15 % der Patienten zeigen neurologische Symptome, wobei eine chronische Polyneuropathie ganz im Vordergrund steht. Diese beginnt meist im 5. bis 6. Jahrzehnt, vorwiegend bei Männern. Es bestehen zunächst distale Parästhesien und Sensibilitätsstörungen an den Unterschenkeln, später eine progrediente motorische Neuropathie mit distaler Betonung und Muskelatrophien, die anfänglich asymmetrisch sein kann. Der Krankheitsverlauf erstreckt sich über viele Jahre. Nicht selten bestehen auch Symptome von seiten des vegetativen Nervensystemes, vor allem orthostatische Hypotonien, Dyshidrosen, Impotenz und trophische Ulzera. Es finden sich praktisch immer auch gastrointestinale Symptome mit Durchfall oder Verstopfung, vielfach auch Heiserkeit. Die Diagnose wird durch die Biopsie von Gingiva, Rektalschleimhaut, Muskel oder peripheren Nerven gesichert.

Polyneuropathien bei Mangel- und Fehlernährungen (385)

Sie sind in unseren Breiten selten. Eine extrem vegetarische Kost kann zu B_{12}-Mangel und zu einer funikulären Spinalerkrankung mit polyneuritischer Komponente führen. Bei einem Thiamin-Mangel (B_1) entwickelt sich im Rahmen eines Beriberi auch eine Polyneuropathie, bei Niacin-Mangel können im Rahmen einer Pellagra (Dermatose, Durchfall, Erregungszustände, organisches Psychosyndrom) nebst anderen neurologischen Symptomen auch Polyneuropathien auftreten. Die Pathogenese ist jedoch komplex, und es dürften nebst dem Vitaminmangel auch der Eiweißmangel und andere Faktoren mitspielen.

Polyneuropathien bei B_{12}-Resorptionsstörungen

Sie wurden im Rahmen der funikulären Myelose schon erwähnt (S. 211). Sie treten kaum je isoliert auf. Auch *Folsäuremangel* kann zu einer Polyneuropathie, eventuell mit den Zeichen einer funikulären Spinalerkrankung zusammen, führen (213).

Polyneuropathien bei Dysproteinämien

Beim *multiplen Myelom* kommt es, nebst lokaler Beeinträchtigung einzelner peripherer Nerven oder des nervösen Zentralorgans durch Myelomknoten („myelomatöse Paraplegie") auch zu einer progredienten, vor allem an den unteren Extremitäten lokalisierten sensomotorischen Polyneuropathie (10, 517). Bei der *Makroglobulinämie* Waldenström können ebenfalls Polyneuropathien auftreten (121, 420). Pathogenetisch werden Verschlüsse kleiner Vasa nervorum wegen eines durch die Makroglobuline erzeugten „sludging" der Erythrozyten diskutiert, andererseits eine kompetitive Wirkung des neoplastischen Prozesses zum Nervensystem mit Bezug auf den Kokarboxylasebedarf. Diese letztere Hypothese mag auch für die Polyneuropathie bei multiplem Myelom und anderen Malignomen Geltung haben.

Polyneuropathien bei Infektionskrankheiten

Hier seien vor allem die besonders früher häufigen Fälle von *Diphtherie* erwähnt (392). Das Grundleiden ist manchmal bereits abgeklungen, eventuell nicht erkannt worden. Polyneuropathien treten häufiger nach schwerer Diphtherie auf und es findet sich nicht selten eine Myokardbeteiligung. In der Regel zeigt sich zuerst eine Gaumensegelparese, meist zwischen dem 5. und 12. Tage der Diphtherie. Dann kommen andere Hirnnervenparesen hinzu, wobei eine Akkommodationslähmung charakteristisch ist. Diese ersten Symptome bilden sich innerhalb 1–2 Wochen zurück. Es kann sich aber später in einer zweiten Krankheitsphase eine sensomotorische Polyneuropathie der Extremitäten einstellen, wobei der Patient von der Diphtherie bereits genesen ist, kein Fieber hat und sich allgemein wohl fühlt. Auch für diese Symptome ist die Prognose gut und die Rückbildung setzt innerhalb 1–3 Wochen ein und führt zur vollständigen Heilung.

Bei der Parotitis epidemica kann nebst den Zeichen einer Myelitis oder einer Enzephalitis (S. 107) auch das periphere Nervensystem betroffen werden. Es finden sich Hirnnervenausfälle, Plexusneuritiden, dann aber auch eine aszendierende Polyradikuloneuritis (S. 298) mit Eiweißvermehrung im Liquor.

Die *Mononukleose* als Ursache einer Polyradikuloneuritis wurde schon erwähnt (S. 299). Bei *Typhus abdominalis, Paratyphus, Fleckfieber, Lues* und *Lepra* wurden Polyneuritiden beschrieben. Der *Botulismus* soll hier erwähnt werden, bei dem Toxine des anaerob vor allem in Konserven wachsenden Erregers Symptome machen. Es treten Augenmuskelparesen, Akkommodationsstörungen, ein trockener Mund, bulbäre Symptome und polyneuropathische Erscheinungen auf.

Polyneuropathien bei Kollagenosen

Die zentralnervösen Erscheinungen der *Periarteriitis nodosa* wurden auf S. 167 beschrieben. Das häufigste neurologische Symptom bei diesen Affektionen ist aber die Polyneuropathie (37, 403, 549). Auf dem Boden der fibrinösen Exsudation, Mediaschädigung der kleinen Arterien und Arteriolen und der entzündlichen Gefäßwandinfiltrationen kommt es zu Gefäßthrombosen und somit vor allem zu einer ischämischen Neuropathie. Klinisch finden sich einerseits die durch das Grundleiden verursachten Allgemeinsymptome, wie Fieberschübe, allgemeiner Kräftezerfall, Gelenkschmerzen, Herzstörungen, Niereninsuffizienz, Exantheme, Anämie und sehr oft erhöhte Senkung. Andererseits treten die neurologischen Symptome auf, von denen hier nur der Befall des peripheren Nervensystems zu besprechen ist. Charakteristisch für die Periarteriitis nodosa ist das Auftreten einer *Mononeuritis multiplex*, wobei in regelloser Reihenfolge verschiedene periphere Nerven oder Gruppen peripherer Nerven (bzw. Plexusanteile) befallen werden. Besonders häufig sind zunächst Nervenstämme der unteren Extremitäten betroffen, wobei anfänglich meist Parästhesien oder Schmerzen, dann sehr rasch aber eine motorische Parese auftreten. Die einzelnen peripheren Paresen summieren sich schließlich. Es kann jedoch auch von Anfang an zu einer mehr oder weniger symmetrischen und progredienten Polyneuropathie kommen. Die übrigen Symptome und vor allem der Befund der (Muskel-)Biopsie werden die Diagnose sichern. Klinisch analoge Krankheitsbilder können auch durch andere, *nekrotisierende Angiitiden* hervorgerufen werden.

Bei der Wegener-*Granulomatose* finden sich granulomatöse Veränderungen sowie fokale Arteriitiden in den Atmungsorganen, in den Nieren und anderen Teilen des Organismus, nicht selten auch im Nervensystem (141, 526, 586). Hierbei kann eine lokale destruktive Wucherung der Granulome aus der Nase durch die Schädelbasis zu einem Befall von Hirnnerven, besonders der Augenmuskelnerven und des N. opticus führen. Durch eine Vaskulitis können außerdem gleichzeitig Symptome am zentralen und peripheren Nervensystem, ähnlich wie bei der Arteriitis nodosa, hervorgerufen werden. Beim *Lupus erythematodes* (Libmann-Sacks) sind die zentralnervösen Komplikationen die häufigeren (S. 173). Es kann aber auch zum Bild einer progredienten Polyneuropathie kommen. Beim Sjögren-*Syndrom* (59), das vor allem durch eine Keratoconjunctivitis sicca, Rhinitis sicca, Parotisschwellung und gelenkrheumatische Schmerzen charakterisiert ist, kommen sowohl Polyneuropathien, zum Teil mit Hirnnervenausfällen, vor (21) als auch primäre Myopathien (S. 382). Bei der *Sklerodermie* kommen Polyneuropathien vor (301), wobei Parästhesien eines der initialen klinischen Symptome sein können. Auch Myopathien mit dem histologischen Bild einer Polymyositis werden selten beobachtet (208 a).

Polyneuropathien bei Sprue und anderen Resorptionsstörungen des Darmes (25 a)

Bei der *nicht tropischen Sprue* (idiopathische Steatorrhoe, Zöliakie des Erwachsenen) mit Fettstühlen, Abmagerung und Anämie, aber auch bei Divertikulose, sind Polyneuropathien die häufigsten neurologischen Komplikationen. Eine begleitende funikuläre Spinalerkrankung kommt vor, ebenso Myopathie bei Vitamin D-Mangel und Osteomalazie und Tetanie bei Hypokalzämie. Die neurologischen Symptome können den Darmerscheinungen vorausgehen. Nicht alle Fälle sprechen auf B_{12}-Behandlung an, sondern allenfalls erst auf glutenfreie Diät oder Antibiotika (Darmflora!). (Vgl. auch S. 211 u. 309).

Polyneuropathien bei exogen-toxischen Störungen (55 a, 398, 399)

Der chronische Alkoholismus verursacht eine ganze Reihe von neurologischen Komplikationen (385): Das Delirium tremens, eine Kor-

SAKOW-Psychose, epileptische Manifestationen (S. 260), die Encephalopathia haemorrhagica superior WERNICKE (S. 171), eine Gehirnatrophie, zerebelläre Ataxie, myopathische Symptome, Amblyopien (S. 233), am häufigsten aber eine Polyneuropathie (55 a). Im Vordergrund stehen meist intensive neuralgische Schmerzen, vorwiegend an den unteren Extremitäten, gelegentlich mit Muskelkrämpfen und nachts betont. Seltener wird zu Beginn über eine Muskelschwäche geklagt. Bei der Untersuchung fehlen die Muskeleigenreflexe oder sind abgeschwächt, bei der Hälfte sind die Achillessehnenreflexe beidseits verschwunden. Es finden sich eine gestörte Tiefensensibilität und sockenförmige Hypästhesie sowie eine motorische Parese vor allem der Fußheber. Die motorische Erregungsleitung, besonders im Nervus peronaeus, ist verzögert. Histologisch liegt eine segmentale Entmarkung vor, seltener Axonveränderungen. Pathogenetisch dürften eine direkte toxische Einwirkung durch den Alkohol und seine Abbauprodukte sowie Mangelernährung zusammenwirken. Die ätiologische Diagnose dieser Polyneuropathie ist nicht aus dem neurologischen Bild allein, sondern nur bei Berücksichtigung der anderen anamnestischen und objektiven Daten möglich.

Die Blei-Neuropathie wurde schon auf S. 170 erwähnt.

Arsen-Vergiftungen können vor allem durch die Einnahme gewisser Insektizide, dann durch die übermäßige Einnahme arsenhaltiger Medikamente erzeugt werden. Es treten nach 1–2 Wochen vor allem Neuropathien mit starken Dyästhesien, Druckdolenz der Muskulatur und distalen Paresen auf, dann aber auch Durchfälle, Hautveränderungen mit Pigmentverschiebungen, Haarausfall und weißlichen (nicht pathognomonischen) Querstreifungen der Nägel (MEESsche Streifen). Die Hirnnerven werden nicht befallen, Enzephalopathien und Myelopathien sind selten. Brennende Fußbeschwerden können während Jahren persistieren.

Sehr ähnliche Symptome kann eine Vergiftung mit *Thallium* (431) machen, das besonders in gewissen Rattengiften enthalten ist.

Das Triarylphosphat ist vor allem in gewissen technischen Schmierölen enthalten. Es soll auch als Extraktionsmittel für die Gewinnung des Petersilienextraktes Apiol, das als Abortivum angewendet wurde, dienen. Besonders durch irrtümliche Verwendung der Schmieröle zu Speisezwecken wurden zum Teil Massenvergiftungen bewirkt (172). Anschließend an die Einnahme der die toxische Substanz enthaltenden Speisen tritt in der Regel zunächst bei einem Drittel der betroffenen Patienten Durchfall und Brechreiz auf. An diese schließt sich während 1–5 Wochen eine klinisch stumme Latenzperiode an, die dann durch eine prodromale Phase mit leichtem Fieberanstieg sowie katarrhalischen und intestinalen Symptomen abgelöst wird. Dieser folgt 10–38 Tage nach der eigentlichen Intoxikation die Lähmungsphase. Die Paresen sind zunächst schlaff, meist symmetrisch an den Zehen und dann nach einigen Stunden auch an den Füßen sich ausbreitend. Wenige Tage später setzt dann die Lähmung auch der Finger und Hände ein, so daß 8–10 Tage nach Lähmungsbeginn das Vollbild der Paresen mit Befall auch der proximaleren Muskelgruppen erreicht ist. Während die Lähmung zunächst schlaff ist und die Reflexe fehlen, strumpfförmige Sensibilitätsstörungen und Atrophien auftreten, bilden sich diese Erscheinungen in der Folgezeit manchmal zurück. In anderen Fällen jedoch treten im Laufe der Zeit in zunehmender Häufigkeit spastische Symptome und Pyramidenzeichen auf, wobei nach rund einem Jahr fast ein Drittel der Erwachsenen zumindest eine Hyperreflexie der Patellarreflexe aufweisen (S. 171). Im Zentralnervensystem finden sich im Tierexperiment Veränderungen (97). Bioptisch können auch primäre myopathische Veränderungen der Muskulatur nachgewiesen werden.

Eine Reihe von Lösungsmitteln, so zum Beispiel auch das *Trichloräthylen* (Tri) und der *Schwefelkohlenstoff* führen u. a. zu vorwiegend sensiblen Polyneuropathien. Nach *CO-Intoxikation* können Polyneuropathien auftreten.

Unter den *medikamentösen Intoxikationen* gehen eine ganze Reihe mit Polyneuropathien einher. Das Thalidomid (Contergan, Softenon) führt vor allem zu Parästhesien und neuralgiformen Schmerzen sowie motorischer Schwäche. Auch bei der Einnahme von durchaus üblichen Dosen können schon nach wenigen Wochen Parästhesien, besonders der Zehen, auftreten. Diese Mißempfindungen nehmen nachts in der Bettwärme zu und können einen kausalgiformen Charakter haben. Objektiv werden strumpf- bzw. handschuhförmige Sensibilitätsstörungen festgestellt und fast mit Regelmäßigkeit fehlt der Achillessehnenreflex. Im wesentlichen imponiert also die Thalidomid-Neuropathie als sensible Polyneuropathie. Auch nach Absetzen des Medikamentes können die polyneuropathischen Symptome lange Zeit – sogar über viele Jahre – weiterbestehen (200).

Die Polyneuropathie bei Isoniazid-Behandlung (INH) (273, 427) tritt in der Regel erst dann auf, wenn mehr als 15 mg des Präparates pro kg Körpergewicht und pro Tag verabreicht werden. In dieser Situation erkranken dann aber über 50 % der Patienten an einer Polyneuropathie, wobei allerdings Kinder in der Regel höhere Dosen ertragen. Meist treten die polyneuropathischen Symptome 6–8 Wochen nach Beginn der Therapie auf. Zunächst finden sich Einschlafgefühl und Parästhesien der Zehen und der Füße, die allmählich zunehmen und von gleichartigen Sensationen der Hände und eigentlichen Schmerzempfindungen gefolgt werden. Schließlich bildet sich eine vorwiegend sensible, mit vasomotorischen Störungen einhergehende distale schwere Polyneuropathie aus. Die toxische Wirkung des Isoniazids auf das Nervensystem wird auf dem Wege über eine Störung des Pyridoxinstoffwechsels ausgeübt. Gaben von INH erzeugen eine vermehrte Ausscheidung von Pyridoxin im Urin. Prophylaktisch kann der Polyneuropathie durch gleichzeitige Verabreichung von 50–100 mg Pyridoxin täglich vorgebeugt werden. Als Therapie dient nebst der Absetzung oder der Dosisverminderung des INH die Injektion von 200–400 mg Pyridoxin täglich. Auch psychotische und andere zentralnervöse Erscheinungen bei Isoniazin-Gaben kommen vor (4, 273).

Die Behandlung eines Harnwegsinfektes mit *Nitrofurantoin* kann selbst bei der üblichen Dosierung zu einer Polyneuropathie führen, sofern gleichzeitig eine Niereninsuffizienz besteht (481). Die Schwere der neurologischen Erscheinungen und die Prognose derselben ist meist unmittelbar abhängig von der Schwere der Niereninsuffizienz. Ist letztere hochgradig, so wird sich schon innerhalb 1–2 Wochen eine ausgeprägte motorische und sensible Polyneuropathie einstellen, die keine befriedigende Rückbildungstendenz zeigt. Seltener führen *Meprobamat, Hydralazin* oder *Disulfiram* (Antabus) (193 a) zu einer Polyneuropathie. Bei *Vincristin-Medikation* geht die Polyneuropathie manchmal mit Alopezie und Obstipation einher.

Polyneuropathien anderer Ursache

Unter den Polyneuropathien anderer Ursache seien noch einige wenige erwähnt:

Die *serogenetische Polyneuropathie* tritt vor allem nach Tetanusschutzimpfungen auf und immer im Rahmen einer allgemeinen Serumkrankheit, d. h. im Mittel 4–12 Tage nach der Injektion. Sie kann sich entweder als lokalisierte Form, zum Beispiel analog der neuralgischen Schulteramyotrophie (S. 331) bzw. mit anderen elektiven Lokalisationen (Peronäusparese) manifestieren, oder aber als generalisierte akute Polyradikuloneuropathie mit Tetraparesen, eventuell mit Hirnnervenausfällen.

Vier bis 14 Tage nach einem *Zeckenbiß* treten subakut Lähmungserscheinungen mit Reflexverlust auf, die entweder auf die betroffene Extremität beschränkt sind oder rasch progredient alle Muskeln befallen. Die Ursache liegt in einer Leitungsstörung der peripheren Nerven bzw. einer Überleitungsstörung am neuromuskulären Übergang, ähnlich dem Botulismus (330 a, 333 a). Die Paresen bilden sich rasch zurück, sobald die Zecke entfernt wird. Es spricht vieles dafür, daß auch bei der schmerzhaften, asymmetrischen, progredienten Polyneuropathie, welche bei etwa einem Drittel der Patienten mit *Acrodermatitis chronica atrophicans* (Herxheimer) auftritt, wiederholte Zeckenbisse pathogenetisch eine Rolle spielen (263 a).

Bei der *thrombotischen Mikroangiopathie* (S. 174) kommen vor allem auch Polyneuropathien vor. Auch im Rahmen *arteriosklerotischer Arteriopathien* lassen sich klinisch und histologisch Polyneuropathien nachweisen (150). Bei *malignen Tumoren* kann es auch ohne lokale Metastasierung zu verschiedenen metaneoplastischen Manifestationen kommen. Auf die Kleinhirn- und anderen zentralnervösen Symptome (S. 159) sowie auf die Myopathien (S. 383) wurde an anderer Stelle eingegangen. Am peripheren Nervensystem werden vor allem *sensorische Polyneuropathien* beobachtet

(71, 580). Zunächst treten ausstrahlende Schmerzen und Parästhesien sowie Sensibilitätsstörungen distal an den Extremitäten auf, die vor allem Unterschenkel und Füße sowie die Hände betreffen. Die Tiefensensibilität ist deutlich gestört, so daß es zu einer entsprechenden Ataxie bei den Bewegungen kommt. Es finden sich eine Hypotonie und eine Areflexie bei fehlender oder nur minimer motorischer Parese. Pathologisch-anatomisch liegen degenerative Veränderungen der Spinalganglien, der Hinterwurzeln, der Hinterstränge sowie der peripheren Nerven vor. Selten kann es nach Operation des Karzinoms zu einer Rückbildung dieser neurologischen Ausfällen kommen (71). Die pathophysiologischen Zusammenhänge sind nicht geklärt. Obwohl unter den malignen Neoplasien das Bronchuskarzinom am häufigsten zu neurologischen Komplikationen Anlaß gibt, kommen solche bei anderen Karzinomen, dann aber zum Beispiel auch bei *Morbus* Hodgkin (243) vor.

Bei *Hypothyreose* werden nebst zentralnervösen (S. 169) und muskulären (S. 371) Störungen auch Zeichen einer Polyneuropathie beobachtet (113, 421). Es treten unangenehme Parästhesien der Extremitätenenden, Schmerzen der Muskulatur und besonders der Waden, lanzinierende Schmerzen in den Füßen sowie objektivierbare distale Sensibilitätsstörungen auf. Eine *primäre biliäre Zirrhose* mit Polyneuropathie ist eine Rarität (541).

Läsionen peripherer Nerven

Allgemeine Hinweise

Es ist an anderer Stelle eingehend über die Läsionen peripherer Nerven, z. T. monographisch, berichtet worden. Es sei auf diese Publikationen für Literaturangaben und eingehendere Orientierung verwiesen (242, 314, 409, 415, 422).

Die *Diagnostik* der Läsion eines peripheren Nerven beruht auf *folgenden klinischen Charakteristika*:

- Vorliegen einer rein *motorischen*, einer rein *sensiblen* oder einer *gemischten Parese*, je nach den Funktionen des betroffenen Nerven
- Die gelähmten Muskeln weisen eine *Atrophie* auf, die sich meist etwa 3 Wochen nach der Läsion bemerkbar zu machen beginnt
- *Faszikulationen* in den gelähmten Muskeln sind höchstens ausnahmsweise vorhanden und weisen vielmehr auf einen Vorderhornbefall hin
- elektrisch findet sich eine *Entartungsreaktion* (S. 67) und elektromyographisch sind die Zeichen einer neurogenen Parese sowie u. U. eine Störung der Erregungsleitungsgeschwindigkeit im peripheren Nervenstamm nachweisbar (S. 72). Die zeitlichen Abläufe bei Denervation und Reinnervation sind in Abb. 59 dargestellt

- Die topische Diagnostik ergibt sich aus der sorgfältigen Analyse der einzelnen gelähmten Muskeln und deren *Zuordnung zu den* dieselben versorgenden *peripheren Nerven* (oder Wurzeln bzw. Plexusanteile). (Hierzu vgl. auch Tab. 29 und 30.)
- Je nach befallenem Nerv oder Nervenwurzel werden einzelne Reflexe ausfallen (vgl. hierzu Tab. 19, 26 und 27)
- Die *Sensibilität* ist gemäß den kutanen Innervationszonen gestört (vgl. Abb. 1). Es sind alle Qualitäten mehr oder weniger gleichmäßig befallen und die Zonengrenzen sind scharf
- *Parästhesien und Schmerzen* sind nicht selten vorhanden. Die ersteren sind topisch-diagnostisch zuverlässig, da sie meist dem Ausbreitungsgebiete der kutanen Sensibilität entsprechen. Schmerzen allerdings können diffus sein und beispielsweise auch bei distalen Läsionen weit nach proximal auf eine ganze Extremität sich ausdehnen, wie zum Beispiel beim Karpaltunnel-Syndrom (S. 339)
- Da die Schweißfasern sich zusammen mit den sensiblen Nervenfasern verteilen, können Ausfälle mit Hilfe eines *Schweißtestes* (492) nachgewiesen werden

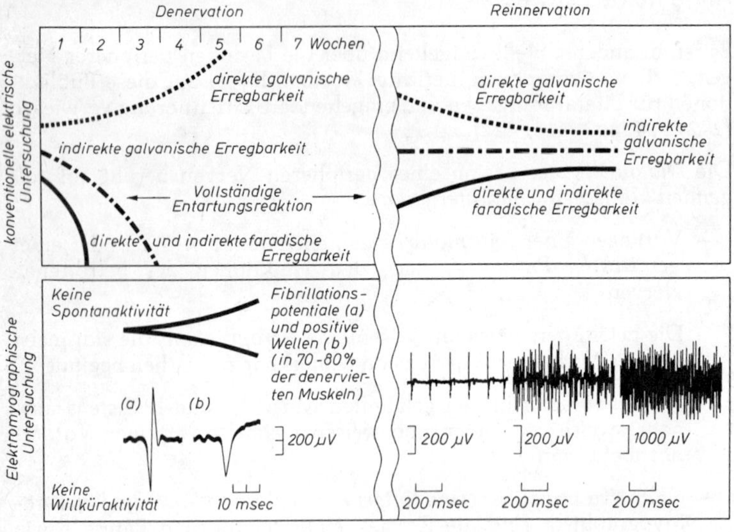

Abb. 59. Ergebnisse der konventionellen elektrischen Prüfung (oben) und der Elektromyographie (unten) bei Denervation und bei Reinnervation der Muskulatur. Rechts unten: zunehmende Dichte des Interferenzbildes.

Von einem noch etwas unsicheren Wärmezentrum im Hypothalamus kreuzen Fasern etwa im Bereiche der Pyramidenkreuzung auf die Gegenseite. Sie verlaufen dann zwischen Pyramidenbahn und Tractus spinothalamicus im Seitenstrang des Rückenmarkes kaudalwärts. Die auf ein zweites Neuron im Seitenhorn umgeschalteten Schweißfasern verlassen das Rückenmark über die Vorderwurzeln der Spinalnerven C 8—L 3. Durch die Wurzeln C 8—Th 3 verlaufen die für Kopf und Hals bestimmten Fasern, durch Th 3—Th 8 diejenigen für Arme und Achselhöhlen, durch Th 10—L 3 diejenigen für die unteren Extremitäten. Der Rumpf wird aus den entsprechenden thorakalen Segmenten versorgt. Die Schweißfasern erreichen über die Rami communicantes albi den Grenzstrang des Sympathikus. Hier werden sie in seinen Ganglien auf das letzte Neuron umgeschaltet und gelangen über die Rami communicantes grisei auf den peripheren Nerven. Mit dessen sensiblen Fasern erreichen sie die Haut.

– Anamnestisch oder durch die Untersuchung läßt sich vielfach eine *lokale Ursache* für die Läsion eines Nervenstammes finden (Trauma, Fraktur, chronische exogene Druckschädigung, anatomischer Engpaß, Geschwulst usw.). So gut wie jede Mononeuropathie ist mechanischen Ursprungs.

Beim Verdacht auf eine periphere Nervenläsion wird eine sorgfältige Analyse der Ausfälle zu einer topisch-lokalisatorischen Diagnose führen. Eine sorgfältige Anamnese und Untersuchung des vermuteten Läsionsortes wird eine ätiologische Klärung erlauben. Nur die peinlich präzise Beschreibung des Befundes erlaubt bei einer späteren Kontrolle eine sichere Aussage über Vorhandensein oder Fehlen einer Reinnervation. Hiervon hängt aber die Indikation für eine allfällige operative Revision ab. Die elektrische und vor allem die elektromyographische Untersuchung leisten hier besonders wertvolle Dienste. Die Regenerationsgeschwindigkeit nach Durchtrennung von Axonen beträgt rund 1 mm pro Tag, also 3 cm pro Monat.

Als Neurapraxie bezeichnen wir eine bloße Funktionsstörung eines peripheren Nerven ohne Kontinuitätsunterbrechung seiner leitenden Elemente, die sich innerhalb von Tagen vollständig zurückbildet. Die Sensibilität ist meist nicht oder nur im Sinne von Dysästhesien gestört. Es treten keine Atrophien und im Elektromyogramm keine Fibrillationspotentiale auf. Konventionell elektrisch bleibt der Muskel auch indirekt, d. h. vom Nerven aus galvanisch erregbar. Derartige Störungen kommen zum Beispiel bei der Schlafdrucklähmung vor.

Bei der Axonotmesis sind die Axone unterbrochen, die Hüllstrukturen aber intakt. Wohl kommt es zu dem Vollbild einer peripheren Nervenlähmung mit Atrophie und Entartungsreaktion. Die Regeneration spielt sich aber unter optimalen anatomischen Voraussetzungen ab und die Restitution ist in der Regel vollständig, sofern nicht eine allzu lange dauernde chronische Kompression zu einer irreversiblen Fibrosierung der perineuralen Strukturen geführt hat. Eine Axonotmesis liegt zum Beispiel beim Karpaltunnel-Syndrom vor (S. 339).

Als Neurotmesis bezeichnen wir die Unterbrechung der Axone und des Hüllgewebes. Die regenerierenden Axone finden keine geeigneten Leit-

Tabelle 29. Übersicht über die Läsionen des Armplexus

(Aus *Mumenthaler*, M., H. *Schliack:* Läsionen

Nerv	Betroffene Muskeln	Sensibilitätsausfall	Funktion
Oberer Armplexus C 5–C 6 N. dorsalis scapulae C 4–C 5 N. suprascapularis C 5–C 6 (N. axillaris, siehe unten) (N. thoracicus longus, siehe unten) (N. musculocutaneus, siehe unten) (N. radialis, siehe unten)	 M. rhomboides major M. rhomboides minor M. supraspinatus M. infraspinatus	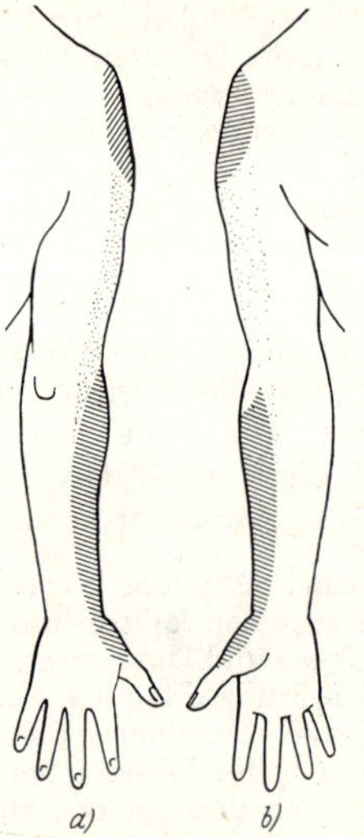	Skapula an die Wirbelsäule adduzieren Abduktion und Außenrotation im Schultergelenk am häufigsten gestört bei oberer Plexusparese sind: Abduktion im Schultergelenk, Beugung im Ellenbogengelenk, Supination des Vorderarmes (evtl. Außenrotation der Schulter)
Unterer Armplexus (C 8) Th 1 N. cutaneus brachii medialis C 8–Th 1 N. cutaneus antebrachii medialis C 8–Th 1 (N. medianus, siehe unten) (N. ulnaris, siehe unten)	 ∅ ∅	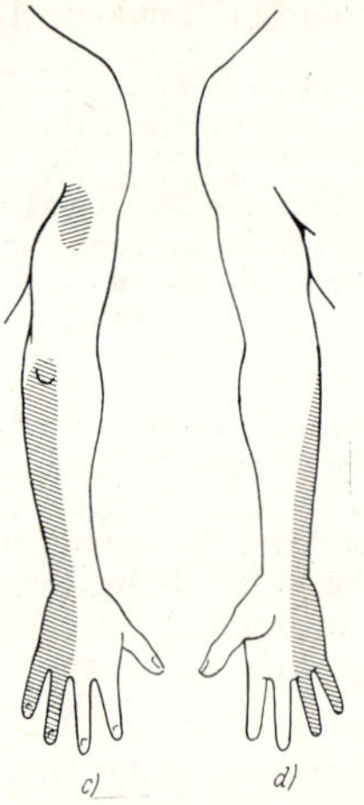	Ad- und Abduktion der Finger, Beugung der Fingergelenke (Beugung des Handgelenkes)

und der peripheren Nerven an den oberen Extremitäten

peripherer Nerven. Thieme, Stuttgart, 2. Aufl. 1972)

Besondere Teste	Ätiologie	Bemerkungen	Differentialdiagnose
stehend, Hand in Hüfte, Ellenbogen rückwärts erste 15 Grad der Schulterabduktion	Trauma (mit oder ohne Schulterluxation) Rucksacklähmungen, Druck auf Schulter beim Tragen von Lasten neuralgische Schulteramyotrophie, serogenetische Neuritis Infiltration durch Tumor	Motorradfahrer gefährdet N. thoracicus longus häufig betroffen in einem Viertel der Fälle beidseitig	Wurzelläsionen (Spondylose, Diskushernie), familiäre proximale neurogene Muskelatrophie Armvenenthrombose myatrophische Lateralsklerose
	Trauma, Geburtstrauma Skalenussyndrom (mit und ohne Halsrippe), kostoklavikuläres Syndrom, „Pancoast-Tumor" der Lungenspitze, Infiltration durch Lymphome	u. U. mit *Horner*-Syndrom manchmal Symptome von seiten der A. subclavia frühzeitig Schmerzen und *Horner*-Syndrom	Wurzelläsionen, periphere Ulnarisparese, myatrophische Lateralsklerose, Myopathien mit distaler Muskelatrophie (z. B. Dystrophia myotonica) Syringomyelie

(Fortsetzung umseitig)

Tabelle 29.

Nerv	Betroffene Muskeln	Sensibilitätsausfall	Funktion
N. thoracicus longus C 5–C 7	M. serratus anterior		Skapula nach lateral und ventral ziehend, Spitze rotierend
N. axillaris C 5–C 6	M. deltoideus		Abduktion im Schultergelenk
	M. teres minor		Außenrotation im Schultergelenk
N. musculocutaneus C 5–C 7	M. coracobrachialis		vor allem Haltemuskel des Schultergelenkes (Flexion und Adduktion des Oberarmes)
	M. biceps brachii		Flexion Ober- und Vorderarm, Supination des Vorderarmes
	M. brachialis (teilweise vom N. radialis versorgt)		Flexion Oberarm
N. radialis C 5–C 8 (Th 1)	Mm. triceps brachii und anconaeus	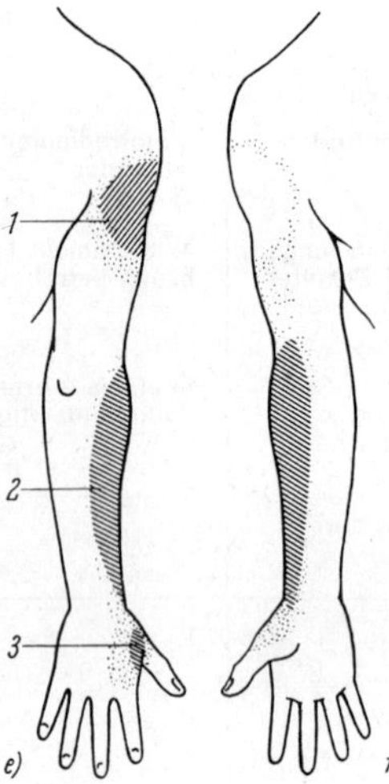	Strecken im Ellenbogen
	M. brachioradialis		Flexion des Ellenbogens
	M. brachialis (mit N. musculocutaneus		Flexion des Ellenbogens
	M. extensor carpi radialis brevis et longus		Strecken (und Radialabduktion) im Handgelenk
	M. supinator		Supination des Vorderarmes und der Hand
	M. extensor digitorum communis		Extension der Fingergrundgelenke
	M. extensor carpi ulnaris	1 N. axillaris 2 N. cutaneus antebrachii lateralis (aus dem N. musculocutaneus) 3 R. superficialis ni. radialis	Strecken (und Ulnarabduktion) des Handgelenks
	M. extensor digiti quinti proprius		Kleinfingerstrecker
	M. abductor pollicis longus		Abduktion Grundphalanx I
	M. extensor pollicis longus		Extension der distalen Daumenphalanx
	M. extensor pollicis brevis		Extension der proximalen Daumenphalanx
	M. extensor indicis proprius		Extension des Zeigefingers

1. Fortsetzung

Besondere Teste	Ätiologie	Bemerkungen	Differential-diagnose
Anstemmen des ausgestreckten Armes gegen Wand (Scapula alata wird manifest)	operative Eingriffe in Axilla, Heben schwerer Lasten, Drucklähmungen (Rucksack), „entzündlich-allergisch"	Teil einer neuralgischen Schulter-amyotrophie	Scapula alata (bei Schultergürtelform der progressiven Muskeldystrophie)
Seitwärtshochheben des Armes jenseits von 15 Grad	Trauma (oft mit Schulterluxation)		Muskeldystrophie
	traumatisch		Abriß der langen Bizepssehne
Beugen des Ellenbogens bei supiniertem Vorderarm	selten isoliert ohne Trauma		
in Mittelstellung zwischen Pro- und Supination			
mit gebeugten Fingergelenken	Oberarmfraktur	M. triceps ausgespart	
bei gestrecktem Ellenbogen	Druckparese am Oberarm	spontane Erholung	
Finger in Interphalangealgelenken gebeugt	„Bleineuritis"	oft rein motorisch	
Finger gebeugt	isolierte Parese des Ramus profundus auf Höhe des Supinator		
	Drucklläsionen des sensiblen Endastes am Daumen (Cheiralgia paraesthetica)		
			Abriß der Extensorsehne
distale Phalanx gebeugt			
andere Finger gebeugt			

(Fortsetzung umseitig)

Tabelle 29.

Nerv	Betroffene Muskeln	Sensibilitätsausfall	Funktion
N. medianus C 5–Th 1	Mm. pronator teres et quadratus		Pronation des Vorderarmes
	M. flexor carpi radialis		Volarflexion des Handgelenkes nach radial
	M. palmaris longus	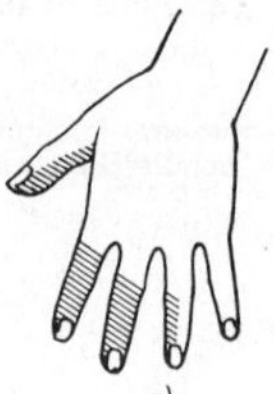 g)	reine Volarflexion des Handgelenkes
	M. flexor digitorum sublimis		Beugung der Mittelphalanx der Finger
	M. flexor digitorum profundus (II-III)		Beugung des Endgliedes von II und III
	M. flexor pollicis longus		Beugung der distalen Daumenphalanx
	M. flexor pollicis brevis (caput superficiale)		Beugung der Grundphalanx des Daumens
	M. abductor pollicis brevis		Abduktion des Metakarpale I
	M. opponens pollicis	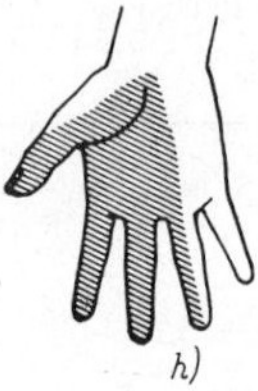 h)	Rotation des Daumens
	Mm. lumbricales I—II		Flexion im Grundgelenk, Extension der Interphalangealgelenke II und III
N. ulnaris C 8–Th 1	M. flexor carpi ulnaris		Volar- und Ulnarflexion des Handgelenkes
	M. flexor digitorum profundus (IV—V)		Flexion der Fingerendglieder IV und V
	M. palmaris brevis	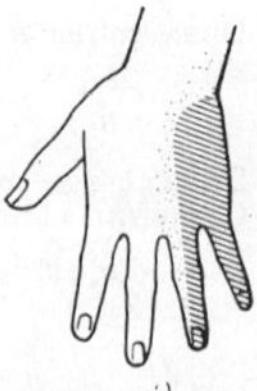 i)	„Hautmuskel“ am Kleinfingerballen
	M. abductor digiti quinti		Abduktion des Kleinfingers
	M. opponens digiti quinti		Opposition des Kleinfingers
	M, flexor digiti quinti brevis		Flexion des Kleinfingers im Grundgelenk
	Mm. lumbricales III—IV		Flexion im Grundgelenk und Extension in Interphalangealgelenken der Finger III und IV
	Mm. interossei	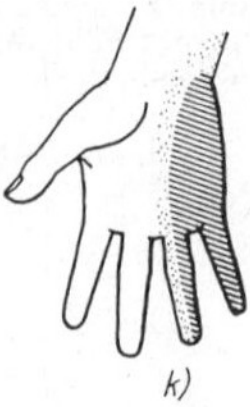 k)	Ad- und Abduktion derselben
	M. adductor pollicis		Adduktion des Daumens
	M. flexor pollicis brevis (caput profundum)		Flexion des Daumengrundgelenkes

2. Fortsetzung

Besondere Teste	Ätiologie	Bemerkungen	Differentialdiagnose
	traumatisch, z. B. suprakondyläre Humerusfraktur	Schwurhand bei proximaler Parese	
	Druckparese am Oberarm	gute Prognose	Volkmann-Kontraktur
	bei Processus supracondylicus humeri		
	Schnittverletzung am Handgelenk		(untere) Plexusläsionen
	Karpaltunnelsyndrom	Beschwerdebild einer Brachialgia paraesthetica nocturna	myatrophische Lateralsklerose
Abspreizen des Daumens beim Ergreifen eines Gegenstandes („Flaschenzeichen")	(professionelle) Druckparesen an der Handwurzel	oft rein motorisch	
Berühren der Basis des Digitus V mit volarer Daumenkuppe			
Abspreizen des Kleinfingers (Sehne tritt hervor)			
grübchenförmiges Einziehen der Haut am Hypothenar beim Abspreizen des Digitus V	Druckläsionen am Ellenbogen	professionell, Bettlägerigkeit	
	Luxation des Nerven am Ellenbogen	mit oder ohne zusätzliches Trauma, Beidseitigkeit!	Wurzelläsion C 8
			untere Plexusparese
	traumatisch bei Ellenbogenfrakturen	bes. Epicondylus ulnaris	Epicondylitis ulnaris
	Spätparesen nach alter Ellenbogenfraktur	bes. Condylus radialis	Muskeldytrophie mit distalen Atrophien
	Paresen bei Arthrosen und Chondromatosen des Ellenbogengelenkes	manchmal beidseits	(Dupuytren-Kontraktur)
			myatrophische Lateralsklerose
Lateralbewegung des Mittelfingers	Drucklähmungen an der Handwurzel	meist rein motorisch	
Froment-Zeichen	abnorm häufiges Beugen und Strecken des Ellenbogens	z. B. bei Stanzern und an Bohrmaschinen	
(siehe Text, S. 329)			

gebilde vor und es entsteht ein *Neurom*. Dieses ist meist spontan und auf Druck schmerzhaft. Wir finden diese Läsionsform bei schweren Plexuszerrungen und bei scharfen Durchtrennungen oder Zerreißungen peripherer Nerven. Ein *chirurgisches Vorgehen* mit Nervennaht ist hier angezeigt. Bei traumatischen Nervenläsionen mit primärer Durchtrennung des Nervenstammes ist in den meisten Fällen die frühe Sekundärnaht vorzuziehen. Diese sollte durch einen geübten Nervenchirurgen etwa 3 Wochen nach der Verletzung und nach Abheilung der Weichteilwunde durchgeführt werden. Der Gang der Regeneration sollte anhand des klinischen Befundes, des Elektromyogrammes sowie durch Prüfen des Hoffmann-Tinel-*Zeichens* verfolgt werden. Hierbei werden Parästhesien im peripheren Ausbreitungsgebiete des Nerven ausgelöst, wenn jene Stelle mit dem Finger beklopft wird, bis zu welcher die peripheren Axone bereits ausgewachsen sind. Dieses Zeichen kann allerdings auch positiv sein, wenn klinisch später keine Reinnervation zustande kommt, es ist aber im allgemeinen ein sehr brauchbarer Hinweis für die Regeneration eines peripheren Nerven.

Unter den *Schmerzsyndromen nach peripheren Nervenläsionen* seien folgende erwähnt:

Die Neuromschmerzen werden lokal am Orte des ungeordneten Auswachsens von Nervenfaserendigungen durch Druck oder Schlag ausgelöst. Der Schmerz ist meist auf den Ort der Neurombildung beschränkt. Als Pseudoneurom wird die (oft schmerzlose) Auftreibung eines Nervenstammes durch Vermehrung des endoneuralen Bindegewebes am Ort einer chronischen Druckeinwirkung bezeichnet (zum Beispiel im Sulcus nervi ulnaris). Dies erfordert selbstverständlich keine Resektion. Bei kleinen posttraumatischen Neuromen peripherer (digitaler) Nervenästchen, meist des N. medianus, können nebst lokalen intensiven Beschwerden auch noch proximal ausstrahlende, sehr heftige Schmerzen auftreten (*„algie diffusante"*), mit Druckdolenz des ganzen Nervenstammes.

Als Kausalgie (546) wird ein äußerst intensives Schmerzsyndrom bezeichnet, wobei an- und abschwellende brennende Sensationen durch äußere Reize ausgelöst werden. Anfänglich bedarf es taktiler Reize, später führen auch akustische oder gar optische Reize zu einem Schmerzanfall. Kühle und feuchte Umschläge lindern. Es treten schwere vegetativ-trophische Störungen hinzu und der Patient wird in seinem Verhalten und seiner Persönlichkeit durch die Intensität der Beschwerden beeinträchtigt. Die Störung tritt meist als Folge einer direkten (partiellen) traumatischen Nervenschädigung, oft schon unmittelbar bei der Verletzung oder nach wenigen Stunden auf. Es handelt sich vorwiegend um Kriegsverletzungen, besonders um Medianus- und Tibialisläsionen. Jeder Eingriff an der Peripherie ist nutzlos. Die Sympathikusblockade bzw. -resektion ist meist wirksam.

Klinik der Läsionen einzelner peripherer Nerven

Klinik der Läsionen einzelner peripherer Nerven

In den Tab. 29 und 30 sollen die hauptsächlichsten klinischen Daten der häufigen peripheren Nervenläsionen zusammenfassend dargestellt werden.

Armplexusparesen

Der Plexus cervicobrachialis ist wegen seiner besonderen topographischen Beziehungen zu den sehr beweglichen Strukturen des Schulter-

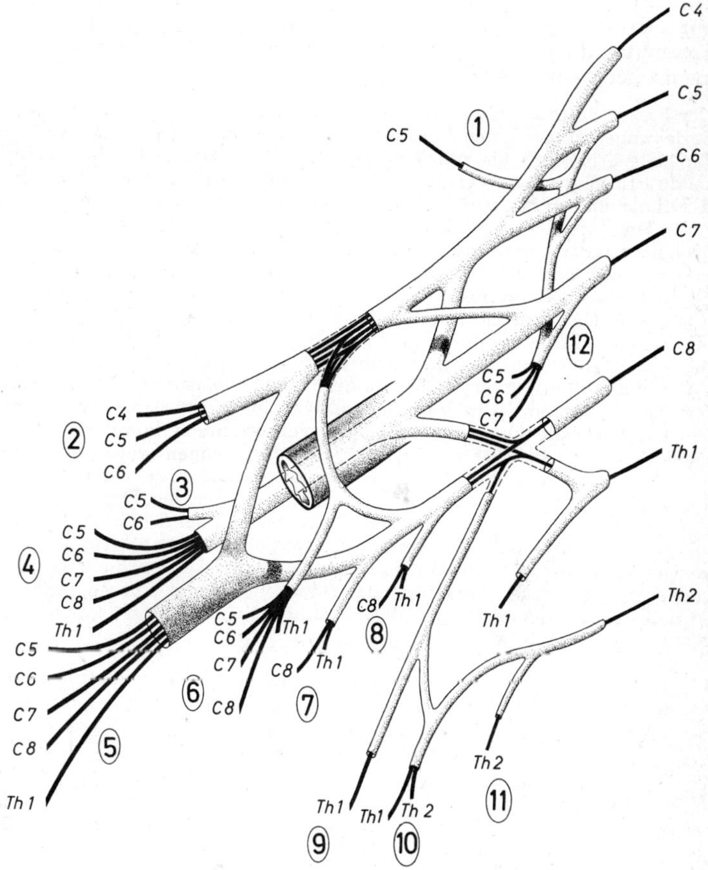

Abb. 60. Schematische Darstellung des Plexus brachialis. Verteilung der einzelnen Wurzelaxone auf die peripheren Nerven.

1 N. dorsalis scapulae
2 N. musculocutaneus
3 N. axillaris
4 N. radialis
5 N. medianus
6 N. thoracicus anterior
7 N. ulnaris
8 N. cutaneus antebrachii medialis
9 N. cutaneus brachii medialis
10 und 11 Nn. intercostobrachiales
12 N. thoracicus longus

gürtels oft mechanischen und insbesondere traumatischen Schädigungen ausgesetzt. Erfahrungsgemäß ist die genaue topische Lokalisation der Läsionen wegen des komplizierten Aufbaues des Armplexus nicht immer leicht. Die Verflechtung und Neugruppierung der aus den einzelnen Wurzeln C 5 – Th 1 (C 4 – Th 2) stammenden Axone bringt es mit sich, daß die einzelnen Muskeln von Schultergürtel und oberer Extremität, die plurisegmental innerviert sind, je nach Sitz der Läsion mehr oder weniger stark betroffen sind.

Der Plexus brachialis ist in Abb. 60 schematisch dargestellt. Die topischen Beziehungen zu der Umgebung seien kurz skizziert: Auf seinem Weg von der Halswirbelsäule bis zum Oberarm nimmt der Plexus brachialis einen sanduhrförmigen Raum ein, dessen engste Stelle bei der Passage zwischen Klavikula und erster Rippe liegt. Die am Aufbau des Plexus beteiligten ventralen Äste der Zervikalnerven liegen zunächst zwischen den kleinen Mm. intertransversarii anteriores und posteriores, dann dorsal von der A. und V. sowie dem N. vertebralis und schließlich gelangen sie in die durch die Mm. scalenus anterior und medius und die erste Rippe begrenzte Skalenuslücke. Der ventrale Ast von Th 1 erreicht die Skalenuslücke entlang der hinteren Fläche der durch das Lig. costopleurale verstärkten Pleurakuppel. Die A. subclavia liegt innerhalb der Skalenuslücke am weitesten ventral und direkt auf der ersten Rippe. Auch die Skalenuslücke ist Sitz charakteristischer anatomischer Variationen. Nur in einem halben bis einem Prozent der Fälle kommen Halsrippen vor. Während kurze Halsrippen lediglich den Ramus ventralis von C 7 berühren, engen lange Halsrippen hingegen von kaudal her die Skalenuslücke ein. Die A. subclavia und der Plexus brachialis ziehen immer über die Halsrippe hinweg. Der kostoklavikuläre Raum wird beim Senken und Zurücknehmen der Schulter eingeengt, wodurch ein Druck auf den Armplexus und auf die A. subclavia ausgeübt werden kann. In der Hochhalte des Armes wird andererseits die Pars infraclavicularis gegen die Pars supraclavicularis des Armplexus abgewinkelt, so daß dieser einerseits gegen den M. subclavius, andererseits gegen den Ansatz des M. pectoralis minor gedrückt wird.

Die traumatischen Armplexusparesen stellen die häufigste ätiologische Form der Plexuslähmungen dar. Ursächlich liegt meist ein direktes Schultertrauma vor, wobei Motorradfahrer besonders gefährdet sind. Der pathogene Mechanismus besteht in einer plötzlichen, heftigen Zerrung des Plexus. Eine Schulterluxation mit direktem Druck auf den Plexus braucht keineswegs immer vorzuliegen. Aber auch ein heftiger Zug am Arm, zum Beispiel wenn die Hand in einen Transmissionsriemen gerät, kann zu einer Plexuszerrung führen. Auch die A. subclavia kann mitlädiert sein, selbst bei geschlossenen traumatischen Plexusläsionen.

Eine *Läsion des oberen Armplexus* (Erb-Duchenne-Lähmung, C 5, eventuell C 6) ist die häufigste Form. Sie ist durch eine Parese der Abduktoren und Außenrotatoren des Schultergelenkes, der Oberarmbeuger, des M. supinator mitunter auch durch Teilausfall der Strecker des Ellenbogens, der Dorsalextensoren der Hand und einiger weiterer Schulterblattmuskeln gekennzeichnet. Manchmal liegt ein Sensibilitätsausfall über der Schulter und an der Außenseite des Oberarmes sowie an der Radialkante des Vorderarmes vor. Sensibilitätsstörungen können allerdings auch ganz fehlen (Abb. 61).

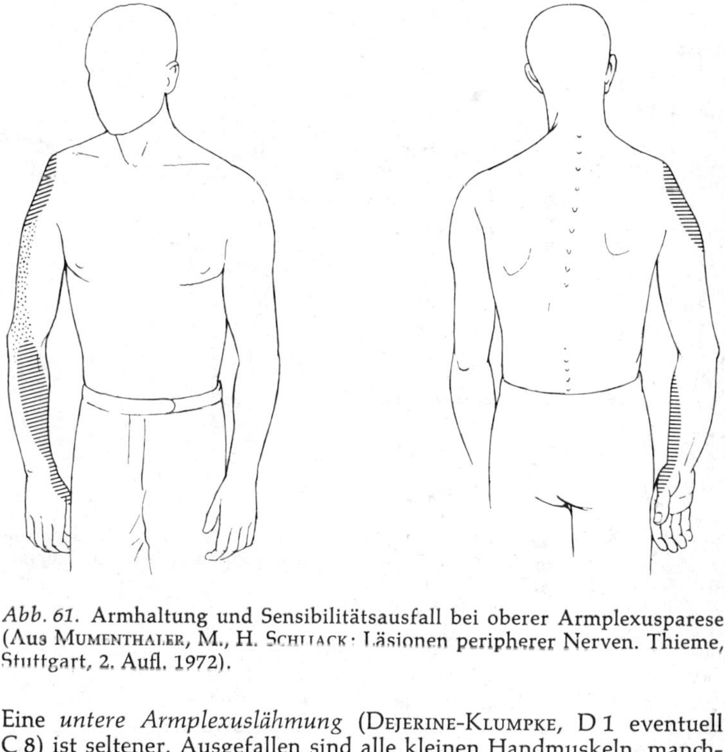

Abb. 61. Armhaltung und Sensibilitätsausfall bei oberer Armplexusparese (Aus MUMENTHALER, M., H. SCHLIACK: Läsionen peripherer Nerven. Thieme, Stuttgart, 2. Aufl. 1972).

Eine *untere Armplexuslähmung* (DEJERINE-KLUMPKE, D 1 eventuell C 8) ist seltener. Ausgefallen sind alle kleinen Handmuskeln, manchmal auch die langen Fingerbeuger, selten die Beuger des Handgelenkes. Der M. triceps wird in der Regel verschont. Manchmal liegt auch ein Ausfall des Halssympathikus mit einem HORNER-Syndrom (Lidspaltverengung, Miose, Enophthalmus und manchmal Hyperämie der Conjunctiva) vor, das auf eine proximal gelegene Schädigung der 1. Thorakalwurzel vor Abgang des Ramus communicans albus zum Sympathikusgrenzstrang schließen läßt. Die Lidspaltendifferenz des HORNER-Syndromes verschwindet beim Aufwärtsblicken, während diejenige bei Okulomotoriusparesen hierbei eindrücklicher wird. Die Sensibilität ist bei unteren Plexusläsionen regelmäßig gestört, wobei Ausfälle im ulnaren Handbereich und an der ulnaren Vorderarmkante bestehen (Abb. 62). Die seltene *C7-Lähmung* betrifft vor allem das Versorgungsgebiet des N. radialis mit Erhaltenbleiben des M. brachio-

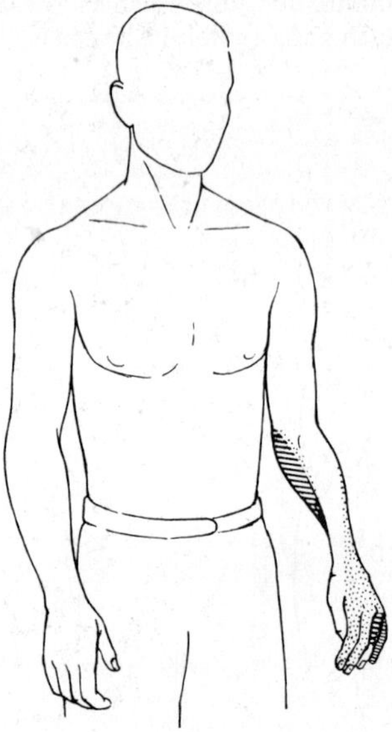

Abb. 62. Armhaltung und Sensibilitätsausfall bei unterer Armplexusparese (Aus MUMENTHALER, M., H. SCHLIACK: Läsionen peripherer Nerven. Thieme, Stuttgart, 2. Aufl. 1972).

radialis, der auch von C5 und C6 mitversorgt wird. Es gibt außerdem noch *drei faszikuläre Lähmungstypen:* den dorsalen mit Ausfall des N. axillaris und des N. radialis, den lateralen, bei welchem der N. musculocutaneus und der laterale Medianuswurzelanteil betroffen sind, und den medialen, mit Ausfall des N. ulnaris und der medialen Medianuswurzelanteile. In einem traumatologischen Krankengut sind viele Armplexusläsionen unmittelbar nach dem Unfall mehr oder weniger total. Bei Rückbildung der initialen akuten Erscheinungen bleibt dann vielfach einer der zwei oben geschilderten Lähmungstypen zurück, wobei die obere Armplexusparese die weitaus häufigere ist.

Die differentialdiagnostische Klärung, ob die Läsion im Gebiete des Plexus oder am Ursprung der Wurzeln liegt, ist vielfach für die Prognose entscheidend wichtig. Eine Plexusschädigung hat wenigstens gewisse Restitutionschancen und unter Umständen ist hier auch die operative Revision gerechtfertigt. Bei einem Wurzelausriß hingegen besteht praktisch keine Aussicht auf Besserung.

Als *Zeichen eines Wurzelausrisses* gelten im akuten Stadium blutiger Liquor, später weisen Rückenmarkssymptome darauf hin. Ein HORNER-Syndrom zeigt lediglich eine Schädigung der Wurzeln C 8 und Th 1 proximal vom Abgang der Rami communicantes albi zum Grenzstrang an, läßt aber nicht unbedingt auf einen eigentlichen Wurzelausriß schließen. Das Pantopaquemyelogramm kann unter Umständen leere Wurzeltaschen oder Arachnoidalzysten zeigen. Intrakutane Histamininjektionen in analgetische Bezirke bewirken bei erhaltener Verbindung zwischen Spinalganglien und Injektionsstelle, also bei einem Hinterwurzelausriß, einen roten Hof (positiver Axonreflex), der bei peripherer gelegenen Schädigungen nicht auftritt.

Eine *geburtstraumatische Verletzung des Plexus brachialis* (206) kann auch bei Spontangeburt und normaler Lage des Kindes durch Mißverhältnis zwischen Schulterbreite und Breite des Beckens entstehen. Häufiger allerdings kommt dies bei einer Zangenentbindung durch direkten Druck der Zangenblätter auf den Plexus vor. Die Entwicklung des nachfolgenden Kopfes bei Steißlage mit Hilfe des Handgriffes nach VEIT-SMELLIE kann zu einer direkten Schädigung des Plexus durch Druck der Finger des Operateurs führen. Am häufigsten kommt es zu einer oberen Armplexusparese.

Die *Behandlung einer traumatischen Armplexusparese* besteht zunächst in der Verhinderung einer Versteifung der Gelenke (Lagerung, eventuell Schienung, passive Bewegungsübungen), in Elektrotherapie und später in aktiven Bewegungsübungen. Die operative Behandlung durch Nervennaht kommt höchstens ausnahmsweise bei glatten Läsionen des oberen Plexusanteils in Betracht. Ein chirurgisches Vorgehen ist aussichtslos bei Wurzelausrissen und bei Anzeichen einer wirbelsäulenahen Verletzung, zum Beispiel beim Mitbetroffensein der früh abgehenden Äste zu den Mm. serratus lateralis und rhomboidei. Allgemein kann in vollständig denervierten Muskeln nach Ablauf von 12–18 Monaten keine Besserung mehr erhofft werden. In diesen Fällen können u. U. orthopädisch-operative Maßnahmen die Armfunktion noch bessern. Die Prognose der oberen traumatischen Plexuslähmungen ist im allgemeinen besser als die der unteren und mehr als die Hälfte der Patienten mit einer oberen Armplexusparese erholt sich vollkommen. Besonders gut ist die Prognose der geburtstraumatisch entstandenen Fälle.

Auch *chronische Druckwirkung von außen* auf den Plexus brachialis kann zu Lähmungen führen. Die bei untrainierten Rekruten manchmal beobachtete *Rucksacklähmung* (Tornisterlähmung) ist im Prinzip eine obere Plexusparese, wobei besonders oft auch der N. thoracicus longus betroffen wird. Ähnliche Bilder können auch durch das Tragen anderer Lasten auf einer Schulter erzeugt werden. Auch Patientinnen, die während gynäkologischen Operationen in Beckenhochlagerung durch Schulterstützen auf dem Operationstisch gehalten werden, können anschließend Armplexusparesen aufweisen. Derartige, durch äußere Einwirkungen erzeugte Drucklähmungen haben eine gute Prognose, wobei die Rückbildung allerdings manchmal mehrere Monate in Anspruch nimmt.

In manchen Fällen können mit oder ohne zusätzliche äußere Momente *besondere anatomische Gegebenheiten im Bereiche der oberen Thoraxapertur* zu Plexuslähmungen führen. Im Bereiche der oben beschriebenen *Skalenuslücke* kann ein Druck auf die Nervenstämme, manchmal zugleich auch auf die A. subclavia ausgeübt werden. Dies ist weitaus wahrscheinlicher, wenn eine Anomalie des Skalenusansatzes und vor allem, wenn eine *Halsrippe* vorliegt. Deren rudimentäres Analogon allerdings kann auch in einem fibrösen Band bestehen, welches dann dem röntgenologischen Nachweis entgeht. Es sei jedoch daran erinnert, daß Halsrippen nur in seltenen Fällen Beschwerden machen und daß nur ausnahmsweise dadurch die chirurgische Exstirpation der Halsrippe notwendig gemacht wird. In gewissen Fällen ist der Raum zwischen Schlüsselbein und erster Rippe, das kostoklavikuläre Défilé, relativ eng. Besonders bei asthenischen Individuen mit abfallenden Schultern kann es dadurch zu einem *kostoklavikulären Syndrom* kommen. Derartige Plexuskompressionen in den erwähnten Engpässen sind aber viel seltener als allgemein angenommen wird und nicht jede unklare Brachialgie darf hierauf zurückgeführt werden. Man muß für eine solche Diagnose objektive Zeichen einer meist unteren Plexusläsion fordern bzw. deutliche Hinweise für eine Kompression der A. subclavia. In solchen Fällen werden die Beschwerden vielfach durch das Tragen von Lasten ausgelöst. Auch können gewisse Bewegungen, wie das Kopfneigen rückwärts mit gleichzeitigem Drehen des Kinnes nach der kranken Seite hin (Adson-Manöver) Beschwerden auslösen bzw. den Puls der A. radialis zum Verschwinden bringen. Letzteres allerdings kann auch bei Normalpersonen in fast der Hälfte der Fälle beim Herunterziehen der Schulter beobachtet werden. Liegt eine echte Kompression der A. subclavia vor, so kann es zu einer poststenotischen aneurysmatischen Erweiterung des Gefäßes mit entsprechendem Strömungsgeräusch kommen (Auskultation!), sowie mit Thrombenbildung und daran anschließenden Embolisierungen mit raynaudartigen Zuständen der Finger.

Die *Therapie* dieser Gruppe von anatomisch bedingten Plexuskompressionen besteht in den meisten Fällen ohne objektive motorische oder sensible Störung lediglich in Haltungsgymnastik mit Stärkung der Schultergürtelmuskulatur und im Vermeiden der besonderen fördernden äußeren Faktoren. Eine operative Durchtrennung des M. scalenus anterior mit Entfernen einer Halsrippe oder Teilresektion der ersten Rippe bei kostoklavikulärer Kompression wird nur beim Vorliegen objektiver Ausfälle allenfalls am Platze sein.

Als Hyperabduktionssyndrom wird eine nur sehr selten in Frage kommende Kompression des Gefäßnervenstranges durch Anpressen desselben an den Processus coracoideus und den M. pectoralis minor bei Hyperelevation des Armes bezeichnet.

Eine in den Anfangsstadien oft verkannte Ursache einer Armplexusläsion ist der Pancoast-*Tumor der Lungenspitze.* Im Vordergrund stehen hier von Anfang an starke Schmerzen in den Dermatomen C 8 und D 1, die gegen die ulnare Handkante zu ausstrahlen und von einer unteren Plexuslähmung gefolgt werden. Später kann es zu einer totalen Armplexusparese kommen. Durch Schädigung des Halssympathikus werden schon vor dem Auftreten anderer objektiver Ausfälle bei drei Viertel der Patienten ein HORNER-Syndrom sowie Schweißsekretionsstörungen des entsprechenden Körperviertels verursacht. Gelegentlich wächst die Geschwulst durch die Wirbel hindurch in den Wirbelkanal hinein und verursacht Rückenmarksymptome. Eine sorgfältige Untersuchung der Lungenspitzen ist in jedem Fall von Brachialgien geboten. Unter den anderen Neoplasmen führen besonders das Lymphogranuloma HODGKIN und das Lymphosarkom zu infiltrativer Durchwachsung und Schädigung des Armplexus. In vielen Fällen kann durch Röntgenbestrahlung ein (vorübergehendes) Verschwinden dieser neurologischen Manifestationen erzielt werden.

Nach Röntgenbestrahlung des Armplexus wurden progrediente Plexusparesen beobachtet (520 a). Meist, aber nicht ausschließlich, handelt es sich um therapeutische oder prophylaktische Röntgenbestrahlungen regionärer Lymphknotenmetastasen in Fällen von Mammakarzinom. Die Armplexussymptome treten nach einem freien Intervall von vielen Monaten bis zu Jahren auf. Es kommen sowohl obere wie untere, seltener totale Armplexusparesen vor. Bei ca. 15 % der Patienten stehen reißende Schmerzen im Vordergrund. Die Prognose in bezug auf die Schmerzen und die Paresen ist schlecht und eine spontane Rückbildung der Lähmungen kommt nicht vor, eine solche der Schmerzen ist selten. Es wurden Patientinnen während vielen Jahren nach Beginn der Armplexussymptome beobachtet, ohne daß Anzeichen eines Tumorrezidivs vorgelegen hätten. Pathogenetisch liegt auch gemäß tierexperimentellen Ergebnissen (520 a) neben einer direkten Schädigung eine Strangulation der Armplexusanteile durch induriertes, narbiges Bindegewebe vor. Die frühzeitige operative Neurolyse liefert leider enttäuschende Ergebnisse. Nach Röntgenbestrahlung, aber auch bei Gefäßschädigung anderer Ursachen, können schlagartig *ischämische Armplexusparesen* auftreten.

Als neuralgische Schulteramyotrophie („Plexusneuritis") wird eine entzündlich-allergische Armplexusschädigung bezeichnet. Sie kann in klinisch identischer Form nach Serumgaben (S. 314), viel häufiger aber unabhängig davon vorkommen. Das Krankheitsbild tritt akut, meist ohne faßbare Ursache und nur selten im Anschluß an einen uncharakteristischen Infekt oder eine Abkühlung der Schulterregion auf. Das Allgemeinbefinden ist nicht gestört und es besteht in der Regel kein Fieber. Von der Erkrankung werden meist Patienten im jugendlichen Erwachsenenalter betroffen, wahrscheinlich mehr Männer als Frauen. Die *Initialsymptome* bestehen in oft reißenden, sehr intensiven Schmerzen einer Schulter. Diese strahlen manchmal etwas in den Oberarm und selten auch weiter nach distal aus. Den Schmerzen folgt meist schon nach Stunden eine motorische Schwäche einzelner meist proximaler Muskeln des Schulter- und Oberarmbereiches. In anderen Fällen dauert es wenige Tage, bis eine Parese eindeutig manifest wird, wobei allerdings bei manchen Patienten der Schmerz eine Schonung des Armes erzwingt, wodurch die frühzeitige Feststellung einer motorischen Schwäche unmöglich wird. In der Regel sind die Schmerzen nach wenigen Tagen abgeklungen und durch die Parese abgelöst worden. In vereinzelten Fällen allerdings können auch die Schmerzen in milderer Form viele Wochen oder gar Monate weiterbestehen bzw. immer wieder durch Beanspruchung des Armes neu ausgelöst werden. *Die objektiven Untersuchungsbefunde* bestehen in einer motorischen Parese einzelner Muskeln des Schultergürtels und des Oberarmes, in der Regel aller Muskeln, die vom oberen Armplexus innerviert werden. Ausnahmsweise kann eine distale Parese auftreten, die z. B. das Bild einer Radialislähmung erzeugt. Am häufigsten sind die Symptome rechtsseitig, nur in etwa einem Viertel der Fälle beidseits und dann oft rechts betont. Die Lähmungen sind von Anfang an in voller Stärke ausgebildet, später also nicht mehr progredient. Auffallend oft steht eine Serratusparese im Vordergrund. Wenn die Lähmungen lang genug gedauert haben, können auch Atrophien sichtbar werden. Nur in etwa einem Viertel der Fälle bestehen Sensibilitätsstörungen, dann meist an der Außenseite der Schulterwölbung und des Oberarmes. Zwerchfellparesen kommen ebenfalls vor, so daß man sich bei isolierten Zwerchfellähmungen fragen kann, inwiefern eine besondere Lokalisation einer solchen Armplexusneuritis vorliegen könnte, sofern nicht ein vertebragenes C 3-C 4-Syndrom vorhanden ist. Der Liquor cerebrospinalis ist immer normal. Der *Verlauf* ist in der Regel gutartig, indem die Schmerzen bei der Hälfte der Patienten innerhalb einer Woche, bei allen spätestens nach 3 Monaten aufhören. Die motorischen Paresen beginnen manchmal erst nach 9–12 Monaten sich zurückzubilden, die Restitution der Motorik kann dann bis zu 2 Jahren dauern. Restschmerzen können während vieler Monate noch bestehen und in Ausnahmefällen bleibt eine Restparese dauernd zurück. Die *Therapie* der neuralgischen Schulteramyotrophie im akuten Stadium umfaßt Antirheumatika, Cortison, später lokale Wärmeapplikation und physikalisch-therapeutische Maßnahmen.

Die *Differentialdiagnose der Armplexusläsionen* umfaßt einerseits Lähmungen einzelner Nerven und Nervenwurzeln der oberen Extremitäten, andererseits gewisse zentrale Lähmungen mit „distaler Prädilektionsparese". Schließlich müssen gewisse Schmerzsyndrome der oberen Extremitäten (S. 356) berücksichtigt werden.

N. thoracicus longus

Eine Parese des N. thoracicus longus (C 5 – C 7) hat einen Ausfall des M. serratus anterior zur Folge. Der mediale Skapularand hebt sich vom Thorax ab und es kommt zum Bild der Scapula alata, besonders wenn der Arm nach vorne gehoben wird oder der Patient den vorgestreckten Arm gegen eine Wand stemmt. Die Sensibilität ist intakt. Eine Lähmung dieses Nerven ist wohl wegen seines langen Verlaufes nicht selten und kommt auch isoliert, zum Beispiel bei Transportarbeitern und im Rahmen von Rucksacklähmungen vor. Auch bei der neuralgischen Schulteramyotrophie und nach Infektionskrankheiten kann der N. thoracicus longus besonders deutlich befallen sein.

N. axillaris

Die Axillarisparese (C 5/C 6) ist durch einen Ausfall des M. deltoideus (Elevation des Armes nach vorne und Abduktion) und des M. teres minor (Außenrotation im Schultergelenk) gekennzeichnet. Die Atrophie des Deltoideus ist meist sehr eindrucksvoll. Die Sensibilität ist in einem knapp handtellergroßen Bezirk an der proximalen Oberarmaußenseite gestört. Die häufigste Ursache ist eine (vordere-untere) Schulterluxation. Die Nervenläsion wird wegen der anfänglich schmerzbedingten Bewegungshemmung oft erst verspätet erkannt (Prüfen der Sensibilität vor dem Repositionsmanöver!). Die Prognose ist meistens gut. Differentialdiagnostisch muß an eine arthrogene Muskelatrophie, an eine schmerzhafte Periarthritis humeroscapularis oder eine Muskeldystrophie (Beidseitigkeit!) gedacht werden.

N. suprascapularis

Der rein motorische N. suprascapularis (C4–C6), der die Mm. supra- und infraspinatus (Abduktion bzw. Außenrotation des Oberarmes) versorgt, kann traumatisch (Schulterluxation) oder durch chronischen Druck in der Incisura scapulae geschädigt werden. In letzterem Falle bestehen nicht selten auch Schulterschmerzen. Die Neurolyse ist dann am Platze.

N. musculocutaneus

Ein Ausfall des N. musculocutaneus (C 5 – C 7) führt zu einer Parese des M. biceps brachii, bei hohem Sitz auch des M. coracobrachialis und M. brachialis (dieser wird auch vom N. radialis mitinnerviert). Sein Endast ist der sensible N. cutaneus antebrachii lateralis. Eine isolierte Läsion des N. musculocutaneus ist selten und bewirkt vor allem eine Schwäche für das Beugen des Ellenbogens und für die Supination des Vorderarmes. Eine Sensibilitätsstörung, die oft nur diskret ist, besteht an der radialen Kante des Vorderarmes. Lähmungen dieses Nerven sind meist traumatisch, aber ausnahmsweise sieht man auch ohne Trauma kryptogenetische isolierte Paresen. Der Nerv ist bei einer oberen Plexusläsion in der Regel mitbetroffen. Differentialdiagnostisch gibt gelegentlich der Abriß der langen Bizepssehne zu Verwechslungen Anlaß.

N. radialis

Eine Lähmung des N. radialis (C 5 – C 8) ist häufig. Die von diesem Nerven versorgten Muskeln und die kutanen Innervationszonen sind in Tab. 29 aufgeführt.

Für die Beurteilung der klinisch häufigsten Läsionsformen sollten außerdem einige weitere anatomische Tatsachen beachtet werden: Bevor der Nerv sich im Sulcus nervi radialis, dem Knochen anliegend, um den Humerusschaft herumschlingt, hat er bereits Äste zum M. triceps und den sensiblen Ramus cutaneus brachii posterior – meist auch den Ramus cutaneus antebrachii – abgegeben. Die häufigsten Formen der Radialisparese, jene bei Oberarmfraktur und die Druckparesen am Oberarme, gehen somit ohne Trizepsparese einher und weisen nur am radialen Handrücken Sensibilitätsausfälle auf. Bei Lähmungen in der Axilla (traumatisch, durch den Druck von Krücken) ist der M. triceps jedoch ebenfalls paretisch und auch die oben genannten sensiblen Äste sind mitbetroffen. Nachdem der N. radialis in Ellenbogenhöhe Äste zum M. brachioradialis, zum M. extensor carpi radialis longus und zum lateralen Teil des M. brachialis abgegeben hat, teilt er sich ventral vom Condylus radialis humeri in den sensiblen Ramus superficialis und den nunmehr rein motorischen Ramus profundus zu den Hand- und Fingerextensoren. Dort, wo dieser letztere Nerv durch den von ihm versorgten M. supinator hindurchtritt, wird er nicht so selten geschädigt. Dies führt dann zu einer rein motorischen Parese mit Ausfall der Dorsalextension der Finger und Teilparese der Handextension. Zum charakteristischen Bild der Radialisparese gehört die „Fallhand", wobei eine Streckung weder im Handgelenk noch in den Fingergrundgelenken möglich ist (Abb. 63). Nicht so selten findet man am Handrücken eine kissenartige, ödematöse Schwellung (Gubler-Schwellung).

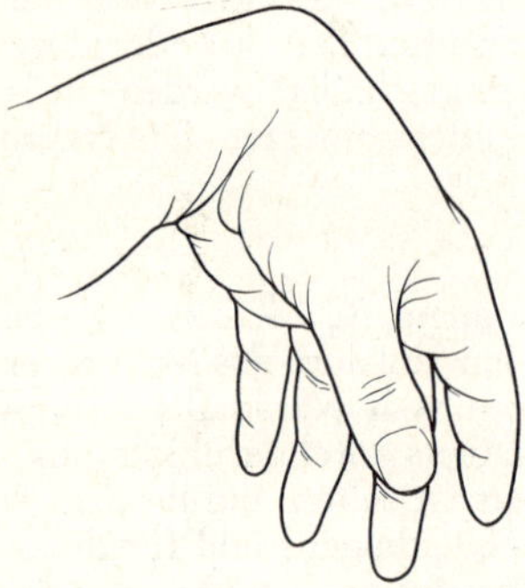

Abb. 63. Typische Fallhand links bei Radialisparese.

Ätiologisch kommen einerseits direkt traumatische Läsionen, dann vor allem aber Druckparesen in Frage. Der N. radialis ist bei traumatischen Armplexusparesen nicht selten mitbetroffen. Die *Krückenlähmungen in der Axilla* wurden erwähnt. Die häufigste ätiologische Form der Radialisparese ist die *Drucklähmung in Oberarmmitte,* dort also, wo der Nerv sich um den Humerusschaft herumschlingt. Er liegt hier unmittelbar der knöchernen Unterlage auf, so daß er besonders leicht, meist im Schlaf oder im Alkoholrausch, durch Druck geschädigt werden kann. Die Patienten erwachen am Morgen mit dem typischen Bild der Fallhand und weisen zumindest anfänglich auch eine Sensibilitätsstörung dorsal über dem ersten Spatium interosseum auf. Entsprechend einer häufigen ätiologischen Ursache spricht man von „Parkbanklähmung" oder von der „paralysie des ivrognes". Die Prognose solcher Druckparesen ist durchaus günstig, die Rückbildung kann schon nach wenigen Tagen einsetzen und nach wenigen Wochen ohne besondere Therapie vollständig sein. *Die Radialisparesen bei Humerusschaftfrakturen* sind die weitaus häufigsten aller peripheren Nervenläsionen bei Frakturen im Extremitätenbereich. Sie sind durch die gleiche Symptomatologie wie die oben beschriebene Druckparese gekennzeichnet. Wenn die vollständige oder partielle Lähmung zugleich mit der Fraktur auftritt, wird meist erst der Verlauf zeigen, ob eine Kontinuitätstrennung des Nerven oder von Nervenfaserbündeln vorliegt. Weitaus am häufigsten ist eine bloße Kontusion des N. radialis und eine spontane Rückbildung ist die Regel. Bei fehlender Restitution einer von Anfang an vorhanden gewesenen Radialislähmung ist es oft nicht leicht, den Zeitpunkt für eine Revision zu bestimmen. Die Elektromyographie kann hier wertvolle Dienste leisten. Wenn spätestens nach 5–6 Monaten im M. brachioradialis oder M. extensor carpi radialis longus noch keine Reinnervationszeichen zu finden sind, ist eine Exploration der Frakturstelle immer berechtigt. Je nach Schwere des Traumas, Grad der anfänglichen Dislokation der Knochenfragmente usw., kann in einzelnen Fällen auch eine frühe Exploration indiziert sein. Eine eigentliche Zerreißung des Nerven ist sehr selten. Die Prognose nach Neurolysen ist im allgemeinen gut. Wenn sich eine Radialisparese erst im Verlauf von 3–4 Wochen nach der Fraktur einstellt oder eine unvollständige Lähmung in dieser Zeit zunimmt, dann liegt eine Einbettung des Nerven in Narbengewebe oder gar in einen knöchernen Kallus vor, so daß die Indikation zur operativen Neurolyse gegeben ist. Bei seinem *Durchtritt durch den M. supinator* ist der N. radialis ziemlich stark fixiert und kann hier mechanisch leicht geschädigt werden. Diese rein motorische Parese des Ramus profundus (Ramus interosseus dorsalis) nimmt im Laufe von Wochen oder Monaten langsam zu, wobei meist eine Lähmung der Extensoren der ulnaren Finger den Anfang macht und dann schließlich allmählich zum Vollbild der Fallhand führt. Der M. extensor carpi radialis longus ist in der Regel ausgespart, ebenso der M. brachioradialis. Eine solche Parese kann durch ein Lipom, ein Neurinom, möglicherweise auch lediglich durch chronische mechanische Schädigung des Radialis beim Durchtritt durch den M. supinator bewirkt werden. Man könnte hier also von einem „Supinatortunnel-Syndrom" sprechen. Die operative Exploration ist indiziert. Eine isolierte Sensibilitätsstörung lateral am Daumenendgliede wurde als „*Cheiralgia paraesthetica*" bezeichnet. Es handelt sich um eine Parese des sensiblen, meist des lateralen Endastes des Ramus superficialis nervi radialis. Dies ist wohl immer auf eine Druckschädigung zurückzuführen, beispielsweise durch eine Schere, eine Malerpalette usw. Sie ist harmlos und heilt immer spontan.

Die *Differentialdiagnose* der Radialislähmungen umfaßt zunächst eine zentrale (zerebrale) distale Armlähmung. Die Dorsalextensionsschwäche wird in solchen Fällen von anderen motorischen Ausfällen und Reflexstörungen begleitet. Wenn bei „zentraler Fallhand" die Flexoren kräftig angespannt werden (Ergreifen eines Gegenstandes, Faustschluß), werden reflektorisch auch die Strecker innerviert und die Hand doch dorsal extendiert. Die Bleilähmung mit Fallhand wurde auf S. 171 erwähnt. Ausfall der Daumenextension bei Sehnenabriß („Trommlerlähmung"). Bei starkem Ulnarabweichen der Langfingerachse gegenüber dem entsprechenden Metakarpale (zum Beispiel bei primär-chronischer Polyarthritis) rutscht die lange Fingerstreckersehne seitlich ab und kommt so unterhalb des Drehpunktes des Gelenkes zu liegen. Auch dies kann dann eine Radialisparese vortäuschen.

N. medianus

Der N. medianus (C 5 – Th 1) geht aus dem Fasciculus medialis und dem Fasciculus lateralis des Armplexus hervor.

Der Nerv gibt zunächst in der Ellenbeuge Äste zu einer Reihe von Beugermuskeln am Vorderarm ab (M. pronator teres, M. flexor carpi radialis, M. palmaris longus und M. flexor digitorum superficialis). Nach dem Durchtritt durch den M. pronator teres versorgt er weiter distal auch die Mm. flexor pollicis longus, Flexor digitorum profundus (radialer Anteil) und pronator quadratus. Zusammen mit der Sehne der langen Fingerbeuger tritt er unter dem Lig. carpi transversum durch den Karpalkanal in die Hohlhand ein. Hier gibt er die motorischen Äste zum M. abductor pollicis brevis, zum M. opponens pollicis und zum oberflächlichen Kopf des M. flexor pollicis brevis ab. Sensibel versorgt der Endast die radiale Hälfte der Handvola sowie volar die $3^1/_2$ radialen Finger und dorsal die zwei distalen Phalangen der Finger II, III und $^1/_2$IV (s. Abb. 1).

Bei einer Läsion des Medianus in der Ellenbeuge oder höher werden also die Hand- und langen Fingerbeuger ausfallen, mit Ausnahme des vom N. ulnaris versorgten M. flexor carpi ulnaris und der ulnaren Hälfte des M. flexor digitorum profundus. Beim Versuch, die Finger zu beugen, entsteht eine sogenannte „Schwurhand" (Abb. 64). Dies ist nicht mehr der Fall, wenn der N. medianus jenseits der Vorderarmmitte lädiert wird, wobei dann lediglich ein Ausfall der medianusinnervierten Handmuskeln vorliegt. Die Abduktion des Daumens ist ungenügend, was sich zum Beispiel darin zeigt, daß beim Versuch, ein dickes Trinkglas oder eine Flasche zu ergreifen, die „Schwimmhaut" zwischen Daumen und Zeigefinger dem Gegenstand nicht ganz anliegt („Flaschenzeichen") (Abb. 65). Beim Opponieren des Daumens wird derselbe ungenügend proniert, so daß die Daumenkante und nicht die ganze Kuppe mit der Handfläche oder mit der Kleinfingerkuppe in Berührung gebracht werden kann. Von oben her ist dann entsprechend

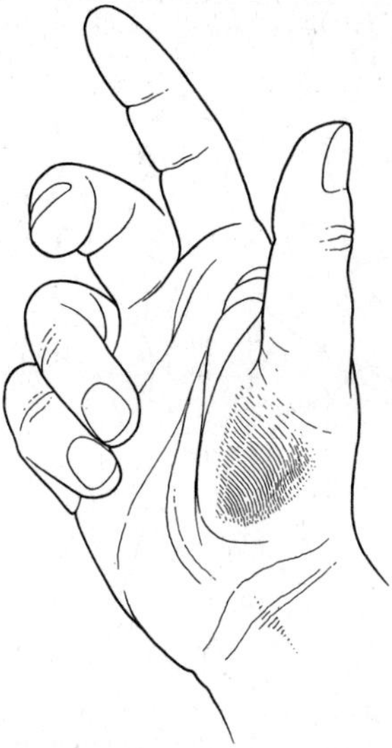

Abb. 64. Schwurhand bei rechtsseitiger hoher Medianusparese mit Thenaratrophie.

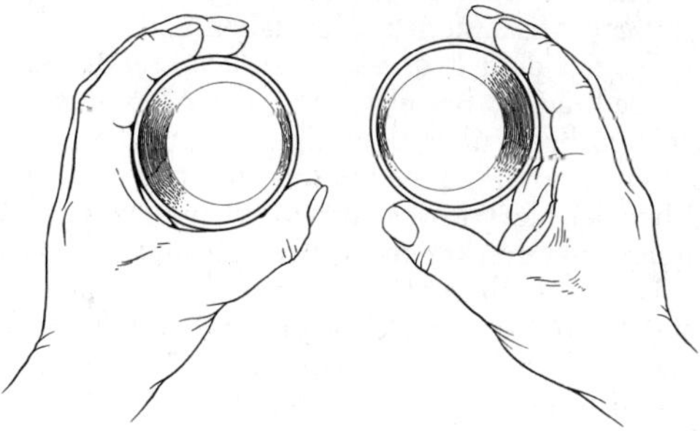

Abb. 65. Ungenügende Abduktion des rechten Daumens bei Medianusparese. Ein runder Gegenstand kann nicht umfaßt werden (positives Flaschenzeichen) und der Daumen wird ungenügend gekreiselt.

der Daumennagel nur teilweise und von der Seite zu sehen (Abb. 66). Charakteristisch ist auch eine umschriebene Atrophie der seitlichen Daumenballenpartie.

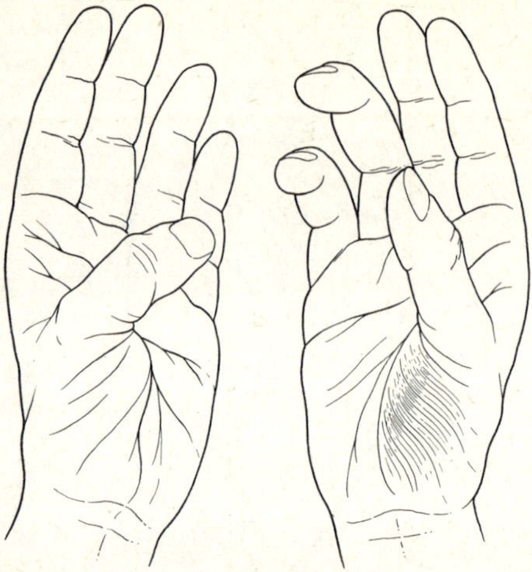

Abb. 66. Rechtsseitige Medianusparese. Ungenügende Opposition von Daumen und Kleinfinger. Hierbei wird der Daumen nicht genügend gekreiselt, so daß der Daumennagel nicht von oben, sondern tangential sichtbar ist.

Ursächlich werden Medianusparesen am Oberarm nur selten durch *Humerusschaftfrakturen* verursacht. Eine *Druckschädigung* durch den Kopf des schlafenden Partners („paralysie des amoureux") und durch *Eingriffe in Blutleere* (ESMARCH-Binde) haben eine gute Prognose. Der Medianusstamm liegt dem *Processus supracondylicus humeri*, einem phylogenetisch bedingten, bei etwa 1% der Menschen vorhandenen Knochensporn handbreit über dem Epicondylus ulnaris humeri, an. Dies kann selten einmal zu Medianussymptomen führen. An der Stelle, an welcher der Nerv unter dem *M. pronator teres* hindurchtritt, kann es besonders in Streckstellung bei bestimmten Beschäftigungen zu einer chronischen mechanischen Reizung des Medianus kommen. Man ist versucht, von einem Pronator teres-Syndrom zu sprechen. Solche Patienten weisen Parästhesien der radialen Finger sowie eine Druckdolenz am Pronator teres auf. Eine suprakondyläre Humerusfraktur vom Extensionstypus mit Dislokation kann gelegentlich zu einer Medianusläsion führen. In derartigen Fällen ist das Auftreten einer VOLKMANN*schen ischämischen Kontraktur* mehr zu fürchten als die mechanische Medianusschädigung, die sich im allgemeinen spontan zurückbildet. Eine eigentliche Zerreißung des Nerven bei Ellenbogenfrakturen gehört zu den großen Seltenheiten. Eine operative Revision ist also auch hier, ähnlich wie bei den Radialisparesen nach Oberarmfraktur, nur in einzelnen Fällen unter bestimmten Voraussetzungen angezeigt.

Weitaus häufiger als am Ellenbogen wird der N. medianus am *Handgelenk* geschädigt. Durch seine oberflächliche Lage ist er hier traumatischen Einwirkungen besonders ausgesetzt. Bei jeder Schnittverletzung des Handgelenkes, auch scheinbar oberflächlichen, muß nach den Zeichen einer Medianus- (und Ulnaris-) Verletzung gesucht werden. Im Hinblick auf die schmerzbedingte Bewegungshemmung wird das Feststellen eines sensiblen Ausfalles oft einfacher als die korrekte Beurteilung einer motorischen Parese sein. Eine Medianusläsion bei Frakturen des distalen Vorderarmes kommt selten auch einmal vor.

Karpaltunnel-Syndrom (45 a)

Häufig und praktisch wichtig ist das chronische Kompressionssyndrom des N. medianus unter dem Lig. carpi transversum, das sogenannte *Karpaltunnel-Syndrom.* In einzelnen Fällen liegen die Folgen einer alten Handgelenksfraktur oder eine Arthrose an den Handwurzelknochen vor. Im allgemeinen aber treten die Symptome auf, ohne daß früher die Handwurzel traumatisch geschädigt wurde. Die Störungen sind anfänglich rein *subjektiv,* und in sehr vielen Fällen fehlen während Jahren oder gar dauernd objektive Symptome. Das klassische Beschwerdebild besteht in einer mehr oder weniger rein ausgebildeten *Brachialgia paraesthetica nocturna.* Dieses Syndrom ist zwar nicht pathognomonisch für eine chronische Druckschädigung des N. medianus im Karpalkanal, es ist aber in den allermeisten Fällen darauf zurückzuführen. Die Patienten wachen in der Nacht nach kurzem Schlaf auf und haben die Empfindung, daß eine oder beide Hände eingeschlafen und geschwollen seien. Die Fingerbewegungen sind mühsam und ungeschickt, und ziehende Schmerzen können den ganzen Arm erfassen. Manchmal treten Schmerzen bis in die Schulter- und Rückengegend auf. Schütteln oder Massieren der Hände bringt Linderung, wobei aber die Beschwerden nach kurzer Ruhe den Patienten erneut wecken, so daß schwerste Schlafstörungen bestehen können. Am Morgen sind die ersten Verrichtungen des Tages wegen der ungeschickten und steifen Finger oft erschwert. Auch während des Tages können, wenn auch seltener, ähnliche Beschwerden in diskreterer Form den Patienten stören. Manchmal, aber keineswegs immer, kann man bei genauem Befragen von einem bevorzugten Befall des 1. bis 4. radialen Fingers erfahren. Frauen werden viel häufiger als Männer betroffen, oft im Klimakterium, manchmal während oder unmittelbar anschließend an eine Schwangerschaft. Eine Hypothyreose oder eine starke Gewichtszunahme liegen in einzelnen Fällen vor. Beim „palindromic rheumatism" kann ein symptomatisches Karpaltunnelsyndrom auftreten. Eine besonders anstrengende körperliche Tätigkeit, zum Beispiel Waschen oder Putzarbeit, kann die Beschwerden verstärken. Der *Untersuchungsbefund* ist in diesem ersten Stadium des Leidens bis auf eine gelegentliche Druckdolenz des Medianusstammes im Karpalkanal negativ. Erst bei längerdauernder Kompression des

Nervenstammes, oft erst nach vielen Jahren, treten Paresen und Atrophien der Daumenballenmuskulatur mit oder ohne Ausfall der Sensibilität auf. Sensibilitätsstörungen können manchmal auch allein vorliegen. Sowohl die Brachialgie als auch die objektiven Ausfälle sind früher oder später beidseitig. Die Messung der Erregungsleitungsgeschwindigkeit des distalen Medianusstammes erleichtert oft die Diagnose.

Therapeutisch wird im Stadium der Brachialgia paraesthetica nocturna ohne nennenswerte objektive Ausfälle eine Ruhigstellung des Handgelenkes während der Nacht auf einer gut gepolsterten volaren Schiene oft schon genügen. Versagen diese Maßnahmen oder finden sich störende Ausfälle, so ist die operative Spaltung des Lig. carpi transversum die Methode der Wahl. Fortgeschrittene Daumenballenatrophien bilden sich oft nicht zurück, wohl aber die Sensibilitätsstörungen und vor allem verschwinden die nächtlichen Schmerzen meist schlagartig.

Eine *professionelle chronische Druckschädigung des Medianus an der Handwurzel* kann zu einer unter Umständen rein motorischen Medianusparese mit Daumenballenatrophie führen, was zu Verwechslungen mit einer spinalen Muskelatrophie Anlaß geben kann.

Differentialdiagnostisch muß die Medianusparese gegen eine (untere) Armplexusparese oder eine Wurzelschädigung C 8 – Th 1 abgegrenzt werden, die auch mit einer Daumenballenatrophie einhergehen können. Die Sensibilitätsausfälle erlauben eine Unterscheidung. Eine zentrale Astereognosie kann zunächst einen peripheren Sensibilitätsausfall der drei radialen Finger vortäuschen.

N. ulnaris

Die Ulnarisparese (C 8 – Th 1) ist die häufigste periphere Nervenlähmung, sowohl unter den tramatischen als auch unter den nicht unmittelbar traumatischen Läsionen.

Die ersten Muskeläste gehen erst knapp distal vom Ellenbogen zum M. flexor carpi ulnaris und zum ulnaren Anteil des M. flexor digitorum profundus ab. Die nächste Aufzweigung des Nerven in Muskeläste und in den sensiblen Ramus superficialis zum volaren ulnaren Handanteil findet erst an der Handwurzel statt. Zwischen Ellenbogen und Hand geht lediglich der sensible Ramus dorsalis zum ulnaren Handrücken vom Nervenstamme ab. Die Funktion des M. flexor carpi ulnaris kann durch Sehen und Tasten seiner Sehne bei Volar- und Ulnarflexion der Hand geprüft werden. Der ulnarisinnervierte Anteil des M. flexor digitorum profundus ist der einzige Beuger des Kleinfingerendgliedes. Der M. palmaris brevis (bewirkt eine Einziehung der Haut über dem proximalen Anteil des Kleinfingerballens bei Abduktion des Kleinfingers) ist der einzige Muskel, der vom sonst rein sensiblen Endast des Ulnaris, dem Ramus volaris superficialis, versorgt wird. Bei der Lähmung des rein motorischen Ramus profundus an der Handwurzel wird also der M. palmaris brevis verschont bleiben. Bei einer Parese der Mm. interossei sind die Langfinger, besonders IV und V, im Grundgelenk hyperextendiert, in den Interphalangealgelenken leicht flektiert („Krallenhand") (Abb. 67). Die zwei ulnaren Finger, besonders der Kleinfinger, sind von ihren Nachbarn abduziert. Ab- und Adduktion der Lang-

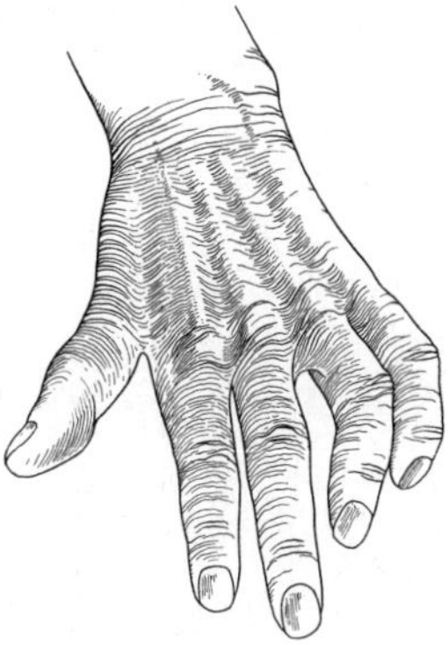

Abb. 67. Typische Krallenhand bei linksseitiger Ulnarisparese. Atrophie der Interossei. Hyperextension in den Grundgelenken und Flexion in den Interphalangealgelenken, besonders von Ring- und Kleinfinger. Hyperextension des Metakarpophalangealgelenkes des Daumens (signe de JEANNE).

finger können nur noch ungenügend durch die langen Strecker, bzw. Beuger ausgeführt werden. Ein wichtiges diagnostisches Zeichen tritt infolge der Lähmung des ulnarisinnervierten M. adductor pollicis auf: Zum kräftigen Festhalten eines flachen Gegenstandes zwischen Daumen und Zeigefinger muß nun das Daumenendglied mit Hilfe des medianusinnervierten M. flexor pollicis longus abnorm stark flektiert werden. Dies ist das positive FROMENT-Zeichen (Abb. 68). Die sensiblen Ausfälle sind immer in der Mitte des Ringfingers abgrenzbar. Die Muskelatrophien sind am deutlichsten von dorsal zwischen Daumen und Zeigefinger zu sehen.

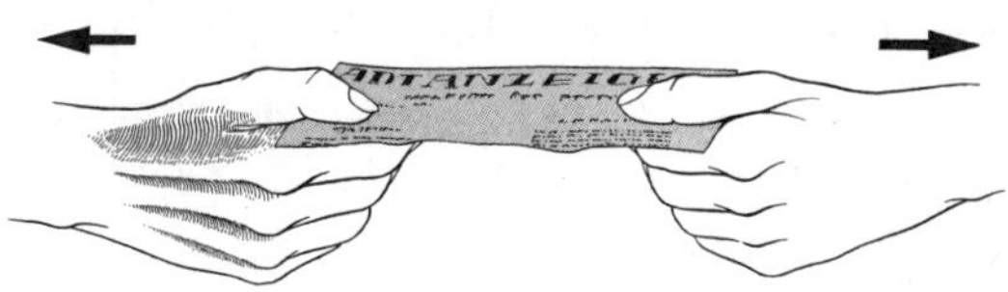

Abb. 68. Flexion des Daumenendgliedes rechts bei rechtsseitiger Ulnarisparese wegen Ausfall des M. adductor pollicis (positives FROMENT-Zeichen).

Die häufigen, *direkt traumatischen Fälle,* zum Beispiel nach Schlag oder Schnittverletzungen, bieten *ätiologisch* keine Probleme. Oft verkannt werden aber eine Reihe von nicht unmittelbar traumatischen Läsionen. In etwa 80 % dieser Fälle wird der Ulnarnerv *am Ellenbogen*

Tabelle 30. Übersicht über die Läsionen des Beinplexus
(Aus *Mumenthaler*, M., H. *Schliack:* Läsionen

Nerv	Betroffene Muskeln	Sensibilitätsausfall	Funktion
Plexus lumbalis L1–L4	vor allem Hüftbeuger (Rotatoren des Hüftgelenkes), Adduktoren des Oberschenkels, Kniestrecker	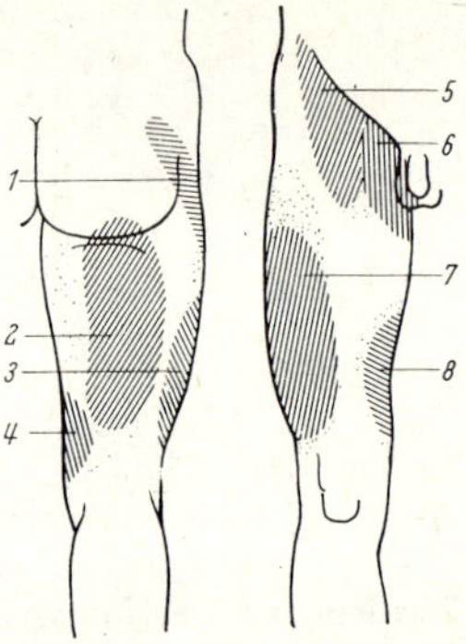	siehe Muskeln
1 N. iliohypogastricus 2 N. cutaneus femoris posterior 3 N. cutaneus femoris lateralis 4 N. obturatorius 5 N. iliohypogastricus 6 N. ilioinguinalis 7 N. cutaneus femoris lateralis 8 N. obturatorius			
Plexus sacralis L5–S3	vor allem Gesäßmuskeln, ischiokrurale Gruppe, Dorsalextensoren und Plantarflexoren von Fuß und Zehen	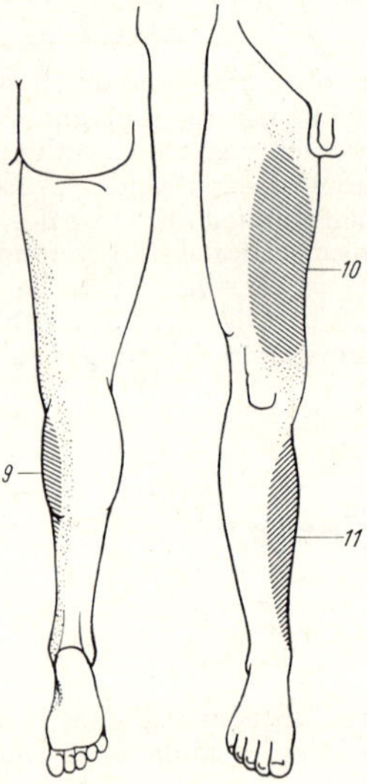	siehe Muskeln
N. femoralis L2–L4	M. iliacus, M. pectineus		Beugen und Innenrotation der Hüfte
	M. sartorius		Flexion, Adduktion und Außenrotation der Hüfte
	M. quadriceps femoris		Kniestreckung (und Hüftbeugung)
N. cutaneus femoris lateralis L2–L3	∅		rein sensibel
N. ilio-inguinails L1 (–L2)	∅		v. a. sensibel
N. glutaeus cranialis L4 S1	M. glutaeus medius M. glutaeus minimus	9 N. saphenus 10 Ramus cutaneus anterior ni. femoralis 11 N. saphenus	Innenrotation der Hüfte bei leichter Beugestellung
	M. tensor fasciae latae		Abduktion im Hüftgelenk

und der peripheren Nerven an den unteren Extremitäten

peripherer Nerven. Thieme, Stuttgart, 2. Aufl. 1972)

Besondere Tests	Ätiologie	Bemerkungen	Differentialdiagnose
	traumatisch retroperitonäale Prozesse (Tumoren, Haematome), Hockstellung, Diabetes mellitus		
	Tumoren im kleinen Becken, Schwangerschaft und Geburt, operative Eingriffe		multiple Wurzelläsionen, Cauda-equina-Syndrome, Verschlüsse der Beckenarterien
Prüfung am sitzenden Patienten mit herabhängendem Bein	operative Eingriffe, Verletzungen, Überstreckung des Hüftgelenkes, Hämophilie		hohe lumbale Diskushernie, progressive Muskeldystrophie (isolierter Befall des Oberschenkels), arthrogene Muskelatrophie bei Kniegelenksläsionen, Femoralisform der diabetischen Neuromyopathie
Druckdolenz knapp medial der Spina iliaca anterior inferior, Beschwerden beim Überstrecken des Hüftgelenkes	mechanische, chronische Schädigung an der Durchtrittsstelle durch das Leistenband	„Meralgia paraesthetica"	hohe lumbale Diskushernie
Überstrecken des Hüftgelenkes	chronische, mechanische Schädigung beim Durchtritt durch die Bauchwandmuskeln		Hüftgelenksaffektionen
Abduzieren des Beines bei Seitenlage, Absinken des Beckens auf Gegenseite beim Gehen (positiver Trendelenburg)	traumatisch, vor allem Spritzenlähmung		Beckengürtelform der progressiven Muskeldystrophie

(Fortsetzung umseitig)

Tabelle 30

Nerv	Betroffene Muskeln	Sensibilitätsausfall	Funktion
N. glutaeus caudalis L5–S2	M. glutaeus maximus		Strecken der Hüfte
N. tibialis L4–S3	M. gastrocnemius M. plantaris M. soleus	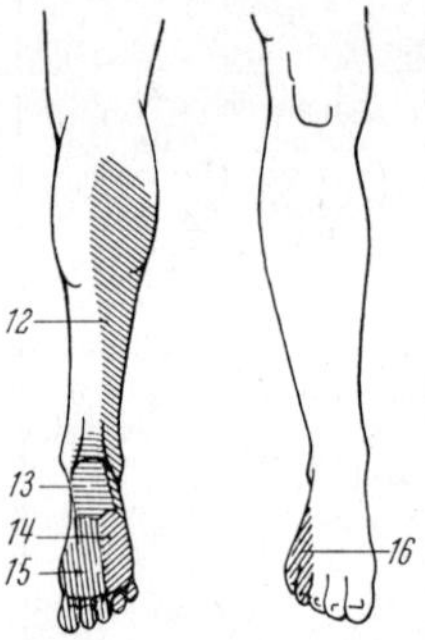	Plantarflexion des Fußes (und Kniebeugung)
	M. popliteus		Beugung im Kniegelenk
	M. tibialis posterior		Supination und Plantarflexion des Fußes
	M. flexor digitorum longus pedis M. flexor hallucis longus		Flexion der Endphalangen
	M. flexor digitorum brevis M. flexor hallucis brevis	12 N. suralis 13 N. tibialis 14 N. plantaris lateralis 15 N. plantaris medialis 16 N. suralis	Flexion der Mittelphalangen
	M.abductor hallucis M. abductor digiti V M. adductor hallucis M. quadratus plantaris Mm. lumbricales Mm. interossei		
N. peronaeus L4–S2 N. peronaeus profundus	M. tibialis anterior M. extensor digitorum longus M. extensor hallucis longus M. peronaeus tertius M. extensor digitorum brevis M. extensor hallucis brevis	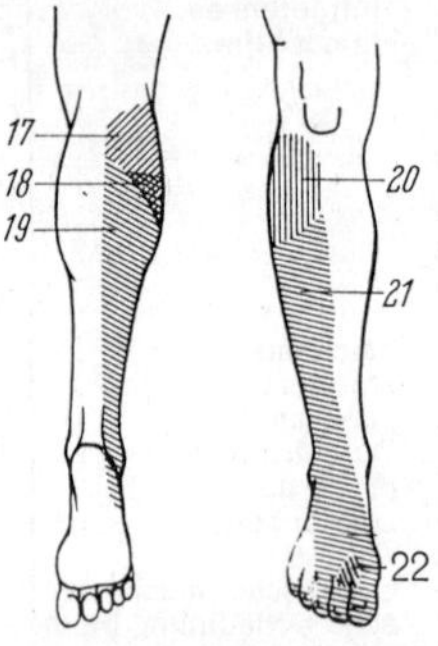17 N. peronaeus communis 18 N. peronaeus superficialis 19 N. suralis 20 N. peronaeus communis 21 N. peronaeus superficialis 22 N. peronaeus profundus	Dorsalextension des Fußes Extension der Endphalangen und des Fußes Extension der Grundphalangen
N. peronaeus superficialis	M. peronaeus longus M. peronaeus brevis		Eversion und Plantarflexion des Fußes

(Fortsetzung)

Besondere Tests	Ätiologie	Bemerkungen	Differentialdiagnose
Bauchlage, Kniebeugen 90 Grad, Abheben des Oberschenkels von der Unterlage			Muskeldystrophie
Flexion des Knies, erste 15 Grad	traumatisch in Kniekehle u. U. isoliert bei Ischiadikusverletzungen		Diskushernie L 5/S 1
Knie in Beugestellung 90 Grad			
Zehenbeuger nicht betätigen			
Hackengang	direktes Trauma,		Diskushernie L 4/L 5, andere Wurzelläsionen, Polyneuropathien, peronäale Muskelatrophie, distale Muskelatrophie bei Myopathien *(Steinert)*, (Arteria)-Tibialis-anterior-Syndrom
Steppergang	Frakturen der Fibula,		
	Druckparese,	gute Prognose	
	serogenetische Lähmung	selten	

lädiert, dort wo er im Sulkus dem Knochen direkt anliegend, relativ exponiert verläuft. Besonders häufig sind die *Drucklähmungen* durch längeres Aufstützen auf einer (harten) Unterlage. Manchmal vermag erst eine sehr sorgfältige Befragung die schädigenden Momente zu eruieren. Meist handelt es sich um berufsbedingtes Aufstützen des Ellenbogens, zum Beispiel beim Bedienen des Telephons, bei Feinschleifern usw., oder um habituelle Haltungen. Sogar der leichte Druck des Ellenbogens auf der Unterlage *bei bettlägerigen Patienten* vermag zu Ulnarisdruckparesen zu führen, manchmal schon nach kurzer Zeit und keineswegs immer bei besonders mageren oder schwerkranken Patienten. Solche Paresen werden oft zu Unrecht auf einen operativen oder anderen ärztlichen Eingriff zurückgeführt. Sie sind viel häufiger auf derjenigen Seite, auf welcher das Nachttischchen neben dem Bett des Patienten steht. Die Prognose der reinen Druckparesen ist meistens gut, und die Behandlung besteht lediglich im Vermeiden der schädigenden Momente.

In vielen, aber keineswegs den meisten Fällen von Druckparese liegt eine *Luxation des Ulnaris aus dem Sulkus* vor. Beim Beugen des Ellenbogens tritt der Nerv aus seinem Bett und reitet dann auf der Spitze des Epicondylus ulnaris oder gleitet gar darüber hinaus nach ventral. Manchmal sieht man es, immer aber kann man es bei sorgfältiger Palpation tasten. Der Untersucher sitzt dem Patienten gegenüber, wobei der Arzt mit dem Zeige- und Mittelfinger seiner rechten Hand den rechten Sulkus des Patienten palpiert, sowohl in Streckstellung als auch beim Beugen. Die Luxation ist so gut wie immer kongenital und beidseitig. Aber auch ohne zusätzliche äußere Momente verursacht allein schon das Beugen und Strecken eine dauernde Traumatisierung des hin- und hergleitenden Nervenstranges. Nebst den objektiven sensiblen und motorischen Ulnarissymptomen kann dies auch lediglich zu subjektiven Beschwerden, Parästhesien, lokalen und ausstrahlenden Schmerzen führen, die oft an der Ellenbogeninnenseite empfunden werden und dann als „Epicondylitis medialis" fehldiagnostiziert werden. Aus den anatomischen Verhältnissen im Sulkus wird aber auch verständlich, daß selbst ohne Luxation besonders *gehäufte Bewegungen des Ellenbogens* zu einer chronischen Mikrotraumatisierung des Nerven zwischen Knochen, Ligamenten und dem medialen Trizepskopf führen können. Dadurch werden unter Umständen schmerzhafte Parästhesien und Paresen verursacht, wie wir sie zum Beispiel bei Arbeitern an Stanz- und Bohrmaschinen sehen. Vermeidung der gehäuften Bewegungen, gegebenenfalls Arbeitswechsel, bewußtes Meiden der Beugehaltung und des Aufstützens sowie eine Polsterung der Ellenbogeninnenseite bewirken in der Regel Heilung.

Nach einer Ellenbogenfraktur tritt relativ selten – und dann meist nach einer Fraktur des Condylus internus – eine primäre Ulnarisparese auf. Hingegen kann es Jahre nach einer Ellenbogenverletzung (Fraktur, Luxation usw.) zu einer sogenannten *Ulnarisspätparese* kommen. In der Regel handelt es sich um erwachsene Patienten, bei denen sich schleichend eine Ulnarislähmung einstellt. Meist erst auf Befragen berichten die Kranken von einer Ellenbogenfraktur in der Jugend, die also viele Jahre oder gar Jahrzehnte zurückliegen kann. Oft, aber nicht immer, handelt es sich um eine Fraktur des Condylus lateralis humeri. Der Ellenbogen weist vielfach eine Valgusdeformität auf. Charakteristisch ist der Tastbefund im Sulkus. Bei einiger Übung vermag man den hinter dem Epikondylus abnorm fixierten, verdickten, manchmal dolenten, vom umgebenden Bindegewebe nur unscharf abgrenzbaren Ulnarnerven in seinem Verlauf zu palpieren. Die Vorderarmmuskeln sind weit weniger paretisch als die Handmuskeln, die Sensibilitätsstörungen oft sehr diskret, die Atrophie des 1. Spatium interosseum ist so gut wie immer ausgeprägt. Eine nichttraumatische *Arthrose oder eine Chondromatose des Ellenbogens* können die gleiche klinische Symptomatologie aufweisen, die zeitlich mehr oder weniger gestaffelt in derartigen Fällen auch beidseitig auftreten kann. Auch hier ist nebst dem Röntgenbild und den klinischen Gelenkstörungen besonders der Tastbefund am Sulkus charakteristisch. Ein *Ganglion* des Ellenbogengelenkes kann ähnliche Erscheinungen auch bei negativem Röntgenbild verursachen.

Bei derartigen chronischen Ulnarisschädigungen auf Grund pathologischer Gelenksveränderungen oder perineuraler Prozesse im Sulkus ist die *Therapie* der Wahl eine operative. Möglichst frühzeitig soll der Ulnarnerv volar in die Ellenbeuge unter den Ursprung der ulnaren Flexorengruppe verlagert werden. Eine Entfernung freier Gelenkkörper in Fällen von Chondromatosen ist bei diesem Eingriff nicht notwendig. Erfolgt die Operation möglichst frühzeitig, so ist die Prognose in der Regel gut.

An der *Handwurzel* kann der Ulnarnerv sowohl durch direktes *Trauma* (Glasscherbenverletzungen) als auch durch chronischen *Druck* geschädigt werden. Im Gegensatz zu den soeben erwähnten direkten Nervenverletzungen gehen die chronischen Druckparesen vielfach ohne Beteiligung des sensiblen Ramus volaris superficialis einher. Derartige motorische Lähmungen, die oft auch den Ast zum Hypothenar verschonen, erzeugen vielfach differentialdiagnostische Schwierigkeiten. Das Vorliegen einer rein motorischen Parese mit Atrophie der kleinen Handmuskeln erweckt immer wieder den Verdacht auf eine spinale Muskelatrophie. Auf die Intaktheit des M. palmaris brevis wurde schon hingewiesen. In fortgeschrittenen Fällen weist der Gegensatz zwischen dem sehr stark atrophischen 1. Spatium interosseum und dem mehr oder weniger intakten Hypothenar auf die richtige Fährte. Ursächlich können Arbeitsinstrumente, beispielsweise Messer, Holzbearbeitungswerkzeuge, Schmiedehammer, pneumatische Werkzeuge usw. zu einer chronischen Druckschädigung an der Handwurzel führen. Die *Radfahrerlähmungen* stellen ebenfalls Ulnarisdruckparesen an der Handwurzel dar, manchmal mit Medianusschädigungen vergesellschaftet. Ausnahmsweise kann einmal eine Narbe nach

Weichteilverletzung des Hypothenars oder gar nach einer Hohlhandphlegmone nach langem beschwerdefreiem Intervall zu einer Spätparese führen. Ein Ganglion der Handwurzel, selten auch ein Tophus bei Gicht, können eine distale Ulnarisparese erzeugen. In vereinzelten Fällen ist eine von äußeren Faktoren unabhängige chronische mechanische Beeinträchtigung des Nerven im Bereiche zwischen Os pisiforme und Hamulus ossis hamati, der sogenannten „loge de Gujon", angenommen worden. Je nach den ätiologischen Faktoren wird die *Therapie* lediglich im Vermeiden weiterer Druckschädigungen, bei unbedingt notwendiger Weiterführung der Tätigkeit in einer kräftigen Polsterung der Handvola, ausnahmsweise in der operativen Exploration mit Entfernen eines Ganglions oder mit Neurolyse bestehen.

Die *Differentialdiagnose* der Ulnarisparesen umfaßt in erster Linie die untere Armplexuslähmung (Halsrippen) und die Schädigung der Wurzeln C 8 und Th 1. Bei der distalen, rein motorischen Parese durch Läsion des Ramus profundus wird zu Unrecht oft eine spinale Muskelatrophie diagnostiziert. Eine Flexionsstellung der zwei ulnaren Finger bei DUPUYTREN-Kontraktur geht immer mit der typischen Verdickung der Palmaraponeurose bzw. mit Veränderungen der Haut einher und läßt die Hyperextension im Grundgelenk, die wir bei Interosseusparesen immer sehen, vermissen. Allerdings findet sich bei DUPUYTREN-Kontraktur oft und wahrscheinlich kausal damit im Zusammenhang eine Ulnarisluxation am Ellenbogen. Dasselbe gilt für die Kamptodaktylie und die Klinodaktylie, beides Deformitäten des Kleinfingers.

N. genitofemoralis und N. ilioinguinalis

Läsionen des N. genitofemoralis (L 1 – L 2) und des N. ilioinguinalis (L 1, eventuell L 2) führen vor allem zu Sensibilitätsausfällen im kutanen Ausbreitungsgebiete der Nerven in der Leiste, an der proximalen Innenseite des Oberschenkels sowie am Skrotum bzw. Labium majus (s. Abb. 1). Der Kremasterreflex fehlt. Der partielle Ausfall der Abdominalmuskulatur fällt klinisch nicht ins Gewicht. Oft stehen Schmerzsyndrome ganz im Vordergrund: Bei Genitofemoralisläsionen kommt es zum Bild der sehr intensiven *Spermatikusneuralgie.* Bei Ilioinguinalisläsionen zwingen hartnäckige Schmerzen in der Leiste den Patienten im Stehen und im Liegen mehr oder weniger dauernd eine antalgische Stellung einzunehmen mit leicht flektiertem und einwärtsrotiertem Hüftgelenk *(Ilioinguinalissyndrom).* Ursächlich können diese Nerven, zum Beispiel bei Herniotomien, der Ilioniguinalis vor allem bei Nephrektomien, eventuell bei retrozökalen Appendektomien direkt verletzt oder in die Operationsnarbe eingebacken werden. Dieser letztere Nerv kann auch spontan bei seinem Durchtritt durch die Bauchwandmuskulatur chronisch komprimiert werden. Die Therapie besteht in der Neurolyse, eventuell in der Resektion proximal von der Kompressionsstelle.

N. femoralis

Bei Läsionen des N. femoralis (L 2 – L 4) stehen der Ausfall aller Kniestrecker (Treppensteigen!) mit Abschwächung oder Fehlen des Patellarsehnenreflexes sowie eine Sensibilitätsstörung an der Oberschenkelvorderseite und ventromedial am Unterschenkel (N. saphenus) im Vordergrund. In seinem intraabdominellen Verlauf oder unter dem Leistenband kann der Nerv gelegentlich einmal durch ein Psoashämatom oder bei einem operativen Eingriff (Appendektomie, Herniotomie) verletzt werden. In vereinzelten Fällen führt eine plötzliche Überstreckung des Hüftgelenkes zu einer Femoralisläsion infolge Zerrung. Die Prognose ist in diesen letzteren Fällen schlecht. Unter den peripheren Nervenläsionen bei hämorrhagischer Diathese finden sich auffallend oft Femoralisparesen. Auch der *N. saphenus* kann einmal isoliert bei seinem Durchtritt durch die Fascia cruris chronisch komprimiert werden, wobei Schmerzen an der Vorder-Innenseite des Unterschenkels und ein entsprechender Sensibilitätsausfall bestehen. Neuropathia patellae S. 362.

Die *Differentialdiagnose der Femoralisparesen* umfaßt vor allem eine Quadrizepslähmung bei Läsion der Wurzeln L 3 oder L 4. Dies ist meist auf eine Diskushernie L 2/L 3 oder L 3/L 4 zurückzuführen, wobei das stets vorhandene vertebrale Syndrom, das gleichzeitige Vorliegen anderer radikulärer motorischer Ausfälle, eine radikuläre Sensibilitätsstörung und manchmal das Röntgenbild der Wirbelsäule eine Differenzierung erlauben. Eine isolierte (beidseitige) Atrophie und rein motorische Parese der Oberschenkelstreckmuskeln kann selten einmal Ausdruck einer Myopathie im höheren Lebensalter sein. Die proximale diabetische Neuropathie kann als (einseitige) Femoralislähmung imponieren. Bei Inaktivität und Kniegelenkläsionen kann eine „arthritische Muskelatrophie" des Oberschenkels vorkommen.

Schädigung des N. cutaneus femoris lateralis (Meralgia paraesthetica)

Der N. cutaneus femoris lateralis (L 2 – L 3) ist rein sensibel. Eine chronische Schädigung des Nerven bei seinem Durchtritt durch das Leistenband führt zum charakteristischen Bild der *Meralgia paraesthetica* (64). Der Nerv verläßt das Becken knapp medial von der Spina iliaca anterior superior. Er dringt hier zwischen den Fasern des Leistenbandes, d. h. also des verdickten unteren Randes der Aponeurose des M. obliquus externus, hindurch. An dieser Stelle ist er von den sehnigen Fasern des Leistenbandes eng umschlossen und macht einen Knick von 90 Grad, wobei er aus einem mehr oder weniger horizontalen Verlauf im Beckeninneren in einen vertikalen Verlauf übergeht. Phylogenetisch ist dies im Zusammenhang mit dem aufrechten Gang des Menschen zu verstehen.

An dieser Stelle wird der Nerv oft *mechanisch geschädigt*, sei es wegen der erwähnten anatomischen Gegebenheiten, sei es durch das Wirksamwerden zusätzlicher besonderer Momente. Diese können zum Beispiel in beengenden Kleidungsstücken oder Gurten, abnormem Fettansatz (Hängebauch), intensiver Beanspruchung der am Leistenband ansetzenden Mm. obliquus internus und externus sowie transversus abdominis (Schwangerschaft, Märsche, heftige Anstrengungen, Störungen des harmonischen Ablaufes des Gehaktes bei Erkrankungen des Bewegungsapparates usw.) oder auch in ungewöhnlich lange dauernder Streckhaltung des Hüftgelenkes beim Liegen auf dem Rükken (Krankenlager, Schlafen auf dem nackten Boden usw.) bestehen. Unabhängig von den ätiologischen Faktoren ist das *klinische Bild* der Meralgia paraesthetica recht einheitlich. Die Patienten klagen über Parästhesien und ziehende, manchmal brennende Schmerzen an der Vorder-Außenseite des Oberschenkels. Die Beschwerden sind fast immer bei Streckstellung des Hüftgelenkes ausgeprägter und verschwinden teilweise oder ganz bei Beugung, zum Beispiel wenn der Fuß auf eine erhöhte Unterlage gestellt wird. Männer sind dreimal so häufig befallen wie Frauen und in etwa einem Zehntel der Fälle treten die Beschwerden beidseitig auf. Oft schließt sich an das parästhetische Stadium eine dauernde Hyp- oder Anästhesie und Analgesie im Ausbreitungsgebiete des Nerven (s. Abb. 1) an. Fälle mit intermittierendem Verlauf sind nicht selten. Die *Untersuchung* ergibt die typische Sensibilitätsstörung, in drei Viertel der Fälle auch eine Druckdolenz an der Durchtrittsstelle des Nerven durch das Leistenband zwei Querfinger medial von der Spina iliaca anterior superior. Oft werden die Beschwerden bei Hyperextension des Hüftgelenkes und somit bei Dehnung des Nerven („umgekehrtes LASÈGUE-Zeichen") verstärkt. Nur etwa ein Viertel der Patienten werden spontan beschwerdefrei. In den übrigen Fällen ist die Störung allerdings oft nur geringfügig. Lediglich in vereinzelten Fällen sind die Beschwerden so intensiv, daß eine aktive *Therapie* erforderlich wird. Nebst Vermeidung der erwähnten zusätzlichen äußeren Momente wird man mitunter Hydrocortison-Injektionen oder eine Neurolyse an der Durchtrittsstelle des N. cutaneus femoris lateralis durch das Leistenband vornehmen müssen.

Differentialdiagnostisch muß vor allem an eine hohe lumbale Diskushernie gedacht werden, die aber wohl auf Grund ihrer vertebralen Symptomatologie, andersartiger Verteilung der Sensibilitätsstörungen und motorischen Ausfälle richtig erkannt werden wird.

N. obturatorius

Eine Läsion des N. obturatorius (L 2 – L 4) hat eine Lähmung der Adduktoren und einen Sensibilitätsausfall an der Innenseite des distalen Oberschenkels bzw. medial am Knie zur Folge (s. Abb. 1). Dies kann durch eine Beckenfraktur, einen Tumor oder eine Hernia obturatoria bewirkt werden. Wenn es lediglich zu einem Reizzustand kommt, treten Schmerzen an der Knieinnenseite auf (HOWSHIP-ROMBERG-Phänomen).

Nn. glutaei

Der *N. glutaeus superior* (L 4 – S 1) versorgt die Mm. glutaei medius und minimus sowie den M. tensor fasciae latae. Bei Ausfall dieser Hüftabduktoren sinkt das Becken beim Gehen jeweils auf die Seite des Schwungbeines ab (Trendelenburg-Zeichen, S. 36). Der *N. glutaeus inferior* (L 5 – S 2) innerviert den M. glutaeus maximus, der wichtigste Hüftstrecker (Treppensteigen).

Beide Nerven können durch direktes Trauma, bei Entbindungslähmungen, dann aber auch bei unsachgemäßen intraglutäalen Injektionen geschädigt werden (Spritzenlähmungen s. unten).

Die *Differentialdiagnose* der Paresen dieser Nerven umfaßt vor allem den Befall der Beckengürtelmuskulatur bei progressiver Muskeldystrophie sowie den Watschelgang bei (kongenitaler) Hüftgelenkluxation.

N. ischiadicus

Der N. ischiadicus (L 4 – S 3) ist der kräftigste und längste periphere Nerv. Er wird aus sämtlichen Anteilen des Plexus lumbosacralis gebildet und verläßt das Becken durch das Foramen infrapiriforme. In wechselnder Höhe des Oberschenkels, spätestens aber vor dem Übertritt in die Fossa poplitea, teilt er sich in seine beiden Endäste, den N. peronaeus und der N. tibialis. Die zu den beiden Ischiadikusästen gehörenden Nervenfasern sind aber weit proximal im Nervenstamm bereits gebündelt und vielfach ist auch schon eine deutliche morphologische Trennung der zwei Hauptäste auf Höhe des Austrittes durch das Foramen infrapiriforme feststellbar.

Aus der *Tibialisportion* werden am Oberschenkel der M. semitendinosus, der M. semimembranosus, der lange Kopf des M. biceps femoris und ein Teil des M. adductor magnus versorgt. Die *Peronäusportion* entläßt Rami musculares zum Caput breve musculi bicipitis und Rami articulares zum Kniegelenk. Der N. ischiadicus innerviert also *motorisch* die ischiokrurale Muskulatur und sämtliche Muskeln des Unterschenkels und des Fußes. *Sensibel* wird vom N. ischiadicus ein großer Teil der Haut an der lateralen und der dorsalen Fläche des Unterschenkels sowie die Haut des Fußes versorgt, mit Ausnahme der medialen Knöchelregion und eines schmalen Streifens am medialen Fußrand, die vom N. saphenus innerviert werden.

Die *Ursache einer Schädigung des Ischiadikusstammes* ist meist ein direktes *Trauma* (Schuß- oder Stichverletzung), dann *Beckenfrakturen* (insbesondere Luxationsfrakturen mit Absprengung des Azetabulums) oder eine Luxation des Hüftgelenkes. Wir sahen *Drucklähmungen* bei schlecht gelagerten Bewußtlosen.

Spritzenlähmungen

Durch Injektionen in die Glutäalgegend kann es zu *Spritzenlähmungen* mit Ischiadikusläsion kommen. Das Auftreten solcher Spritzenlähmungen ist vor allem von der Injektionsstelle abhängig und es muß immer wieder darauf hingewiesen werden, daß eine Injektion nur im oberen äußeren Quadranten der Glutäalmuskulatur und mit Nadelrichtung senkrecht zur Körperoberfläche (nicht nach dorsomedial oder gar nach kaudal und medial) appliziert werden darf. Die verwendeten Injektionslösungen spielen im Vergleich zum Ort der Injektion eine nur unbedeutende Rolle und es sind mit den verschiedensten Medikamenten schon Schäden gesetzt worden. Pathalogisch-anatomisch kommt es zu einer intensiven Fremdkörperreaktion um den Nerven herum, wobei dichte narbige Bindegewebsstränge entstehen und die Fibrose auch zwischen die Nervenfaserbündel eindringen kann.

Das *klinische Bild der Spritzenlähmung* ist in etwa $^2/_3$ der Fälle durch das Auftreten einer Parese unmittelbar im Anschluß an die Injektion gekennzeichnet. Nur bei etwa einem Sechstel der Patienten ist die Lähmung von einem Sofortschmerz begleitet. Bei etwa 10% der Fälle kommt es erst nach einem freien Intervall von Stunden oder gar Tagen zu Paresen (360). Im Vordergrund steht neben den Lähmungserscheinungen, die meist 24–48 Stunden nach Beginn ihr Maximum erreicht haben, ein Schmerzsyndrom, das oft kausalgiforme Züge annimmt. Bei den meisten Spritzenlähmungen ist ausschließlich oder ganz vorwiegend der lateral gelegene Peronäusanteil des Ischiadikusstammes betroffen.

Ein Schmerzsyndrom des N. ischiadicus, das Piriformis-Syndrom, wird auf S. 362 beschrieben werden.

N. tibialis

Eine Läsion des N. tibialis (L 4 – S 3) hat einen Ausfall aller Flexoren des Fußes und der Zehen zur Folge sowie eine Sensibilitätsstörung (s. Tab. 30 und Abb. 1). Schon bei leichter Teilparese ist der Fußspitzengang erschwert und der Achillessehnenreflex abgeschwächt. Bei ausgeprägter Lähmung nimmt der Fuß eine Valgusstellung ein. Der N. tibialis ist in der Kniekehle gut geschützt. Eine Läsion ist hier selten, kommt aber beispielsweise bei Schußverletzungen vor. Der Ischiadikusstamm oder einer seiner beiden Äste kann bei suprakondylären Femurfrakturen lädiert werden. Bei Kniegelenkluxationen wird der N. tibialis weitaus seltener betroffen als der N. peronaeus. Bei gewissen Berufskategorien, die dauernde tretende Bewegungen (z. B. Töpfer) ausführen müssen, kann es auf Grund der anatomischen Beziehungen der Nn. tibialis und peronaeus zu den Muskeln der Knieregion zu Paresen kommen. Bei einer Tibiafraktur am Übergang vom proximalen zum mittleren Drittel mit genügender dorsaler Knickung oder Dislokation der Fragmente kann der Stamm des N. tibialis lädiert werden. In solchen Fällen ist die primäre Exploration berechtigt. In anderen Fällen treten erst im Verlauf der Frakturheilung sensible Störungen an der Fußsohle und motorische Paresen auf, die auf perineurale Narbenbildungen zurückgehen und ebenfalls eine operative Neurolyse rechtfertigen. Ähnlich ist die Situation bei Frakturen des distalen Tibiadrittels.

Tarsaltunnel-Syndrom

Wenn sekundär im Gefolge einer Fraktur der Knöchelgegend, oft auch bloß einer Distorsio pedis oder aber ohne spezielle traumatische Ursache eine chronische Läsion des N. tibialis im Bereiche des Malleolus internus unter dem Retinaculum mm. flexorum (Lig. laciniatum) auftritt, spricht man von einem Tarsaltunnel-Syndrom. Durch Kompression des N. tibialis bzw. seiner beiden Äste, der Nn. plantares lateralis und medialis, kommt es zu schmerzhaften Mißempfindungen der Fußsohle, welche durch das Gehen verstärkt werden. Objektiv finden sich Sensibilitätsstörungen im Ausbreitungsgebiete der Nn. plantares, verminderte oder fehlende Schweißsekretion an der Fußsohle und eine Parese der kleinen Fußsohlenmuskeln. Oft besteht eine Druckdolenz entsprechend dem Verlauf des N. tibialis. Außer dieser, durch objektiv faßbare neurologische Ausfälle gekennzeichneten Form, gibt es Fälle, in welchen lediglich schmerzhafte Sensationen der Fußsohle beim Gehen vorliegen. Die Beschwerden verschwinden bei einer Anästhesie des N. tibialis hinter dem Malleolus internus, wobei dieser Test als Diagnostikum verwendet werden kann. Bei der operativen Freilegung des Nervenstammes unter dem Retinaculum mm. flexorum findet man eine vermehrte pannusartige Gewebsreaktion und manchmal eine Pseudoneurombildung des Nervenstammes.

Morton-Neuralgie

Die Morton-Neuralgie (Metatarsalgia Morton) wird durch ein spindeliges Pseudoneurom eines N. digitalis verursacht. Dieses liegt meist im dritten oder vierten Interdigitalraum, knapp vor der Aufteilung des Nerven. Die Patienten klagen über neuralgiforme, oft brennende Schmerzen an der Fußsohle, die meist in der Region des Köpfchens des dritten und vierten Metatarsale und in den entsprechenden zwei Zehen lokalisiert werden. Der Schmerz tritt zunächst beim Gehen auf, mit der Zeit kann sich aber ein Dauerschmerz einstellen, der sich dann auch nach proximal zu ausdehnt. Die Beschwerden werden sehr oft als „Spreizfußbeschwerden" falsch gedeutet. Bei der Untersuchung kann durch Druck von der Sohle her oder durch Verschieben der Köpfchen der entsprechenden Metatarsalia gegeneinander ein intensiver Schmerz ausgelöst werden. Durch eine Blockierung des plantaren Nerven an seiner Gabelungsstelle im dritten Interdigitalspalt von dorsal her mit Procain werden die Beschwerden schlagartig behoben und gleichzeitig die Diagnose bestätigt. In leichten Fällen kann durch Tragen geeigneter Schuhe, durch Schuheinlagen mit retrokapitaler Abstützung und durch vorübergehende Entlastung manchmal eine Besserung erreicht werden. Beim Fortbestehen der unangenehmen neuralgiformen Schmerzen muß das Neurom exzidiert werden.

N. peronaeus

Eine Parese des N. peronaeus (L 4 – S 2) ist eine der häufigsten peripheren Nervenlähmungen. Der Nerv schlingt sich aus der Fossa poplitea kommend, knapp distal vom Fibulaköpfchen nach lateral. Er liegt hier der Fibula direkt an und teilt sich in die Nn. peronaeus superficialis und profundus. Ersterer versorgt die Mm. peronaei, deren Ausfall eine Elevation des lateralen Fußrandes unmöglich macht. Der laterale Rand des Unterschenkels und der Fußrücken weisen dann eine Sensibilitätsstörung auf. Eine Lähmung des N. peronaeus profundus äußert sich in einer Parese der Dorsalextensoren des Fußes und aller Zehen, wobei sehr früh schon der Hackengang unmöglich ist. Die Sensibilität ist einzig in einem kleinen Bezirk dorsal über dem 1. Spatium interosseum gestört, wobei dieser Ausfall gezielt gesucht werden muß. Das klassische Zeichen der Peronäus (profundus)-Parese ist der Steppergang, wobei das Bein bei jedem Schritt stark angehoben werden muß, damit beim Vorwärtsschwingen die Fußspitze nicht am Boden schleift.

Die häufigste *Ursache* einer isolierten Peronäuslähmung ist eine Läsion des Nerven im Bereiche des Fibulaköpfchens. Hier kann er leicht durch Druck geschädigt werden. Das Übereinanderschlagen der Beine, die ungeschickte Lagerung eines Bewußtlosen oder Bewegungsbehinderten, der Druck durch einen Gipsverband oder bestimmte Betätigungen in kniender Stellung können zu Drucklähmungen des Peronäus führen. Gefährdet sind besonders magere Individuen. Die Prognose solcher Drucklähmungen ist im allgemeinen gut. Fibulaköpfchenfrakturen sind nicht selten von einer Peronäusparese begleitet. Bei Luxationen des Kniegelenkes wird der N. peronaeus manchmal lädiert, wobei vielfach eine tiefgreifende Schädigung vorliegt. Auch ein Ganglion im Bereiche des Tibiofibulargelenkes kann den N. peronaeus chronisch schädigen. Wir haben mehrere Male eine Druckschädigung von Hautästen am Fußrücken durch zu enges Schuhwerk, meist hohe Berg- oder Skischuhe, gesehen, wobei Dysästhesien und Hypästhesien auftraten. Eine sensible Lähmung der medialen Fläche der Hallux-Endphalanx entsteht durch den Druck harter Schuhe bei osteophytischer Veränderung des Processus unguicularis und bei Hallux valgus.

Die *Differentialdiagnose* umfaßt vor allem eine Diskushernie L 4/L 5 mit Läsion der 5. Lumbalwurzel, die sich u. a. in einer besonders ausgeprägten Schwäche des Streckers der Großzehe und oft in einem Sensibilitätsausfall des Fußrückens äußert („vertebrale Peronäuslähmung"). Diese Sensibilitätsstörung reicht entsprechend dem Dermatom meist weit nach proximal. Vertebrales Syndrom und die radikuläre Verteilung der Ausfälle sollten eine Differenzierung ermöglichen. Viele der Polyneuropathien beginnen distal an den unteren Extremitäten und können u. a. zum Bild einer Peronäusparese mit Steppergang führen. Spätstadien einer neuralen (peronäalen) Muskelatrophie CHARCOT-MARIE-TOOTH (S. 383) weisen nebst den Zeichen einer Peronäusparese auch eine Wadenmuskelatrophie und

-parese, fehlende Achillessehnenreflexe und selten distale Sensibilitätsausfälle auf. Fast regelmäßig ist bei diesem familiären Leiden auch ein Hohlfuß vorhanden. Die Muskelatrophien und die rein motorische Parese bei der Dystrophia myotonica STEINERT sind meist auch von anderen Zeichen dieses dominant erblichen Leidens begleitet.

Tibialis-anterior-Syndrom

Zu ernstlichen differentialdiagnostischen Schwierigkeiten gibt erfahrungsgemäß das Tibialis-anterior-Syndrom (412) Anlaß. Es handelt sich hierbei um eine ischämische Nekrose der Muskeln in der Tibialisloge (Mm. tibialis anterior, extensor hallucis longus und extensor digitorum longus). Die Loge ist allseitig straff durch Knochen und bindegewebige Wände umschlossen, so daß eine Ausdehnung der darin enthaltenen Strukturen nicht möglich ist. Wenn durch eine primäre Ischämie, zum Beispiel durch Gefäßthrombose, Embolie oder Verschluß einer proximal gelegenen Arterie ein Ödem entsteht, so bringt dieses eine Kompression der Kapillaren und dadurch eine Zunahme der Ischämie mit sich. Ein solcher Circulus vitiosus kann aber auch dadurch ausgelöst werden, daß durch eine Unterschenkelfraktur oder ein traumatisches Hämatom in der Loge selber eine Raumforderung und dadurch eine Druckerhöhung entsteht. Auch kann durch eine Überbeanspruchung der Muskulatur selber (Märsche, Fußballspiel usw.) eine Gewebsschwellung bewirkt werden. Die klinischen Symptome sind durch einen intensiven Schmerz in der Prätibialregion sowie durch Schwellung und Rötung daselbst charakterisiert. Zugleich beginnt eine motorische Schwäche für die Dorsalextension von Fuß und Zehen, die innerhalb von Stunden zu einer vollständigen Parese werden kann. Da in der Tibialisloge auch der N. peronaeus profundus verläuft und durch Ischämie ebenfalls geschädigt wird, tritt eine neurogene Lähmung der Mm. extensores digitorum und hallucis brevis am Fußrücken sowie eine Sensibilitätsstörung über dem 1. Spatium interosseum hinzu. In manchen Fällen ist auch der N. peronaeus superficialis ischämisch geschädigt, da er manchmal von einem Ast aus der A. tibialis anterior versorgt wird. Es kommt dann zusätzlich zu einer (neurogenen) Parese der Mm. peronaei mit entsprechendem Sensibilitätsausfall. In frühen Stadien entspricht also das Lähmungsbild an und für sich durchaus demjenigen einer Nervus-peronaeus-Parese. Eine Differenzierung ist höchstens auf Grund der zusätzlichen anamnestischen Angaben, der intensiven Schmerzen in der Tibialisloge und der oft fehlenden Pulse der A. dorsalis pedis möglich. Letzteres allerdings ist keineswegs ein obligates Symptom. Elektromyographisch findet sich in den nekrotischen Muskelpartien keine Aktivität („silent EMG"). Im M. extensor digitorum brevis und in den Mm. peronaei hingegen besteht das Bild einer neurogenen Parese. Frühzeitige Erkennung ist wesentlich, da nur die operative Spaltung der Fascia cruris anterior innerhalb der ersten 24–48 Stunden einige Aussicht hat, die Muskeln vor einer irreversiblen ischämischen Nekrose zu bewahren. Spontan erholt sich in der Regel nur der neurogene Anteil der Parese, während die Muskeln der Tibialisloge bindegewebig umgewandelt werden und sich retrahieren. Sie fühlen sich dementsprechend in späteren Stadien hölzern hart an, das Sprunggelenk kann nicht über einen Winkel von 90 Grad plantarflektiert werden und die Großzehe gerät infolge Verkürzung des M. extensor hallucis longus in Hammerzehenstellung.

Verschiedene Schmerzsyndrome (66, 176)

Schmerzen sind oft neurogenen Ursprunges. Eine ganze Reihe von Schmerzsyndromen sind schon in den vorausgegangenen Abschnitten dargestellt worden. Der Neurologe hat sich aber oft auch mit Schmerzen nicht primär-neurogenen Ursprunges zu befassen. Im folgenden sollen die wichtigsten Schmerzsyndrome, die in die Sprechstunde des Neurologen kommen, kurz dargestellt werden bzw. auf die schon erfolgten Darstellungen zusammenfassend hingewiesen werden. Dieser Abschnitt soll zugleich einen Beitrag zur Differentialdiagnostik der Schmerzsyndrome liefern.

Schulter-Arm-Schmerzen (Zervikobrachialgien) (415)

Es wurden schon die Schmerzen bei *zervikaler Diskushernie* und bei Zervikalspondylose beschrieben (S. 283), bei welchen für die Diagnose wegleitend der Torticollis, die Nackenschmerzen, ein Hustenschmerz, eventuell eine radikuläre Verteilung von Parästhesien oder die Sensibilitätsausfälle sowie segmentale Störungen der Motorik und der Reflexe sein können.

Beim *Skalenus-Syndrom mit und ohne Halsrippe* (S. 330) findet man die Zeichen einer unteren Armplexusläsion sowie Hinweise für eine Kompression der A. subclavia. Die äußerst intensiven Schmerzen beim *Tumor der Lungenspitze* insbesondere beim Pancoast-*Tumor* (S. 330), werden bald von Zeichen einer progredienten unteren Armplexusparese sowie eines Befalles des Halssympathikus begleitet. Die Schmerzen bei *Zoster* (S. 297) sind von den typischen Bläscheneruptionen begleitet.

Die neuralgische Schulteramyotrophie (S. 331) ist durch den akut über Nacht auftretenden Schulterschmerz und die anschließende motorische Parese von Schultermuskeln gekennzeichnet.

Die Brachialgia paraesthetica nocturna (S. 339) ist in einem neurologischen Krankengute die häufigste Brachialgie. Sie ist in ihrer typischen Form so gut wie immer Ausdruck eines *Karpaltunnel-Syndromes.* Die unangenehmen Mißempfindungen wecken den Patienten in der Nacht, wobei ein Schwellungs- und Steifigkeitsgefühl der Hand besteht. Oft erst nach Jahren treten objektive Zeichen einer Medianusschädigung im Karpalkanal hinzu.

Intramedulläre Prozesse, insbesondere auch eine *Syringomyelie des Halsmarkes,* können von intensiven Armschmerzen begleitet sein.

Die Kausalgie, besonders nach Medianusverletzungen, ist auf S. 324 beschrieben worden.

Unter den nicht primär neurogenen Affektionen sei die *Periarthritis humeroscapularis* erwähnt. Es liegt meist eine „Tendinitis" bzw. degenerative Veränderung der Sehnen der kurzen Rotatoren des Schultergelenkes, im besonderen des M. supraspinatus, vor. Manchmal finden sich Kalkdepots, wobei diese die Bursa subdeltoidea reizen und so zu einer chronischen Bursitis führen. Nur wenig mehr als die Hälfte der Fälle weisen röntgenologisch eine Verkalkung auf. Klinische Symptome treten vor allem bei Patienten im mittleren und höheren Lebensalter auf. Auffallend häufig findet sich die Periarthritis humeroscapularis im Rahmen einer Koronarerkrankung, wobei die lokalen Schmerzen unter Umständen akut auftreten können. Schmerzauslösend wirkt die aktive Abduktion, wenn die schmerzhafte Zone der erkrankten Sehnen in Kontakt mit dem korakoakromialen Dach kommt. Wird der Arm hingegen passiv durch den Untersucher bei erschlaffter Schultermuskulatur gehoben, dann sinkt der Humeruskopf herunter und die Bewegung ist mehr oder weniger schmerzfrei möglich. Vielfach findet sich ein lokaler Druckschmerz über der erkrankten Sehne und an der Gelenkkapsel.

In späteren Stadien ist von der Periarthritis humeroscapularis das *Schulter-Hand-Syndrom* (frozen shoulder) oft schwer zu unterscheiden. Es handelt sich hier um eine allmählich einsetzende schmerzhafte Einschränkung der Beweglichkeit des Schultergelenkes mit langwierigem Verlauf. Die Ursache ist nicht bekannt. Oft geht eine Periode der Schulterinaktivität aus irgendeiner Ursache voraus. Es finden sich deutliche arthrotische Veränderungen des Gelenkes sowie oft eine Tendosynovitis der langen Bizepssehne. Die Erkrankung befällt meist 40- bis 60jährige, vor allem auch Frauen mit kardiovaskulären Störungen. Während die Schmerzen allmählich zurückgehen, nimmt die Bewegungsbehinderung entsprechend zu. Oft bestehen gleichzeitig trophische Störungen sowie Zeichen einer Sudeck-*Dystrophie der Hand.* Diese letztere kann nach mehr oder weniger schweren Traumata mit oder ohne Fraktur sich allmählich entwickeln. Sie ist durch Weichteilödeme, glatte, kühle, oft zyanotische Haut, eingeschränkte Beweglichkeit der Fingergelenke, fleckige Osteoporose der Knochen und intensive, oft brennende Schmerzen gekennzeichnet.

Das Skapulokostalsyndrom hat seine Ursache in einer gestörten funktionellen Beziehung zwischen Skapula und Brustkorb. Dies kann Folge einer Läsion der Schultergegend (sekundärer Typus), einer Lähmung oder Amputation der oberen Extremität (statischer Typus) oder von Haltungsfehlern bzw. einseitiger Überbeanspruchung gewisser Schultergürtelmuskeln (primärer Typus) sein. Letzteres ist das häufigste.

Meist handelt es sich um 35–60jährige. Die Beschwerden sind in der Regel einseitig und gewisse Berufsgattungen mit besonderen Haltungsgewohnheiten (Chauffeure, Schneider, Stenotypistinnen usw.) sind besonders oft betroffen. In der Regel setzen die Schmerzen allmählich ein, zunächst im Schulterbereich, dann mit Ausstrahlungen nach distal von pseudoradikulärem Charakter. Oft treten Schmerzen im Nacken und im Hinterhaupt, im Oberarm und im Deltoideusansatz sowie vorne am Brustkorb auf. Gelegentlich strahlen die Schmerzen bis in die Hand aus. Die Beschwerden können jahrelang dauern. Im Verlaufe eines Tages werden sie vielfach stärker. Oft findet sich am Margo medialis scapulae eine druckschmerzhafte, ziemlich eng umschriebene Zone. Diese läßt sich besonders dann nachweisen, wenn der Patient die Hand auf die Schulter der Gegenseite legt und die Scapula dadurch abduziert wird. Der Schmerz ist durch eine Injektion von Aqua bidestillata in dieser Zone auch in seinen Ausstrahlungen reproduzierbar und wird durch Novocain-Infiltrationen behoben. Schultergürtelgymnastik kann ebenfalls helfen, manchmal wird aber ein Wechsel der Beschäftigung notwendig.

Das Skapulaknarren (snapping scapula) kann ähnliche Beschwerden machen. Es handelt sich um eine oft mit Schmerzen in der dorsalen Schulterpartie verbundene Störung in der Beweglichkeit des Schulterblattes mit Bezug auf die Thoraxwand. Bei Bewegungen tritt ein tast- und manchmal hörbares knarrendes Geräusch auf. Der Störung liegen eine lokale Veränderung des subskapulären Raumes, zum Beispiel eine Bursa subscapularis, eine ventrale Knickung des Angulus superior scapulae oder eine Verdickung desselben (Tuberculum Luschkae), ein Os omovertebrale oder Tumoren zugrunde.

Als Epicondylitis humeri lateralis (Tennisellenbogen) wird eine Dolenz der Ursprungsstelle der langen Hand- und Fingerstrecker lateral am Ellenbogen bezeichnet. Sie ist Folge einer beruflichen oder sportlichen Überbeanspruchung dieser Muskeln. Ähnliche Ursachen haben auch eine Reihe von Schmerzsyndromen, die wegen der ausstrahlenden Schmerzsensationen unter den Begriff der *pseudoradikulären Beschwerden* zusammengefaßt werden (85, 86). Wir verstehen darunter eine Störung der funktionellen Beziehung zwischen Gelenken und den dieselben bewegenden Muskeln. Eine schmerzbedingte Bewegungshemmung von Muskeln trifft man vornehmlich dort an, wo Gelenkkapseln aus irgendwelchen Gründen schmerzhaft geworden sind. Hierbei treten oft schwere tonische und funktionelle Veränderungen der diese Gelenke bewegenden Muskeln auf. Diese Schmerzen sind bewegungsabhängig und man spricht dann von „Muskelrheumatismus". Der Schmerz ist jedoch keineswegs das einzige Symptom einer arthrogenen Muskelbeeinflussung. Es kann hier vielmehr eine ganze Gruppe immer wiederkehrender typischer Eigenheiten des reflektorisch veränderten Muskels festgestellt werden, die in ihrer Gesamtheit vielfach als *„Tendomyose"* bezeichnet werden. Hierzu gehört eine bohrende, dumpfe, reißende Schmerzempfindung im Muskel selber, eine rasche Ermüdbarkeit desselben, schmerzhafte Kontrakturen und gelegentlich sogar Faszikulieren und schließlich eine rigorartige Tonuserhöhung. Die Tendomyose wird durch verschiedene Faktoren ausgelöst. Zu ihnen gehört neben den erwähnten Gelenksveränderungen ein lokales Muskeltrauma und die funktionelle Überbeanspruchung des Muskels. Wenn derartige Schmerzsyndrome im Bereiche der oberen Extremitäten sich einstellen, wird ganz allgemein daraus eine Brachialgie resultieren. Die Therapie wird einerseits in der Beseitigung von Reizursachen, zum Beispiel in der Korrektur von arbeitsbedingten Haltungsfehlern und Überlastungen, bestehen, oder in einer Ausschaltung der schmerzhaften Gelenkkapsel durch Procain- oder Hydrocortison-Injektionen.

Auch auf *vaskulärer Basis* können sich Brachialgien ausbilden. Bei einem *Verschluß der A. subclavia* (z. B. im Rahmen eines Aortenbogensyndromes oder bei Halsrippen) können unter Arbeitsbelastung Armschmerzen auftreten, eine eigentliche Claudicatio intermittens des Armes. Ein RAYNAUD-*Syndrom* mit dem typischen, besonders bei Kälte auftretenden Blaßwerden einzelner Finger (doigts morts), der anschließenden Rötung und Zyanose und der gelegentlichen Ulzeration der Fingerspitzen kann mit Parästhesien, Spannungsgefühl und ziehenden Schmerzen der Finger selbst einhergehen. Meist sind jüngere Frauen betroffen. Nebst der *idiopathischen Form* (RAYNAUD-*Krankheit)* finden sich *symptomatische Formen:* Bei Männern muß z. B. immer an eine Sklerodermie gedacht werden. Beim PAGET-VON SCHRÖTTER-*Syndrom* (268) handelt es sich um die Kompression oder die hinzutretende, vollständige Thrombose der V. axillaris bzw. subclavia. Männer sind viel häufiger befallen und die rechte Seite ist häufiger als die linke betroffen. In der Regel erkranken jüngere Individuen zwischen dem 20. und 30. Lebensjahr. Den auslösenden Faktor stellt vielfach eine besonders intensive Betätigung eines Armes dar, gelegentlich aber kann auch ohne faßbare Ursache eine Armvenenthrombose sich einstellen. Der Beginn ist akut oder mindestens innerhalb einiger Stunden rasch sich einstellend. Während einiger Tage ist das Beschwerdebild progredient. Meist findet sich neben Schulterschmerzen und Spannungsgefühl des Armes auch eine Schwellung desselben, eventuell mit Entfärbung. Die Venen springen oft deutlich hervor. Manchmal sind auch Parästhesien und eine motorische Schwäche vorhanden und in der Axilla läßt sich gelegentlich die thrombosierte und schmerzhafte Vene tasten. Die Zirkulationszeit ist bei Injektion eines Testmittels in die Vene des betroffenen Armes stark verzögert. Die Venographie ist für die Diagnose entscheidend. Spontan klingen die akuten Symptome im Laufe von Tagen bis Wochen ab, schließlich tritt meist Beschwerdefreiheit auf. Therapeutisch sollen möglichst frühzeitig Antikoagulantien gegeben werden. Eine operative Behandlung ist selten notwendig.

Als Glomustumoren werden kleine Geschwülste bezeichnet, die vom Glomusorgan der Haut ausgehen. Dieses stellt arteriovenöse Anastomosen mit inniger Beziehung zu Fasern des vegetativen Nervensystemes dar. Diese Organe sind an den Extremitätenenden, speziell an Fingern und Zehen, besonders zahlreich. Die hieraus sich entwickelnden, praktisch immer gutartigen Tumoren führen zu einem recht typischen Beschwerdebild (583). Anfänglich besteht lediglich eine lokale Druckdolenz des Geschwulstknötchens, das oft an den Fingern, nicht selten unter dem Nagel lokalisiert ist und bläulich durchschimmern kann. Der von hier ausgelöste Schmerz ist sehr intensiv und strahlt in die ganze Extremität aus. Daneben bestehen auch Spontanschmerzen, besonders bei herabhängendem Arm, die zu einer mehr oder weniger dauernd vorhandenen dumpfen Mißempfindung führen. Lokale vegetative Störungen begleiten gelegentlich diese Geschwülste. Die Therapie besteht in der chirurgischen Exstirpation.

Zu einem sehr akuten, nicht eigentlich lokalisierten Schmerzsyndrom der Hand kann ein *Gichtschub* führen.

Schmerzsyndrome im Rumpfbereich

Schmerzsyndrome im Rumpfbereich werden meist Ausdruck einer internistischen oder chirurgischen Erkrankung eines inneren Organes sein. Gürtelförmige Schmerzen wecken immer den Verdacht auf eine intraspinale Erkrankung, zum Beispiel einen Tumor oder auf eine Wirbelaffektion mit bilateraler Reizung thorakaler Wurzeln. Ein Zoster in thorakalen Segmenten wird sich bald auch durch die Bläscheneruption manifestieren. Nach Thoraxtraumen kann es zum Bild der *abnorm beweglichen 10. (oder 9.) Rippe* kommen mit einem hartnäckigen Schmerzsyndrom im Bereiche des Rippenbogens. Dies tritt häufiger rechts als links auf und es sind mehr Frauen als Männer betroffen. Auslösend wirken bestimmte Bewegungen, das Bücken oder das Heben von Lasten. Selten kann sich auch ein dumpfer Dauerschmerz einstellen, der oft brennenden Charakter hat. Entsprechend dem 9. Thorakalsegment kann sich auch eine Dysästhesie oder Hypästhesie nachweisen lassen. Vor allem tastet man aber am Rippenbogen, zwischen der parasternalen und der vorderen Axillarlinie das Ende des 10. Rippenknorpels, das nicht am Rippenbogen fixiert, sondern gegenüber der 9. Rippe frei beweglich ist. Die Verschiebung des freien Rippenendes bei der Untersuchung erzeugt einen akuten Schmerzanfall. Beschwerdefreiheit nach lokaler Anästhesierung sichert die Diagnose. Die Rami dorsales der Spinalnerven ziehen lateral um die kleinen Wirbelgelenke herum und durchdringen nach Innervation der paravertebralen Rückenmuskeln die sehnigen Ansätze derselben und die Faszie. Prozesse an den Wirbelgelenken, haltungsbedingte mechanische Beanspruchung der Nervenäste an den erwähnten Durchtrittsstellen, der Druck durch (lumbale) Fettgewebshernien an der Durchtrittsstelle durch die Faszie können zu hartnäckigen lokalen Schmerzsyndromen führen (462 a).

Wegen eines *Morbus* SCHEUERMANN oder wegen einer *Spondylolisthesis* suchen immer wieder Patienten den Neurologen auf. Diese letztere Affektion besteht in einem Gleiten des Wirbelkörpers mitsamt seinen kranialen Gelenkfortsätzen nach ventral. Der Wirbelbogen mit den kaudalen Gelenkfortsätzen bleibt an Ort und Stelle, wobei eine Verlängerung der Interartikularportion oder gar eine Unterbrechung ihrer Kontinuität *(Spondylolyse)* vorliegt. Die Spondylolisthesis betrifft in 80% der Fälle den 5., seltener den 4. oder den 3. Lumbalwirbel. Liegt eine ausgesprochene Verschiebung um eine ganze Wirbelbreite vor, so spricht man von einer *Spondyloptose.* Eine Spondylolisthesis findet sich bei einigen wenigen Prozenten der Bevölkerung. Die Häufigkeit eines entsprechenden pathologischen Röntgenbefundes bei sonst beschwerdefreien Patienten zeigt, daß die meisten Fälle lebenslänglich symptomlos bleiben. Höchstens 10% der Fälle mit positivem Röntgenbefund haben auch entsprechende Beschwerden. Beide Geschlechter werden etwa gleich häufig betroffen, wobei aber subjektive Beschwerden beim Mann doppelt so oft als bei der Frau vorkommen. Dies spricht dafür, daß körperliche Beanspruchung beim Schmerzhaftwerden einer Spondylolisthesis eine Rolle spielt. Die Beschwerden, die häufiger nach Abschluß des Wachstums als vorher auftreten, sind zunächst uncharakteristisch. Meist wird zunächst über eine unbestimmte Dolenz und ein Schwächegefühl in der Kreuzgegend geklagt, das sich besonders nach längerem Sitzen oder nach dem Tragen von Lasten einstellt. Objektiv ist die Beweglichkeit oft nicht eingeschränkt. Bei mageren Individuen kann eine Delle palpiert und gesehen werden. Das Becken richtet sich fast immer auf. Gelegentlich treten auch radikuläre Symptome auf, wobei aber ein eigentlicher Ischias selten ist. Therapeutisch wird je nach Intensität der Beschwerden ein Stützmieder oder die Spanarthrodese zu diskutieren sein. Als Osteoarthritis interspinalis oder *Morbus Baastrup* (21 a) wird eine Sklerosierung der einander zugewendeten Flächen benachbarter lumbaler Dornfortsätze bezeichnet. Dies ist wohl kein selbständiges Krankheitsbild, sondern lediglich eine der sichtbaren Manifestationen anderer degenerativer Veränderungen der Lumbalwirbelsäule (Baastrup-Phänomen). Eine Dornresektion wird zu oft ausgeführt und ist höchstens dann berechtigt, wenn lumbale Hyperlordosierungsschmerzen, lokale Druckdolenz des Interspinalraumes, entsprechender Röntgenbefund und Schmerzbeseitigung durch lokale Anästhesierung vorhanden sind und wenn andere (häufigere) Schmerzursachen ausgeschlossen worden sind (481 a).

Als „sacro-iliac-strain" wird eine Schmerzhaftigkeit des sakroiliakalen Bandapparates bezeichnet, wobei die Schmerzen sowohl lokal sind, als auch in die Kreuzgegend und die Rückseite der Beine ausstrahlen. Das Beschwerdebild wird manchmal durch eine heftige Torsionsbewegung in Gang gebracht, die Schmerzen selber immer wieder durch Lastenheben und Aufrichten aus gebückter Haltung ausgelöst. Bei der Untersuchung findet sich ein lokaler Druckschmerz und eine Auslösung des Schmerzes durch Dehnung des Iliosakralgelenkes. Dies kann durch das Mennellsche Manöver bewirkt werden, wobei der Patient in Seitenlage das eigene Knie der gesunden Seite unter Flexion der Hüfte umfaßt und der Untersucher das gestreckte Bein der kranken Seite stark nach hinten zieht.

Die Kokzygodynie äußert sich in quälenden, ziehenden und brennenden Schmerzen in der Gegend der Steißbeinspitze. Ursächlich kommen Stauchungstraumen der Steißbeingegend, Folgezustände nach operativen Eingriffen, gelegentlich Wurzeltaschen und Arachnoidalzysten und vor allem chronische Mikrotraumata (abnorm langes Sitzen auf harter Unterlage [„television bottom"]) in Frage. Neurologische Ausfälle sind meist nicht vorhanden. Bei der rektalen Untersuchung verursacht die Bewegung des Os coccygis Schmerzen. Entzündliche und tumoröse Veränderungen der Genital- und Analregion müssen ausgeschlossen werden.

Becken- und Beinschmerzen

Das Ilioinguinalis-Syndrom mit den Leistenschmerzen und der entsprechenden Flexions- und Innenrotationshaltung des Hüftgelenkes wurde auf S. 348 besprochen.

Die Spermatikus-Neuralgie (S. 348) ist Folge einer Reizung des N. genitofemoralis. Der N. obturatorius kann im Bereiche des Foramen obturatorium gereizt werden, was zu Schmerzen an der Knieinnenseite (HOWSHIP-ROMBERG-*Syndrom*) führt (S. 350). Als *Neuropathia patellae* wird eine Kompression des Ramus infrapatellaris des Nervus saphenus bei seinem Durchtritt durch die Faszie bezeichnet. Dies kann zu Schmerzen unterhalb der Kniescheibe führen.

Das Piriformis-Syndrom ist durch das Auftreten intensiver lokaler Schmerzen in der Glutäalregion charakterisiert. Die Beschwerden entwickeln sich im Anschluß an ein Trauma der Gesäßgegend, strahlen zeitweise gegen das Sakrum, gegen das Hüftgelenk und manchmal das Bein hinunter aus und werden durch Bücken und Lastenheben verstärkt. Objektiv findet sich ein gut lokalisierbarer Druckschmerz im Bereiche des Foramen ischiadicum majus sowie eine Schmerzhaftigkeit in der gleichen Zone bei forcierter Flexion und Innenrotation der Hüfte.

Das Tarsaltunnel-Syndrom (S. 353) mit den Fußschmerzen beim Gehen und den Sensibilitätsstörungen an der Fußsohle, sowie die ebenfalls bei Belastung zunehmende MORTON-*Metatarsalgie* (S. 353) wurden bereits erwähnt.

Zu den eigentlichen *rheumatologischen Affektionen* gehört die *Koxarthrose*, für welche der Anlaufschmerz charakteristisch ist. Die Schmerzen können pseudoradikulär seitlich am Bein nach distal ausstrahlen („Generalstabsstreifen"). Der Gang erfolgt mit mehr oder weniger steif gehaltener Hüfte und besonders die Rotationsbewegung der Gelenke (Prüfen an dem am Bettrand sitzenden Patienten) sind eingeschränkt. Von den zahlreichen *Bursae im Hüftbereich* können besonders drei durch Überbeanspruchung benachbarter Sehnen und Gelenke sowie durch Druck chronisch gereizt und schmerzhaft werden (546 a): Bursa trochanterica zwischen Trochanter major und Ansatz der Sehne des Musculus glutaeus maximus; Bursa iliopectinea zwischen Musculus ileopsoas und Eminentia ileopectinea; Bursa ischiadica zwischen Musculus glutaeus maximus und Tuber ossis ischii. Letztere kann besonders bei Berufen, die langes Sitzen erfordern, zu Beschwerden führen („Tailor's Bottom"). Die *ischämischen Schmerzen* bei organischen arteriellen Durchblutungsstörungen sind bewegungsabhängig. Die *Claudicatio intermittens* kann je nach Ort des Gefäßverschlusses nur am Unterschenkel sich manifestieren oder bei Beckenarterienprozessen auch Hüft- und Oberschenkelschmerzen verursachen. Sie können selbst in Amputationsstümpfen empfunden werden. Die typische Anamnese und der Befund an den Gefäßen (Palpation, Auskultation, Oszillometrie, RATSCHOW-Test) sind für die Diagnose wegleitend. Es finden sich gelegentlich aber auch Muskelatrophien. Die Pseudoclaudicatio intermittens bei Kaudakompression wurde auf Seite 296 erwähnt. Nach virologisch erwiesener Influenza werden bei Kindern in der Rekonvaleszenzphase über Tage andauernde intensive *Myalgien* der unteren Extremitäten beobachtet (389 a). Die zu Beginn sehr schmerzhafte ischämische Nekrose der Fuß- und Zehenextensoren mit Parese, das *Tibialis-anterior-Syndrom*, wurde auf S. 355 erwähnt. Die *Erythromelalgie* (Erythermalgie) (96) befällt sowohl Männer wie Frauen im mittleren Lebensalter. Die Patienten klagen über brennende, oft schmerzhafte Sensationen der Füße und Hände, besonders beim Gehen, dann aber auch im Bett unter der Decke. Wärme verstärkt die Beschwerden. Die schmerzhaften Teile sind oft gerötet oder zyanotisch und die Haut fühlt sich heiß an. Lokale Kälte und Hochlagerung bringt oft Erleichterung. Neben idiopathischen primären Formen finden sich symptomatische Fälle oft bei Schwermetallvergiftungen, Hypertonien oder Polycythaemia vera. Nicht allzu selten ist das *Syndrom der Restless legs* („Anxietas tibiarum") (154). Es sind mehr Frauen als Männer betroffen. Die Beschwerden bestehen in schwer definierbaren unangenehmen Sensationen, die etwa in der Mitte des Oberschenkels bis Mitte des Unterschenkels und immer beidseits lokalisiert werden. Diese Mißempfindungen sind keine eigentlichen Schmerzen und auch keine Parästhesien. Sie treten vorwiegend gegen Abend und in der Nacht auf, in deutlicher Abhängigkeit vom Liegen oder vom Sitzen in einem weichen Stuhl (Polsterstuhl, Theaterbesuch, Fahrt im Erstklaßwagen). Die Temperatur hat keinen konstanten Einfluß. Charakteristisch ist das unbändige Bedürfnis, die Beine zu bewegen, wobei die Patienten unruhig werden und hin- und herlaufen. Objektive neurologische Ausfälle oder faßbare Störungen von seiten des Zirkulationsapparates fehlen. Beschwerdeschübe wechseln mit symptomfreien Perioden ab. Therapeutisch ist meist eine Kombination von Vasodilatantien und Phenobarbital wirksam. Die gewöhnlichen nächtlichen *Krampi* der Wadenmuskulatur sprechen meist gut auf Chinin oder Diphenylhydramin (Benadryl) an. Ein *Kalkaneussporn* erzeugt lokale Schmerzen der Ferse beim Gehen und läßt sich im Röntgenbild nachweisen.

Myopathien

Allgemeines zur Definition und Diagnostik der Myopathien

Als Myopathie bezeichnen wir eine Erkrankung, bei welcher der Muskel direkt vom Krankheitsprozeß betroffen wird. Der Muskelbefall kann entweder das Hauptmerkmal der Erkrankung sein, wie zum Beispiel bei der progressiven Muskeldystrophie, oder er kann Teilsymptom einer generalisierten Affektion sein, beispielsweise als Myopathie bei Malignomen.

Bei der *klinischen Diagnostik* sind vor allem folgende Elemente zu beachten:

- Oft, aber keineswegs immer, *bilateraler* Befall von Muskeln
- Rein *motorische* schlaffe Parese ohne Störung der Sensibilität
- *Atrophien* sind oft vorhanden, können aber auch fehlen, zum Beispiel bei der Myasthenia gravis oder wenn die Muskulatur durch Fettgewebe ersetzt wird
- Faszikulationen fehlen im Gegensatz zu den chronischen Vorderhornprozessen
- Die *Reflexe* sind etwa parallel dem Ausmaße der Parese vermindert oder fehlen ganz
- *Schmerzen* sind nur in gewissen Ausnahmefällen vorhanden (zum Beispiel paroxysmale Myoglobinurie, ischämische Muskelnekrose, Myositis)
- Das Auftreten und Fortschreiten der Paresen ist entweder schleichend oder *langsam-progredient* und setzt nur in seltenen Ausnahmefällen sehr rasch ein (zum Beispiel bei Dyskaliämien)
- In gewissen Fällen ist eine *familiäre Belastung* nachzuweisen
- Von den *Hilfsuntersuchungen* tragen am meisten zur Diagnostik bei: *Muskelbiopsie* (5, 216, 509), *Elektromyographie* (87), Untersuchungen der *Enzyme, Elektrolytuntersuchungen, Testung mit Cholinesterasehemmern, Liquoruntersuchung* (negativ) und in besonderen Fällen die allgemeine internistische und Laboratoriumsuntersuchung (endokrinologisch, Stoffwechseluntersuchungen usw.).

Klinik der Myopathien

Im folgenden sollen die hauptsächlichsten klinischen Formen von Myopathien kurz dargestellt werden. Wir befinden uns hier auf einem Grenzgebiet zwischen Neurologie und innerer Medizin. Für eine eingehendere Orientierung sei auf die monographischen Darstellungen hingewiesen (5, 6, 40, 216, 330, 474, 564). Einige spezielle Literaturhinweise sollen im übrigen bei der Besprechung der einzelnen Krankheitsbilder noch angeführt werden.

Dystrophia musculorum progressiva

(39, 207, 330, 401, 402, 524, 564)

Die Dystrophia musculorum progressiva ist die am längsten bekannte erbliche Muskelerkrankung. Es ist dies die häufigste Myopathie überhaupt, an der ca. 0,2–0,3 ‰ der Bevölkerung leidet. Auf Grund eines nicht näher bekannten, genetisch bedingten Defektes im Aufbau bzw. im Stoffwechsel der Muskelfasern kommt es zu einer klinisch progredienten Funktionsstörung und zu einem morphologischen Umbauprozeß des Muskels. Der Zeitpunkt der Manifestation der Muskelfunktionsstörung hängt von der Progredienz des Leidens, von der Intensität desselben, von der physischen Beanspruchung des Individuums und von anderen variablen Faktoren ab. Die Angaben, daß in der Verwandtschaft „keine Muskelkrankheiten" vorkommen, ist deshalb immer mit Vorbehalt zu registrieren und nicht ohne weiteres im Sinne einer fehlenden Erblichkeit des Leidens zu verwerten.

Einige *allgemeine Charakteristika* werden bei der Diagnose der progressiven Muskeldystrophie wegleitend sein. Einige davon sind auf S. 364 schon aufgeführt worden. Die progressiven Muskeldystrophien sind durch eine schleichend einsetzende und nur ganz allmählich progrediente Schwäche gewisser Muskelgruppen gekennzeichnet. Ein merkliches Fortschreiten des Leidens wird jeweils innerhalb vieler Monate oder gar Jahre wahrgenommen. So gut wie immer sind zunächst die stammnahen Muskeln, d. h. die Muskeln des Schultergürtels, die Oberarmmuskeln, die Gesäßmuskeln, die Hüftbeuger und besonders auch die Kniestrecker betroffen. Erst im Laufe der Zeit werden dann auch andere Muskelgruppen allmählich miterfaßt. Die Muskulatur wird in mehr oder weniger symmetrischer Weise betroffen. Schmerzen oder Gefühlsstörungen sind nie vorhanden und der Allgemeinzustand ist zunächst nicht beeinträchtigt. Durch den Untergang der erkrankten Fasern in den betreffenden Muskeln kommt es zu einem Schwund der Muskulatur, was als Atrophie imponieren kann. Vielfach allerdings wird der Untergang von Muskelgewebe durch eine Zunahme des Fettgewebes und des Bindegewebes kompensiert, so daß besonders bei gewissen kindlichen Formen der Muskeldystrophie trotz ausgeprägter Muskelschwäche die Muskelmasse scheinbar normal oder gar vermehrt (Pseudohypertrophie der Waden) sein kann. In einem Muskel können Teile atrophisch sein, während daneben Zonen von erhaltenem kontraktilem Gewebe vorhanden sind („boules musculaires").

Der Befall bestimmter Muskeln hat gewisse *charakteristische Haltungseigentümlichkeiten und Bewegungsstörungen* zur Folge, die dem Geübten die Diagnose erlauben. Bei Betroffensein der Gesichtsmuskeln fällt eine rüsselartige Vorstülpung der Lippen auf („Tapirschnauze"). Die Lähmung der Schultergürtelmuskeln bedingt vielfach ein flügelartiges Hervortreten der Schulterblätter. Erkrankte Kinder, die man unter den Achseln fassen will, um sie aufzuheben, gleiten gewissermaßen zwischen den Händen des Untersuchers durch („lose Schultern"). Der Befall der Bauch- und Rückenmuskulatur führt zur sogenannten „Wespentaille" und zwingt andererseits den Patienten, mit hohlem Kreuz zu gehen. Die Lähmung der Gesäßmuskeln äußert sich durch einen watschelnden, entenartigen Gang, wodurch ein positives TRENDELENBURG-Zeichen (S. 36) entsteht. Wegen der Lähmung der Kniestrecker müssen sich die Patienten beim Aufstehen mit Hilfe der Arme an den eigenen Beinen hochstemmen (GOWER-Zeichen). Der *Befall anderer Organe* tritt gegenüber dem Muskelbefall in den Hintergrund, kann aber bei gezielter Suche doch immer wieder nachgewiesen werden. So ist eine Beteiligung des Herzmuskels häufig, obwohl dies kaum je zu einem Herzversagen führt. Auch akute Magendilatationen werden beschrieben. Muskeldystrophische Kinder weisen nicht selten einen Intelligenzdefekt auf.

Man kann die progressive Muskeldystrophie nach genetischen und klinischen Gesichtspunkten (39, 401, 402, 564) in drei genetische Haupttypen und fünf Untergruppen unterteilen, deren Charakteristika in Tab. 31 dargestellt sind und die im folgenden beschrieben werden sollen.

Die fazio-skapulo-humerale Form (Typ I) wird autosomal-dominant vererbt. Sie kann also beide Geschlechter befallen. Da die Expressivität sehr unterschiedlich ist, können bei oberflächlicher Betrachtung und ungenügender genetischer Nachforschung auch scheinbar isolierte Fälle auftreten und als rezessiv betrachtet werden. Es treten ca. 4 Fälle auf 1 Million Geburten auf. Die Krankheit manifestiert sich im zweiten oder dritten Lebensjahrzehnt, wobei zunächst Gesicht oder Schultergürtel betroffen werden. Der Verlauf ist außerordentlich langsam, so daß meist bis ins Alter Arbeitsfähigkeit besteht. Der Beckengürtel wird erst viel später und meist nur leicht betroffen, so daß die Gehfähigkeit erhalten bleibt und die Lebenserwartung nicht oder kaum verkürzt ist. Die Serumkreatinkinase ist nur geringgradig erhöht.

Die Rumpfgürtelform (Typ II) wird autosomal-rezessiv vererbt (38 Fälle auf 1 Million). Es kommen aber auch echte sporadische Fälle vor (27 auf 1 Million). Bei den *Fällen mit fazialer Beteiligung* ist im Gegensatz zur dominanten fazio-skapulo-humeralen Form der Beginn nicht selten früher und im Beckengürtelbereich. Bei den *Fällen ohne faziale Beteiligung* können etwa gleich häufig zuerst der Beckengürtel oder zuerst der Schultergürtel betroffen sein und dementsprechend der Verlauf ein aszendierender oder deszendierender sein. Der Krankheitsbeginn ist sehr variabel vom 1. bis zum 4. Jahrzehnt, meist liegt er aber im ersten und zweiten Jahrzehnt. Progredienz und Verteilung der Ausfälle sind ebenfalls sehr unterschiedlich. Der M. deltoides ist – im Gegensatz zu den Polymyositiden und den spinalen Muskelatrophien – oft ausgespart. Es kommen Kontrakturen und selten auch eine Wadenhypertrophie vor. Unter Umständen kann ein zu dieser Krankheitsgruppe gehörendes Mädchen klinisch wie eine Patientin mit DUCHENNE-Form (s. unten) erscheinen. Die Kreatinkinase ist im Serum in der Regel erhöht, aber nicht so stark wie bei den DUCHENNE-Fällen. Eine schwere Behinderung tritt meist erst nach vielen Jahren auf, führt allerdings zu einer Beeinträchtigung der Gehfähigkeit und der Arbeitsfähigkeit und im Mittel zu einer Verkürzung der Lebenserwartung. Vielleicht stellen gewisse seltene isolierte Dystrophien der Oberschenkelmuskeln Sonderformen dieses Typus dar.

Die DUCHENNE-*Form* (Typ III) wird geschlechtsgebunden-rezessiv vererbt und befällt nur Knaben. Sie ist die häufigste Muskeldystrophieform, wobei 279 Knaben auf eine Million männliche Geburten erkranken und zum Beispiel im Kanton Bern 25 manifeste Kranke auf 1 Million lebender männlicher Individuen vorkommen. Die *weiblichen Konduktorinnen* weisen sehr selten einmal klinische Muskelsymptome auf. Sie können durch eine

Tabelle 31. Wichtigste Charakteristika der Dystrophia musculorum progressiva

Name	Vererbung	Häufigkeit	Alter	Klinische Besonderheiten	Prognose
Fazio-skapulo-humerale Form (Typ I)	autosomal-dominant	4 auf 1 Million	2.—3. Jahrzehnt	Beginn im Gesicht und Schultergürtel, später eventuell Beckengürtel	Langsam progredient, bleiben oft arbeitsfähig
Rumpfgürtel-form (Typ II)	autosomal-rezessiv sporadisch	38 auf 1 Million 27 auf 1 Million	sehr variabel 1. und 2. (—4.) Jahrzehnt	Beginn im Becken- oder Schultergürtel, dann aszendierend bzw. deszendierend. Gelegentlich (sekundär) faziale Beteiligung. Eventuell Kontrakturen. Selten auch Wadenhypertrophie (!)	Behinderung nach vielen Jahren nennenswert. Arbeitsfähigkeit eingeschränkt
Duchenne-Form (Typ III)	geschlechts-gebunden rezessiv. Nur Knaben befallen	279 Knaben auf 1 Million männliche Geburten	2.—6. Jahr 1.—2. Jahrzehnt	**Maligne Form:** Beginn im Beckengürtel. Wadenhypertrophie. Aszendierend **Benigne Form:** 5mal seltener als maligne. Viel langsamer aszendierend	Rasch invalidisierend. Tod vor dem 20. Jahr Bis 3. Jahrzehnt gehfähig. Tod im 4. oder 5. Jahrzehnt

Kreatinkinasebestimmung nach Arbeitsbelastung, die Muskelbiopsie, das Elektromyogramm und den Nachweis einer Kardiomyopathie im Elektrokardiogramm erfaßt werden.

- *Die maligne Form der* DUCHENNE-*Dystrophie* ist vier- bis fünfmal häufiger als die gutartigere Form. Sie beginnt meist im zweiten bis sechsten Lebensjahr, aber es kommen wohl auch kongenitale Formen vor. Es sind zunächst die Beckengürtelmuskeln befallen und meist findet sich eine ausgeprägte Wadenhypertrophie. Die Krankheit schreitet rasch fort unter Befall der übrigen Beckengürtel- und Extremitätenmuskeln, führt innerhalb einiger Jahre zur Invalidität und der Tod erfolgt in der Regel vor dem 20. Altersjahr. Die Kreatinkinasewerte im Serum zeigen zu Beginn exzessive Werte (mehrere hundert I. E.), um in späteren, ausgebrannten Stadien gegen die Norm zu abzusinken. Die angeblich bei Mädchen beobachteten Formen sind bei genauer Analyse keine DUCHENNE-Fälle, sondern entweder andere Myopathien (zum Beispiel autosomal-rezessive Rumpfgürtelformen) oder nicht myopathische Muskelatrophien (439).
- *Die benignere Form der* DUCHENNE-*Dystrophie* (39) ist etwa 5mal seltener als die maligne. Der Erkrankungsbeginn liegt selten schon im ersten Lebensjahrzehnt, die Gehfähigkeit bleibt bis ins dritte Jahrzehnt erhalten und der Tod tritt im 4. oder gar 5. Lebensjahrzehnt ein. Die Kreatinkinasewerte liegen durchschnittlich etwas höher als bei der Gliedergürtelform, aber deutlich niedriger als bei der malignen DUCHENNE-Form.

Eine kausale *Therapie der progressiven Muskeldystrophien* (40, 330) ist nicht bekannt. Im Vordergrund steht die Pflege, heilgymnastische und eventuell orthopädische Behandlung. Medikamentös werden u. a. anabole Hormone, Nukleosid-Nukleotid-Gemische, Vitamin E usw. gegeben.

Tabelle 32. Wichtigste Charakteristika der Dystrophia myotonica *Steinert*

- Zweithäufigste Muskelerkrankung. 50 auf 1 Million Einwohner
- Erblichkeit (autosomal-dominant)
- Manifestation meist im 3. Lebensjahrzehnt
- Distal beginnende Muskelatrophien und -schwächen
- Myotone Reaktion der Muskeln (Zunge!)
- Myopathische Gesichtszüge mit Ptose
- Glatze
- Katarakt
- Hodenatrophie (Mensesstörungen)
- Beeinträchtigung der Arbeitsfähigkeit im 4.—5. Jahrzehnt. Lebenserwartung verkürzt

Dystrophia myotonica (CURSCHMANN-STEINERT)

(40, 162, 329, 330, 542)

Diese zweithäufigste erbliche Muskelerkrankung wird autosomal-dominant vererbt. Sie ist bei männlichen Heterozygoten zu 100 %, bei weiblichen Heterozygoten zu 60% penetrant. Die Häufigkeit der Merkmalsträger beträgt in der Schweiz 50 Fälle auf 1 Million Einwohner. Männer scheinen etwas häufiger als Frauen befallen. Die Symptome werden meist – im Gegensatz zur Myotonia congenita THOMSEN (s. unten) – zwischen dem 20. und 30. Jahr erstmals bemerkt, können aber unter Umständen auch schon viel früher, eventuell schon im Kleinkindesalter, manifest werden. Meist sind die Patienten im 4. und 5. Lebensjahrzehnt schon deutlich behindert und in ihrer Arbeitsfähigbeit beeinträchtigt. Die Lebenserwartung ist verkürzt. In Tab. 32 sind die hauptsächlichsten Krankheitszeichen zusammengefaßt. Im Vordergrund stehen die *Muskelsymptome* und hier die dystrophischen Zeichen: Es treten zunächst distal betonte Atrophien an Vorderarmen und Unterschenkeln sowie an den Händen mit entsprechender Störung der Greiffunktion und des Gehaktes auf. Später werden auch proximale Muskeln betroffen. Recht früh zeigt sich auch eine Atrophie der Gesichtsmuskeln, wobei besonders die Mm. temporalis, orbicularis oculi und oris, der M. sternocleidomastoideus und die Schluckmuskulatur betroffen sind. Die eingefallenen Schläfengruben, die Ptose und die schlaffen Gesichtszüge der „Facies myopathica" haben zur Bezeichnung „Jammergestalt" Anlaß gegeben. Die Muskeln weisen außerdem bei allen Patienten eine *myotone Reaktion* auf, die weniger ausgeprägt als bei der Myotonia congenita ist und bei der Besprechung dieser letzteren beschrieben werden soll (S. 371). Sie stört den Patienten mit dystrophischer Myotonie kaum je nennenswert. Der Muskelbefall zeigt sich in der Muskelbiospsie (162, 509), wobei neben den allgemeinen dystrophischen Zeichen vor allem eine auffallend starke Zunahme zentraler Kerne, Ringfibrillen und Sarkoplasmamassen das Bild beherrschen. Die Kreatinkinase im Serum ist meist mäßig erhöht. Im Elektromyogramm finden sich Zeichen einer Myopathie zugleich mit den charakteristischen myotonen Entladungen („Sturzkampfbombergeräusch" im Lautsprecher).

Die Dystrophia myotonica ist ein weitgehend generalisierter dystrophischer Prozeß, weshalb zahlreiche *weitere klinische Erscheinungen* nebst den Muskelsymptomen zum Krankheitsbild gehören (329, 576). Es finden sich an den *Augen* nebst der Ptose ein seltener Lidschlag, Konvergenzspasmen und gelegentlich ein Pseudo-GRAEFE-Zeichen (S. 245), vor allem aber eine bei Spaltlampenuntersuchung praktisch konstante Kataraktbildung. Meist sind es bunte vordere oder hintere subkapsuläre Punkte, in späteren Stadien aber ist sie von einer senilen Katarakt nicht zu unterscheiden. Seltener ist eine Keratitis sowie eine Atrophie des Corpus ciliare mit vermindertem intraokulärem Druck. Es findet sich eine *Gehörverminderung* für hohe Frequenzen. *Endokrine Störungen* sind häufig, besonders eine Hodenatrophie. Bei Frauen sind vielfach Mensesstörungen vorhanden. Am *Herzen* sind zwar klinische Symptome selten, Störungen des Elektrokardiogrammes jedoch häufig (P-R-Verlängerungen oder QRS-Verbreiterungen).

Am *Verdauungstrakt* werden gestörte Kontraktionsverhältnisse am Ösophagus und am Magen sowie ein Sigma elongatum beschrieben, was für eine Beteiligung der glatten Muskulatur am dystrophischen Prozeß sprechen könnte. Es finden sich auch Zeichen einer *Zwischenhirnschädigung* mit dienzephal-somatischen und *psychopathologischen Veränderungen* im Sinne des hirnlokalen, aber auch des hirndiffusen Psychosyndromes und akute psychotische Schübe. Im *Elektroenzephalogramm* finden sich Anomalien mit verlangsamter hirnelektrischer Aktivität und das *Pneumoenzephalogramm* zeigt eine allmählich zunehmende Ventrikelerweiterung.

Als *myotonische Dysembryoplasie* (451) wurde eine schon bei der Geburt manifeste, dystrophische Muskelerkrankung bezeichnet. Es bestehen Trinkschwierigkeiten und Schluckstörungen, das Gesicht ist paretisch und maskenhaft. Der Muskeltonus ist vermindert und die motorische Entwicklung verzögert. Die Mm. sternocleidstoideus und temporalis sind atrophisch. Gelegentlich findet sich schon klinisch und deutlich im Elektromyogramm eine Myotonie. Fehlbildungen sind häufig (Fußdeformitäten, Skoliose, Mikrognathie etc.).

Seltenere muskeldystrophische Prozesse

Die Augenmuskeldystrophie (166, 305) führt zu einer ganz allmählich über Jahre progredienten Einschränkung der Augenbewegungen und einer Ptose. Die inneren Augenmuskeln werden nicht betroffen. Es sind wohl dies die Fälle, die früher als *progressive nukleäre Ophthalmoplegie* von GRAEFE bezeichnet wurden. Es lassen sich vielfach bei genauer Untersuchung auch andere klinische Zeichen einer Muskeldystrophie (zum Beispiel der Nackenmuskeln oder Schultermuskeln) nachweisen und bioptisch bestätigen. Gelegentlich sind auch Schluckstörungen vorhanden (74, 554). Zur Differentialdiagnose der Augenmotilitätsstörungen s. S. 245.

Die Myopathia distalis tarda hereditaria (WELANDER) (230, 570) beginnt beim Erwachsenen, aber in sehr unterschiedlichem Lebensalter. Es handelt sich um ein dominant erbliches, nicht geschlechtsgebundenes Leiden, das mit Paresen und Atrophien der Vorderarme und der Unterschenkel sowie der kleinen Fuß- und Handmuskeln einsetzt. Die Progredienz ist sehr langsam und es geht fast 20 Jahre, bis die Arbeitsfähigkeit nennenswert beeinträchtigt ist. Elektromyogramm und Muskelbiopsie bestätigen die myopathische Natur des Leidens. Es wurden aber auch klinisch ähnliche Fälle von *hereditärer distaler Myopathien mit Beginn in der Kindheit* beschrieben (49). Eine Differenzierung gegenüber der neuralen Muskelatrophie CHARCOT-MARIE-TOOTH (S. 383), die auch rein motorische Ausfälle und ein Myopathiebild in der Muskelbiopsie aufweisen kann (225), ist notwendig.

Als kongenitale Muskeldystrophie (553) wird eine autosomal rezessiv erbliche Erkrankung beschrieben, bei welcher schon bei der Geburt die Zeichen einer Muskelschwäche vorhanden sind. Klinisch und bioptisch unterscheidet sich die ziemlich rasch progrediente Krankheit nicht von einer progressiven Muskeldystrophie.

Myotone Syndrome

Die Myotonia congenita THOMSEN (542) ist eine autosomal-dominante Erkrankung mit einem hohen Grad an Penetranz, die genetisch nichts mit der Dystrophia myotonica STEINERT zu tun hat. (Rezessive) Einzelfälle sind allerdings auch beschrieben. Die Erkrankung wird schon sehr früh manifest, gelegentlich schon „in der Wiege". Das Charakteristische ist die *myotone Reaktion,* an der alle quergestreiften Muskeln teilhaben. Die Muskeln zeigen nach aktiver Kontraktion, aber auch nach elektrischer oder durch Beklopfen ausgelöster Kontraktion eine verzögerte Erschlaffung. Ein festumfaßter Gegenstand kann nicht plötzlich losgelassen werden, die Faust nicht rasch geöffnet werden, beim Beklopfen der Zunge mit der Kante eines Spatels bleibt lange eine Delle bestehen und bei der elektrischen Reizung tritt schon bei niedrigen Strömen statt einer einzelnen Kathodenschließungszuckung ein Tetanus auf. Dementsprechend können die Patienten anfänglich nicht plötzliche Bewegungen ausführen, während nach mehrmaliger Wiederholung dies glatt gelingt. Es treten Augenmotilitätsstörungen durch myotone Spasmen der Augenmuskeln und ein Pseudo-GRAEFE-Zeichen (S. 245) auf. Die Kälte kann die myotonen Erscheinungen in sehr ausgesprochenem Maße verstärken. Es besteht jedoch keine eigentliche Parese und insbesondere keine Muskelatrophie. Die Muskulatur ist in vielen Fällen sogar besonders kräftig ausgebildet, so daß die Patienten einen geradezu athletischen Habitus haben. Die Intensität der Symptome nimmt im Laufe der Jahre eher ab und die Patienten sind in der Regel in den meisten Berufen voll arbeitsfähig. Die Lebenserwartung ist nicht verkürzt. Die Diagnose stützt sich auf die erwähnten klinischen Eigenheiten und auf das hochgradig charakteristische Elektromyogramm, in welchem sich vor allem über die Willkürkontraktion hinaus noch während mehrerer Sekunden hochfrequente kleine Potentiale entladen, die im Lautsprecher ein „Sturzkampfbombergeräusch" verursachen. Die Muskelbiopsie zeigt höchstens eine Faserhypertrophie. Die Myotonie beruht wahrscheinlich auf einer abnormen Eigenschaft der Muskelfaser selber, da sie auch nach Blockierung und Degeneration des peripheren Nerven sowie nach Kurarisierung weiterbestehen kann.

Sofern eine *Therapie* notwendig ist, wird dieselbe mit Procainamid, mit Chinin und mit Ionen-Austauschharzen ausgeführt.

Bei der *Differentialdiagnose* der Myotonia congenita ist die Dystrophia myotonica zu berücksichtigen (späteres Manifestwerden der Symptome, dystrophische Zeichen an der Muskulatur, Katarakt usw.), dann die Paramyotonie (s. unten) und die Adynamia episodica hereditaria (S. 381) mit ihrer Kaliumstoffwechselstörung. Das Myxödem kann zu Muskelhypertrophie und verlangsamter Dekontraktion nach Reflexauslösung führen, ebenso zu Muskelkrämpfen. Sie spricht aber auf Thyreoidea-Extrakte an. Im Kindesalter findet sich der myxödematöse Athletismus (KOCHER-DEBRÉ-SEMELAIGNE-Syndrom) (126) charakterisiert sowohl durch die Zeichen der Hypothyreose als auch durch eine Hypertrophie der Extremitätenmuskeln, die kräftig oder auch schwach sein können. Die Wadenhypertrophie bei der DUCHENNE-Form der Dystrophia musculorum progressiva ist wegen der begleitenden Schwäche anderer Muskeln leicht abzugrenzen. Die Hypertrophia musculorum vera kommt halbseitig und isoliert vor, tritt schon in der Kindheit oder Jugend auf und ist allmählich progredient. Manche Patienten zeigen auch myotone Phänomene, Schmerzen und Hyperhidrose. Cornelia DE LANGE beschrieb eine kongenitale Muskelhypertrophie mit extrapyramidalem Rigor sowie gestörter Motorik bei Entwicklungsstörungen des Gebisses und Debilität Das Stiff-man-Syndrom und die Neuromyotonie (s. unten) sind durch dauernde elektrische Muskelaktivität gekennzeichnet.

Die Paramyotonia congenita (EULENBURG) (366) ist autosomal-dominant mit fast vollständiger Penetranz erblich. Die Patienten zeigen von Geburt an eine aktive und besonders durch Kälte provozierte Myotonie, dazu aber anfallartige schlaffe Paresen, vor allem der proximalen Muskeln. Diese treten auch unabhängig von der Kälte auf und dauern Minuten bis Stunden. Es finden sich weder Muskelatrophien, noch Hypertrophien, keine Katarakt oder endokrine Störungen. Die Krankheitserscheinungen gehen im Laufe der Jahre eher zurück. Da die myotonen Symptome sehr diskret sein können, unter Umständen nur an der Zunge nachweisbar sind oder gar nur in Kälte auftreten, da andererseits die paretischen Episoden auch ohne myotonische Erscheinungen auftreten können, wird die Abgrenzung von der *Adynamia episodica hereditaria* (S. 381) gelegentlich problematisch.

Als Neuromyotonie (Syndrom dauernder Muskelaktivität) (275, 388) wird eine plötzlich auftretende und schubweise verlaufende Anomalie der Muskelfunktion bezeichnet. Es besteht eine dauernde Verkrampfung aller Skeletmuskeln, die verhärtet erscheinen, so daß jede Bewegung nur zähflüssig und gegen einen Widerstand der Antagonisten durchgeführt werden kann. In Spätstadien kann es zu Kontrakturen kommen. Muskelatrophien, die myotone Reaktion beim Beklopfen oder Dauerparesen fehlen. Man kann ein ständiges feines Muskelwogen beobachten. Charakteristisch ist im Elektromyogramm auch bei bestmöglicher Entspannung eine dauernde Aktivität von Potentialen unterschiedlicher Dauer, die nach Leitungsanästhesie des Nerven weiterbestehen, jedoch unter Kurarisierung – im Gegensatz zum Verhalten bei der Myotonie – verschwinden. *Therapeutisch* sind Antiepileptika, insbesondere Diphenylhydantoin, prompt wirksam.

Stiff-man-syndrome (245). Dieses eigenartige Krankheitsbild beginnt meist im mittleren Lebensalter, häufiger bei Männern als bei Frauen. Es stellt sich eine progrediente und dauernde Steifigkeit der Muskulatur ein, beginnend am Rücken und Nacken und später auf die proximalen Extremitätenmuskeln übergehend. Die Patienten können sich kaum bücken. Es treten außerdem auf äußere Reize hin intensive und schmerzhafte Muskelspasmen auf. Es finden sich weder eigentliche Paresen, noch Muskelatrophien. Die Sensibilität ist intakt, die Reflexe lebhaft, Pyramidenzeichen fehlen oder sind zweifelhaft. Vereinzelte Fälle haben reduzierende Substanzen im Urin. Die Muskelbiopsien sind normal oder uncharakteristisch verändert. Die meisten, aber nicht alle Patienten zeigen im Elektromyogramm eine dauernde Entladung von normal konfigurierten Aktionspotentialen einzelner motorischer Einheiten. Die Symptome sind möglicherweise auf eine Störung des Hemm-Mechanismus der RENSHAW-Zellen im Rückenmark zurückzuführen. Sie sind durch Diazepam zu beheben. Das Syndrom ist verwandt und möglicherweise identisch mit der oben beschriebenen *Neuromyotonie.*

Eine elektromyographisch und klinisch typische symptomatische Myotonie kann durch die Einnahme gewisser, *den Cholesterinspiegel senkenden Medikamente* (z. B. Diazacholesterol) erzeugt werden. Vereinzelt treten auch eigentliche Paresen mit histologisch nachweisbaren Veränderungen der Muskelfasern auf. Die Symptome verschwinden mit dem Absetzen der Medikation.

Myasthenia gravis pseudoparalytica (ERB-GOLDFLAM)

(425, 426, 555)

Für die *Diagnose der Myasthenia gravis* sind folgende Elemente entscheidend:

- Zunehmende Ermüdung einzelner Muskeln bei zunehmender Belastung derselben. Somit vermehrte klinische Erscheinungen bei anstrengender Tätigkeit gegen Abend
- Erholung innerhalb von Minuten oder Bruchteilen einer Stunde bei Ruhe
- Befall von Muskeln, die nicht vom gleichen peripheren Nerven innerviert werden
- Besonders häufiger Beginn mit Augenmuskel-, Gaumensegel- und Schlundmuskelparesen
- Wechselnde Intensität der Symptome und gelegentlich schubartiger Verlauf
- Fehlen von Sensibilitätsstörungen, Schmerzen, Faszikulationen oder Atrophien
- Sofortige Besserung oder gar Aufhebung der Paresen durch die Injektion eines Cholinesterase-Hemmers (S. 376)
- Myasthenische Reaktion mit fortschreitender Amplitudenabnahme der Potentiale bei repetitiver Reizung, im besonderen elektromyographisch nachzuweisen (s. Abb. 69).

Das *klinische Bild* der Myasthenia gravis ist sehr charakteristisch. Es werden häufiger Frauen als Männer betroffen und die ersten Krankheitserscheinungen manifestieren sich meistens zwischen dem 20. und dem 40. Altersjahr. Es kommen aber auch Ersterkrankungen in höherem Alter, besonders bei Männern, vor. Bei Kindern myasthenischer Mütter besteht eine angeborene, aber rasch abklingende Myasthenie

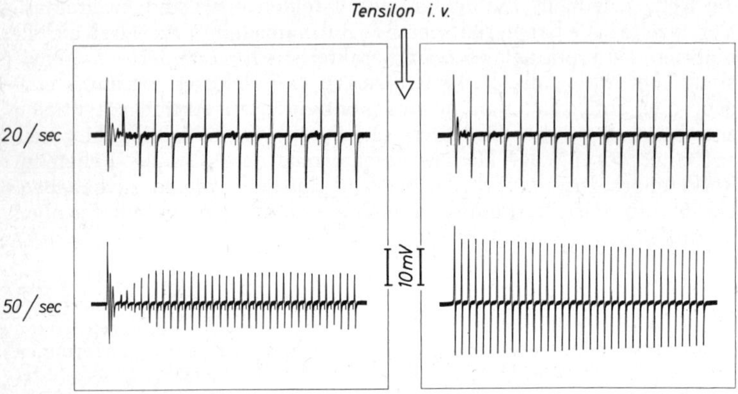

Abb. 69. Wirkung repetitiver Reizung des N. ulnaris auf die Kontraktion des M. abductor digiti V bei einer Myasthenia gravis. Vor Tensilon-Gabe deutlicher Amplitudenabfall, besonders bei Reizfrequenz von 50/sec. Nach Tensilon Normalisierung.

der Muskeln, während eine echte angeborene Myasthenie eine große Seltenheit ist, ebenso wie familiäre Fälle. Die Patienten bemerken zunächst eine abnorme Ermüdbarkeit einzelner Muskeln, wobei kontinuierliche Betätigung mehr oder weniger rasch zu Paresen führt, die sich bei Muskelruhe innerhalb von Minuten oder Bruchteilen einer Stunde zurückbilden. Die Symptome treten entweder erst im Laufe des Tages auf oder nehmen gegen Abend zu. Bevorzugt werden besonders die Muskeln mit tonischer Funktion, speziell am Kopf und vor allem jene mit kleinen motorischen Einheiten (Lidheber, Gaumensegel, Augenmuskeln und besonders hier der Rectus superior) sowie auch die Nackenmuskulatur. Dementsprechend bestehen die Frühsymptome oft in Ptose, Doppelbildern, näselnder Sprache, Schluckstörungen und Schwäche für die Kopfbewegungen. Es finden sich auch rein okuläre Formen (167). Meist erst später werden Paresen der Rumpf- und Extremitätenmuskeln manifest, die allerdings ausnahmsweise auch von Anfang an und auch ohne Kopfmuskelsymptome vorhanden sein können. Neben der rasch wechselnden Intensität der Lähmungserscheinungen ist diagnostisch auch die Tatsache wichtig, daß die betroffenen Muskeln von verschiedenen peripheren Nerven versorgt werden, wobei die Ausfälle – mit Ausnahme der Augenmuskelparesen – fast immer mehr oder weniger symmetrisch sind.

Die abnorme Ermüdbarkeit der Muskeln kann – auch an klinisch nicht betroffenen Extremitätenmuskeln – durch die *konventionelle elektrische Prüfung* nachgewiesen werden (JOLLYsche myasthenische Reaktion, S. 68). Im *Elektromyogramm* läßt sich die Abnahme der Potentialamplitude im Muskel bei repetitiver Reizung des zuführenden Nerven nachweisen, wobei deren Abfall durch die Injektion eines Cholinesterase-Hemmers verhindert werden kann (Abb. 69).

Entscheidend für die klinische Diagnose ist der Effekt der *intravenösen Injektion eines Cholinesterase-Hemmers.* Wird der Test am noch nicht behandelten Patienten zur Diagnosestellung angewendet, so injiziert man zum Beispiel intravenös 10 mg, d. h. 1 ml Edrophoniumchlorid (Tensilon) innerhalb 15 Sekunden. Man halte stets Atropinsulfat als Antidot bereit (1 mg intravenös, eventuell wiederholt). Wird der Test bei einem schon mit einem Cholinesterase-Hemmer behandelten Patienten angewendet, um den eventuellen Mehrbedarf an Medikamenten zu prüfen, so injiziert man üblicherweise 2 mg, d. h. 0,2 ml 1 Stunde nach der oralen Medikation intravenös. Es zeigt sich dann je nach Effekt, ob eine Erhöhung der Dosis notwendig ist oder ob allenfalls die Schwäche schon eine cholinergische Wirkung darstellt (s. unten). Bei der Augenmuskelmyasthenie ist der Effekt des Tensilontestes oft gering. Die Myastheniker weisen eine ganz enorme Kurare-Empfindlichkeit auf (Gefährdung durch Anästhesien mit Gabe von Muskelrelaxantien).

Bei der Untersuchung wird man in den meisten Fällen lediglich die oben geschilderte Funktionsstörung einzelner Muskelgruppen feststellen können. Etwa 10 % der Patienten weisen im Verlauf der Erkrankung Muskelatrophien auf. Tatsächlich lassen sich an den Muskeln histologisch im frischen Stadium zellige Infiltrate (Lymphorrhagien), später nicht selten Gruppen atrophischer Fasern nachweisen Der Liquor ist immer normal. Wichtig ist die Feststellung der Beziehung der Myasthenie zu pathologischen Veränderungen des Thymus und zu Autoinmmunvorgängen (179, 556). Thymome und Thymushyperplasien lassen sich pathologisch-anatomisch bei 40–50 % der Myastheniker nachweisen, klinisch allerdings nur bei 10–20 %. Es wird das Vorkommen von Autoimmunkrankheiten bei Thymusanomalien zum Teil zugleich mit Myasthenie beschrieben, namentlich Thyreoiditis und Lupus erythematodes. Man kann im Serum von Myasthenikern vielfach mit serologischen Testen und mit Immunofluoreszenzmethoden das Vorkommen von muskulären Antikörpern nachweisen (179, 532, 555).

Pathophysiologisch muß man aus diesen Gründen annehmen, daß die Myasthenie eine Membranstörung der motorischen Endplatte darstellt. Auf dem Boden von Autoimmunvorgängen spielen sich molekulare Strukturänderungen des neuromuskulären Überganges, im besonderen der subsynaptischen Membran, ab, die aber auch wieder reversibel sein können. Zellgruppen in den Keimzentren der Thymus produzieren IgG-Globuline, zu denen auch die muskulären Antikörper gehören, wie sie bei ca. 40 % der Myastheniker nachgewiesen werden können. Wahrscheinlich produziert der Thymus aber auch immunokompetente kleine Lymphozyten, Träger der zellständigen Immunreaktion. Wahrscheinlich führen Mutationen in den proliferierenden Thymuszellen zur Bildung solcher „forbidden clons", welche unter Mißachtung der Immuntoleranz gegen körpereigenes Gewebe zur Bildung von Autoimmunkörpern führen. Diese mutierten Klone können in der Thymus wie ein körperfremdes Gewebe eine Immunabwehr durch das Thymusgewebe selber hervorrufen. Aufgrund der Antigengemeinschaft zwischen Thymus, Schilddrüsen- und Muskelgewebe kann sich die in Gang gesetzte Autoimmunreaktion auch gegen diese zwei letztgenannten Gewebe richten und zur Myasthenie führen (387 a).

Der spontane Verlauf (426) ist sehr unterschiedlich. Etwa ein Viertel der Patienten zeigen spontane Remissionen, die im Durchschnitt $4^1/_2$ Jahre andauern, aber auch bis zu 15 Jahre anhalten können. Die Mortalität ist in den ersten zwei Jahren am höchsten, nimmt dann sehr eindrücklich ab und beträgt insgesamt etwa 15–20 %.

Die *Therapie* (426, 555, 556) besteht einerseits in der medikamentösen Behandlung mit Cholinesterasehemmern in individuell angepaßter Dosierung über den Tag verteilt. Spironolacton kann als Adjuvans dienen. Der Myastheniker verträgt sehr hohe Dosen dieser Medikamente. Es kann aber dennoch einmal zu einer Überdosierung und somit zu einer *cholinergischen Krise* kommen. Diese muß wegen der therapeutischen Konsequenzen (Verminderung bzw. vorübergehendes Absetzen der Medikamente, Atropingaben) von einer myasthenischen Krise unterschieden werden. Bei der cholinergischen Krise führt eine Anhäufung des Acetylcholins im Organismus zu oft sehr eindrücklichen und dramatischen Erscheinungen. Der Nikotineffekt des überschüssigen Acetylcholins äußert sich vor allem in einem Depolarisationsblock der motorischen Endplatte mit Muskelschwäche, die als solche allein nicht von der myasthenischen Schwäche zu unterscheiden ist. Dazu kommen unwillkürliche Muskelzuckungen, Faszikulationen und schmerzhafte Muskelkrämpfe. Als Ausdruck des Muskarineffektes stellen sich Schwitzen, Nausea, Druckgefühl im Epigastrium, Bauchkrämpfe, verstärkte Darmmotilität und Dyspnoe ein. Psychisch fallen eine allgemeine Unruhe, Angst und Reizbarkeit auf. Wenn einmal eine klinische Unterscheidung nicht möglich ist, kann eine intravenöse Injektion von 1–2 mg Tensilon entscheidend sein. Nur bei eindeutiger Behebung der Muskelschwäche darf aber auf eine myasthenische Krise geschlossen werden. Bei negativem Effekt oder bei Verschlechterung des Zustandes muß sofort mit der Therapie der cholinergischen Krise (Atropin intravenös, 1 mg, eventuell wiederholt, oder Oxime) begonnen werden.

Wegen der oben angeführten Beziehungen der Myasthenie zur Thymus wurden zahlreiche Patienten mit Myasthenie einer *Thymektomie* unterzogen, und zwar sowohl solche mit einer röntgenologisch faßbaren Thymushyperplasie oder einem Thymom, als auch Patienten, bei denen kein abnormes Thymusgewebe nachgewiesen werden konnte. Es darf bei kritischer Auswertung der großen Serien thymektomierter Myastheniker mit insgesamt etwa 600 Beobachtungen (555, 556) als erwiesen betrachtet werden, daß die Thymektomie – mit oder ohne vorausgegangener Röntgenbestrahlung – heute unter gewissen Voraussetzungen die Therapie der Wahl bei der Myasthenie ist. Besonders eindrücklich sind die Erfolge bei

Frauen unter 40 Jahren mit einem Krankheitsverlauf von weniger als 2 Jahren. In diesen Fällen wird die Prognose durch die Thymektomie eindrücklich gebessert. Die Exploration ist hier immer indiziert. Die Operationsmortalität in einem größeren Krankengut beträgt nur etwa 3 %. Die oben angeführte pathogenetische Deutung läßt in schweren Fällen, bei welchen die Thymektomie erfolglos war oder nicht durchgeführt werden kann, eine Behandlung mit LACTH, Kortikosteroiden und zytostatischen Medikamenten, insbesondere Purinantagonisten, angezeigt erscheinen (387 a).

Bei der *Differentialdiagnose der Myasthenie* werden Paresen anderer Ätiologie (Myopathie, neurogene Lähmungen) wegen der mehr oder weniger gleichbleibenden Intensität der letzteren leicht zu erkennen sein. Eigentliche myastheniforme Reaktionen mit starkem Wechsel des Lähmungsgrades in Abhängigkeit von der Muskeltätigkeit zeigen gewisse Myositiden, zum Beispiel auch bei Sjögren, und einzelne Patienten mit myatrophischer Lateralsklerose (407), (S. 208). Bei langdauernder Mangelernährung, zum Beispiel in Kriegsgefangenenlagern, kann es zu myastheniformer Schwäche, besonders mit Ptose und Ermüdbarkeit der Nackenmuskulatur, kommen (das japanische Kubisagari: „Einer, der den Kopf hängen läßt).

Bei Bronchialkarzinom kommt neben den an anderer Stelle erwähnten zentralnervösen Erscheinungen (S. 159), Polyneuropathien (S. 315) und Myopathien (S. 383) auch eine abnorme myastheniforme Ermüdbarkeit der Muskeln vor (Lambert-Eaton-Syndrom) (151, 555). Meist tritt zunächst eine Schwäche und rasche Ermüdbarkeit der Muskeln des Beckengürtels und der proximalen Beinmuskeln auf. Die Sehnenreflexe sind abgeschwächt oder fehlen. Bei Aktivität nimmt die Kraft vorübergehend während einiger Sekunden zu (Fazilitation), was auch im Elektromyogramm zum Ausdruck kommt. Hier sind bei repetitiver Reizung die ersten Muskelaktionspotentiale niedrig, werden aber mit zunehmender Reizfrequenz wieder größer. Die Amplitude wird auch größer, wenn vorgängig der repetitiven Reizung der Muskel während einiger Sekunden maximal aktiv kontrahiert wurde. Es erfolgt kein Ansprechen auf Cholinesterasehemmer, jedoch liegt eine abnorme Empfindlichkeit auf Kurare vor.

Polymyositis und Dermatomyositis

(5, 41, 564, 565, 582)

Unter diesen Begriff werden eine ganze Reihe von Fällen subsumiert, die klinisch und histologisch recht variabel und ätiologisch wahrscheinlich sehr uneinheitlich sind. Bei entsprechender Suche und genügend langer Verlaufsbeobachtung werden wohl viele der zunächst als Polymyositis angesprochenen Fälle einer Kollagenose oder einem Malignom zuzuordnen sein (S. 383). Manche der Fälle gehören in den Rahmen von Autoimmunkrankheiten. Es fragt sich, wie weit die Fälle von *klimakterischer Myopathie* (menopausal muscular dystrophy) nicht zu den Polymyositiden zu rechnen sind. Daneben finden sich aber echte, entzündliche oder granulomatöse Infiltrationen der Muskulatur, zum Beispiel durch Toxoplasmen, bei Trichinose und vor allem bei Morbus Boeck (S. 382). Klinisch findet sich eine zunächst meist an Muskeln der Gliedergürtel lokalisierte Schwäche, die entweder rasch und mit Schmerzen verbunden sich einstellen kann, oder aber äußerst langsam progredient verläuft. Diese letzteren Fälle geben nicht selten Anlaß zu Verwechslungen mit progressiver Muskeldystrophie. Bei den rasch fortschreitenden Paresen sind gelegentlich die betroffenen Muskeln schmerzhaft. An der Haut können sich in ca. einem Drittel der Fälle Veränderungen zeigen (fleckige Rötung, livide Verfärbung, Raynaud-Phänomene usw.), so daß man dann von einer *Dermatomyositis* sprechen kann. Gelegentlich bestehen Gelenkbeschwerden, allgemeines Krankheitsgefühl und Fieber. Der Beginn ist in den meisten Fällen jenseits des 30. Jahres, aber es erkranken auch Kinder. Frauen sind doppelt so häufig befallen wie Männer. Die Blutkörperchensenkungsgeschwindigkeit kann beschleunigt sein und die Globuline, insbesondere die Gammaglobuline, im Serum vermehrt. Die Rheumateste sind oft positiv. Die Kreatinkinase im Serum ist oft erhöht, bei akuten Fällen meist sehr ausgeprägt. Das Elektromyogramm zeigt meist Veränderungen, die charakteristisch, wenn auch nicht pathognomonisch sind: Kurze polyphasische Potentiale, Fibrillationen und pseudomyotonische repetitive Entladungen. Die Muskelbiopsie zeigt Degenerationen von Einzelfasern, die sich nicht von denen bei Dystrophia musculorum progressiva unterscheiden, oft reichlich regenerierende Fasern, nicht immer Entzündungszellen sowie gelegentlich Bindegewebszunahme. *Augenmuskelmyositis* (s. S. 245).

Die *Therapie* mit Kortikosteroiden ist vor allem in den akuten und subakuten Fällen, die innerhalb der ersten ein bis zwei Monate nach Erkrankungsbeginn behandelt werden, erfolgreich. In den langsamer verlaufenden Fällen und bei spätem Behandlungsbeginn kann immerhin die Progredienz oftmals zum Stillstand kommen und eine partielle Besserung erreicht werden. Neuerdings werden auch Immunosuppressiva angewendet.

Rhabdomyolysis (paroxysmale Myoglobinurie)

Bei der Rhabdomyolysis oder paroxysmalen Myoglobinurie (224, 337) tritt rasch unter Schmerzen, Fieber und Leukozytose eine Schwäche vorwiegend proximaler Muskeln auf. Meist ist keine Ursache faßbar, manchmal gehen dem Krankheitsschub körperliche Anstrengungen oder ein Infekt voraus. In zwei Dritteln der Fälle sind die Patienten beim ersten Krankheitsschub jünger als 20jährig und Männer werden etwa 4mal so häufig wie Frauen befallen. Familiäre Fälle kommen vor. Es liegt ein akuter Untergang der quergestreiften Muskeln vor, wobei deren Komponenten, also vor allem Glykogen, Myoglobin, Kreatin, Muskelenzyme und Kalium in den Kreislauf gelangen. Besonders das

Myoglobin kann im Harn als rotbrauner Farbstoff in den ersten 3–5 Tagen nachgewiesen werden. Die Serumkreatinkinase ist massiv erhöht. Die Rückbildung der Paresen kann schon nach 1–2 Wochen einsetzen und über mehrere Monate andauern. Histologisch lassen sich neben Muskelfasernekrosen und entzündlichen Reaktionen schon nach wenigen Tagen reparative Vorgänge und massenhaft Regenerationen nachweisen. Myoglobinurie findet sich bei traumatischen und anderen Muskelnekrosen (Verschüttungen bei Gebäudeeinsturz, „crush-injury"), ebenso nach dem Biß gewisser exotischer Giftschlangen und bei der Haffkrankheit nach Genuß von Giftstoff enthaltenden Fischen. Bei der McArdle-Krankheit kann ebenfalls Myoglobinurie auftreten (S. 381).

Muskelsymptome bei Endokrinopathien

Muskelsymptome bei Störungen der Schilddrüsenfunktion (72, 187, 385, 396, 504). Bei *Hyperthyreose* können verschiedene Störungen der Muskelfunktion auftreten, namentlich:

- Eine *chronische thyreotoxische Myopathie* (72, 385, 396), bei welcher eine vorwiegend proximale Muskelschwäche, besonders am Beckengürtel, vorhanden ist. Das Aufstehen aus der Hocke oder von einem niedrigen Schemel ist erschwert („signe du tabouret"). Mehr oder weniger deutlich findet sich dies wohl bei etwa der Hälfte der Hyperthyreosen. Selten kommen auch distale Atrophien vor. In der Muskelbiopsie finden sich lymphozytäre Infiltrate. Die Reflexe sind lebhaft. Eine vollständige Restitution tritt mit Normalisierung des Stoffwechsels ein
- Eine *akute, letal endende thyreotoxische Myopathie* ist sehr selten (72) und soll von bulbären Symptomen begleitet sein
- Bei *Myasthenikern* kommt eine Thyreotoxikose signifikant gehäuft vor. Der Hypermetabolismus verschlechtert die myasthenische Störung (157)
- Weniger als 10% der Patienten mit *periodischer Lähmung* (s. unten) haben auch eine Thyreotoxikose, bei deren Behebung auch die Lähmungsanfälle ausbleiben (72, 156, 385, 396). Wahrscheinlich wird eine latente Störung des Kaliumstoffwechsels durch die Hyperthyreose manifest
- Bei der *exophthalmischen Ophthalmoplegie* (72, 385, 396) gehen die Augenbewegungsstörungen – meist eine Parese des M. rectus superior – etwa parallel dem Exophthalmus und können auch einseitig sein. Sie können auch nach Thyreoidektomie auftreten und sind relativ schlecht beeinflußbar.

Bei *Hypothyreose* werden nebst zentralnervösen Symptomen (S. 169) auch Störungen der Muskelfunktion beschrieben (20, 421, 433).

- Es besteht eine proximale Muskelschwäche im Beckengürtel- und Schultergürtelbereich. Die Reflexe, insbesondere der ASR, zeigen einen abnorm verzögerten Ablauf. Bei direktem Beklopfen eines Muskels kann es zu einer nur langsam zurückgehenden Wulstbildung kommen (Myxödem). Histologisch finden sich subsarkolemmale mukoide Substanzen. Auf die Muskelhyperplasien bei kongenitalem Myxödem wurde schon hingewiesen (S. 371). Diese Symptome bilden sich bei Normalisierung der hormonalen Verhältnisse vollständig zurück.

Muskelsymptome beim Morbus CUSHING (6) sind nicht selten. Meist liegt eine proximale Schwäche der Beinmuskeln und der Beckengürtelmuskulatur vor, gelegentlich mit Atrophien. Die Mm. glutaei sind besonders häufig befallen. Die Elektromyographie weist auf eine Myopathie hin, die Muskelbiopsie zeigt Strukturänderungen von Einzelfasern, aber auch Gruppen atrophischer Fasern. Muskelsymptome bei *Hyperparathyreoidismus* (55 b) S. 170.

Muskelsymptome bei Stoffwechselanomalien

Muskelsymptome bei Kaliumstoffwechselstörungen. Die *(familiäre) periodische Lähmung* (paroxysmale hypokaliämische Lähmung) ist durch Lähmungsanfälle charakterisiert, die mit oder ohne positive Familienanamnese auftreten können. Die Störungen können in der auf eine ausgesprochene Muskelanstrengung folgenden Ruhepause auftreten, nach Abkühlung oder nach einer kohlenhydratreichen Mahlzeit. Die Lähmungen steigen meist rasch von den unteren Extremitäten auf und führen innerhalb von Stunden zu einer schlaffen Tetraparese oder Tetraplegie mit Reflexabschwächung oder Reflexverlust. Sie sind gelegentlich nicht symmetrisch und nicht selten von Parästhesien begleitet. Sensibilitätsstörungen fehlen. Das Zwerchfell sowie die Gesichts- und Kopfmuskulatur sind meist ausgespart, die Sphinkterfunktionen intakt, das Bewußtsein klar erhalten. Die Rückbildung kann spontan in umgekehrter Reihenfolge und ebenso rasch erfolgen. Sie ist fast schlagartig bei intravenöser Kaliumzufuhr. Wird eine Therapie unterlassen, kann es aber auch zum Exitus kommen. Im Anfall findet sich ein vergrößerter Umfang der Muskulatur, in der Biopsie vor allem gekammerte Vakuolen innerhalb der Muskelfasern, die eine Ausweitung des endoplasmatischen Retikulums darstellen. Elektromyographisch sind Fibrillationspotentiale, Denervationszeichen und auf der Höhe des Anfalles gar keine Muskelaktivität mehr nachweisbar. Das Elektrokardiogramm ist in typischer Weise verändert (ST-Senke, T-Verbreiterung, QT-Verlängerung). Vor allem aber besteht im Anfall fast immer eine Hypokaliämie. Bei den familiären Fällen können Lähmungsattacken immer wieder auftreten, wobei es schließlich zu bleibenden Muskelveränderungen und Dauerlähmungen kommen kann (434).

Ursächlich kommen neben den familiären Fällen vor allem symptomatische Hypokaliämien bei Nierenstörungen, Kaliumverlust durch den Darm, Kaliumverlust durch Ionenaustauschharze, bei primärem Aldosteronismus (CONN-Syndrom) (108, 137), medikamentös bei Gaben von Desoxy-Corticosteron oder bei übertriebener Einnahme von Extractum liquiritiae in Frage. Die auslösende Rolle einer Hyperthyreose wurde erwähnt (156). Die *Therapie* besteht in der Behandlung eines allfälligen Grundleidens und in der Anfallsbehandlung durch Kaliumzufuhr.

Die Adynamia episodica hereditaria (GAMSTORP) (40, 112, 188) hat klinisch manche Ähnlichkeit mit der zuletzt genannten Erkrankung, geht aber im Anfall mit einer *Hyperkaliämie* einher. Sie scheint in Schweden besonders häufig zu sein. Es handelt sich um ein autosomal-dominant erbliches Leiden mit mehr oder weniger voller Penetranz. Die ersten Lähmungsanfälle stellen sich in der frühen Kindheit ein. Die Anfallshäufigkeit ist hoch, bis mehrmals pro Woche, die Dauer der Anfälle kurz, meist weniger als eine Stunde. Im Laufe des Lebens werden die Patienten vielfach anfallfrei. Anfallauslösend können Anstrengung, Kälte und Fasten wirken. Die Anfälle steigen auch von den unteren Extremitäten auf, jedoch sind im Gegensatz zur periodischen Lähmung vielfach bulbäre Muskeln und Gesichtsmuskeln auch mitbetroffen. Die Reflexe sind vermindert oder fehlen. Vereinzelt, aber keineswegs immer, finden sich Myotoniezeichen, so daß eine Abgrenzung gegenüber der Paramyotonia (S. 372) notwendig wird. Parästhesien sind häufig. Die Prognose ist immer gut. Das Kalium ist im Beginn des Anfalles erhöht und auch kleine Kaliumgaben können anfallauslösend wirken.

Die periodische Lähmung mit Normokaliämie (448) ist ein seltenes, autosomal-dominantes Leiden mit wechselnder Penetranz. Die Anfälle sind hier lang und schwer, können bis zu drei Wochen dauern und treten mehrmals im Jahr auf. *Therapeutisch* wirkt NaCl in großen Mengen.

Muskelsymptome bei Enzymopathien

Als MCARDLE-*Krankheit* (259, 480, 496) wird ein angeborener, in manchen Fällen nachgewiesenermaßen (rezessiv) erblicher Mangel an Phosphorylase im Muskel bezeichnet. Der Abbau des Muskelglykogens zu Glukose-1-Phosphat ist dadurch unmöglich. Die Patienten klagen meist seit Kindheit über schmerzhafte Muskelkrämpfe bei Anstrengungen, besonders Wadenkrämpfe beim Gehen. Myoglobinurie kommt vor. Einzelne Fälle zeigen mit zunehmendem Alter auch Dauerparesen (496) möglicherweise als Folge häufiger Muskelnekrosen mit Myoglobinurie. Bei der Untersuchung findet sich im Lähmungsanfall ein stummes Elektromyogramm. Im Venenblut einer Extremität findet man nach Muskeltätigkeit und unter ischämischen Bedingungen keine Zunahme der Milchsäure. Der Phosphorylasemangel kann biochemisch oder histochemisch nachgewiesen werden. In anderen Organen scheint die Phosphorylase vorhanden zu sein, so daß zum Beispiel auf Glukagon- oder Adrenalin-Gaben ein normaler Blutzuckeranstieg durch Mobilisierung des Leberglykogens zustande kommt.

Bei den Glykogenspeicherkrankheiten (5) äußert sich die kardiomuskuläre Form bei Kindern und Jugendlichen in etwa der Hälfte der Fälle vor allem durch Muskelsymptome. Diese in ihrer körperlichen Entwicklung retardierten, geistig in der Regel aber normalen Kinder weisen eine Herzvergrößerung und eine abnorm große Zunge auf. Uns interessiert hier die Schwäche der Skeletmuskulatur, die extrem hypoton sein kann. Die Sehnenreflexe können ganz fehlen. Die exakte Natur des Stoffwechseldefektes ist nicht bekannt. Der Glykogengehalt der Skeletmuskeln, der normalerweise 0,5 g% beträgt, ist auf das Vier- bis Achtfache vermehrt. Dies kann in der Muskelbiopsie zum Beispiel in der BEST-Karmin-Färbung gezeigt werden, wobei eine Vakuolisierung der Muskelfasern mit Verdrängung der Fibrillen durch Depots von Glykogen sichtbar wird.

Muskelsymptome bei anderen internistischen Affektionen

Die hier noch angeführten Myopathien könnten ihrem klinischen und histologischen Erscheinungsbilde nach ebenso in die Gruppe der Myositiden eingereiht werden. Wegen ihrer bekannten Ätiologie möchten wir sie jedoch gesondert aufführen.

Bei der *Sarkoidose* (Morbus BESNIER-BOECK-SCHAUMANN) (24, 117, 257, 289 a, 481 b) können sowohl asymptomatische Granulome in der Muskulatur vorkommen, als auch klinische Manifestationen einer Myopathie. Letztere kann von anderen Organmanifestationen des Leidens begleitet sein, kann aber auch isoliert und ohne andere klinische Hinweise für eine Sarkoidose sich manifestieren. Etwa 60% aller BOECK-Sarkoidosen zeigen bioptisch oder autoptisch die typischen Granulome in der Muskulatur. Der Muskelbefall äußert sich klinisch als meist bilaterale und symmetrische, in der Regel proximal betonte Muskelschwäche und Atrophie. Gelegentlich sind die betroffenen Muskeln etwas dolent. Die Sehnenreflexe können abgeschwächt sein oder fehlen, die Sensibilität ist intakt. Der Verlauf ist entweder sehr langsam progredient oder zeigt schubartige Verschlechterungen, abwechselnd mit vollständigen Remissionen. Das Elektromyogramm weist auf eine Myopathie hin. Entscheidend für die Diagnose sind einerseits andere Organmanifestationen des Leidens (Hiluslymphome, okuläre Manifestationen, Parotisschwellung, Hautveränderungen, negative Tuberkulinproben usw.) und vor allem die Muskelbiopsie. Diese zeigt die typischen Granulome mit den Epitheloidzellen und den LANGHANS-Riesenzellen. Auf die anderen neurologischen Manifestationen der Sarkoidose ist auf S. 106 hingewiesen worden.

Die WEGENER-*Granulomatose* kann nebst zentralnervösen und peripheren neurologischen Symptomen (S. 311) insbesondere auch eine diffuse Muskelschwäche mit myopathischen Veränderungen in der Muskelbiopsie mit entzündlichen Infiltraten, Fasernekrose und Vakuolen aufweisen (141, 526, 586). *Die Myopathie beim Lupus erythematodes* (163) muß neben die zentralnervösen Komplikationen dieser Krankheit (S. 173) gestellt werden. Es treten diffuse, recht intensive myalgische Schmerzen auf. Die Muskeln selber sind druckdolent. Eine gewisse Muskelschwäche besteht meistens, eigentliche Paresen nur selten. Diese sind dann meist proximal lokalisiert. In diesen Fällen ist im Elektromyogramm ein Bild wie bei einer Polymyositis vorhanden. Die Biopsie entspricht ebenfalls einer Myositis mit zelligen Infiltraten, besonders perivaskulär, so daß man an eine Periarteriitis nodosa denken könnte. Daneben bestehen Strukturänderungen von Einzelfasern und Vakuolenbildungen. Letzteres wird allerdings auch als typisches Merkmal der *Chloroquinwirkung* auf den Muskel beschrieben (190), das vielfach zur Therapie des Lupus erythematodes angewendet wird. Auch gleichzeitiges Vorkommen von Lupus erythematodes und Myasthenie wurde beobachtet.

Beim SJÖGREN-*Syndrom,* wahrscheinlich eine Autoimmunkrankheit, kann es zu einer langsam progredienten Myopathie kommen (59, 515), wobei die proximalen Muskeln befallen sind und auch Atrophien aufweisen. Elektromyographisch und in der Muskelbiopsie findet sich das Bild einer Myositis. Die BEHÇET-*Krankheit* (s. S. 223) kann von einer Myopathie begleitet sein (192).

Die Myopathie bei Malignomen (71, 464, 509, 582) stellt zusammen mit den zentralnervösen Erscheinungen (S. 158) und den Polyneuropathien (S. 315) metaneoplastische Symptome dar, die wohl auf einer Stoffwechselwirkung beruhen und vom lokalen Tumorwachstum unabhängig sind. Klinisch handelt es sich meist um ältere Patienten mit einer langsam progredienten, proximal lokalisierten Muskelschwäche und -atrophie. Bei diesem klinischen Bild liegt bei Patienten von über 50 Jahren in etwa 70 % der Männer und in 25 % der Frauen ein Malignom vor. Wohl handelt es sich meistens um ein Bronchuskarzinom, aber es kommen auch andere maligne Tumoren in Frage. Die Muskelsymptome können 2 und mehr Jahre den anderen klinischen Manifestationen der Geschwulst vorausgehen. Der elektromyographische und der muskelbioptische Befund entsprechen demjenigen einer Polymyositis (S. 377). Selten einmal bilden sich die Muskelsymptome nach Radikaloperationen des Tumors zurück.

Übrige, zum Teil seltene Myopathien

Die neurale Muskelatrophie (peronäale Muskelatrophie CHARCOT-MARIE-TOOTH) (148, 225, 418, 502) wird meistens dominant-autosomal vererbt mit sehr unterschiedlicher Penetranz. Es handelt sich um ein Erbleiden, das zweifellos nicht nur den Muskel primär betrifft, obwohl in manchen Fällen die Muskelbiopsie das typische Bild einer Myopathie ergibt (225). Vielmehr werden auch die peripheren Nerven und wahrscheinlich auch die Rückenmarksvorderhornganglienzellen mitbetroffen, so daß die Einreihung in dieses Kapitel ätiologisch wohl falsch ist. Klinisch zeigen sich die ersten Krankheitszeichen in der Regel in der Kindheit. Meist findet sich ein Hohlfuß, bald auch eine Atrophie und Parese der peronäalen Muskeln, also eine Fußheberschwäche bei relativ gut erhaltener Kraft der Plantarflexoren. Ein Steppergang ist praktisch immer vorhanden. Früh schon verschwindet der Achillessehnenreflex, später auch andere Sehnenreflexe. Die Atrophie und Parese der Unterschenkelmuskeln kann zunehmen, aber kaum je werden die Muskeln des Oberschenkels betroffen, so daß die noch kräftige Oberschenkelmuskulatur mit den stark verdünnten Unterschenkeln kontrastiert („Storchenbeine"). Die distalen Muskeln der oberen Extremitäten, insbesondere die kleinen Handmuskeln, können mit der Zeit ebenfalls betroffen werden. Die Sensibilität ist nur in etwa einem Viertel bis der Hälfte der Fälle distal für Berührung und vor allem für Vibration vermindert. Selten finden sich andere neurologische Ausfälle, wie proximale Muskelatrophien, Nystagmus, Hinterstrangsymptome, Optikusatrophie oder Pupillenanomalien. Bei der ebenfalls erblichen *hypertrophischen Neuritis* (DEJERINE-SOTTAS) besteht eine tastbare Verdickung der peripheren Nervenstämme, wobei hypertrophische Nervenwurzeln sogar zu Rückenmarkkompression führen können.

Für die *Diagnose* dieser zwei Krankheitsformen ist außer der Familienanamnese und den bereits erwähnten klinischen Befunden die Feststellung einer verzögerten Erregungsleitungsgeschwindigkeit der peripheren Nerven (148, 418) sowie die Muskelbiopsie wichtig. Letztere zeigt nebst den Zeichen einer Denervation vor allem auch myopathische Veränderungen (225). Der Liquor ist normal. Der *Verlauf* ist in der Regel nur sehr langsam progredient, so daß die Patienten zwar behindert sind, aber meist lange und oft bis ins Alter hinein arbeitsfähig bleiben. *Pathophysiologisch* wurden bei der hypertrophischen Neuritis in Biopsien aus dem Nervus suralis und aus der Leber abnorme Mengenverhältnisse von Cerebrosiden und Sulfatiden festgestellt (148 a). Es muß ein systematisierter Defekt im Stoffwechsel der Ceramin-Hexoside und der Ceramid-Hexosidsulfate vorliegen. Zweifellos besteht auch bei der neuralen Muskelatrophie eine ähnliche Stoffwechselanomalie.

Die *Differentialdiagnose* umfaßt vor allem die Gruppe der auf S. 209 beschriebenen Affektionen mit Hohlfuß und fehlenden Reflexen, zu welchen auch Übergangsformen bestehen. Das *familiäre skapuloperonäale Syndrom* (239, 465) ist sehr uneinheitlich. Gemeinsam ist lediglich die Verteilung der Atrophien am Unterschenkel und am Schultergürtel. Während einzelne Fälle als Myopathie interpretiert wurden (465), sind andere als Ausdruck einer Vorderhornganglienzellaffektion angesehen worden (239).

Einige weitere *seltene Myopathien* sollen hier nur kurz angeführt werden.

Als *Central-core-disease* (8, 158, 513) wird eine meist erbliche kongenitale Anomalie der Muskulatur bezeichnet, bei welcher eine Störung von Aufbau und Funktion der zentralen Fibrillen der einzelnen Muskelfasern vorliegt.

Die Kinder sind hypoton und zeigen eine proximal betonte motorische Schwäche. Das Gehenlernen erfolgt verspätet, eine Progredienz fehlt jedoch in den meisten Fällen. Die Reflexe sind vorhanden, die Sensibilität ist intakt, die Muskelmassen sind zwar wenig ausgeprägt, aber es besteht keine eigentliche Atrophie. Charakteristisch ist die Muskelbiopsie: Im Zentrum vieler Fasern findet man eine oder mehrere Gruppen von Fibrillen, die sich durch besondere färberische Eigenschaften auszeichnen. Sie sind stärker eosinophil als die umgebenden Fibrillen und die Querstreifung ist in Längsschnitten gut erhalten. Sie ist allerdings gegenüber den umgebenden normalen Fibrillen verschoben, so daß die einzelnen periodischen Elemente nicht regelmäßig nebeneinander aufgereiht erscheinen. Das Vorhandensein der Querstreifung, das Fehlen einer dritten Intermediärzone zwischen Zentrum und Peripherie sowie das Fehlen sonstiger Denervationszeichen unterscheiden diese Zentralfibrillenveränderung von den „target fibers" bei Denervation.

Unter der Bezeichnung *Nemaline myopathy* (8, 159, 512) wurde eine ebenfalls erbliche, nicht progrediente Myopathie beschrieben. Bei dieser finden sich bioptisch in den Muskelfasern stäbchenartige Strukturen, wohl aus Proteinmolekülen bestehend, die teils regellos, teils palisadenartig geordnet sind. Daneben sind fibrillenartige, segmental gegliederte Gebilde vorhanden. Eine Kombination von Central-core-disease und Nemaline myopathy in ein und demselben Patienten kommt vor (8). Es ist fraglich, ob diesen seltenen bioptischen Befunden die Bedeutung einer spezifischen selbständigen Krankheitseinheit zukommt oder ob nicht sehr unterschiedliche genetisch verankerte Anomalien zu analogen histologischen Bildern führen können.

Als *Myotubular myopathy* (521) wird eine Anomalie der Muskelfasern bezeichnet, die in mancher Beziehung einen embryonalen Aspekt aufweisen. Klinisch liegt eine nicht progrediente, kongenitale Myopathie vor. Andere Fälle von nicht progredienter zentraler Myopathie sind ätiologisch nicht präzisiert (547). Möglicherweise gehört auch die *generalisierte Hypoplasie der Muskeln (Krabbe)* hierher.

Bei *chronischem Alkoholismus* kann eine *akute Myopathie* mit Muskelnekrosen, Schmerzen und entsprechender motorischer Schwäche auftreten (440). Die Kreatinkinase ist erhöht und der Milchsäureanstieg bei ischämischer Muskelarbeit ist reduziert, ähnlich wie bei der McArdle-Krankheit (s. S. 381). Die Erscheinungen werden fast immer von anderen Zeichen des chronischen Alkoholismus begleitet (S. 171 und 311). Sie sind bei Alkoholabstinenz langsam reversibel. In anderen Fällen tritt über Wochen und Monate eine *subakute oder chronische Myopathie* (406) mit Paresen und Atrophie der stammnahen Muskeln auf. Diese ist bei Alkoholabstinenz reversibel, kann aber auch Dauerausfälle hinterlassen. Beim *Tetanus* treten in der ersten Krankheitswoche Muskelschwäche und -atrophien mit Zunahme der Muskelenzyme im Serum und histologisch nachweisbaren Muskelnekrosen auf (169). Lokalisierte Myoklonien, Gedächtnisstörungen, Reizbarkeit, Schlafstörungen, Libidoverlust, orthostatische Hypotonie und gelegentlich Bewußtseinsstörungen deuten auf eine *Enzephalopathie bei Tetanus* hin (271 a). Alle diese Symptome sind innert 2 Jahren vollständig reversibel.

Differentialdiagnose der Myopathien

Einerseits ist es notwendig, innerhalb der Myopathien selber die oben beschriebenen ätiologischen Formen zu differenzieren. Manche der oben zuletzt genannten, nicht progredienten, kongenitalen Myopathien wurden früher oder werden auch heute noch unter den unbefriedigenden Begriff der *Myatonia congenita* (OPPENHEIM-Krankheit, floppy infant) subsumiert. Hierzu gehören aber auch Fälle von *kongenitaler Muskeldystrophie* (553), von wenig progredienter spinaler Muskelatrophie WERDNIG-HOFFMANN, von hypotonen zerebralen Kinderlähmungen sowie von heute noch nicht näher präzisierten, aber deshalb durchaus nicht unspezifischen Erkrankungen. Die *Agenesie einzelner Muskeln*, am häufigsten des M. pectoralis, wird wegen ihres isolierten Charakters und der fehlenden Progredienz leicht zu erkennen sein. Die *Arthrogryposis multiplex*, eine kongenitale Deformität und Bewegungseinschränkung der Gelenke mit Muskelkontrakturen, kann Folge von früh wirksam werdenden Myopathien sein oder auch auf eine anders verursachte Immobilisierung in utero zurückgehen. Die *Lipodystrophia progressiva* (Morgani-Barraquer-Simons-Krankheit) (369 a, 591 b) ist ein seltener, symmetrischer, progredienter Schwund des subkutanen Fettgewebes in der oberen Körperpartie bei gleichzeitiger Zunahme an den abhängigen Körperteilen, etwa vom Nabel abwärts. Das Leiden tritt vorwiegend bei Frauen, am häufigsten im ersten oder zweiten Lebensjahrzehnt in Erscheinung. Es beginnt mit der Abnahme des Fettgewebes im Gesicht, was zu einem totenkopfähnlichen Aussehen desselben führt. Der Prozeß schreitet dann nach caudal fort, wobei der Verlauf sich über Monate, häufiger aber über Jahre erstreckt. Die Ätiologie ist nicht bekannt. Manches spricht für eine dienzephale Störung. Die *Myositis ossificans progressiva* ist ein Erbleiden mit multiplen echten Knochenneubildungen in der Muskulatur. Eine lokalisierte Knochenbildung in Muskeln, besonders in der Nachbarschaft der Hüft-, Schulter-, Ellenbogen- und Kniegelenke tritt als *Myositis ossificans „neurotica"* bei sehr unterschiedlichen Läsionen des Zentralnervensystems schon nach wenigen Wochen auf (557). Die *Calcinosis universalis*, viel häufiger bei jugendlichen Frauen und bei Mädchen als bei Knaben auftretend, ist zunächst durch Muskelschwäche, dann durch Muskelschmerzen, schließlich durch diffuse Verkalkungen unter den Muskelfaszien und gestörtes Allgemeinbefinden gekennzeichnet. Eine *arthrogene Muskelatrophie* findet sich in der Umgebung erkrankter Gelenke, im besonderen am Quadrizeps bei Kniegelenksaffektionen. Unter den *medikamentös verursachten Myopathien* seien diejenigen bei *Steroidbehandlung*, vor allem mit Fluorohydrocortison erwähnt (89, 582). Es kommt zunächst zu einer Schwäche der Gürtelmuskeln und der rumpfnahen Extremitätenmuskulatur. Im Elektromyogramm finden sich myopathische Veränderungen und einzelne Muskelenzyme im Serum sind erhöht. In der Muskelbiopsie lassen sich Zeichen einer primären

Myopathie nachweisen. Die klinischen Symptome sind bei Absetzen des Cortisons vollständig und sehr rasch reversibel. Auch nach *Chloroquin-Medikation* (S. 383) und bei *Colchizin-Behandlung* sind reversible Myopathien beobachtet worden.

Gewisse rein motorische Formen der *Polyradikulitis* Guillain-Barré (S. 298) können mit einer akuten Myopathie verwechselt werden. Eine *diabetische Amyotrophie* (S. 306) oder ein *chronischer Vorderhornprozeß* – insbesondere die Atrophia musculorum spinalis pseudomyopathica von Kugelberg und Welander (S. 205) – müssen gegenüber einer chronischen Myopathie abgegrenzt werden.

Literatur

1 *Aberfeld, D. C., T. Namba:* Progressive Ophthalmoplegia in Kugelberg-Welander disease. Arch. Neurol. (Chic.) 20 (1969) 253–256

1 a *Abramsky, O., u. Mitarb.:* Cerebrospinal fluid in acute necrotizing encephalitis. Hypochlorrhachia as a diagnostic aid. J. neurol. Sci. 14 (1971) 183–187

2 *Ackermann, R.:* Ausgewählte Kapitel aus dem Gebiete der Therapie der Neurolues. Fortschr. Neurol. Psychiat. 24 (1956) 471–496

3 *Adams, J. M.:* Measles antibodies in patients with multiple sclerosis. Neurology (Minneap.) 17 (1967) 707–710

4 *Adams, P., Ch. White:* Isoniazid-induced encephalopathy. Lancet 1965/I, 680–682

5 *Adams, R. D., u. Mitarb.:* Diseases of muscle. A study in pathology. 2. Aufl. Harper, New York 1962

6 *Adams, R. D., u. Mitarb.:* Neuromuscular disorders. Res. Publ. Ass. nerv. ment. Dis. 38 (1960)

7 *Adams, R. D., u. Mitarb.:* Symptomatic occult hydrocephalus with normal cerebrospinal-fluid pressure. New Engl. J. Med. 273 (1965) 117–126

8 *Afifi, A. K., u. Mitarb.:* Congenital nonprogressive myopathy. Central Core disease and nemaline myopathy in one family. Neurology (Minneap.) 15 (1965) 371–381

9 *Aggernaes, M.:* The differential diagnosis between hysterical and epileptic disturbances of consciousness of twilight states. Acta psychiat. scand. 41 (1965) Suppl. 185

10 *Aguayo, A., u. Mitarb.:* Multiple myeloma with polyneuropathy and osteosclerotic lesions. J. Neurol. Neurosurg. Psychiat. 27 (1964) 562–566

11 *Aita, J. A.:* Neurocutaneous diseases. Thomas, Springfield/Ill. 1966

12 *Ajuriaguerra, J. de, H. Hécaen:* Le cortex cérébral. Masson, Paris 1960

13 *Alajouanine, Th., u. Mitarb.:* Sur six cas d'atrophie cérébelleuse du type corticale tardif (Pierre-Marie-Foix-Alajouanine) observés chez des alcooliques chroniques. Rev. neurol. 100 (1959) 411–429

14 *Alajouanine, Th., u. Mitarb.:* Etude critique de la délimitation clinique, humorale et électro-physiologique de la tétanie de l'adulte. Presse méd. 62 (1954), 137–138

15 *Alexander, L., u. Mitarb.:* Prognosis and treatment of multiple sclerosis. Quantitative nosometric study. J. Amer. med. Ass. 166 (1958) 1943–1949

16 *Alter, M., u. Mitarb.:* Cerebellar ataxia, congenital cataracts, and retarded somatic and mental maturation. Report of case of Marinesco-Sjögren syndrome. Neurology (Minneap.) 12 (1962) 836–847

16 a *Altshuler, J. H., u. Mitarb.:* Neurological catastrophe related to oral contraceptives. Arch. Neurol. (Chic.) 19 (1968) 264–273

17 *Altrocchi, P. H.:* Acute transverse myelopathy. Arch. Neurol. (Chic.) 9 (1963) 111–119

18 *Anderson, F. M., L. Geiger:* Craniosynostosis. J. Neurosung. 22 (1965) 229–240

19 *Aronson, S. M., B. W. Volk:* Cerebral sphingolipidoses. A symposium on Tay-Sachs' disease and allied disorders. Academic Press, New York 1962

19 a *Asbury, A. K., u. Mitarb.:* Oculomotor palsy in diabetes mellitus. A clinicopathological study. Brain 93 (1970) 555–566

19 b *Ashworth, B., G. B. W. Tait:* Trigeminal neuropathy in connective tissue disease. Neurology (Minneap.) 21 (1971) 609–614

20 *Astrom, K.-E., u. Mitarb.:* Hypothyroid myopathy. Arch. Neurol. (Chic.) 5 (1961) 472–482

20 a *Atkinson, E. A., u. Mitarb.:* Intracranial venous thrombosis as complication of oral contraception. Lancet 1970/I, 914–918

21 *Attwood, W., Ch. M. Poser:* Neurologic complications of Sjögren's syndrome. Neurology (Minneap.) 11 (1961) 1034–1041

21 a *Baastrup, Chr.:* On the spinous processes of the lumbar vertebrae and the soft tissues between them and on

pathological changes in that region. Acta Radiol. 14 (1933) 52–55

22 *Bailey, P.:* Die Hirngeschwülste, 2. Aufl. Enke, Stuttgart 1951

23 *Bamberger, P., A. Matthes:* Anfälle im Kindesalter. Karger, Basel 1959

24 *Bammer, H.:* Ein Fall von Sarkoid der Skeletmuskulatur unter dem Bilde einer progressiven Muskeldystrophie. Verdacht auf Morbus Besnier-Boeck-Schaumann. Nervenarzt 29 (1958) 422 bis 425

25 *Bammer, H., u. Mitarb.:* Über das Cogan-Syndrom – 3 Fälle von nichtsyphilitischer Keratitis mit beiderseitiger Ertaubung und vestibulären Symptomen. Nervenarzt 30 (1959) 315–319

25 a *Banerji, N. K., L. J. Hurwitz:* Neurological manifestations in adult steatorrhoea (probable gluten enteropathy). J. neurol. Sci. 14 (1971) 125–141

26 *Barré, J. A.:* Sur un syndrome sympathique cervical postérieur et sa cause fréquente: l'arthrite cervicale. Rev. neurol. 33 (1925) 1246–1248

27 *Barrios, R. R., u. Mitarb.:* The study of ocular motility in the comatose patient. J. neurol. Sci. 3 (1966) 183–206

28 *Barrows, H. S., u. Mitarb.:* The diagnostic applications of ultrasound in neurological disease. Neurology (Minneap.) 15 (1965) 361–365

29 *Bartsch, W., H. C. Hopf:* Neue Beobachtungen über die Beziehungen zwischen Herzleistung und Rückenmarkskreislauf. Dtsch. Z. Nervenheilk. 184 (1963) 288–307

30 *Bärtschi-Rochaix, W.:* Migraine cervicale. Huber, Bern 1949

31 *Basser, L. S.:* Benign paroxysmal vertigo of childhood. A variety of vestibular neuronitis. Brain 87 (1964) 141–152

32 *Bauer, H.:* Physiologie und Pathologie des Liquors. In: Klinik der Gegenwart. Handbuch der praktischen Medizin, hsg. von *R. Cobert u. Mitarb.* Urban & Schwarzenberg, München 1967

32 a *Bauer, H.:* Multiple Sklerose: Grundlagen und Hypothesen der modernen Ursachenforschung. Z. Neurol. 198 (1970) 5–32

33 *Bauer, H., u. Mitarb.:* Multiple Sklerose und Wehrdienst. Nervenarzt 28 (1957) 119–122

34 *Bay, E.:* Zur Methodik der Aphasie-Untersuchung. Nervenarzt 31 (1960) 145–154

35 *Beck, E., u. Mitarb.:* Creutzfeldt-Jakob Disease. The neuropathology of a transmission experiment. Brain 92 (1969) 699–716

36 *Becker, J.:* Zur Klinik der primären spinalen Durchblutungsstörungen (Verschluß der vorderen Spinalarterie). Nervenarzt 29 (1958) 16–21

37 *Becker, J.:* Akute Porphyrie und Periarteriitis nodosa in der Neurologie. Monographien aus d. Gesamtgeb. d. Neurol. u. Psychiat., Heft 92. Springer, Berlin 1961

38 *Becker, P. E.:* Heredofamilial spinal muscular atrophy (Kugelberg and Welander). Z. menschl. Vererb.- u. Konstit.-Lehre 37 (1963) 193–220

39 *Becker, P. E.:* Humangenetik. Ein kurzes Handbuch in fünf Bänden. Bd. III/1. Thieme, Stuttgart 1964

40 *Beckmann, R.:* Myopathien. Genetik, Biochemie, Pathologie, Klinik und Therapie unter besonderer Berücksichtigung des Kindesalters. Thieme, Stuttgart 1965

41 *Bekény, G.:* Über die pseudomyopathische Form der Polymyositis. Schweiz. Arch. Neurol. Psychiat. 95 (1965) 1–35

42 *Beks, J. W. F., L. Penning:* Ergebnisse neurochirurgischer Behandlung von ausgewählten Fällen spondylotischer Myelopathie. Neurochirurgia 7 (1964) 77–86

42 a *Bell, W., u. Mitarb.:* Fisher syndrome in childhood. Develop. Med. Child Neurol. 12 (1970) 758–766

43 *Bell, W. E., u. Mitarb.:* Low spinal fluid pressure syndromes. Neurology (Minneap.) 10 (1960) 512–521

44 *Benini, A., H. Krayenbühl:* Hydrocephalus occultus symptomaticus. Schweiz. med. Wschr. 99 (1969) 621–630

45 *Bennett, Dr. R., u. Mitarb.:* Acute necrotizing encephalitis. Arch. Neurol. (Chic.) 6 (1962) 96–113

45 a *Beringer, Ursula:* Das Carpaltunnelsyndrom. Analyse von 231 Fällen mit Hinweisen auf die operativen Behandlungsergebnisse. Schweiz. med. Wschr. 102 (1972) 52–58

46 *Bernsmeier, A., u. Mitarb.:* Herzkrankheiten als Ursache zerebraler Zirkulationsstörungen. Dtsch. med. Wschr. 87 (1962) 16–22

47 *Bettag, W., u. Mitarb.:* Über den Hemifazialspasmus. Fortschr. Neurol. Psychiat 29 (1961) 311–319

47 a *Betz, H., H. Matiar-Vahar:* Bulbäre Syndrome bei cervicalen Thorotrastomen. Nervenarzt 41 (1970) 226–232

47 b *Bhandari, Y. S., B. S. Sakari Narendra:* Subdural empyema. A review of 37 cases. J. Neurosurg. 32 (1970) 35–39
48 *Bickerstaff, E. R.:* Basilar artery migraine Lancet 1961/I, 15–17
49 *Biemond, A.:* Myopathia distalis juvenilis hereditaria. Acta psychiat. scand. 30 (1955) 25–38
50 *Bille, B.:* Migraine in school children. Acta paediat. (Uppsala) 51 (1962) Suppl. 136
51 *Binder, H. J. u. Mitarb.:* Neuromuscular disease in patients with steatorrhoea. Gut 8 (1967) 605–611
52 *Bingas, B., M. Wolter:* Das Kraniopharyngiom. Fortschr. Neurol. Psychiat. 36 (1968) 117–195
53 *Bischof, W., R. Nittner:* Zur Klinik und Pathogenese der vaskulär bedingten Myelomalazien. Neurochirurgia 9 (1966) 28–40
54 *Bischoff, A.:* Der derzeitige Stand der Liquor-Cytodiagnostik. Schweiz. med. Wschr. 90 (1960) 479–487
55 *Bischoff, A.:* Die diabethische Neuropathie. Thieme, Stuttgart 1963
55 a *Bischoff, A.:* Die alkoholische Polyneuropathie. Klinische, ultrastrukturelle und pathogenetische Aspekte. Dtsch. med. Wschr. 96 (1971) 317–322
55 b *Bischoff, A., E. Esslen:* Myopathy with primary hyperparathroidism. Neurology (Minneap.) 15 (1965) 64–68
56 *Bischoff, A., L. Zöbeli:* Leitsymptom: der bluthaltige Liquor. Schweiz. med. Wschr. 96 (1966) 105–112
57 *Bischoff, A., u. Mitarb.:* Erkrankung des peripheren Nervensystems beim Morbus Gaucher. Neue Erkenntnisse auf Grund der Elektronenmikroskopie. Schweiz. med. Wschr. 97 (1967) 1139–1146
58 *Blau, J. N., u. Mitarb.:* Trigeminal sensory neuropathy New Engl. J. Med. 281 (1969) 873–876
59 *Bloch, K. J., u. Mitarb.:* Sjögren's syndrome. A clinical, pathological and serological study of sixty-two cases. Medicine (Baltimore) 44 (1965) 187–231
60 *Bobath, B.:* Abnorme Haltungsreflexe bei Gehirnschäden. Thieme, Stuttgart 1968
61 *Bodechtel, G.:* Differentialdiagnose neurologischer Krankheitsbilder. 2. Aufl. Thieme, Stuttgart 1963
62 *Bodechtel, G., F. Mittelbach:* Zur Differentialdiagnose einiger seltener Querschnittsaffektionen des Rückenmarks. Dtsch. Z. Nervenheilk. 186 (1964) 41–57
63 *Bohacek, N., u. Mitarb.:* Extrapyramidale Symptome bei der Anwendung von Psychopharmaka. Fortschr. Neurol. Psychiat. 31 (1963) 565–570
64 *Bollinger, A.:* Die Meralgia paraesthetica. Klinisches Bild und Pathogenese anhand von 158 eigenen Fällen. Schweiz. Arch. Neurol. Psychiat. 87 (1961) 58–102
65 *Bonduelle, M. M., u. Mitarb.:* Myélopathie cervicale post-radiothérapique. Rev. neurol. 99 (1958) 310–313
65 a *Bonduelle, M., u. Mitarb.:* Etude clinique et évolutive de cent vingt cinq cas de sclérose latérale amyotrophique. Limites nosographiques et associations morbides. Presse méd. 78 (1970) 827–832
66 *Bonica, J. J.:* The management of pain. With special emphasis on the use of analgesic block in diagnosis, prognosis and therapy. Lea & Febiger, Philadelphia 1953
67 *Booth, C. B., u. Mitarb.:* Neurologic status of patients with liver disease. Correlation with cerebrospinal fluid and blood ammonia content. Arch. Neurol. (Chic.) 8 (1963) 257–263
68 *Boudin, G., u. Mitarb.:* Manifestations neurologiques révélatrices d'un myxoedème. Rev. neurol. 112 (1965) 63–66
69 *Brain, R. (Lord Brain):* Speech disorders. Aphasia, apraxia and agnosia. Butterworths, London 1961
70 *Brain, R. (Lord Brain):* Clinical neurology. 2. Aufl. Oxford Univ. Press, London 1964
71 *Brain, R. (Lord Brain), F. H. Norris:* The remote effects of cancer on the nervous system. Grune & Stratton, New York 1965
72 *Brain, W. R.:* Exophthalmic ophthalmoplegia. Quart. J. Med. 7 (1938) 293–324
72 a *Brandstater, M. E., E. H. Lambert:* Motor unit anatomy: Type and spatial arrangement of muscle fibers. Fourth internat. Congress of Electromyography, Brussels 12.–15. 9. 71. Abstracts p. 10/11
73 *Bräutigam, W.:* Grundlagen und Erscheinungsweisen des Torticollis spasticus. Nervenarzt 25 (1954) 451–462
74 *Bray, C. M., u. Mitarb.:* Ocular myopathy with dysphagia. Neurology 15 (1965) 678–684
75 *Bray, P. F.:* Neurology in Pediatrics. Year Book Medical Publishers, Chicago 1969
76 *Breton, J., u. Mitarb.:* Les manifestations cérébrales de la maladie de Moschcowitz. Microangiopathie trom-

botique. Rev. neurol. 107 (1962) 432–452

77 *Brocher, J. E. W.:* Die Occipito-Cervical-Gegend. Eine diagnostisch-pathogenetische Studie. Thieme, Stuttgart 1955

77 a *Brody, J. A., R. Detels:* Subacute sclerosing panencephalitis: A zoonosis following aberrant measels. Lancet 1970/II, 500–501

78 *Bronisch, F. W.:* Hirnatrophische Prozesse im mittleren Lebensalter und ihre psychischen Erscheinungsbilder. In: Sammlung psychiatrischer und neurologischer Einzeldarstellungen, hrsg. von Scheid, W., H.-J. Weitbrecht, H. H. Wieck; Thieme, Stuttgart 1951

79 *Bronisch, F. W.:* Multiple Sklerose. 5 Fortbildungsvorträge. Enke, Stuttgart 1963

80 *Bronisch, F. W.:* Kleines Lehrbuch der Reflexe nebst einer Darstellung der neurologischen Untersuchung in Klinik und Praxis. 2. Aufl. Enke, Stuttgart 1966

81 *Brooker, A. E. W., R. W. Barter:* Cervical spondylosis. A clinical study with comparative radiology. Brain 88 (1965) 925–936

82 *Broser, F.:* Die cerebralen vegetativen Anfälle. Springer, Berlin 1958

82 a *Broser, F., u. Mitarb.:* Chlorierte Acetylene als Ursache einer irreparablen Trigeminusstörung bei zwei Patienten. Dtsch. Z. Nervenheilk. 197 (1970) 163–170

83 *Broser, F.:* Die moderne Behandlung der verschiedenen Formen epileptischer Anfälle und anderer Symptome epileptischer Erkrankungen. Nervenarzt 37 (1966) 25–32

84 *Brown, W. J., u. Mitarb.:* A neuropathological study of familial dysautonomia (Riley-Day syndrome) in siblings. J. Neurol. Neurosurg. Psychiat. 27 (1964) 131–139

85 *Brügger, A.:* Über vertebrale, radikuläre und pseudoradikuläre Syndrome. Teil I. Acta rheum. Geigy 18 (1960)

86 *Brügger, A., D. Gross:* Über vertebrale, radikuläre und pseudoradikuläre Syndrome. Teil II, sowie Einführung in die Therapie der Tendomyopathien. Acta rheum. Geigy 19 (1962)

87 *Buchthal, F.:* Einführung in die Elektromyographie. Urban & Schwarzenberg. München 1958

88 *Buscaino, G. A., G. Dede:* Osservazioni sulle modificazioni liquorali in seguito ad autoemorachide sperimentale. Acta nurol. (Napoli) 11 (1956) 157–190

89 *Byers, R. K., B. Q. Banker:* Infantile muscular atrophy. Arch. Neurol. (Chic.) 5 (1962) 140–164

90 *Byers, R. K., u. Mitarb.:* Steroid myopathy. Report of five cases occurring during treatment of rheumatic fever. Pediatrics 29 (1962) 26–36

90 a *Cagianut, B., u. Mitarb.:* Enzephalopathie mit transitorischer Amaurose, visueller Agnosie und okulomotorischer Apraxie nach hochdosierter intravenöser Penizillintherapie. Schweiz. med. Wschr. 100 (1970) 42–43

90 b *Calne, D. B.:* Parkinsonism. Physiology, pharmacology and treatment. Arnold, London 1970

90 c *Campbell, A. M. G., u. Mitarb.:* Motor neurone disease and exposure to lead. J. Neurol. Neurosurg. Psychiat. 33 (1970) 877–885

91 *Carmichael, F. A., u. Mitarb.:* Lesions of the cerebral hemispheres and their effect upon optokinetic and caloric nystagmus. Brain 77 (1954) 345–372

92 *Carmon, A., u. Mitarb.:* Acute necrotizing haemorrhagic encephalitis presenting clinically as a space-occupying lesion. J. neurol. Sci. 2 (1965) 328–343

93 *Carte, E. T.:* Beitrag zur Kenntnis der dominant vererbten, spastischen Spinalparalyse. Schweiz. Arch. Neurol. Psychiat. 91 (1963) 333–369

94 *Carter, A. B.:* Cerebral infarction. Pergamon, Oxford 1964

94 a *Castaigne, P., u. Mitarb.:* Maladie de Marchiafava-Bignami avec démyélinisation particulièrement étendue de la substance blanche hémisphérique. Revue Neurol. 106 (1962) 315–317

94 b *Castaigne, P., u. Mitarb.:* Les myélopathies post-radiothérapiques au cours de la maladie de Hodgkin. A propos de 4 observations. Rev. Neurol. 123 (1970) 369–382

95 *Castrillon-Oberndorfer, W. L.:* Anwendung des Schilling-Tests bei einigen internen und neurologischen Krankheiten. Med. Welt (1962) 1443 bis 1446

96 *Catchpole, B. N.:* Erythromelalgia. Lancet 1964/I, 909–911

97 *Cavanagh, J. B., R. S. Mellick:* On the nature of the peripheral nerve lesions associated with acute intermittent porphyria. J. Neurol. Neurosung. Psychiat. 28 (1965) 320–327

98 *Chandor, S. B., u. Mitarb.:* Progressive multifocal leucoencephalopathy. J. Neurol. Neurosurg. Psychiat. 28 (1965) 260–271

99 *Chavany, J.-A., R. Messimy:* L'hémiplégie récidivante in situ dans la sclérose en plaques. Aspect pseudofocal de la maladie. Presse méd. 66 (1958) 531–534

100 *Cheikhzadeh, A., H. Thölen:* Zur Therapie der hypertensiven Encephalopathie. Schweiz. med. Wschr. 93 (1963) 697–700

101 *Choux, M., u. Mitarb.:* Lipo-atrophie cachectisante par tumeur de la partie antérieure du plancher du IIIe ventricule („Syndrome de Russell"). Neurochirurgie 15 (1969) 59–74

102 *Chusid, J. G., J. J. McDonald:* Correlative neuroanatomy and functional neurology. Lange, Los Altos/Calif. 13th ed. 1967

103 *Ciba Foundation Study Group. Nr. 7:* Virus meningo-encephalitis. Churchill, London 1961

104 *Coërs, C., A. L. Woolf:* The innervation of muscle. A biopsy study. Blackwell, Oxford 1959

105 *Cogan, D. G.:* Neurology of the visual system. Thomas, Springfield/Ill. 1966

106 *Coirault, R., u. Mitarb.:* Le syndrome de Guillain-Barré et les polyradiculonévrites aiguës avec dissociation albumino-cytologique dans le liquide céphalo-rachidien. Masson, Paris 1958

107 *Cole, M., u. Mitarb.:* Central pontine myelinolysis. Further evidence relating the lesion to malnutrition. Neurology (Minneap.) 14 (1964) 165–170

108 *Conn, J. W., u. Mitarb.:* Intermittent aldosteronism in periodic paralysis. Lancet 1957/I, 802–805

108 a *Cook, St. D., u. Mitarb.:* The Guillain-Barré syndrome. Relationship of circulating Immunocytes to disease activity. Arch. Neurol. (Chic.) 22 (1970) 470–474

109 *Cooke, W. T., W. T. Smith:* Neurological disorders associated with adult coeliac disease. Brain 89 (1966) 683–722

110 *Cooper, I. S.:* Involuntary movement disorders. Hoeber Medical Division Harper & Row, New York, 1969

111 *Cossa, P., u. Mitarb.:* Le syndrome de l'artère du renflement lombaire de la moëlle. Presse méd. 70 (1962) 2400–2402

112 *Creutzfeldt, O. D.:* Die episodische Adynamie (Adynamia episodica hereditaria Camstrop), eine familiäre hyperkaliämische Lähmung. Fortschr. Neurol. Psychiat. 29 (1961) 529–549

113 *Crevasse, L. E., R. B. Logue:* Peripheral neuropathy in myxedema. Ann. intern. Med. 50 (1959) 1433–1437

114 *Critchley, M.:* Periodic hypersomnia and megaphagia in adolescent males. Brain 85 (1962) 627–656

115 *Crompton, M. R.:* Giant-cell arteritis, general and neurologic aspects. Wld. Neurol. 2 (1961) 237–246

116 *Crompton, M. R.:* The pathology of ruptured middle-cerebral aneurysms with special reference to the differences between the sexes. Lancet 1962/II, 421–425

117 *Crompton, M. R., V. MacDermot:* Sarcoidosis associated with progressive muscular wasting and weakness. Brain 84 (1961) 62–74

118 *Cumings, J. N.:* Heavy metals and the brain. Blackwell, Oxford 1959

119 *Cumings, J. N., M. Kremer:* Biochemical aspects of neurological disorders. Second series. Blackwell, Oxford 1965

120 *Daikos, G. K., u. Mitarb.:* Benign myalgic encephalomyelitis – an outbreak in a nurses' school in Athens. Lancet 1959/I, 693–696

121 *Darnley, J. D.:* Polyneuropathia in Waldenströms macroglobulinemia. Neurology (Minneap.) 12 (1962) 617 bis 623

122 *David, M., u. Mitarb.:* L'obstruction des trous de Luschka et de Magendie. Neurochirurgie 7 (1961) 210–227

123 *Davidoff, R. A., u. Mitarb.:* Optokinetic nystagmus and cerebral disease. Arch. Neurol. (Chic.) 14 (1966) 73–81

124 *de Anquin, C. E.:* Spina bifida occulta with engagement of the fifth lumbar spinous process. A cause of low back pain and sciatica. J. Bone Jt. Surg. 41 B (1959) 486–490

125 *Debré, R., u. Mitarb.:* Poliomyelitis. Epidemiologie, Klinik, Virus und Virusnachweis, Immunität, Bekämpfung). Thieme, Stuttgart 1956

126 *Debré, R., G. Semelaigne:* Hypertrophie musculaire généralisée du petit enfant.. Bull. Soc. pédiat. Paris 32 (1932) 699–706

127 *De Crousaz, G.:* Le tableau clinique actuel des neuropathies par carence en vitamine B 12. Schweiz. med. Wschr. 99 (1969) 801–806

128 *Degen, R., K. Goller:* Die sog. Fieberkrämpfe des Kindesalters und ihre Beziehungen zur Epilepsie. Nervenarzt 38 (1967) 38–55

129 *De Jong, R. N.:* The neurologic examination, 3. Aufl. Hoeber, New York 1967

130 *Dekaban, A., u. Mitarb.:* Familial idiopathic hypoglycemia. Neurological complications. Arch. Neurol. (Chic.) 7 (1962) 529–537

131 *Dement, W., u. Mitarb.:* The nature of narcoleptic sleep attack. Neurology (Minneap.) 16 (1966) 18–33

132 *Denny-Brown, D.:* Hereditary sensory radicular neuropathy. J. Neurol. Neurosurg. Psychiat. 14 (1951) 237–252

133 *Denny-Brown, D.:* The basal ganglia and their relation to disorders of movement. Oxford Univ. Press, London 1962

134 *Dexter, D., D. A. Howell:* Medulloblastomas and Arachnoidal Sarcomas. Brain 88 (1965) 367–374

135 *Di Chiro, G., R. L. Fisher:* Contrast radiography of the spinal cord. Arch. Neurol. (Chic.) 11 (1964) 125–143

135 a *Dinapoli, R. P., J. E. Thomas:* Neurologic aspects of malignant external otitis: Report of three cases. Mayo Clin. Proc. 46 (1971) 339–344

136 *Dieckmann, H.:* Cervicale Myelopathie. Internist 7 (1966) 94–105

137 *Dieckmann, H., u. Mitarb.:* Die Rolle des Aldosterons bei der paroxysmalen Lähmung. Klin. Wschr. 41 (1963) 178 bis 184

138 *Ditfurth, H.:* Extrapyramidale Symptome bei der Anwendung von Neuroleptica. Nervenarzt 38 (1967) 151–155

138 a *Donaldson, I. M., E. A. Espiner:* Disseminated lupus erythematosus presenting as chorea gravidarum. Arch. Neurol. (Chic.) 25 (1971) 240–244

139 *Dorndorf, W.:* Verlauf und Prognose bei spontanen zerebralen Arterienverschlüssen. Hüthig, Heidelberg 1969

140 *Doss, M., H. Matiar-Vahar:* Neurolipoidosen und angeborene Entmarkungskrankheiten. Fortschr. Neurol. Psychiat. 33 (1965) 617–672

141 *Drachman, D. A.:* Neurological complications of Wegener's granulomatosis. Arch. Neurol. (Chic.) 8 (1963) 145–155

142 *Drachman, D. A., R. D. Adams:* Herpes simplex and acute inclusion-body encephalitis. Arch. Neurol. (Chic.) 7 (1962) 45–63

143 *Dreyer, R.:* Die Differentialtypologie des kleinen epileptischen Anfalls. Fortschr. Neurol. Psychiat. 30 (1962) 289–303

144 *Dubowitz, V.:* Infantile muscular atrophy, a prospective study with particular reference to a slowly progressive variety. Brain 87 (1964) 707–718

145 *Duffy, P. E., F. A. Ziter:* Infantile syringobulbia. Neurology (Minneap.) 14 (1964) 500–509

146 *Dumermuth, G.:* Elektroencephalographie im Kindesalter. Einführung und Atlas. Thieme, Stuttgart 1965

147 *Duvoisin, R. C.:* Convulsive syncope induced by the Weber maneuver. Arch. Neurol. (Chic.) 7 (1962) 219–226

148 *Dyck, P. J., u. Mitarb.:* Charcot-Marie-Tooth disease: nerve conduction and clinical studies of a large kinship. Neurology (Minneap.) 13 (1963) 1–11

148 a *Dyck, P. J., u. Mitarb.:* Histologic and lipid studies of sural nerves in inherited hypertrophic neuropathy: Preliminary report of a lipid abnormality in nerve and liver in Déjérine-Sottas disease. Mayo Clin. Proc. 45 (1970) 286–327

149 *Dyken, P., O. Kolar:* Dancing Eyes, dancing Feet: Infantile Polymyoclonia. Brain 91 (1968) 305–320

150 *Eames, R. A., L. S. Lange:* Clinical and pathological study of ischaemic neuropathy. J. Neurol. Neurosurg. Psychiat. 30 (1967) 215–226

151 *Eaton, L. M., E. H. Lambert:* Electromyography and electric stimulation of nerves in diseases of motor unit. J. Amer. med. Ass. 163 (1957) 1117–1124

151 a *Eckman, P. B., u. Mitarb.:* Hemifacial spasm. Arch. Neurol. (Chic.) 25 (1971) 81–87

151 b *Edström, L., E. Kugelberg:* Histochemical composition, distribution of fibres and fatiguability of single motor units. J. Neurol. Neurosurg. Psychiat. 31 (1968) 121–133

152 *Efron, R.:* Post-epileptic paralysis: theoretical critique and report of a case. Brain 84 (1961) 381–394

153 *Ehni, G.:* Significance of the small lumbar spinal canal: cauda equina compression syndromes due to spondylosis. J. Neurosurg. 31 (1969) 490–494

154 *Ekbom, K. A.:* Restless legs. Acta med. scand. Suppl. 158 (1945)

154 a *Ekstedt, J.:* Human single muscle fiber action potential. Acta physiol. scand. 61, Suppl. 226, 1–96

155 *Elsberg, C. A.:* Experiences in spinal surgery. Observations upon 60 laminectomies for spinal disease. Surgery, Gynec. Obstet. 16 (1913) 117–132

156 *Engel, A. G.:* Thyroid function and periodic paralysis. Amer. J. Med. 30 (1961), 327–333

157 *Engel, A. G.:* Thyroid function and myasthenia gravis. Arch. Neurol. (Chic.) 4 (1961) 663–674

158 *Engel, W. K., u. Mitarb.:* Central core disease. An investigation of a rare muscle cell abnormality. Brain 84 (1961) 167–185

159 *Engel, W. K., u. Mitarb.:* Nemaline myopathy. A second case. Arch. Neurol. (Chic.) 11 (1964) 22–39

160 *Engelhardt, H., u. Mitarb.:* Beitrag zur Diagnose der Arachnopathia opticochiasmatica. Nervenarzt 24 (1953) 370–376

161 *Enger, E., S. Bøyesen:* Long-term anticoagulant therapy in patients with cerebral infarction. Acta med. scand. Suppl. 438 (1965)

162 *Erbslöh, F.:* Die myotonische Dystrophie. Eine intern-neurologische und bioptisch-histologische Studie. Arch. Psychiat. Nervenkr. 201 (1961) 648–667

163 *Erbslöh, F., W. D. Baedeker:* Lupusmyopathie. Eine klinische, elektromyographische und bioptisch-histologische Studie. Dtsch. med. Wschr. 87 (1962) 2464–2470

164 *Erbslöh, F., u. Mitarb.:* Die myatrophische Lateralsklerose. Klinische, elektromyographische und bioptischhistologische Untersuchungen an 112 Kranken. Dtsch. med. Wschr. 93 (1968) 1131–1141

164 a *Espir, M. L. E., P. Millac:* Treatment of paroxysmal disorders in multiple sclerosis with carbamazepine (Tegretol). J. Neurol. Neurosurg. Psychiat. 33 (1970) 528–531

165 *Esslen, E., Magun, R.:* Elektromyographie, Grundlagen und klinische Anwendung. Fortschr. Neurol. Psychiat. 26 (1958) 153–199

166 *Esslen, E., u. Mitarb.:* Die oculären Myopathien. I. Mitt. Nervenarzt 29 (1958) 10–16

167 *Esslen, E., u. Mitarb.:* Die oculären Myopathien. IV. Mitt. Die oculäre Myasthenie. Nervenarzt 30 (1959) 345–351

168 *Evans, J. H.:* Post-traumatic epilepsy. Neurology (Minneap.) 12 (1962) 665–674

169 *Eyrich, K., u. Mitarb.:* Klinische und morphologische Beobachtungen von Skelettmuskelveränderungen beim Tetanus. Dtsch. med. Wschr. 92 (1967) 530–540

170 *Faber, W., R. Jung:* Über Geschmacksstörungen bei Hirnverletzten und das Syndrom Anosmie-Ageusie. Nervenarzt 18 (1947) 530–544

171 *Falconer, M. A., u. Mitarb.:* Etiology and pathogenesis of temporal lobe epilepsy. Arch. Neurol. (Chic.) 10 (1964) 233–248

172 *Fehr, K., u. Mitarb.:* Die Triarylphosphatvergiftung in Marokko. Schweiz. med. Wschr. 93 (1963) 436–444; 468 bis 471

173 *Fentz, V., J. Gromsen:* Electrocardiographic patterns in patients with cerebrovascular accidents. Circulation 25 (1962) 22–28

174 *Ferrero, R. G. A., J. M. Obarrio:* Myelopathy following teletherapy with radioactive cobalt. J. neurol. Sci. 2 (1965) 446–450

175 *Feudell, P.:* Neuropathia diabetica. VEB Verlag Volk und Gesundheit, Berlin 1963

175 a *Fidler, St. M., u. Mitarb.:* Choreoathetosis as a manifestation of thyrotoxicosis. Neurology (Minneap.) 21 (1971) 55–57

175 b *Fields, W. S.:* Selection of stroke patients for vascular surgery. Z. Neurol. 201 (1972) 95/96

176 *Finneson, B. E.:* Diagnosis and management of pain syndromes. Saunders, Philadelphia, 2nd ed. 1969

177 *Fireman, P., u. Mitarb.:* A dysgammaglobulinaemia with deficient alpha 1 (beta 2)-globulin. Lancet 1964/I, 1193–1195

178 *Firnhaber, W., u. Mitarb.:* Die Retrobulbärneuritis als Symptom der Encephalomyelitis disseminata auf Grund einer Kasuistik von etwa 200 Fällen. Dtsch. Z. Nervenheilk. 187 (1965) 516 bis 521

179 *Fischer, K., u. Mitarb.:* Ein Beitrag zur Immunpathologie bei Myasthenia gravis. Dtsch. med. Wschr. 90 (1965) 1760–1764

179 a *Fisher, C. M.:* An unusual variant of acute idiopathic polyneuritis (syndrome of ophthalmoplegia, ataxia and areflexia). New Engl. J. Med. 255 (1956) 57–65

179 b *Fisher, C. M.:* Facial pulses in internal carotid artery occlusion. Neurology (Minneap.) 20 (1970) 476–478

179 c *Foerster, O.:* Der atonisch-astatische Typus der infantilen Cerebrallähmung. Dtsch. Arch. klin. Med. 98 (1909) 216–244

180 *Ford, F. R.:* Diseases of the nervous system in infancy, childhood and ado-

lescence. Thomas, Springfield/Ill., 2nd ed. 1968

181 *Ford, R. G., R. G. Siekert:* Central nervous system manifestations of periarteritis nodosa. Neurology (Minneap.) 15 (1965) 114–122

182 *Fragerberg, S. E.:* Diabetic neuropathy. A clinical and histological study on the significance of vascular affections. Acta med. scand. 164 (1959) 1–80; Suppl. 345

183 *Frick, P. G., W. H. Hitzig:* Zur Klinik und Pathogenese der thrombotischen Mikroangiopathie. Vorkommen bei Antikörpermangel. Schweiz. med. Wschr. 89 (1959) 58–61

183 a *Friedemann, A.:* Musische Störungen bei linksseitigen Hemiplegien. Arch. Psychiatr. 98 (1933) 437–441

184 *Friedman, A. P., H. E. Mikropoulos:* Cluster headaches. Neurology (Minneap.) 8 (1958) 653–663

184 a *Friedmann, G., S. Harrison:* Mucocoele of the sphenoidal sinus as a cause of recurrent oculomotor nerve palsy. J. Neurolog. Neurosurg. Psychiat. 33 (1970) 172–179

185 *Fröhlich, F.:* Symptome im Zusammenhang mit funktionellen Störungen des Kiefergelenks. Schweiz. Mschr. Zahnheilk. 75 (1965) 980–988

186 *Frowein, R., u. Mitarb.:* Erfahrungen mit der Corticosteroidbehandlung der multiplen Sklerose. Nervenarzt 34 (1963) 66–69

187 *Fulton, W. H., P. R. Dyken:* Neurological syndromes of systemic lupus erythematosus. Neurology (Minneap.) 14 (1964) 317–323

187 a *Galera, R., T. Greitz:* Hydrocephalus in the adult secondary to the rupture of intracranial arterial aneurysms. J. Neurosurg. 32 (1970) 634–641

187 b *Gamboa, E. T., u. Mitarb.:* Chorea associated with oral contraceptive therapy. Arch. Neurol. (Chic.) 25 (1971) 112–114

188 *Gamstorp, I.:* Adynamia episodica hereditaria and myotonia. Acta neurol. scand. 39 (1963) 41–58

189 *Garcin, R., D. Oeconomos:* Les aspects neurologiques des malformations congénitales de la charnière cranio-rachidienne. Masson, Paris 1953

190 *Garcin, R., u. Mitarb.:* Sur les accidents neuro-musculaires et en particulier sur une „myopathie vacuolaire" observés au cours d'un traitement prolongé par la chloroquine. Rev. neurol. 111 (1964) 177–195

191 *Garcin, R., u. Mitarb.:* Pathologie vasculaire de la moelle. Masson, Paris 1962

192 *Garcin, R., u. Mitarb.:* Déterminations musculaires au cours d'une maladie de Behçet (ou grande aphtose de Touraine). Etude clinique; documents histologiques et ultrastructuraux concernant la biopsie musculaire. Rev. neurol. 117 (1967) 345–361

193 *Gardner, W. J.:* Hydrodynamic mechanism of syringomyelia; its relationship to myelocele. J. Neurol. Neurosurg. Psychiat. 28 (1965) 247–259

193 a *Gardner-Thorpe, Ch., S. Benjamin:* Peripheral neuropathy after disulfiram administration. J. Neurol. Neurosurg. Psychiat. 34 (1971) 253–259

194 *Garland, H.:* Diabetic amyotrophy. Brit. med. J. 1955/II, 1287–1290

195 *Gastaut, H., u. Mitarb.:* Encéphalopathie épileptique de l'enfant avec pointe-ondes lentes diffuses. (Alias „petit mal variant" ou Syndrome de Lennox). Ann. Pédiat. (Sem. Hôp.) 42 (1966) 489–499

195 a *Geisler, L. S.:* Das Pickwick-Syndrom. Dtsch. med. Wschr. 96 (1971) 212–216

196 *Gerardy, W., u. Mitarb.:* Vergleichende Untersuchung der Lungenfunktion und des EEG bei 2 Patienten mit Pickwickian Syndrome. Z. klin. Med. 156 (1960) 363–380

197 *Géraud, J., u. Mitarb.:* La sarcoidose cérébrale. A propos d'une observation anatomo-clinique. Rev. neurol. 112 (1965) 85–98

198 *Gerlach, J., u. Mitarb.:* Pädiatrische Neurochirurgie. Thieme, Stuttgart 1967

199 *Gerstenbrand, F.:* Das traumatische apallische Syndrom. Springer, Wien 1967

200 *Gibbels, Ellen:* Die Thalidomid-Polyneuritis. Thieme, Stuttgart 1968

201 *Gibbels, Ellen:* Zur Differentialdiagnose der Polyneuritiden. Nervenarzt 40 (1969) 470–475

202 *Gibbels, Ellen, W. Scheid:* Die Gruppe der ECHO-Viren und ihre Bedeutung für neurologische Erkrankungen. Fortschr. Neurol. Psychiat. 26 (1958) 608–633

202 a *Gibbels, Ellen, G. Schliep:* Fragen der Aetiologie, Pathogenese, Syndromgenese und Therapie bei der diabetischen Polyneuropathie. Dargestellt aufgrund des neueren Schrifttums und einer Analyse von 120 eigenen Fällen.

Fortschr. Neurol. Psychiat. 39 (1971) 579–629

203 *Gibbs, F. A., Erna L. Gibbs:* Atlas of electroencephalography. Addison-Wesley, Cambridge/Mass. 1952

204 *Gilliatt, R. W., u. Mitarb.:* The recording of lateral popliteal nerve action potentials in man. J. Neurol. Neurosurg. Psychiat. 24 (1961) 305–318

205 *Girard, P.-F., u. Mitarb.:* Encéphalite nécrosante, uvéite postérieure de Harada, aphtose scrotale. Rev. neurol. 108 (1963) 13–22

206 *Gjørup, Lone:* Obstetrical lesion of the brachial plexus. Acta neurol. scand. 42 (1966) Suppl. 18

207 *Goebell, H.:* Ein Beitrag zur klinisch-genetischen Beurteilung der Dystrophia musculorum progressiva (Erb). Fortschr. Neurol. Psychiat. 30 (1962) 529–543

208 *Goff, C. W., u. Mitarb.:* Traumatic cervical syndrome and whiplash. Lippincott, Philadelphia 1964

208 a *Gordon, R. M., A. Silverstein:* Neurologic manifestations in progressive systemic sclerosis. Arch. Neurol. (Chic.) 22 (1970) 126–134

209 *Gottstein, U.:* Der Hirnkreislauf unter dem Einfluß vasoaktiver Substanzen. Hüthig, Heidelberg 1962

210 *Goulon, M.:* Deux cas de polyradiculonévrites après zona. Rev. neurol. 106 (1962) 768–770

211 *Goulon, M., u. Mitarb.:* L'encéphalopathie pancréatique. Rev. neurol. 117 (1967) 363–372

212 *Graf, K.:* Ursachen und Bedeutung des Schwindels. Schweiz. med. Wschr. 82 (1952) 1253–1256

213 *Grant, Helen C., u. Mitarb.:* Folate deficiency and neurological disease. Lancet 1965/II, 763–767

214 *Greenfield, J. G.:* The spino-cerebellar degenerations. Blackwell, Oxford 1954

215 *Greenfield, J. G., u. Mitarb.:* Neuropathology. Arnold, London, 2nd ed. 1963

216 *Greenfield, J. G., u. Mitarb.:* An atlas of muscle pathology in neuromuscular diseases. Livingstone, Edinburgh 1957

217 *Gsell, O.:* Die seröse Meningitis und ihre Ursachen. Schweiz. med. Wschr. 89 (1959) 671–674

217 a *Gubbay, S. S., u. Mitarb.:* Clumsy children. A study of apraxia and agnosic defects in 21 children. Brain 88 (1965) 295–312

218 *Guillain, G., u. Mitarb.:* Sur un syndrome de radiculo-névrite avec hyperalbuminose du liquide céphalo-rachidien sans réction cellulaire. Bull. Soc. méd. Hôp. Paris 40 (1916) 1462–1470

219 *Guiot, G., u. Mitarb.:* Traitement chirurgical des paraplégies par cyphoscoliose. Technique opératoire. Presse méd. 72 (1964) 573–578

220 *Gurtner, B., F. Lüthy:* Orthostatische Hypotonie als Teilsymptom eines primär neurologischen Leidens. Schweiz. med. Wschr. 94 (1964) 296–300

221 *Gutmann, L., u. Mitarb.:* Transient facial myokymia. J. Amer. med. Ass. 209 (1969) 389–391

222 *Guttmann, L.:* Grundsätzliches zur Rehabilitation von Querschnittsgelähmten. Dtsch. Z. Nervenheilk. 175 (1956) 173–190

223 *Haas, H. G.:* Tetanie bei Störungen des Calcium- und Magnesiumstoffwechsels. Schweiz. med. Wschr. 95 (1965) 742–748

224 *Haase, G. R., A. G. Engel:* Paroxysmal recurrent rhabdomyolysis. Arch. Neurol. (Chic.) 2 (1960) 410–419

225 *Haase, G. R., G. M. Shy:* Pathological changes in muscle biopsies from patients with peroneal muscular atrophy. Brain 83 (1960) 631–637

226 *Haberlandt, W. F.:* Abweichungen der Verlaufsdauer bei der amyotrophischen Lateralsklerose. Nervenarzt 34 (1963) 29–32

227 *Hadorn, W.:* Bewußtseinsstörungen bei kardiovasculären Erkrankungen. Synkopale Anfälle. Schweiz. med. Wschr. 89 (1959) 65–69

228 *Hadorn, W.:* Vom Symptom zur Diagnose. Lehrbuch der medizinischen Symptomatologie. 6. Aufl. Karger, Basel 1969

229 *Häfner, H., u. Mitarb.:* Zur Klinik der progressiven Myoklonusepilepsien. Dtsch. Z. Nervenheilk. 190 (1967) 199 bis 240

230 *Hallen, O.:* Über einen Fall von Myopathia distalis. Der distale Typus der Dystrophia muscularis progressiva. Dtsch. Z. Nervenheilk. 188 (1966) 119 bis 126

231 *Hamby, W. B.:* Carotid-cavernous fistula. J. Neurosurg. 21 (1964) 859–966

232 *Hamrin, B., u. Mitarb.:* Involvement of large vessels in polymyalgia arteritica. Lancet 1965/I, 1193–1196

233 *Hansen, K., H. Schliack:* Segmentale Innervation. Ihre Bedeutung für Klinik und Praxis. 2. Aufl. Thieme, Stuttgart 1962

234 *Happel, W., u. Mitarb.:* Zur Differentialdiagnose gedeckter Hirndauerschä-

den. Dtsch. Z. Nervenheilk. 184 (1963) 487–507

235 *Harrington, D. O.:* The visual fields. A textbook and atlas of clinical perimetry. 2. Aufl. Mosby, Saint Louis 1964

236 *Harrison, M. S.:* Epidemic vertigo – vestibular neuronitis. Brain 85 (1962) 613–620

237 *Hassler, R.:* Extrapyramidal-motorische Syndrome und Erkrankungen. In: Handb. inn. Med. 4. Aufl. Bd. V/3, hrsg. von v. Bergmann, G., W. Frey, H. Schwiegk. Springer, Berlin 1953

238 *Hassler, R.:* Erkrankungen des Kleinhirns. In: Handb. inn. Med. 4. Aufl. Bd. V/3, hrsg. von v. Bergmann, G., W. Frey, H. Schwiegk. Springer, Berlin 1953

239 *Hausmanowa-Petrusewicz, I., S. Zielinska:* Zur nosologischen Stellung des scapulo-peronealen Syndroms. Dtsch. Z. Nervenheilk. 183 (1962) 377–382

240 *Hay, W. J., u. Mitarb.:* Organic mercurial encephalopathy. J. Neurol. Neurosurg. Psychiat. 26 (1963) 199–202

241 *Haymaker, W., J. W. Kernohan:* The Landry-Guillain-Barré syndrome. Medicine (Baltimore) 28 (1949) 59–141

242 *Haymaker, W., B. Woodhall:* Peripheral nerve injuries. 2. Aufl. Saunders, Philadelphia 1959

243 *Haynal, A., F. Regli:* Neurologische Symptome bei Morbus Hodgkin. Schweiz. med. Wschr. 94 (1964) 1515 bis 1518

244 *Hécaen, H., R. Angelergues:* La cécité psychique. Masson, Paris 1963

245 *Heitmann, R.:* Das Stiff-Man-Syndrom. Fortschr. Neurol. Psychiat. 36 (1968) 82–99

246 *Henderson, J. L.:* The congenital facial diplegia syndrome: Clinical features, pathology and etiology. Brain 62 (1939) 381–403

246 a *Herring, A. B., H. Urich:* Sarcoidosis of the central nervous system. J. neurol. Sci., 9 (1969) 405–422

247 *Herz, E., G. H. Glaser:* Spasmodic torticollis. II Clinical evaluation. Arch. Neurol. Psychiat. 61 (1949) 227–239

248 *Hess, R.:* Die Narkolepsie. Med. Klin. 54 (1959) 985–993

249 *Hess, R.:* EEG-Fibel. Sandoz-Monographien, Basel 1963

250 *Hess, R.:* Die medikamentöse Therapie der Epilepsie. Dtsch. med. Wschr. 91 (1966) 126–129

251 *Hewer, R. L.:* The heart in Friedreich's ataxia. Brit. Heart J. 31 (1969) 5–14

252 *Heyck, H.:* Der Kopfschmerz. Differentialdiagnostik und Therapie für die Praxis. 3. Aufl. Thieme, Stuttgart 1964

253 *Heyck, H.:* Über das Bing'sche Kopfschmerzsyndrom (Erythroprosopalgie). Dtsch. med. Wschr. 87 (1962) 1942–1947

254 *Heyck, H., G. Laudahn:* Die progressiv-dystrophischen Myopathien. Springer, Berlin 1969

255 *Hickman, J. W., W. S. Sheils:* Progressive facial hemiatrophy. Arch. intern. Med. 113 (1964) 716–720

256 *Hill, R. C. J., H. L. Wallace:* Epidemic myalgic encephalomyelopathy – the Durban outbreak. Lancet 1959/I, 689–693

257 *Hinterbuchner, Catherine N., L. P. Hinterbuchner:* Myopathic syndrome in muscular-sarcoidosis. Brain 87 (1964) 355–366

258 *Hirano, A., u. Mitarb.:* Parkinsonism-dementia complex, an endemic disease on the island of Guam. Brain 84 (1961) 642–661; 662–679

259 *Hockaday, T. D. R., u. Mitarb.:* A case of McArdle's syndrome with a positive family history. J. Neurol. Neurosurg. Psychiat. 27 (1964) 186–197

260 *Hoffmann, B. J., B. D. G. Morgan:* Functional significance of electrocardiographic changes associated with subarachnoid haemorrhage. Lancet 1965/I, 844–845

260 a *Holdorff, B.:* Über die Bedeutung des Corneomandibularreflexes in der neurologischen Diagnostik. Z. Neurol. 199 (1971) 183–191

261 *Hommes, F. A., u. Mitarb.:* Leigh's encephalomyelopathy: an inborn error of gluconeogenesis. Arch. Dis. Childh. 43 (1968) 423–426

262 *Hopf, H. C.:* Das Elektromyogramm bei Nervenreizung. Fortschr. Neurol. Psychiat. 11 (1963) 585–616

263 *Hopf, H. C.:* Leitgeschwindigkeit motorischer Nerven bei der multiplen Sklerose und unter dem Einfluß hoher Cortisonmedikation. Dtsch. Z. Nervenheilk. 187 (1965) 522–526

263 a *Hopf, H. Ch.:* Acrodermatitis chronica atrophicans (Herxheimer) und Nervensystem. Monographien aus dem Gesamtgeb. der. Neurol. und Psychiat. Heft 114. Springer, Berlin 1966

263 b *Hopf, H. Ch., u. Mitarb.:* Die cerebralen Anfälle bei der Multiplen Sklerose. Z. Neurol. 198 (1970) 256–279

264 *Hornabrook, R. W.:* Kuru – a subacute cerebellar degeneration. Brain 91 (1968) 53–74

264 a *Hossain, M.:* Neurological and psychiatric manifestations in idiopathic hypoparathyroidism: Response to treatment. J. Neurol. Neurosurg. Psychiat. 33 (1970) 153–156

265 *Huber, A.:* Eye symptoms in brain tumors. Mosby, St. Louis, 2nd Edit. 1971

266 *Huber, P.:* Zerebrale Angiographie beim frischen Schädel-Hirn-Trauma. Thieme, Stuttgart 1964

267 *Huber, P., H. Rösler:* Die Bedeutung der Angioszintigraphie in der Neuroradiologie. Schweiz. med. Wschr. 99 (1969) 757–763

267 a *Hudgins, W. R.:* The predictive value of myelography in the diagnosis of ruptured lumbar discs. J. Neurosurg. 32 (1970) 152–162

268 *Hughes, E. S. R.:* Venous obstruction in the upper extremity (Paget-Schroetter's syndrome). A review of 320 cases. Surg. Gynec. Obstet. 88 (1949 89–127

269 *Hughes, T., Betty Brownell:* Paraplegia following retrograde abdominal aortography. Arch. Neurol. (Chic.) 12 (1965) 650–657

270 *Huhn, A.:* Die Thrombosen der intrakraniellen Venen und Sinus. Schattauer, Stuttgart 1965

271 *Hunt, W. E., R. M. Hess:* Surgical risk as related to time of Intervention in the repair of intracranial aneurysms. J. Neurosurg. 28 (1968) 14–20

271 a *Illis, L. S., F. M. Taylor:* Neurological and electroencephalographic sequelae of tetanus. Lancet 1971/I, 826 to 830

272 *Ingram, T. T. S.:* The early manifestations and course of diplegia in childhood. Arch. Dis. Childh. 30 (1955) 244–250

272 a *Innes, S. G. B.:* Encephalomyelitis resembling benign myalgic encephalomyelitis. Lancet 1970/I, 969–971

273 *Irskens, K. J.:* Neurologische und psychotische Komplikationen bei tuberkulostatischer Behandlung. Nervenarzt 35 (1964) 415–416

274 *Irvine, W. T., u. Mitarb.:* Reversed blood-flow in the vertebral arteries causing recurrent brain-stem ischaemia. Lancet 1965/I, 994–996

275 *Isaacs, H.:* A syndrome of continuous muscle-fibre activity. J. Neurol. Neurosurg. Psychiat. 24 (1961) 319–326

276 *Isler, W.:* Multiple Sklerose im Kindesalter. Helv. paediat. Acta 16 (1961) 412–431

277 *Jabbour, J. T., u. Mitarb.:* Subacute sclerosing panencephalitis. J. Amer. Med. Ass. 207 (1969) 2248–2254

278 *Jacob, H.:* Die postinfektiösen sekundären Enzephalitiden und Enzephalopathien. Fortschr. Neurol. Psychiat. 24 (1956) 244–274

279 *Jacob, H.:* Masernernezephalitis – Masernenzephalopathie. Fortschr. Neurol. Psychiat. 24 (1956) 635–651

280 *Jacob, H., u. Mitarb.:* Myelopathie bei Lupus erythematodes disseminatus. Fortschr. Neurol. Psychiat. 36 (1968) 437–454

281 *Janz, D.: Die Epilepsien. Spezielle* Pathologie und Therapie. Thieme, Stuttgart 1969

282 *Janzen, R., F. Balzereit:* Über unsere Erfahrungen bei Polyneuropathien. Internist 7 (1966) 146–157

283 *Jatzkewitz, H.:* Zerebrale Sphingolipidosen als angeborene Stoffwechselstörungen. Dtsch. med. Wschr. 95 (1970) 131–139

284 *Jelasic, F., B. Ott:* Kontralaterale Synkinesien. Klinische und elektromyographische Untersuchungen bei idiopathischen und symptomatischen Formen. Dtsch. Z. Nervenheilk. 195 (1969) 187–198

285 *Jellinek, E. H.:* Fits, faints, coma and dementia in myxoedema. Lancet 1962/II, 1010–1012

286 *Jellinger, K.:* Zur Orthologie und Pathologie der Rückenmarksdurchblutung. Springer, Wien 1966

287 *Jellinger, K.:* Progressive Pallidumatrophie. J. neurol. Sci. 6 (1968) 19–44

287 a *Jellinger, K.:* Neuropathological aspects of hypsarrhythmia. Neuropädiatrie 1 (1970) 277–294

288 *Jellinger, K., u. Mitarb.:* Die protrahierte Form der posttraumatischen Encephalopathie. Nervenarzt 34 (1963) 145–159

289 *Jellinger, K., u. Mitarb.:* Progressive Spätmyelopathie nach Luxationsfaktor des Dens epistrophei. Dtsch. Z. Nervenheilk. 190 (1967) 107–135

289 a *Jerusalem, F., P. Imbach:* Granulomatöse Myositis und Muskelsarkoidose. Klinische und bioptisch-histologische Diagnose. Dtsch. med. Wschr. 95 (1970) 2184–2190

290 *Johnson, R. H., J. M K. Spalding:* Progressive sensory neuropathy in

children. J. Neurol. Neurosurg. Psychiat. 27 (1964) 125–130

291 *Jones, P. H., J. G. Love:* Tight filum terminale. Arch. Surg. (Chic.) 73 (1956) 556–566

292 *Jung, R., R. Hassler:* The extrapyramidal motor system. In: Handbook of physiology, Bd. II/1 American Physiol. Soc. Washington DC 1960

293 *Kaemmerer, E.:* Über die sogenannte Arteriitis temporalis. Nervenarzt 31 (1960) 154–161

294 *Kaeser, H. E.:* Akute spontane Aliquorrhöe (akute Pseudomeningitis). Schweiz. med. Wschr. 87 (1957) 482–486

295 *Kaeser, H. E.:* Veränderungen der Leitgeschwindigkeit bei Neuropathien und Neuritiden. Fortschr. Neurol. Psychiat. 33 (1965) 221–250

295 a *Kaeser, H. E.:* Elektromyographische Untersuchungen bei lumbalen Diskushernien. Dtsch. Z. Nervenheilk. 187 (1965) 285–299

295 b *Kaeser, H. E.:* SMON – eine japanische Krankheit? Internist 12 (1971) 405–406

295 c *Kaeser, H. E., R. Wüthrich:* Zur Frage der Neurotoxizität der Oxychinoline. Dtsch. med. Wschr. 95 (1970) 1685–1688

295 d *Karbowski, K., u. Mitarb.:* Electroencephalographic aspects of Lennox-syndrome. Europ. Neurol. 4 (1970) 301 bis 311

295 e *Karyofilis, A., u. Mitarb.:* Heredopathia atactica polyneuritiformis. Fortschr. Neurol. Psychiat. 38 (1970) 321 bis 330

296 *Kavanaugh, G. J., u. Mitarb.:* „Pseudo claudication" Syndrome produced by compression of the Cauda Equina. J. Amer. med. Ass. 206 (1968) 2477–2481

297 *Kempinsky, W. H., u. Mitarb :* Osteoporotic kyphosis with paraplegia. Neurology (Minneap.) 8 (1958) 181–186

298 *Kennedy, Ch., S. Carter:* Relation of optic neuritis to multiple sclerosis in children. Pediatrics 28 (1961) 377–387

299 *Kertesz, A.:* Paroxysmal kinesigenic choreoathetosis. Neurology (Minneap.) 17 (1967) 680–690

300 *Kibler, F. R., u. Mitarb.:* Hydrocephalus in the adult following spontaneous subarachnoid haemorrhage. Brain 84 (1961) 45–61

301 *Kibler, R. F., F. C. Rose:* Peripheral Neuropathy in the „Collagen Diseases". A case of scleroderma neuropathy. Brit. med. J. 1960/I, 1781–1784

302 *Kirchhof, J. K. J., u. Mitarb.:* Späte Manifestation mit protrahiertem Verlauf bei Werdnig-Hoffmannscher spinaler Muskelatrophie (nebst familiärem Tableau). Nervenarzt 33 (1962) 442–446

303 *Kirchhoff, H., H. Kräubig:* Toxoplasmose. Praktische Fragen und Ergebnisse. Thieme, Stuttgart 1965

304 *Kirschbaum, W. R.:* Jakob-Creutzfeldt Disease. Elsevier, New York 1968

305 *Kirschbaum, W. R., J. J. Holland:* Progressive dystrophy of the external eye muscles. Neurology (Minneap.) 8 (1958) 304–306

306 *Kissel, P., u. Mitarb.:* Le réflexogramme achilléen chez les diabétiques. Presse méd. 74 (1966) 111–115

307 *Kissel, P., u. Mitarb.:* Les uvéo-névraxites virales ou présumées telles. Rev. neurol. 108 (1963) 267–294

308 *Klingler, M.:* Das Schädelhirntrauma. Leitfaden der Diagnostik und Therapie. Thieme, Stuttgart 1961

309 *Klingler, M., F. Jost:* Über Anosmie nach Schädel-Hirn-Trauma. Schweiz. med. Wschr. 93 (1963) 1092–1094

310 *Knapp, M. S., K. R. Gough:* An unusual neurological manifestation of hypocalcaemia. Lancet 1967/I, 475–477

310 a *Kocen, R. S., P. K. Thomas:* Peripheral nerve involvement in Fabry's disease. Arch. Neurol. (Chic.) 22 (1970) 81–88

311 *König, M. P., M. Schmidhauser:* Neurologische Störungen als Leitsymptom einer langdauernden Hypothyreose mit Tod im Myxödemcoma. Schweiz. med. Wschr. 93 (1963) 1083–1086

312 *Koeppen, S., F. Panse:* Klinische Elektropathologie. In: Arbeit und Gesundheit, Heft 55, hrsg. von Paetzold, F., Cl. Dierkes, E. Goetz; Thieme, Stuttgart 1955

313 *Környey, S.:* Histopathologische und klinische Symptomatologie der anoxisch-vasalen Hirnschädigung, 2. Aufl. Akadémiai Kiado, Budapest 1955

314 *Kopell, H. P., W. A. L. Thompson:* Peripheral entrapment neuropathies. Williams & Wilkins, Baltimore 1963

315 *Korey, S. R., u. Mitarb.:* Ultrastructure and metabolism of the nervous system. Res. Publ. Ass. nerv. ment. Dis. 40 (1962)

316 *Krayenbühl, H., G. G. Noto:* Das intrakranielle subdurale Hämatom. Huber, Bern 1949

317 *Krayenbühl, H., R. Siebenmann:* Small vascular malformations as a

cause of primary intracerebral hemorrhage. J. Neurosurg. 22 (1965) 7–20

318 *Krayenbühl, H., G. Yasargil:* Das Hirnaneurysma. Documenta chir. Geigy 4 (1958)

319 *Krayenbühl, H., G. Yasargil:* Die cerebrale Angiographie. 2. Aufl. Thieme, Stuttgart 1965

320 *Krayenbühl, H., E. Zander:* Über lumbale und cervikale Diskushernien. Acta rheum. Geigy 1 (1953)

321 *Kreindler, A., M. Macovei-Patrichi:* Recurrent cranial nerve palsies of dysglobulinaemic origin. J. neurol. Sci. 6 (1968) 117–123

322 *Kreindler, A., u. Mitarb.:* Klinische und pathologisch-anatomische Kennzeichen der akuten intermittierenden Porphyrie. Dtsch. Z. Nervenheilk. 185 (1963) 20–36

323 *Kretschmer, E.:* Das apallische Syndrom. Z. ges. Neurol. Psychiat. 169 (1940) 576–579

324 *Kroth, H., H. C. Hopf:* Status psychomotorischer Anfälle. Dtsch. Z. Nervenheilk. 189 (1966) 67–78

325 *Krücke, W.:* Histopathologie der Polyneuritis und Polyneuropathie. Dtsch. Z. Nervenheilk. 180 (1959) 1–39

326 *Kruse, R.:* Das myoklonisch-astatische Petit Mal. Springer, Berlin 1968

326 a *Kugelberg, E.:* Distribution, histochemical and physiological properties of normal and reinnervated rat motor units. Fourth internat. Congress of Electromyography. Brussels 12.–15. 9. 71. Abstracts p. 85/86

327 *Kugelberg, E., L. Welander:* Heredofamilial juvenile muscular atrophy simulating muscular dystrophy. Arch. Neurol. Psychiat. (Chic.) 75 (1956) 500–509

328 *Kugler, J.:* Elektroencephalographie in Klinik und Praxis. 2. Aufl. Thieme, Stuttgart 1966

329 *Kuhn, E.:* Studien zur Pathogenese der myotonischen Dystrophie. Monogr. aus d. Gesamtgebiet d. Neurol. u. Pyschiat. Heft 91. Springer, Berlin 1961

330 *Kuhn, E.:* Symposium über progressive Muskeldystrophie – Myotonie – Myasthenie. Springer, Berlin 1966

330 a *Kunze, K., R. Gothe:* Neurophysiological investigations in Tick paralysis. 4th internat. Congress of Electromyography, Brussels, 12.–15. 9. 1971, Abstracts p. 86/87

331 *Kurland, L. T., u. Mitarb.:* Minamata disease: The outbreak of a neurologic disorder in Minamata Japan, and its relationship to the ingestion of seafood contaminated by mercuric compounds. Wld. Neurol. 1 (1960) 370–395

332 *Kurland, L. T., D. W. Mulder:* Epidemiologic investigations of amyotrophic lateral sclerosis. Neurology (Minneap.) 4 (1954) 355–378; 438–448

333 *Kurth-Schumacher, Renate:* Zur Pathogenese und Therapie der Menièreschen Krankheit sowie übergeordneter medullärer und zerebellärer Syndrome. Fortschr. Neurol. Psychiat. 8 (1965) 421–442

333 a *Lagos, J. C., R. E. Thies:* Tick paralysis without muscle weakness. Arch. Neurol. (Chic.) 21 (1969) 471–474

334 *Lampert, P. W., R. L. Davis:* Delayed effects of radiation on the human central nervous system. „Early" and „late" delayed reactions. Neurology (Minneap.) 14 (1964) 912–917

335 *Lance, J. W.:* Sporadic and familial varieties of tonic seizures. J. Neurol. Neurosurg. Psychiat. 26 (1963) 51–59

336 *Landolt, H.:* Die Dämmer- und Verstimmungszustände bei Epilepsie und ihre Elektroencephalographie. Dtsch. Z. Nervenheilk. 185 (1963) 411–430

337 *Larcan, A., u. Mitarb.:* Les myoglobinuries essentielles. Contribution à l'étude de la maladie de Meyer-Betz. Presse méd. 71 (1963) 523–527

338 *Larens, W.:* Zum Krankheitsbild der Bleiencephalopathie. Nervenarzt 27 (1956) 229–232

339 *Larson, T., T. Sjögren:* Dystonia musculorum deformans. Acta neurol. scand. 42 (1966) Suppl. 17

340 *Lassmann, L. P., C. C. M. James:* Lumbosacral lipomas: critical survey of 26 cases submitted to laminectomy. J. Neurol. Neurosurg. Psychiat. 30 (1967) 174–181

341 *Lazorthes, G., u. Mitarb.:* La vascularisation de la moelle épinière (Etude anatomique et physiologique). Rev. neurol. 106 (1962) 535–557

342 *Leger, L., u. Mitarb.:* Traitement de l'encéphalopathie porto-cave par l'exclusion ou la résection totale du colon. Presse méd. 71 (1963) 2181–2184

343 *Lehmann-Grube, F.:* Die Viren der Enzephalomyokarditis-Gruppe und ihre Bedeutung für Erkrankungen des Menschen. Fortschr. Neurol. Psychiat. 25 (1957) 265–297

344 *Leibowitz, U., u. Mitarb.:* Does pregnancy increase the risk of multiple sclerosis? J. Neurol. Neurosurg. Psychiat. 30 (1967) 354–357

345 *Leischner, A.:* Zur Symptomatologie und Therapie der Aphasien. Nervenarzt 31 (1960) 60–67

346 *Lennartz, H., u. Mitarb.:* Zur Frage von Folgeerscheinungen nach Coxsackie-Infektionen des Zentralnervensystems. Fortschr. Neurol. Psychiat. 29 (1961) 319–331

347 *Lennox, W. G., M. A. Lennox:* Epilepsy and related disorders. Bd. I–II. Little, Brown, Boston 1960

348 *Lessell, S., u. Mitarb.:* Epidemiological considerations in the Chamorros of the Mariana Islands and California. Arch. Neurol. (Chic.) 7 (1962) 377–385

349 *Leventhal, H. R.:* Birth injuries of the spinal cord. J. Pediat. 56 (1960) 447–453

350 *Levin, Ph., u. Mitarb.:* Intracranial calcification and hypoparathyroidism. Neurology (Minneap.) 11 (1961) 1076–1080

351 *Lewis, B. V., M. Parsons:* Chorea gravidarum. Lancet 1966/I, 284–286

352 *Lhermitte, F., u. Mitarb.:* Troubles de la conscience et mutisme akinétique. Rev. neurol. 109 (1963) 115–131

353 *Livingston, K. E., M. Mahloudji:* Delayed focal convulsive seizures after head injury in infants and children. A syndrome that may mimie extradural hematoma. Neurology (Minneap.) 11 (1961) 1017–1020

353 a *Logan, W. J., J. M. Freeman:* Pseudodegenerative disease due to diphenyl-hydantoin intoxication. Arch. Neurol. (Chic.) 21 (1969) 631–637

354 *Lombardi, G., A. Passerini:* Spinal cord diseases. A radiologic and myelographic analysis. Williams & Wilkins, Baltimore 1964

354 a *Lorber, J.:* Results of treatment of myelomeningocele. An analysis of 524 unselected cases, with special reference to possible selection for treatment. Develop. Med. Child Neurol. 13, (1971) 279–303

355 *Lourie, H., A. S. Berne:* A contribution on the etiology and pathogenesis of congenital cummunicating hydrocephalus. Neurology (Minneap.) 15 (1965) 815–822

356 *Love, J. G., J. L. Emmett:* „Asymptomatic" protruded lumbar disk as a cause of urinary retention: preliminary report. Mayo Clin. Proc. 42 (1967) 249–257

357 *Lowrey, J.:* Spinal epidural hematoma, J. Neurosurg. 16 (1959) 508–513

358 *Ludwig, J.:* Die hypernatriämische, hämorrhagische Encephalopathie des Erwachsenen. Schweiz. med. Wschr. 93 (1963) 705–709

359 *Lüthy, E.: W. Rutishauser:* Zur Differentialdiagnose des kurzdauernden Bewußtseinsverlustes. Schweiz. med. Wschr. 81 (1961) 861–864

360 *Lüthy, F.:* Die Nervenschädigungen nach intraglutaealer Injektion von Irgapyrin und ein Vorschlag zu ihrer Verhütung. Schweiz. med. Wschr. 85 (1955) 1065–1070; 1092–1096

361 *Lüthy, F.: A. Bischoff:* Die Pelizaeus-Merzbachersche Krankheit. Ihre Zuordnung zu den Leukodystrophien an Hand von drei eigenen familiären Fällen. Acta Neuropath. 1 (1961) 113 bis 134

362 *Mabeth, W., u. Mitarb.:* Treatment of hepatic encephalopathy by alternation of intestinal flora with lactobacillus acidophilus. Lancet 1965/I, 399–403

363 *MacGregor, G. A.:* Giant cell arteriitis without headache. Lancet 1961/II, 1160–1163

364 *Mackay, R.:* Course and prognosis in amyotrophic lateral sclerosis. Arch. neurol. 8 (1963) 117–127

365 *Maeder, R. P., M. Mumenthaler, H. Markwalder:* Symptomatische zervikale Syringomyelie. Dtsch. Med. Wschr. 95 (1970) 164–168

366 *Magee, K. R.:* A study of paramyotonia congenita. Arch. Neurol. (Chic.) 8 (1963) 461–470

367 *Magun, R.:* Elektromyographie als klinische Methode. Nervenarzt 30 (1959) 337–341

368 *Munn, J. B., u. Mitarb.:* Albright's hereditary osteodystrophy comprising pseudohypoparathyroidism and pseudo-pseudohypoparathyroidism. Ann. intern. Med. 56 (1962) 315–342

369 *Marin, O. S. M., H. R. Tyler:* Hereditary interstitial nephritis associated with polyneuropathy. Neurology (Minneap.) 11 (1961) 999–1005

369 a *Marinoni, E., G. C. Maggi:* Malattia di Morgagni, Barraquer-Roviralta, Simons o lipodistrofia progressiva. Minerva Medica 48 (1957) 1–63

370 *Marks, V., F. C. Rose:* Hypoglycaemia. Blackwell, Oxford 1965

371 *Markwalder, H.:* Die Olfaktoriusmeningeome. Huber, Bern 1964

372 *Mars, M., u. Mitarb.:* Familial hypobeta-Lipoproteinemia. A genetic disorder of lipid metabolism with nervous

system involvement. Amer J. med. 46 (1969) 885–900

373 *Marshall, J.:* Spastic paraplegia of middle age (a clinicopathological study). Lancet 1955/I 643–646

374 *Marshall, J.:* The management of cerebrovascular disease. Churchill, London neue Aufl.

375 *Masson, M.:* Les manifestations neurologiques et musculaires du myxoedème. Presse méd. 70 (1962) 1809–1810

376 *Mathews, J. D., u. Mitarb.:* Kuru and cannibalism. Lancet II (1968) 449–452

377 *Matiar-Vahar, H., E.* Lungershausen: Zur Symptomatologie der akuten intermittierenden Porphyrie. Dtsch. med. Wschr. 92 (1967) 1809–1816

378 *Matthes, A., H. Weber:* Klinische und elektroenzephalographische Familienuntersuchungen bei Pyknolepsien. Dtsch. med. Wschr. 93 (1968) 429–435

379 *Matthiaß, H. H.:* Untersuchungstechnis und Diagnose der infantilen Zerebralparese im Säuglings- und Kindesalter. Thieme, Stuttgart 1966

380 *McAlpine, D., u. Mitarb.:* Multiple sclerosis. A reappraisal. Livingstone, London, 2nd ed. 1968

381 *McKissock u. Mitarb.:* Primary intracerebral haemorrhage – Results of surgical treatment in 244 consecutive cases. Lancet 1959/683–686

382 *McKissock, W., u. Mitarb.:* Middle-cerebral aneurysms. Lancet 1962/II, 417–421

383 *McKissock, W., u. Mitarb.:* Anterior comunicating aneurysms. Lancet 1965/I, 873–876

384 *Merrem, G.:* Lehrbuch der Neurochirurgie. 2. Aufl. VEB Verlag Volk und Gesundheit, Berlin 1964

385 *Merritt, H. H., C. C. Hare:* Metabolic and toxic diseases of the nervous system. Res. Publ. Ass. nerv. ment. Dis. 22 (1953)

386 *Mertens, H.-G., u. Mitarb.:* Die oculären Myopathien. II. Mitt. Die chronische oculäre Myositis. Nervenarzt 29 (1958) 120–127

387 *Mertens, H.-G., u. Mitarb.:* Die oculären Myopathien. III. Mitt. Die oligosymptomatische oculäre Myositis („Pseudomyasthenie"). Nervenarzt 29 (1958) 213–226

387 a *Mertens, H. G., u. Mitarb.:* The treatment of severe myasthenia gravis with immuno-suppressive agents. Europ. Neurol. 2 (1969) 321–339

388 *Mertens, H.-G., St. Zschocke:* Neuromyotonie. Klin. Wschr. 43 (1965) 917 bis 925

389 *Métraux, H. R., U. Binswanger:* Der hypernatriämische hypervolämische Gehirnschaden. Schweiz. med. Wschr. 93 (1963) 1563–1565

389 a *Middleton, P. J., u. Mitarb.:* Severe myositis during recovery from influenza. Lancet II (1970) 533–535

390 *Miehlke, A.:* Die Chirurgie des Nervus facialis. Urban & Schwarzenberg, München 1960

391 *Miehlke, A.:* Die Gesichtslähmung im Grenzgebiet zwischen Neurologie und Otologie. Dtsch. Z. Nervenheilk. 186 (1964) 461–474

392 *Miller-Fischer, C., R. D. Adams:* Diphtheritic polyneuritis. A pathological study. J. Neuropath. exp. Neurol. 15 (1956) 243–268

393 *Miller, G., u. Mitarb.:* An outbreak of neuromyasthenia in a Kentucky factory – the possible role of a brief exposure to organic mercury. Amer. J. Epidemiol. 86 (1967) 756–764

394 *Miller, H.:* Trauma and multiple sclerosis. Lancet 1964/I, 848–850

395 *Miller, S. J. H., W. Goddy:* Madame Louis-Bar's syndrome: a case record, with comments upon the name, classification and significance of this disorder. Brain 87 (1964) 581–588

396 *Millikan, C. H., S. F. Haines:* The thyroid gland in relation to neuromuscular disease. Arch. intern. Med. 92 (1953) 5–39

397 *Millikan, C. H., u. Mitarb.:* Cerebral vascular diseases. Grune & Stratton, New York 1965

397 a *Minder-v. Goumoëns, Ingrid:* Polycythaemie, Polyglobulie und neurologische Symptome. Praxis 60 (1971) 423 bis 429 und 465–469

398 *Moeschlin, S.:* Erkennung und Behandlung zentral- und peripher-nervöser Vergiftungen durch den praktischen Arzt. Schweiz. med. Wschr. 92 (1962) 407–415

399 *Moeschlin, S.:* Klinik und Therapie der Vergiftungen. 5. Aufl. Thieme, Stuttgart 1972

400 *Morris-Jones, P. H., u. Mitarb.:* Prognosis of the neurological complications of acute hypernatraemia. Lancet 1967/II, 1385–1389

401 *Moser, H., u. Mitarb.:* Progressive Muskeldystrophie. VI. Häufigkeit, Klinik und Genetik der Duchenne-

Form. Schweiz. med. Wschr. 94 (1964) 1610–1621

402 *Moser, H., u. Mitarb.:* Progressive Muskeldystrophie. VIII. Häufigkeit, Klinik und Genetik der Typen I und II. Schweiz. med. Wschr. 96 (1966) 169–174; 205–211

403 *Moskowitz, R. W., u. Mitarb.:* Histopathologic classification of periarteritis nodosa: A study of 56 cases confirmed at necropsy. Proc. Mayo Clin. 38 (1963) 345–357

404 *Müller, E.:* Das Schleudertrauma der Halswirbelsäule und seine verschiedenen Folgen. Dtsch. med. Wschr. 91 (1966) 588–593

405 *Müller, G., M. Mumenthaler:* Die kryptogenetische Fazialisparese. Katamnese von 278 Fällen unter besonderer Berücksichtigung der Spontanprognose und der Prednisontherapie. Dtsch. med. Wschr. 88 (1963) 1545–1550

405 a *Müller, H. R.:* Die transdurale Echoenzephalographie. Huber, Bern (1971)

406 *Müller, P., und Mitarb.:* Die alkoholische Myopathie. Dtsch. med. Wschr. 93 (1968) 1043–1046

407 *Mulder, D. W., u. Mitarb.:* Myasthenic syndrome in patients with amyotrophic lateral sclerosis. Neurology (Minneap.) 9 (1959) 627–631

408 *Mumenthaler, M.:* Meningoencephalitis durch Cryptococcus neoformans. Schweiz. med. Wschr. 90 (1960) 386 bis 391

409 *Mumenthaler, M.:* Über Lähmungen peripherer Nerven im Extremitätenbereich. Dtsch. med. Wschr. 87 (1962) 1887–1896; 1967–1972

410 *Mumenthaler, M.:* Der vasculäre cerebrale Insult. Klinik, Pathogenese und Therapie. Schweiz. med. Wschr. 93 (1963) 663–669

410 a *Mumenthaler, M.:* Gesichtsneuralgien. Bücherreihe Hommel, 1. Buch „Cephalaea", Adliswil 1970, S. 137–151

410 b *Mumenthaler, M.:* Funktionsprüfungen des Nervensystems, Bücherreihe Hommel, 2. Buch „Funktionsprüfungen", Adliswil 1971, S. 299–332

410 c *Mumenthaler, M.:* Neurologische Klinik. Ein Lernbuch für Studierende. Thieme, Stuttgart 1972

410 d *Mumenthaler, M.:* Erkrankungen der Muskulatur. In: Hornbostel, H., W. Kaufmann, W. Siegenthaler, Hrsg. Innere Medizin in Praxis und Klinik. Thieme, Stuttgart 1973 (im Druck).

411 *Mumenthaler, M., Marianne Altermatt:* Zur Klinik der tonischen Hirnstammkrämpfe. Schweiz. Arch. Neurol. Neurochir. Psychiat. 100 (1967) 70–87

412 *Mumenthaler, M., u. Mitarb.:* Das Tibialis-Anterior-Syndrom. Fußheberparese auf vaskulärer Grundlage. Schweiz. Arch. Neurol. Psychiat. 86 (1960) 137–181

413 *Mumenthaler, M., M. Eichenberger:* Skelettmißbildungen am kraniocervicalen Übergang. Schweiz. med. Wschr. 93 (1963) 1795–1803; 1830–1836

414 *Mumenthaler, M., u. Mitarb.:* Cerebrovasculäre Insulte bei jungen Frauen. Pathogene Rolle von Ovulationshemmern? Z. Neurol. 198 (1970) 46–64

414 a *Mumenthaler, M., u. Mitarb.:* Neurologische Pathologie der hormonalen Antikonzeption. Schweiz. med. Wschr. 100 (1970) 1585–1594

414 b *Mumenthaler, M., Ch. Probst:* Das Querschnittssyndrom mit schlaffer Paraplegie. Beitrag zu den vasculären Rückenmarksläsionen anhand von 12 eigenen Beobachtungen. Z. Neurol. 201 (1972) 6/23

415 *Mumenthaler, M., u. Mitarb.:* Augenmotilitätsstörungen bei zentralnervösen Läsionen. Praxis 56 (1970) 396–402

415 a *Mumenthaler, M., H. Schliack, Hrsg.:* Läsionen peripherer Nerven. Diagnostik und Therapie. Thieme, Stuttgart 2. Aufl. 1972

416 *Mumenthaler, M., L. von Roll:* Amnestische Episoden. Analyse von 16 eigenen Beobachtungen. Schweiz. med. Wschr. 99 (1969) 133–139

417 *Mundinger, F., T. Riechert:* Die stereotaktischen Hirnoperationen zur Behandlung extrapyramidaler Bewegungsstörungen (Parkinsonismus und Hyperkinesen) und ihre Resultate. Fortschr. Neurol. Psychiat. 31 (1963) 1–65; 69–110

418 *Myrianthopoulos, N. C., u. Mitarb.:* Nerve conduction and other studies in families with Charcot-Marie-Tooth disease. Brain 87 (1964) 589–608

418 a *Nakamura Y., Y. Kanta Inoue:* Pathogenicity of virus associated with subacute meylo-optico-neuropathy. Lancet I (1972) 223–226

419 *Neveling, R.:* Die akute Ertaubung. Kölner Universitäts-Verlag, Köln 1967

420 *Nick, J., u. Mitarb.:* Macroglobulinémie de Waldenström avec neuropathie amyloide. Rev. neurol. 109 (1963) 21–30

421 *Nickel, S. N., u. Mitarb.:* Myxedema neuropathy and myopathy: a clinical and pathological study. Neurology (Minneap.) 11 (1961) 125–137

422 *Nigst, H.:* Die Chirurgie der peripheren Nerven. Thieme, Stuttgart 1955

422 a *Noble, J. D., u. Mitarb.:* Further observations in progressive supranuclear palsy. Neurology (Minneap.) 18 (1968) 349–356

423 *Norris, F. H.:* The EMG. Grune & Stratton, New York 1963

423 a *Norris, F. H. jr.:* The remote effects of cancer on the nervous system. Z. Neurol. 201 (1972) 201–210

424 *O'Connor, J. F., D. M. Musher:* Central nervous system involvement in systemic lupus erythematosus. Arch. Neurol. (Chic.) 14 (1966) 157–164

424 a *Olson, W. H., u. Mitarb.:* Moebius syndrome. Lower motor neutron involvement and hypogonadotrophic hypogonadism. Neurology (Minneap.) 20 (1970) 1002–1008

425 *Oosterhuis, H. J. G. H.:* Studies in myasthenia gravis. J. neurol. Sci. 1 (1964) 512–546

426 *Osserman, K. E.:* Myasthenia gravis. Grune & Stratton, New York 1958

427 *Ott, Th., u. Mitarb.:* Etude clinique et histo-pathologique d'un cas de polynévrite survenue au cours du traitement par l'Isoniazide. Rev. neurol. 100 (1959) 103–117

428 *Overton, M. C., u. Mitarb.:* Brain scans in nonneoplastic intracranial lesions. Scanning with chlormerodrin Hg 203 and chlormerodrin Hg 197. J. Amer. med. Ass. 191 (1965) 431–436

429 *Paeslack, V.:* Internistische Störungen beim Paraplegiker. Thieme, Stuttgart 1965

429 a *Paine, R. S., T. E. Oppé:* Die neurologische Untersuchung von Kindern. Thieme, Stuttgart 1970

430 *Pallis, Ch. A., u. Mitarb.:* Radiation myelopathy. Brain 84 (1961) 460–479

431 *Passarge, Christina, H. H. Wieck:* Thallium-Polyneuritis. Fortschr. Neurol. Psychiat. 33 (1965) 477–557

432 *Pattison, E. M.:* Uveomeningoencephalitic syndrome (Vogt-Koyanagi-Harada). Arch. Neurol. (Chic.) 12 (1965) 197–205

433 *Pearce, J., H. Aziz:* The neuromyopathy of hypothyroidism. Some new Observations. J. neurol. Sci. 9 (1969) 243–253

434 *Pearson, C. M.:* The periodic paralyses: differential features and pathological observations in permanent myopathic weakness. Brain 87 (1964) 341–354

435 *Pedersen, E.:* Epidemic vertigo. Clinical picture, epidemiology and relation to encephalitis. Brain 82 (1959) 566–580

436 *Peele, T. L.:* The neuroanatomic basis for clinical neurology. McGraw-Hill, New York, 2nd ed. 1961

437 *Peiffer, J.:* Differentiation of various types of leukodystrophy. Wld. Neurol. 3 (1962) 580–597

438 *Penfield, W., H. Jasper:* Epilepsy and the functional anatomy of the brain. Little, Brown, Boston 1954

439 *Penn Audrey, S., u. Mitarb.:* Muscular dystrophy in young girls. Neurology (Minneap.) 20 (1970) 147–159

440 *Perkoff, G. T., u. Mitarb.:* Reversible acute muscular syndrome in chronic alcoholism. New. Engl. J. Med. 274 (1966) 1277–1285

441 *Perret, G.:* Symptoms and diagnosis of diastematomyelia. Neurology (Minneap.) 10 (1960) 51–60

441 a *Pertuiset, B.:* Les neurinomes de l'acoustique développés dans l'angle ponto-cérébelleux. Neurochirurgie 16, supplément 1 (1970)

442 *Petch, C. P.:* Hypoparathyroidism presenting with convulsions, twentyseven years after thyroidectomy. Lancet 1963/II, 124.

443 *Pfaltz, C. R., u. Mitarb.:* Zur Diagnose und Therapie der otogenen Hirndrucksteigerung (otitic Hydrocephalus). Arch. Ohr.-, Nas.- u. Kehlk.-Heilk. 179 (1961) 141–158

444 *Pfaltz, R.:* Die Diagnose des Morbus Menière. Dtsch. med. Wschr. 91 (1966) 409–410

444 a *Pia, H. W., C.-L. Geletneky:* Echoenzephalographie. Thieme, Stuttgart 1968

445 *Pia, H. W., H. Vogelsang:* Diagnose und Therapie spinaler Angiome. Dtsch. Z. Nervenheilk. 187 (1965) 74–96

446 *Pilleri, G.:* The Klüver-Bucy syndrome in man. Psichiat. et Neurol. 152 (1966) 65–103

446 a *Pilz, H.:* Clinical, morphological and biochemical aspects of sphingolipidoses. Neuropädiatrie 1 (1970), 383–427

446 a_1 *Piscol, K.:* Die Durchblutung des Rückenmarkes und ihre klinische Relevanz. Schriftenreihe Neurologie, Bd. 8. Springer, Berlin (1972)

446 b *Pleasure, D. E., u. Mitarb.:* The prognosis of acute polyradiculoneuritis. Neurology (Minneap.) 18 (1968) 1143–1148

446 c *Pletscher, A., u. Mitarb.:* Die biochemischen Grundlagen für die Behandlung des Parkinsonsyndroms mit L-Dopa. Schweiz. med. Wschr. 100 (1970) 797–804

447 *Popoff, Nina, u. Mitarb.:* Pathologic observations in lead encephalopathy. Neurology (Minneap.) 13 (1963) 101–112

448 *Poskanzer, D. C., D. N. S. Kerr:* A third type of periodic paralysis, with normokalemia and favourable response to sodium chloride. Amer. J. Med. 31 (1961) 328–342

449 *Prill, A.:* Die neurologische Symptomatologie der Niereninsuffizienz. Springer, Berlin 1969

450 *Probst, Ch.:* Technik, diagnostischer Wert und Indikation der Luftmyelographie. Schweiz. Arch. Neurol. Neurochir. Psychiat. 94 (1964) 74–91

451 *Pruzanski, W.:* Variants of myotonic dystrophy in pre-adolescent life (the syndrome of myotonic dysembryoplasia) Brain 89 (1966) 563–568

452 *Rabe, F.:* Isolierte Ageusie. Ein neues Symptom als Nebenwirkung von Medikamenten. Nervenarzt 41 (1970) 23 bis 27

453 *Radl, H.:* Die Bedeutung der Mumpsmeningitis. Dtsch. med. Wschr. 94 (1969) 1599–1603

454 *Raff, M. C., A. K. Asbury:* Ischaemic mononeuropathy multiplex in diabetes mellitus. New Engl. J. med. 279 (1968) 17–22

455 *Raimondi, A. J., u. Mitarb.:* Atresia of the foramina of Luschka and Magendie: The Dandy-Walker cyst. J. Neurosurg. 31 (1969) 202–216

456 *Rambach, H.:* Zur Entwicklung der Jactatio capitis et corporis in der Kindheit, Jugend und im Erwachsenenalter. Nervenarzt 39 (1968) 536–541

457 *Rasmussen, G. L., W. F. Windle:* Neural mechanisms of the auditory and vestibular systems. Thomas, Springfield/Ill. 1960

458 *Reed, D. M., L. T. Kurland:* Muscle fasciculations in a healthy population. Arch. Neurol. (Chic.) 9 (1963) 363–367

459 *Regli, F.:* Die Meningitis purulenta. Fortschr. Neurol. Psychiat. 34 (1966) 449–510

459 a *Regli, F.:* Die flüchtigen ischämischen zerebralen Attacken. Natürlicher Verlauf und Pathogenese. Dtsch. med. Wschr. 96 (1971) 525–530

459 b *Regli, F., u. Mitarb.:* Der see-saw-Nystagmus. Nervenarzt 42 (1971) 316 bis 319

460 *Rehwald, E.:* Das Hirntrauma. Beiträge zur Behandlung, Begutachtung und Betreuung Hirnverletzter. Thieme, Stuttgart 1956

461 *Rewcastle, N.:* Subacute cerebellar degeneration with Hodgkin's disease. Arch. Neurol. (Chic.) 9 (1963) 407–413

462 *Richmond, J., u. Mitarb.:* Hepatolenticular degeneration (Wilson's disease) treated by penicillamine. Brain 87 (1964) 619–638

462 a *Richter, Hs. R.:* Discushernien und Einklemmungssyndrome der rami dorsales der lumbalen und sakralen Spinalnerven. Schweiz. Arch. Neurol. Neurochir. Psychiat. 101 (1971) 75–86

463 *Richterich, R., u. Mitarb.:* Refsums Syndrom (Heredopathia atactica polyneuritiformis): ein angeborener Defekt im Lipidstoffwechsel mit Speicherung von 3, 7, 11, 15-Tetramethylhexadecansäure. Klin. Wschr. 41 (1963) 800 bis 801

464 *Richwien, R.:* Zur metacarcinomatösen Neuromyopathie beim kleinzelligen Bronchuscarcinom. Dtsch. Z. Nervenheilk. 187 (1965) 539–547

465 *Ricker, K., u. Mitarb.:* The neurogenic scapulo-peroneal syndrome. Europ. Neurol. 1 (1968) 257–274

466 *Riechert, T., F. Mundinger:* Combined stereotaxic operation for treatment of deep coated angiomas and aneurysms. J. Neurosurg. 21 (1964) 358–363

467 *Rieder, R. Th.:* Zur Frage der Untersuchungsergebnisse bei Virusmeningoencephalitiden. Nervenarzt 34 (1963) 115–120

468 *Riley, C. M.:* Familial dysautonomia. Advanc. Pediat. 9 (1957) 157–190

469 *Rioch, D. M., E. A. Weinstein:* Disorders of communication. Res. Publ. Ass. nerv. ment. Dis. 42 (1964)

470 *Ritzel, G., u. Mitarb.:* Zur Frage der Antikörper gegen Nervengewebe in Serum und Liquor von Multiple-Sklerose-Kranken. Schweiz. med. Wschr. 93 (1963) 1336–1339

471 *Robert, F.:* Sarcoidosis of the central nervous system. Arch. Neurol. (Chic.) 7 (1962) 442–449

471 a *Robert, F., C. R. Pfaltz:* Vestibuläre Funktionsstörungen bei idiopa-

thischer Facialisparese (Lokalisations- und Kompensationsprobleme). Arch. klin. exp. Ohr.-, Nas.- u. Kehlk. Heilk. 197 (1970) 183–192

472 *Rösler, H., P. Huber:* Das Hirnszintigramm als Notfalluntersuchung. Erste Erfahrungen mit der Serienszintigraphie. Dtsch. Z. Nervenheilk. 196 (1969) 136–155

473 *Roger, J., u. Mitarb.:* Epilepsie myoclonie progressive avec corps de Lafora (Etude clinique, polygraphique et anatomique d'un cas). Rev. neurol. 112 (1965) 50–61

473 a *Roger, J., u. Mitarb.:* La dyssynergie cérébelleuse myoclonique (Syndrome de Ramsay Hunt). Rev. Neurol. 119 (1968) 85–106

473 b *Rosenberg, D., u. Mitarb.:* Encéphalopathie avec troubles du métabolisme des purines. Presse méd. 76 (1968) 2333–2336

473 c *Rosenfalck, P., F. Buchthal:* On the concept of the motor subunit. Intern. J. Neuroscience 1 (1970) 27–37

473 d *Rosenstock, H. A., u. Mitarb.:* Chronic manganism. Neurologic and laboratory studies during treatment with levodopa. J. Amer. med. Ass. 217 (1971) 1354–1358

474 *Rossi, E.:* Myopathien im Kindesalter. Karger, Basel 1966

475 *Rossier, A., U. Brunner:* Zur initialen Behandlung der frischen traumatischen Querschnittsläsion. Schweiz. med. Wschr. 94 (1964) 362–370

476 *Rossier, A. B., u. Mitarb.:* Contribution to the study of late cervical syringomyelia syndromes after dorsal or lumbal traumatic paraplegia. J. Neurol. Neurosurg. Psychiat. 31 (1968) 99–105

477 *Rossner, M., E. Lange:* Beitrag zur Klinik und Aetiologie des Adie-Syndroms. Fortschr. Neurol. Psychiat. 37 (1969) 285–304

478 *Rossner, R., H. Orthner:* Die Neuropathologie des viszeralen Lupus erythematosus. Fortschr. Neurol. Psychiat. 34 (1966) 1–38

479 *Rouquès, L.:* Les paraplégies cyphoscoliotiques. Rev. neurol. 98 (1958) 358–380

480 *Rowland, L. P., u. Mitarb.:* The clinical diagnosis of McArdle's disease. Neurology (Minneap.) 16 (1966) 93–100

481 *Rubenstein, J.:* Peripheral polyneuropathy caused by nitrofurantoin. J. Amer. med. Ass. 187 (1964) 647–649

481 a *Ruckelshausen, M. C.:* Beitrag zur Differentialdiagnose des Kreuzschmerzes mit spezieller Abgrenzung des „Interspinalsyndroms". Ztsch. f. Orthop. 103 (1967) 33–38

481 b *Rudolf, G.:* Die Muskelsarkoidose (Morbus Boeck) in der Differentialdiagnose neuromuskulärer Erkrankungen. Dtsch. med. Wschr. 96 (1971) 1605–1607

482 *Samson, M. M., J. Forthomme:* Observation anatomo-clinique d'un ramollissement médullaire cervical dans le territoire spinal postérieur. Rev. neurol. 107 (1962) 371–375

483 *Sayk, J.:* Cytologie der Cerebrospinalflüssigkeit. Fischer, Jena 1960

484 *Schadé, J. P., D. H. Ford:* Basic Neurology. Elsevier, Amsterdam 1965

485 *Schär, J.:* Erfahrungen mit ACTH-Behandlung bei multiple Sklerose. Schweiz. med. Wschr. 95 (1965) 1289 bis 1296

486 *Schaltenbrand, G.:* Radiculomyelomeningitis nach Zeckenbiß. Münch. med. Wschr. 104 (1962) 829–834

487 *Schaltenbrand, G., H. C. Hopf:* Neurologische Komplikationen nach Schluckimpfung. Nervenarzt 35 (1964) 120–132

488 *Scheid, W.:* Das Virus der lymphozytären Choriomeningitis und seine Bedeutung für die Neurologie. Fortschr. Neurol. Psychiat. 25 (1957) 73–99

489 *Scheid, W.:* Lehrbuch der Neurologie. 3. Aufl. Thieme, Stuttgart 1968

490 *Scheid, W., u. Mitarb.:* Enzephalitiden bei Herpes-simplex-Virusinfektionen. Fortschr. Neurol. Psychiat. 34 (1966) 625–647

491 *Schiefer, W., u. Mitarb.:* Echoenzephalographie, ihre Anwendungsweise und klinischen Ergebnisse. Fortschr. Neurol. Psychiat. 31 (1963) 457–491

492 *Schiffter, R., H. Schliack:* Erfahrungen mit dem Ninhydrin-Schweißtest nach Moberg in der Diagnostik peripherer Nervenläsionen. Fortschr. Neurol. Psychiat. 34 (1966) 331–346

493 *Schirmer, A., F. Regli:* Neurologische Komplikationen bei Herpes zoster. Schweiz. med. Wschr. 97 (1967) 731 bis 735

494 *Schlack, H.:* Die organischen und funktionellen Nervenkrankheiten im Kindesalter. 2. Aufl. Hippokrates, Stuttgart 1961

495 *Schliack, H., E. Fölsch:* Über die angiodysgenetische Myelomalacie (Foix-

Alajouanine). Nervenarzt 29 (1958) 392–400
495 a *Schliep, G., U. Ritter:* Klinik der Syringomyelie. Fortschr. Neurol. Psychiat. 39 (1971) 53–82
496 *Schmid, R., L. Hammaker:* Hereditary absence of muscle phosphorylase (McArdle's Syndrome). New Engl. J. Med. 264 (1961) 223–225
497 *Schmuziger, P., T. Wegmann:* Die eitrige Meningitis. Therapie und Prognose. Schweiz. med. Wschr. 95 (1965) 149–161
497 a *Schneider, H., u. Mitarb.:* The Lennox syndrome. A clinical study of 40 children. Europ. Neurol. 4 (1970) 289–300
498 *Schrader, A., M. Knedel:* Immunelektrophoretische Untersuchungen bei multipler Sklerose. Dtsch. Z. Nervenheilk. 182 (1961) 597–605
499 *Schrappe, O.:* Das hypoglykämische Syndrom. Fortschr. Neurol. Psychiat. 10 (1963) 523–548
500 *Schürmann, K., M. Brock:* Der epileptische Anfall als erstes Symptom eines Hirntumors. Nervenarzt 39 (1968) 289 bis 299
501 *Schulte, W.:* Die synkopalen Anfälle. 2. Aufl. Thieme, Stuttgart 1949
502 *Schwartz, A. R.:* Charcot-Marie-Tooth disease. Arch. Neurol. (Chic.) 9 (1963) 623–634
503 *Schwarz, G. A.:* The orthostatic hypotension syndrome of Shy-Drager. A clinicopathologic report. Arch. Neurol. (Chic.) 16 (1967) 123–140
504 *Schwarz, G. A., E. Rose:* Neuromyopathies and thyroid dysfunction. Some unusual associations. Arch. intern. Med. 112 (1963) 555–568
505 *Schwarz, G. A., M. Yanoff:* Lafora's disease. Distinct clinico-pathologic form of Unverricht's syndrome. Arch. Neurol. (Chic.) 12 (1965) 172–188
506 *Seitelberger, F.:* Zum Problem der postvaccinalen Encephalomyelitis mit besonderer Berücksichtigung der zentralnervösen Komplikationen nach Pockenschutzimpfung. Nervenarzt 37 (1966) 59–67
507 *Seitelberger, F., u. Mitarb.:* Die Myoklonuskörperkrankheit. Eine angeborene Störung des Kohlenhydratstoffwechsels. Fortschr. Neurol. Psychiat. 32 (1964) 305–345
508 *Seitelberger, F., K. Jellinger:* Frühjahr-Sommer-Encephalomyelitis in Mitteleuropa. Nervenarzt 31 (1960) 49–60
509 *Seitz, D.:* Die Bedeutung der Muskelbiopsie für die Diagnose und Therapie chronischer neuro-muskulärer Prozesse. Dtsch. Z. Nervenheilk. 187 (1965) 136–165; 166–212
510 *Shafar, J.:* Dysageusia in the elderly. Lancet 1965/I, 83–84
510 a *Sharf, B., E. Bental:* Pancreatic encephalopathy. J. Neurol. Neurosurg. Psychiat. 34 (1971) 357–361
511 *Shy, G. M., G. A. Drager:* A neurological syndrome associated with orthostatic hypotension. Arch. Neurol. (Chic.) 2 (1960) 511–527
512 *Shy, G. M., u. Mitarb.:* Nemaline myopathy. A new congenital myopathy. Brain 86 (1963) 793–810
513 *Shy, G. M., K. R. Magee:* A new congenital non-progressive myopathy. Brain 79 (1956) 610–621
514 *Siegfried, J.:* Die Parkinsonsche Krankheit und ihre Behandlung. Springer, Wien 1968
515 *Silberberg, D. H., D. A. Drachman:* Late-life myopathy occuring with Sjögren's syndrome. Arch. Neurol. (Chic.) 6 (1962) 428–438
516 *Sillevis Smitt, W. G., J. Willemse:* The Mill's syndrome. In: Recent neurological research, hrsg. von A. Biemond; Elsevier, Amsterdam 1959
517 *Silverstein, A., D. Doniger:* Neurologic complications of myelomatosis. Arch. Neurol. (Chic.) 9 (1963) 534–544
518 *Silverstein, A., u. Mitarb.:* Neurologic sarcoidosis. Arch. Neurol. (Chic.) 12 (1965) 1–11
518 a *Simek, M. J.:* Syringomyélie. Etude clinique de cent cas. Rev. neurol. 119 1968) 420–421
518 b *Smith, H., u. Mitarb.:* Neurotoxicity and "massive" intravenous therapy with penicillin. A study of predisposing factors. Arch. intern. Med. 120 (1967) 47–53
518 c *Smith, R. O.:* Ice cream headache. Handbook of Neurology, van Vinken P. J., Bruyn G. W. (Hrsg.). 5 S. 188–191. North Holland Publ., Amsterdam 1968
519 *Solitare, G. B., G. S. Cohen:* Peripheral autonomic nervous system lesions in congenital or familial dysautonomia. Neurology (Minneap.) 15 (1965) 321–327
520 *Spillane, J. D., Ch. E. C. Wells:* Acrodystrophic neuropathy. Oxford University Press, London 1969
520 a *Spiess, H.:* Schädigungen am peripheren Nervensystem durch ionisie-

rende Strahlen. Monographien aus dem Gesamtgebiet der Neurologie. Springer, Berlin 1972

521 *Spiro, A. J., u. Mitarb.:* Myotubular myopathy. Arch. Neurol. (Chic.) 14 (1966) 1–14

522 *Stammler, A.:* Klinik, Pathologie und Probleme der Periarteriitis nodosa des Nervensystems. Hüthig. Heidelberg 1958

523 *Stammler, A., u. Mitarb.:* Die Meningitis carcinomatosa und sarcomatosa. Fortschr. Neurol. Psychiat. 32 (1964) 53–77

523 a *Steele, J. C., u. Mitarb.:* Progressive supranuclear palsy. Arch. Neurol. (Chic.) 10 (1964) 333–359

523 b *Steele, J. C., A. Vasuvat:* Recurrent multiple cranial nerve palsies: A distinctive syndrome of cranial polyneuropathy. J. Neurol. Neurosurg. Psychiat. 33 (1970) 828–832

524 *Steinbrecher, W.:* Elektromyographie in Klinik und Praxis. Thieme, Stuttgart 1965

525 *Steinke, J., H. R. Tyler:* The association of amyotrophic lateral sclerosis (motor neuron disease) and carbohydrate intolerance. Metabolism 13 (1964) 1376–1381

526 *Stern, G. M., u. Mitarb.:* The peripheral nerves and skeletal muscles in Wegener's granulomatosis. Brain 88 (1965) 151–164

527 *Stevens, H.:* Melkersson's syndrome. Neurology (Minneap.) 15 (1965) 263–266

528 *Stevens, H.:* „Jumping Frenchmen of Maine." Arch. Neurol. (Chic.) 12 (1965) 311–314

529 *Stewart, L. F., F. E. Dreifuss:* „Centrencephalic" seizure discharges in focal hemispheral lesions. Arch. Neurol. (Chic.) 17 (1967) 60–68

530 *Stoops, W. L., R. B. King:* Chronic myelopathy associated with cervical spondylosis. J. Amer. med. Ass. 192 (1965) 281–284

531 *Stornelli, S. A., J. D. French:* Subarachnoid hemorrhage. Factors in prognosis and management. J. Neurosurg. 21 (1964) 769–780

531 a *Stoupel, N., u. Mitarb.:* Encephalitis with myoclonus in Whipple's disease. J. Neurol. Neurosurg. Psychiat. 32 (1969) 338–343

532 *Strauss, A. J. L., u. Mitarb.:* Immunofluorescence demonstration of a muscle binding, complementfixing serum globulin fraction in myasthenia gravis. Proc. Soc. exp. Biol. 105 (1960) 184–191

533 *Struck, G., R. Seitz:* Zur Frage der „Ganglionitis ciliaris acuta". Eine differentialdiagnostische Betrachtung über die lichtstarre Pupille am sehenden Auge. Nervenarzt 29 (1958) 416–418

534 Stutte, H.: Zwangsaffekte und paroxysmale Lach- und Weinausbrüche als Epilepsie-Symptom. Nervenarzt 34 (1963) 290–295

535 *Suchenwirth, R.:* Varianten der essentiellen Aliquorrhoe. Nervenarzt 32 (1961) 516–518

536 *Summer, D.:* Post-traumatic ageusia. Brain 90 (1967) 187–202

536 a *Sutcher, H. D., u. Mitarb.:* Orofacial dyskinesia. A dental dimension. J. Amer. med. Ass. 216 (1970) 1459–1463

537 *Symonds, C. P., M. E. Shaw:* Familial claw-foot with absent tendon-jerks: a „forme fruste" of the Charcot-Marie-Tooth disease. Brain 49 (1926) 387–403

538 *Taveras, J. M., E. H. Wood:* Diagnostic neuroradiology. Williams & Wilkins, Baltimore 1964

539 *Tenckhoff, H. A., u. Mitarb.:* Polyneuropathy in chronic renal insufficiency. J. Amer. med. Ass. 192 (1965) 1121–1124

540 *Tepe, H. J.:* Die Häufigkeit osteochondrotischer Röntgenbefunde der Halswirbelsäule bei 400 symptomfreien Erwachsenen. Fortschr. Röntgenstr. 85 (1956) 659–663

541 *Thomas, P. K., J. G. Walker:* Xanthomatous neuropathy in primary biliary cirrhosis. Brain 88 (1965) 1079–1088

542 *Thomasen, E.:* Myotonia, Thomsen's disease (myotonia congenita), paramyotonia and dystrophia myotonica. Universitetsforlaget, Aarhus 1948

543 *Tönnis, D.:* Rückenmarkstrauma und Mangeldurchblutung. Beitr. z. Neurochir., Heft 5. Barth, Leipzig 1963

544 *Tönnis, W.:* Chirurgische Behandlung der frischen Schädelhirnverletzungen. Beitr. z. Neurochir. Heft 1. Barth, Leipzig 1959

545 *Toghill, P. J., u. Mitarb.:* Choreoathetosis in portosystemic encephalopathy. J. Neurol. Neurosurg. Psychiat. 30 (1967) 358–363

546 *Trostdorf, E.:* Die Kausalgie. Ein Beitrag zur Frage der Schmerzen bei peripheren Nervenverletzungen. Thieme, Stuttgart 1956

546 a *Turek, S. L.:* Orthopaedics. Principles and their applications. Lippincott, Philadelphia, 2nd edit. 1967

547 *Turner, J. S., F. Lees:* Congenital myopathy – a fifty-year follow-up. Brain 85 (1962) 733–740

548 *Ule, G.:* Die systematischen Atrophien des Kleinhirns. In: Handb. d. speziellen pathologischen Anatomie u. Histologie, hrsg. von Lubarsch, O., F. Henke, R. Rössle, Bd. 13/1 A. Springer, Berlin 1957

549 *Ulrich, J.:* Nekrotisierende Encephalitis des Hirnstammes, unter dem Bild einer multiplen Sklerose verlaufend (Behçetsche Krankheit). Dtsch. Z. Nervenheilk. 186 (1964) 367–378

549 a *Ulrich, J.:* Die cerebralen Entmarkungskrankheiten im Kindesalter. Diffuse Hirnsklerosen. Schriftenreihe Neurologie, Band 6. Spinger, Berlin 1971

550 *Umbach, W.:* Differentialdiagnose und Therapie der Gesichtsneuralgien. Thieme, Stuttgart 1960

550 a *Utterback, R. A., u. Mitarb.:* Pancreatic function in amyotrophic lateral sclerosis. J. Neurol. Neurosurg. Psychiat. 33 (1970) 544–547

551 *Van Bogaert, L., J. Macken:* Demence avec cachexie grave à evolution subaigue: encephalite concentrique (Baló). Dtsch. Z. Nervenheilk. 185 (1963) 393–402

552 *Van Bogaert, L., J. Radermecker:* Neuropathologie de quelques encéphalites humaines à virus. Rev. neurol. 108 (1963) 361–384

552 a *Vassella, F.:* Diagnostische Maßnahmen bei Zytomegalie. Dtsch. med. Wschr. 93 (1968) 1813–1814

553 *Vassella, F., u. Mitarb.:* Die kongenitale Muskeldystrophie. Dtsch. Z. Nervenheilk. 190 (1967) 349–374

554 *Victor, M., u. Mitarb.:* Oculopharyngeal muscular dystrophy. New Engl. J. Med. 267 (1962) 1267–1273

555 *Viets, H. R.:* Myasthenia gravis. Thomas, Springfield/Ill. 1961

556 *Viets, H. R., R. S. Schwab:* Thymectomy for myasthenia gravis. Thomas, Springfield/Ill. 1960

557 *Vogelsang, H. G., u. Mitarb.:* Die Myositis ossificans „neurotica" bei Läsionen des Zentralnervensystems. Nervenarzt 37 (1966) 103–107

558 *Vollmar, J., u. Mitarb.:* Cerebrale Durchblutungsinsuffizienz bei Verschlußprozessen der Arteria subclavia („Subclavian steal effect"). Dtsch. med. Wschr. 90 (1965) 8–14

559 *Wahle, H., W. Bischof:* Zur Diagnose und Therapie neurogener Blasenstörungen bei Querschnittsverletzten während der klinischen Behandlung. Fortschr. Neurol. Psychiat. 29 (1961) 301–311

560 *Waldenström, J.:* The porphyrias, as inborn errors of metabolism. Amer. J. Med. 22 (1957) 758–773

561 *Walker, A. E.:* Post-traumatic epilepsy. Wld. Neurol. 3 (1962) 185–194

561 a *Wallace, D. C.:* A new manifestation of Leber's disease and a new explanation for the agency responsible for its unusual pattern of inheritance. Brain 93 (1970) 121–132

562 *Walsh, F. B.:* Clinical neuro-ophthalmology. Williams & Wilkins, Baltimore, 3rd ed. 1969

563 *Walter, W., W. Schütte:* Zur Klinik und Pathogenese des spontanen intracerebralen Hämatoms Dtsch. Z. Nervenheilk. 187 (1965) 660–679

564 *Walton, J. N.:* Disorders of voluntary muscle. Churchill, London 2nd edit. 1969

565 *Walton, J. N., R. D. Adam:* Polymyositis. Livingstone, Edinburgh 1958

566 *Wartenberg, R.:* Hemifacial spasm. Oxford Univ. Press, London 1952

567 *Wartenberg, R.:* Neurologische Untersuchungsmethoden in der Sprechstunde. 3. Aufl. Thieme, Stuttgart 1958

568 *Weber, G.:* Der Hirnabszeß. Thieme, Stuttgart 1957

569 *Weiss, St., S. Carter:* Course and prognosis of acute cerebellar ataxia in children. Neurology (Minneap.) 9 (1959) 711–721

570 *Welander, L.:* Myopathia distalis tarda hereditaria. Acta med. scand. (1951) Suppl. 265

571 *Wellauer, J.:* Die Myelographie mit positiven Kontrastmitteln. Fortschr. Röntgenstr. 94/95 (1961) Suppl. 89

572 *Welsh, J. D., u. Mitarb.:* Myotonic muscular dystrophy. Systemic manifestations. Arch. intern. Med. 114 (1964) 669–679

573 *Whitty, C. W. M.:* Migraine without headache. Lancet (1967/II, 283–285

574 *Wieck, H. H.:* Probleme der Polyneuritiden. Fortschr. Neurol. Psychiat. 23 (1955) 379–473

575 *Wieczorek, V.:* Liquorveränderungen bei Blutungen in den Subarachnoidalraum mit besonderer Berücksichtigung

des Liquorzellbildes. Dtsch. Z. Nervenheilk. 186 (1964) 87–100

576 *Wieczorek, V.:* Erfahrungen mit der Tumorzelldiagnostik im Liquor cerebrospinalis bei primären und metastatischen Hirngeschwülsten. Dtsch. Z. Nervenheilk. 186 (1964) 410–432

578 *Wiederholt, W. C., R. G. Siekert:* Neurological manifestations of sarcoidosis. Neurology (Minneap.) 15 (1965) 1147–1154

579 *Wiesendanger, M.:* Über proximale neurogene Amyotrophien mit besonderer Berücksichtigung der Elektromyographie. Dtsch. Z. Nervenheilk. 181 (1960) 523–537

580 *Wilkinson, P. C., J. Zeromski:* Immunofluorescent detection of antibodies against neurones in sensory carcinomatous neuropathy. Brain 88 (1965) 529–583

581 *Williams, H. M., u. Mitarb.:* Neurologic complications of lymphomas and leukemias. Thomas, Springfield/Ill. 1959

582 *Williams, R. C. jr.:* Dermatomyositis and malignancy: a review of the literature. Ann. intern. Med. 50 (1959) 1174–1181

583 *Wolf, G.:* Zum Krankheitsbild des Glomustumors. Nervenarzt 29 (1958) 39–41

584 *Wolff, H. G.:* Headache and other head pain. 2. Aufl. Oxford Univ. Press, New York 1963

585 *Woodhouse, M. A., u. Mitarb.:* Progressive multifocal leukoencephalopathy: Elektron Microscope Study of four Cases. Brain 90 (1967) 863–870

586 *Wünscher, W., G. Möbius:* Wegenersche Granulomatose mit Beteiligung des Nervensystems. Dtsch. Z. Nervenheilk. 191 (1967) 158–174

587 *Yasargil, M. G.:* Die Ergebnisse der stereotaktischen Operationen bei Hyperkinesien. Schweiz. med. Wschr. 92 (1962) 1550–1555

588 Yasargil, M. G.: Microsurgery. Thieme, Stuttgart 1969

589 *Yates, P. G., E. C. Hutchinson:* Cerebral infarction: the role of stenosis of the extracranial cerebral arteries. Medical Res. Counc. spec. report series No. 300; H. M. Stationary office, London 1961

590 *Zeh, W.:* Progressive Paralyse. Verlaufs- und Korrelationsstudien. Thieme, Stuttgart 1964

591 *Ziegler, D. K., u. Mitarb.:* Hypertensive encephalopathy. Arch. Neurol. (Chic.) 12 (1965) 472–478

591 a *Ziegler, D. K., u. Mitarb.:* Correlation of bruits over the carotid artery with angiographically demonstrated lesions. Neurology (Minneap.) 21 (1971) 860–865

591 b *Ziegler, L. H.:* Lipodystrophies: Report of seven cases. Brain 51 (1928) 147–167

592 *Zotterman, Y.:* Olfaction and taste. Pergamon, Oxford 1963

593 *Zülch, K. J.:* Mangeldurchblutung an der Grenzzone zweier Gefäßgebiete als Ursache bisher ungeklärter Rückenmarksschädigungen. Dtsch. Z. Nervenheilk. 172 (1954) 81–101

594 *Zülch, K. J.:* Die Hirngeschwülste in biologischer und morphologischer Darstellung. 3. Aufl. Barth, Leipzig 1958

595 *Zülch, K. J.:* Gedanken zur Entstehung und Behandlung der Schlaganfälle. Dtsch. med. Wschr. 85 (1960) 1524–1530; 1585–1590

596 *Leading article:* Encephalopathy and fatty infiltration of viscera in children. Lancet II (1969) 473–474

Sachverzeichnis

Die Zahlen in **Fettdruck** weisen auf zusammenfassende und hauptsächliche Darstellungen im Text hin.

C

H

I

J

K

L

M

N

Q

R

T

U

V